PRÉCIS

DE MICROBIE

1946-92. — CORBEIL. Imprimerie CRÉTÉ.

PRÉCIS

DE MICRO

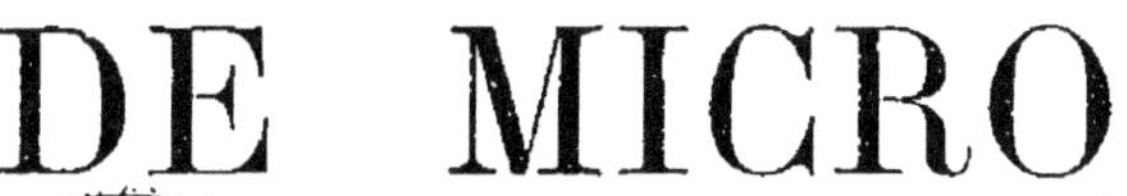

TECHNIQUE ET MICROBES PATHOGÈNES

PAR MM.

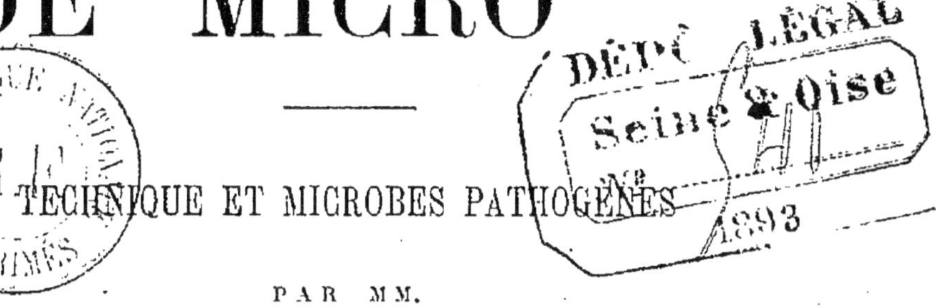

Dr L.-H. THOINOT
Auditeur au comité consultatif
d'hygiène de France.

E.-J. MASSELIN
Médecin-Vétérinaire

OUVRAGE COURONNÉ PAR LA FACULTÉ DE MÉDECINE

(Prix Jeunesse)

SECONDE ÉDITION

REVUE ET AUGMENTÉE

Avec 89 figures dont 21 en couleurs

PARIS

G. MASSON, ÉDITEUR

LIBRAIRE DE L'ACADÉMIE DE MÉDECINE

120, BOULEVARD SAINT-GERMAIN

M DCCC XCIII

PRÉFACE

DE LA DEUXIÈME ÉDITION

Ce petit manuel de Microbie arrive à sa deuxième édition. C'est presqu'un livre nouveau que nous offrons au public médical, tant sont nombreux les changements et additions qu'il a dû subir.

Nulle science n'a marché plus vite que la Microbie, depuis qu'elle est sortie déjà grande des mains de son créateur L. PASTEUR. Le cycle des découvertes microbiennes n'était pas encore achevé, que déjà des voies nouvelles s'ouvraient, et que de toutes parts on abordait expérimentalement des problèmes insondables jusqu'au jour où notre illustre compatriote avait transformé le mot germe en une réalité. A côté de l'histoire pure des maladies microbiennes s'édifiait la pathologie générale

*microbienne avec ses théories sur l'immunité,
la* vaccination, *les* toxines, *etc., etc.*

Il y a quatre ans, au moment où paraissait notre première édition, cette voie nouvelle si largement ouverte à l'heure actuelle, était à peine frayée, et nous n'avions pas voulu toucher même en quelques lignes à cette question encore à peine ébauchée. Aujourd'hui le cadre de notre manuel est trop restreint pour embrasser cette pathologie générale née d'hier.

Il a fallu nous borner dans la rédaction de cette deuxième édition. Nous avons retranché divers chapitres qui figuraient dans la première, telles que historique, généralités sur les microbes, histoire naturelle, classification, etc., microbes non pathogènes, et nous n'avons traité que deux parties : la Technique *et les* Microbes pathologiques pour l'homme et les animaux. *Le sous-titre de notre récit est donc :* Technique et Microbes pathogènes. *Tout ce qui n'entrait pas dans ce cadre limité a été éliminé.*

Il nous a semblé cependant que les hautes questions générales soulevées par les découvertes microbiennes : immunité, vaccination, toxines, etc., méritaient un exposé d'ensemble spécial.

Nous ne pouvions adjoindre cet exposé à notre manuel, qui s'en fût trouvé surchargé outre mesure. Nous ferons de la pathologie générale microbienne un manuel séparé qui sera comme le complément de celui-ci.

Juillet 1893.

PRÉCIS

DE MICROBIE

PREMIÈRE PARTIE

CHAPITRE PREMIER

APPAREILS DE VERRERIE. — LAVAGE.
PRÉPARATION. — STÉRILISATION.

I. — Lavage des appareils de verrerie.

Lavez d'abord l'appareil avec une solution de potasse; puis rincez à grande eau pour enlever l'excès de potasse.

Plongez alors dans un bain d'eau acidulée à un ou deux pour cent d'acide sulfurique; rincez à l'eau et faites égoutter soigneusement. A cet effet le mieux est de placer les objets humides dans l'étuve sèche que nous décrirons plus loin, étuve de Wiesnegg, et de les y laisser jusqu'à complète siccité.

Il est bon dans quelques cas, surtout quand l'appareil a déjà été mis en usage plusieurs fois et a perdu de sa transparence, de commencer par un nettoyage avec du sable fin ; on achève ensuite comme ci-dessus.

II. — Préparation des appareils de verrerie.

Nous ne mentionnons ici que les appareils d'un usage courant et général. Nous rejetons absolument une foule d'appareils d'une utilité ou contestable ou trop restreinte, qui ne servent qu'à encombrer les laboratoires et à surcharger les descriptions techniques.

Nous omettons, pour l'instant aussi, certains appareils dont il sera parlé plus utilement ailleurs, par exemple aux articles : *Milieux de culture, Technique des cultures.*

Nous allons décrire successivement et indiquer la façon de mettre en état :

1. Les appareils pour cultures dans les milieux liquides : *matras Pasteur, matras coniques, matras à long col, flacons d'Erlenmeyer*, etc.

2. Les appareils pour cultures en milieux solides : *tubes à essai.*

3. Les appareils pour cultures en plaques : *plaques de verre* et *boîtes de Petri.*

4. Les *ballons-pipettes Chamberland.*

5. Les appareils pour *cultures des microbes anaérobies.*

6. Enfin des appareils divers d'utilité ou générale ou spéciale, tels que *ballons, vases à sérum, pipettes*, etc.

1. Appareils pour les cultures en milieux liquides. — *Matras Pasteur.* — « C'est un petit ballon à fond plat en verre léger, fermé par un bouchon à l'émeri à recouvrement, qui lui-même n'est pas

plein, mais se termine par un tube de verre obstrué par un tampon de coton » (Duclaux) (fig. 1).

Lorsque le matras a été soigneusement lavé suivant la méthode que nous venons d'indiquer, lorsqu'il est bien sec, il faut garnir le bouchon de verre d'un tampon d'ouate. On procédera, en faisant pénétrer, *sous légère pression*, à l'aide d'une pointe mousse, un petit fragment d'ouate dans le tube étroit qui termine le bouchon à sa partie supérieure. Il ne reste plus alors qu'à stériliser le matras dans le four à flamber.

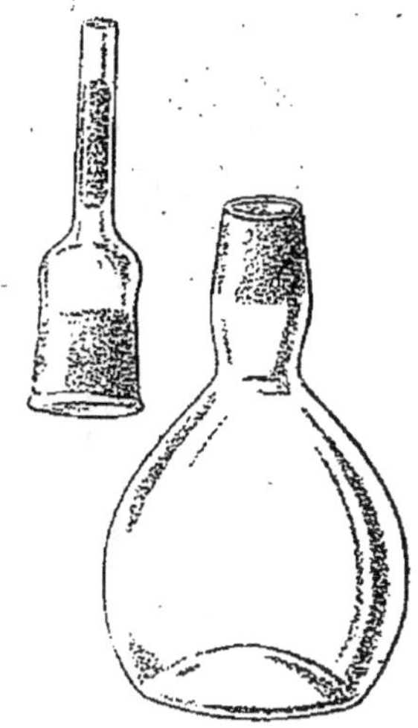

Fig. 1. — Le matras Pasteur et son bouchon à l'émeri. Celui-ci porte le tampon d'ouate obturateur.

Matras conique. — Ce matras est bouché à l'émeri, comme le matras Pasteur, dont il diffère par sa forme conique (voy. fig. 2). Sa préparation est de tous points semblable à celle du matras Pasteur.

Matras cylindrique à long col. — Il faut choisir des matras de la forme figurée ci-dessous (fig. 3) et de 65 centimètres cubes environ de capacité totale. L'appareil ayant été lavé et séché, garnissez l'extrémité ouverte d'un tampon d'ouate.

Pour préparer les *tampons d'ouate* qui doivent obturer les matras à long col, les ballons, les tubes à essai, les vases divers, etc., procédez

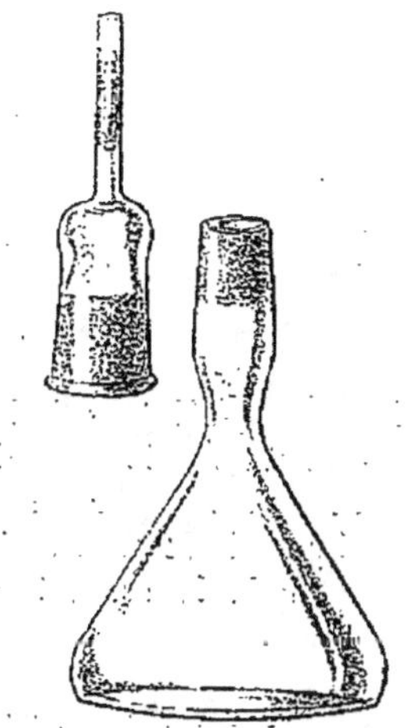

Fig. 2.

de la façon suivante : Prenez dans un paquet d'ouate un fragment de dimension variable, suivant le diamètre du tube qu'il faut boucher, mais de forme à peu près rectangulaire.

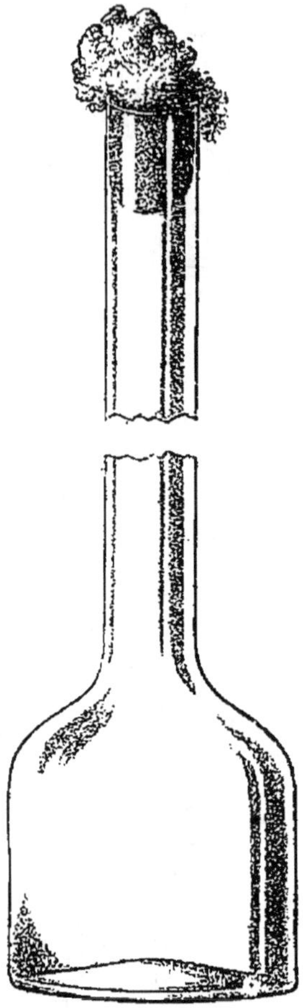

Pliez ce fragment en deux pour lui donner une plus grande épaisseur; placez alors l'extrémité de votre index gauche au centre de la surface ainsi obtenue, et coiffez votre phalange avec l'ouate que vous ramènerez et presserez doucement autour de cette phalange ; retirez l'index : vous aurez ainsi un tampon d'ouate terminé par une surface lisse et bien arrondie : c'est là un point important que cette petite manœuvre bien simple permet d'atteindre facilement.

Bouchez alors la tubulure du ballon, du matras, du tube à essai, etc., avec votre tampon, la partie arrondie, lisse, celle qui coiffait l'extrémité de l'index étant dirigée en bas. En règle absolue les bouchons d'ouate doivent être peu serrés et pénétrer dans les tubes qu'ils obturent sous légère pression.

Fig. 3. — Matras à long col. La section est destinée à montrer une variante de ce matras dans laquelle le col est plus court.

L'appareil ainsi bouché est prêt pour la stérilisation.

En sectionnant à la lime le col du matras à col long, et en bordant à la flamme l'extrémité de la section, on obtient le petit *matras* ci-contre qui ne diffère du précédent que par la moindre longueur de son col. Cette variante est peut-être encore préférable.

Flacons d'Erlenmeyer. — On désigne sous ce nom des flacons de forme conique et de capacité variable : la figure 4 nous épargnera toute description.

Le flacon ayant été lavé et séché, bouchez à l'ouate en procédant comme il est indiqué ci-dessus, et stérilisez ensuite.

2. Appareils pour les cultures en mi-

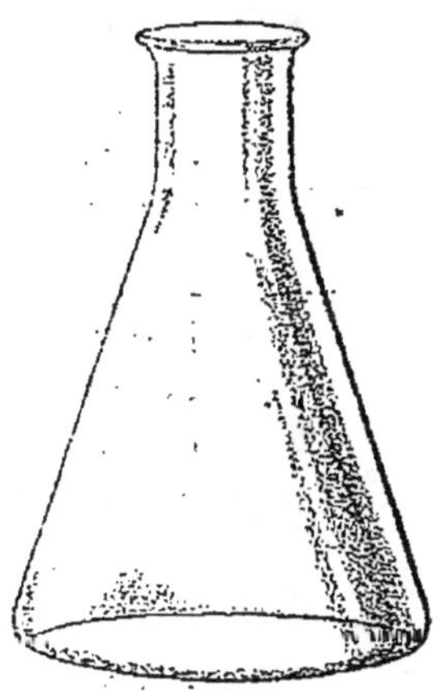

Fig. 4.

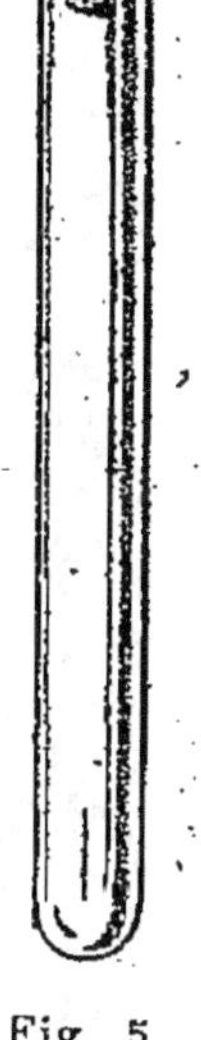

Fig. 5.

lieux solides. — *Tubes à essai.* — Ces tubes doivent être choisis d'un diamètre d'un centimètre et demi à deux centimètres (fig. 5). Ils doivent se terminer à la partie supérieure par des bords droits ; il faut rejeter les tubes dont les bords circonscrivant l'ouverture se renversent en dehors : cet évasement constitue une difficulté dans l'application des capuchons en papier filtre dont nous parlerons plus loin.

Les tubes à essai seront lavés, séchés et bouchés

à l'ouate. Nous avons ci-dessus décrit un procédé commode pour confectionner les tampons d'ouate : ce procédé trouve son application ici. Les tubes à essai lavés, séchés, bouchés, seront stérilisés dans le four à flamber.

3. APPAREILS POUR CULTURES EN PLAQUES. — *Plaques de verre* (méthode de Koch). — Prenez des plaques

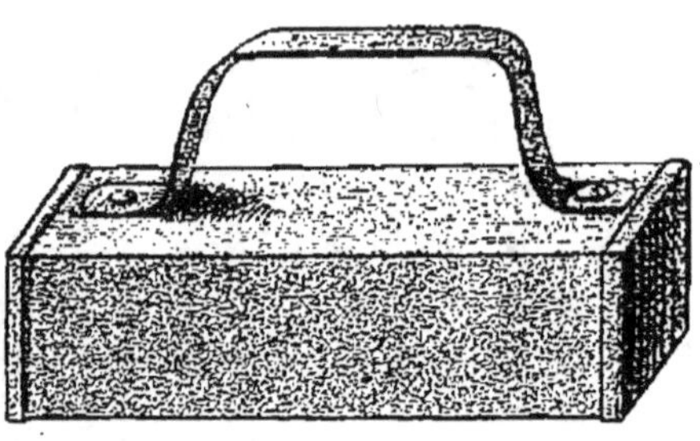

de verre rectangulaires de dimensions variables, 12/10 en moyenne, et d'épaisseur un peu supérieure à celle des porte-objets usités en micrographie. (Les plaques employées par les photographes et connues sous le nom de quarts de plaque seront d'un bon usage.) Les plaques préalablement lavées et séchées seront placées pour subir la stérilisation au four dans une boîte en tôle de $0^m,14$ de long sur $0^m,18$ de haut : la figure représente cette boîte et son couvercle (fig. 6).

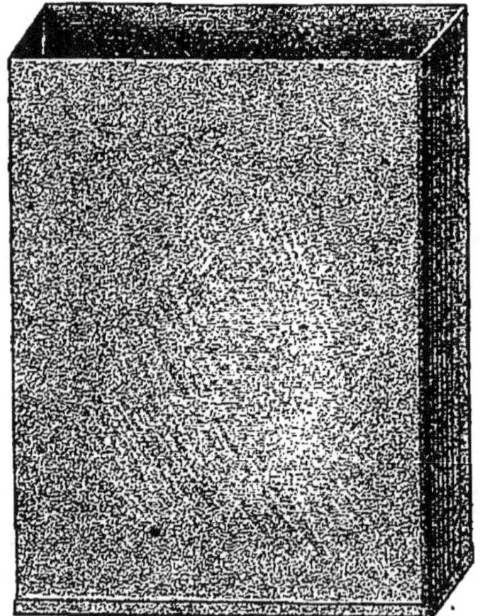

Fig. 6.

Boîtes de Petri. — Ces boîtes, dont l'usage tend, au moins pour certains cas, à se substituer à celui

des plaques de Koch, sont figurées ci-dessous
(fig. 7 et 7 *bis*). Elles se composent essentiellement
de deux plaques de verre circulaires à bords re-
levés : ces deux plaques sont disposées de telle
façon que l'une d'elles, d'un diamètre supérieur,
peut former couvercle pour l'autre. La boîte ayant

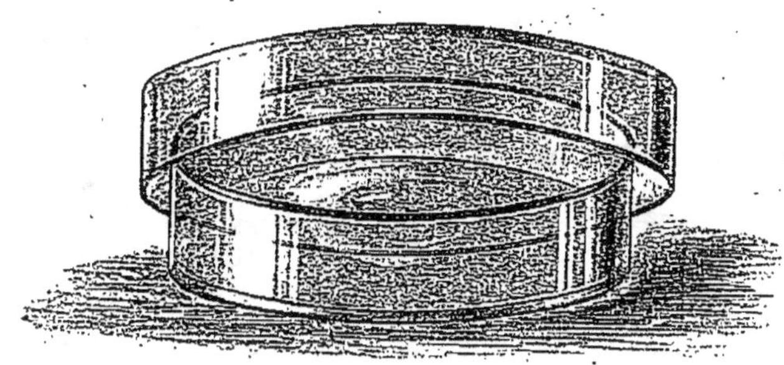

Fig. 7.

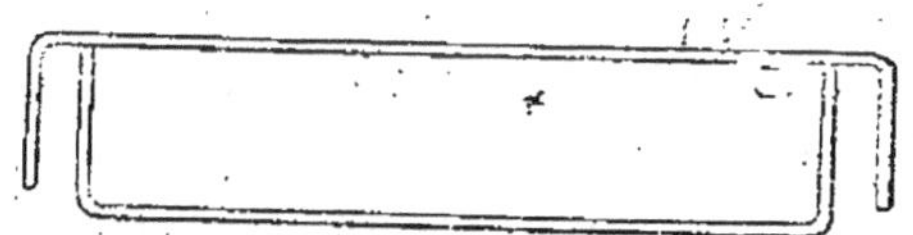

Fig. 7 *bis*.

La boîte de Petri représentée figure 7 n'est pas la boîte originale,
mais une modification qui donne de meilleurs résultats. — La
figure 7 *bis* montre la coupe verticale d'une boîte de Petri *en
place*.

été lavée et séchée à l'étuve, il faut la stériliser.
La stérilisation peut se faire au four. Il est mieux
de la faire dans l'autoclave. A cet effet, enveloppez
la boîte dans une feuille de papier filtre. Assurez
le tout par un lien, et portez à l'autoclave. La boîte
ne sera retirée de son enveloppe de papier qu'au
moment de l'usage.

4. BALLON-PIPETTE CHAMBERLAND. — Ce ballon,
figuré ci-contre (fig. 8), porte à sa partie supérieure un léger renflement qui se prolonge par un

tube A incliné à 45°. Ce tube, ouvert à son extrémité supérieure, porte un ou deux étranglements
destinés à main-
tenir le tampon
d'ouate : un seul
étranglement est
suffisant.

A la partie
sphérique du ballon est soudé
un tube B plus fin que le tube
supérieur, doublement recourbé, qui se termine en s'amincissant. Ce tube est désigné sous le nom
d'effilure latérale. On *lave* soigneusement
le ballon-pipette ; ou *garnit* le tube supérieur d'un tampon d'ouate qu'on pousse
en *forçant* jusqu'à l'étranglement ; on scelle
à la lampe l'extrémité de l'effilure latérale,
et on porte le ballon ainsi préparé dans
le four à flamber.

Ces ballons-pipettes sont destinés, ainsi
que nous l'expliquerons plus longuement
ailleurs, à conserver les liquides de culture
stérilisés jusqu'au moment de leur trans-
vasement dans les matras de culture.

5. APPAREILS POUR LA CULTURE DES MICROBES
ANAÉROBIES. — 1° *Tube double de Pasteur.* —
Ce tube (fig. 9) employé autrefois, par
MM. Pasteur, Joubert et Chamberland,
pour cultiver le vibrion septique, « consiste dans un tube à deux branches auquel est
soudé un tube de verre étranglé en A... ; chacune
des branches porte un petit tube effilé » (Roux).
Pour le mettre en état de servir, lavez-le soigneusement, séchez-le, garnissez le tube supérieur d'un

tampon d'ouate, que vous pousserez jusqu'à l'étranglement A, et fermez à la lampe les tubes effilés latéraux. Il ne restera plus qu'à stériliser l'appareil dans le four à flamber.

2° *Tube simple de Pasteur*. —C'est un tube simple sur-

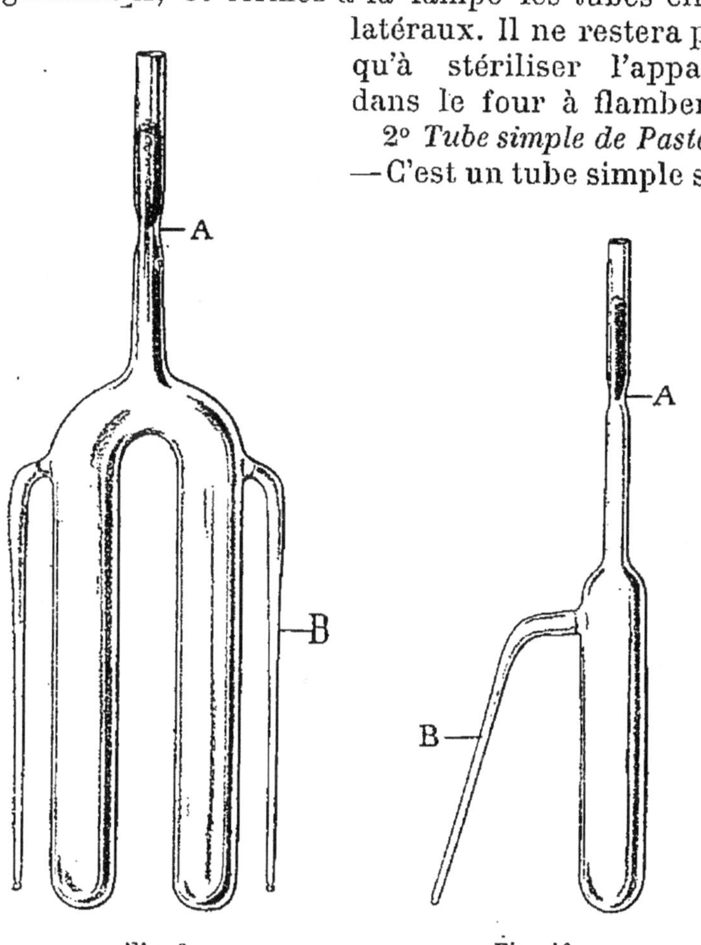

Fig. 9.

Fig. 10.

monté d'une tubulure étranglée en un point **A**, et garni latéralement d'un tube **B** recourbé et effilé.

Lavez-le, séchez-le, poussez un tampon d'ouate en **A**, fermez le tube effilé latéral à la lampe et portez dans le four à flamber (fig. 10).

3° *Tubes pour la culture des anaérobies dans la gélatine*.— La figure ci-contre (fig. 11) montre cet

1.

appareil. C'est un tube à essai surmonté d'une
tubulure B à sa partie supérieure.

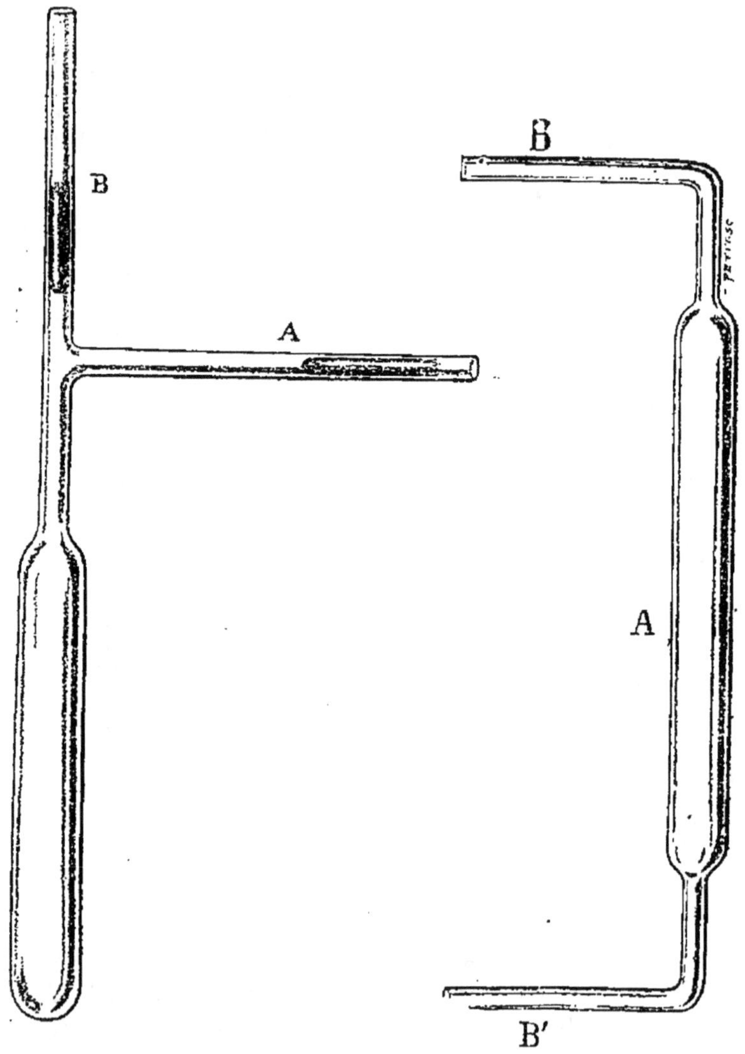

A la tubulure B est soudée une tubulure A.
L'appareil sera lavé, on garnira d'un tampon

de coton les extrémités de A et de B. Ainsi apprêté l'appareil sera porté dans le four à flamber.

4° *Tube pour la culture en plaque des anaérobies.* — Il consiste en un tube A, long de 25 à 30 centimètres environ, d'un diamètre de 3 centimètres, portant à chacune de ses extrémités un tube B, B′, de petit diamètre. Ces tubes BB′ se recourbent à angle droit, et sont fermés à leur extrémité par un tampon d'ouate (fig. 12).

L'appareil lavé ainsi préparé sera porté dans le four à flamber.

6. APPAREILS DIVERS. — *Pipettes Pasteur.* — La figure ci-contre (fig. 13) donne la représentation de ce petit instrument, qui est d'un usage journalier dans la pratique de la bactériologie. La préparation des *pipettes Pasteur* est d'une extrême simplicité ; un court apprentissage donnera l'habileté manuelle nécessaire.

Prenez un tube de verre de *cinq* à *six* millimètres de diamètre, d'épaisseur *moyenne*, long de 1^m,20 environ ; essuyez-en soigneusement la surface ; coupez-le par des traits de lime en quatre fragments de trente centimètres environ : vous aurez ainsi quatre petits tubes droits. Prenez un de ces tubes, chauffez-le à la flamme du chalumeau à gaz à sa partie moyenne en lui imprimant entre les doigts un mouvement de

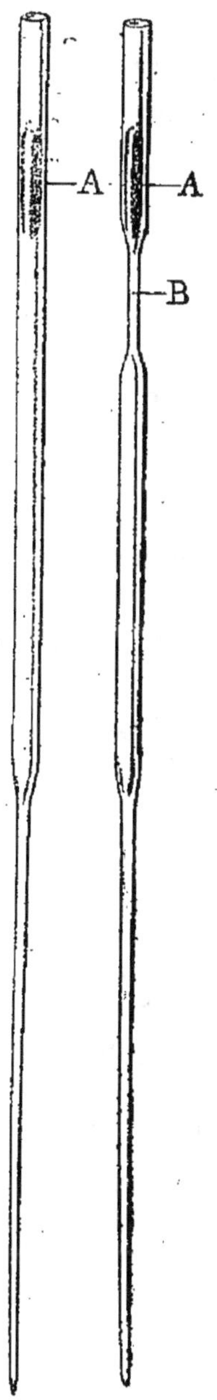

Fig. 13 et 13 *bis.*

rotation rapide : quand le verre entre en fusion écartez de la flamme et étirez lentement de façon à obtenir une longue effilure; séparez alors la partie effilée en son milieu. Vous aurez ainsi deux pipettes terminées par une extrémité capillaire que vous scellerez immédiatement à la flamme.

Bordez alors à la flamme les bords de la grosse extrémité non effilée, et garnissez cette extrémité en A d'un tampon d'ouate.

A cet effet prenez un petit morceau d'ouate, et à l'aide d'une pointe mousse enfoncez-le dans la pipette *sous pression légère.*

Préparez de même chacun des autres petits tubes droits, faisant deux pipettes d'un même tube, et construisez dans la même séance le plus grand nombre possible de pipettes, car il est indispensable d'avoir toujours une certaine quantité de ces petits instruments à sa disposition.

Les pipettes terminées, on les placera, pour les stériliser, dans le four à flamber dont nous parlerons ci-dessous.

La figure ci-contre (fig. 13 *bis*) montre des pipettes d'une forme un peu différente des pipettes Pasteur. On les obtient en étranglant celles-ci à la flamme sur un point, en B.

La petite extrémité est scellée à la lampe; l'autre extrémité est rodée à la flamme et garnie d'un tampon d'ouate.

Ces pipettes servent à conserver à l'abri de l'air une petite provision de matière virulente (liquide de culture ou produit pathologique); nous en expliquerons le mode d'emploi en temps et lieu.

Les pipettes sont, après cette préparation, portées dans le four à flamber.

Vase à sérum. — Prenez un vase (fig. 14) d'une assez grande capacité, deux litres environ (celui que représente la figure ci-contre est d'un bon

emploi), et faites choix pour le boucher d'un bouchon de liège
dont le dia-
mètre soit un
peu *inférieur* au dia-
mètre intérieur du col
du vase.

Préparez d'autre part
un tube de verre **A**
que vous recourberez à
angle droit à son extré-
mité supérieure, et que
vous fermerez à courte
distance de la cour-
bure. La partie droite
du tube **A** doit avoir
une longueur suffisante
pour plonger d'une
part jusqu'au fond du
vase et émerger d'autre
part au-dessus du col.

Assemblez alors les
deux parties, vase et
tube de verre, de la
façon suivante: enlevez
sur la circonférence du
bouchon un petit coin
de liège qui donnera
passage au tube de
verre; puis, pour bou-
cher l'intervalle qui
doit, ainsi que nous
l'avons dit, exister entre
le bouchon et le col du
vase, garnissez la cir-
conférence du bouchon d'un anneau d'ouate; placez le bouchon traversé par le tube et garni d'ouate

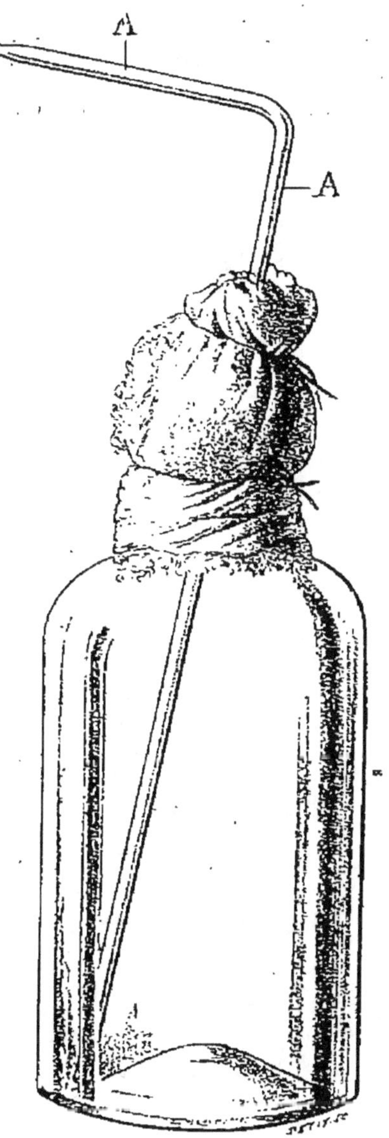

Fig. 14.

à son pourtour sur le col du vase. Donnez au tube de verre dans le vase une position telle que son extrémité inférieure soit d'une part à courte distance du fond du vase et affleure presque d'autre part la circonférence de celui-ci ; vous éviterez, en faisant ainsi, les éclaboussures du sang tombant dans le récipient.

Le tube de verre étant en bonne place, faites, sur sa circonférence, près de son extrémité fermée, un trait au couteau à verre.

Enfin enveloppez la partie terminale du col du vase et l'émergence du tube A d'une couche épaisse et serrée d'ouate maintenue par quelques tours de fil. L'appareil ainsi monté est prêt pour la stérilisation.

Ballons et vases à conserve. — On doit avoir un certain nombre de ballons en verre de capacités variables : 125 à 1000 centimètres cubes, et un certain nombre de vases de 1000 centimètres cubes environ (fig. 15).

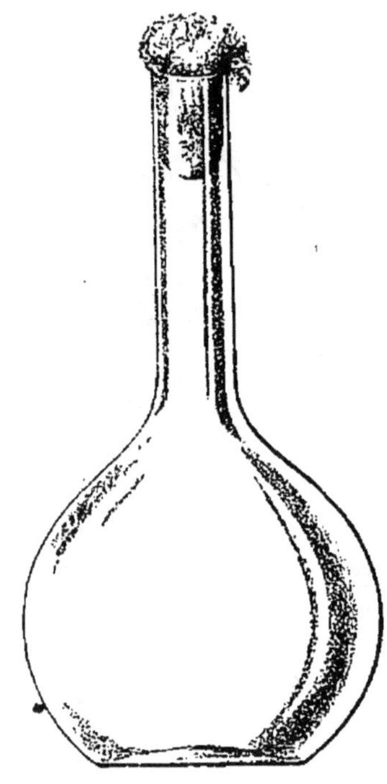
Fig. 15.

Ballons et vases sont, après lavage, bouchés à l'ouate et portés dans le four à flamber.

III. — Stérilisation de la verrerie.

L'appareil le plus pratique pour la stérilisation des instruments de verrerie est incontestablement le four Pasteur (voy. fig. 16). C'est un apparail en tôle, à double paroi, à retour de flammes, avec brûleur à gaz à la partie inférieure et cheminée latérale.

Les dimensions en sont très variables. Ce four est

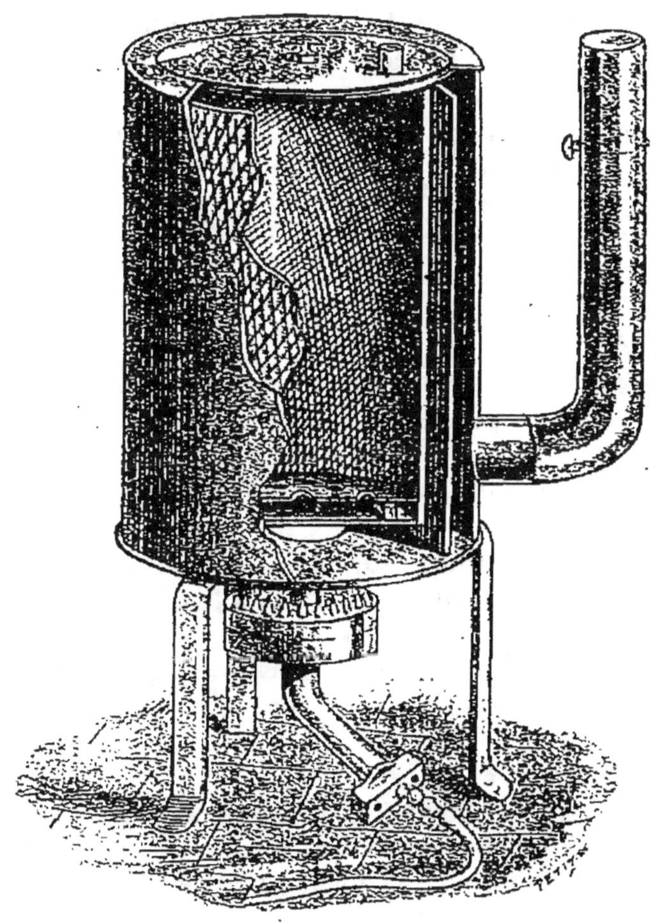

Fig. 16.

fermé à sa partie supérieure par un couvercle percé d'un trou. dans lequel on fera pénétrer un bouchon traversé par un thermomètre.

Dans l'intérieur du four on disposera les instruments à flamber ; ces instruments seront à cet effet placés, *l'extrémité qui porte l'ouate tournée en haut*, dans un panier en toile métallique, et ce panier sera porté dans la chambre du four. Lorsque le panier chargé des objets à flamber est en place, mettez le couvercle, placez le bouchon portant un thermomètre, allumez le gaz, et laissez monter la température à 170 ou 180°.

A ce moment réglez la température par tâtonnement en fermant et ouvrant le robinet d'amenée du gaz, de façon à obtenir une température moyenne de 170° que vous maintiendrez pendant une heure et demie à deux heures. Ce temps écoulé, éteignez le gaz, laissez descendre le thermomètre et retirez le panier métallique. L'ouate qui obture les vases doit être roussie et non carbonisée ; tout récipient dont l'ouate serait carbonisée est inutilisable.

Trois précautions sont à recommander pour l'usage du four :

1° Présentez l'allumette, le rat de cave, le papier, etc., allumés aux becs de gaz avant d'ouvrir le robinet d'amenée du gaz.

2° Pour les objets bouchés à l'ouate, disposez l'extrémité garnie du tampon d'ouate tournée vers le haut, et le plus éloigné qu'il sera possible du fond du four.

3° L'opération achevée, laissez les objets refroidir dans le four. En les retirant alors qu'ils sont encore chauds, on risque de les briser, les exposant à un air froid.

Pour le **séchage des objets de verrerie**, l'étuve si connue de Wiesnegg à porte de verre et à un ou deux compartiments est excellente.

Remarque générale. — Il faut toujours avoir à sa disposition un certain nombre des appareils que nous avons décrits dans ce chapitre. Ces appareils, après lavage, préparation et stérilisation doivent être conservés dans une armoire fermée, à l'abri de la poussière, en attendant le moment où ils devront être mis en usage.

CHAPITRE II

MILIEUX DE CULTURE : LEURS MODES DE PRÉPARATION, LEURS MODES DE STÉRILISATION.

La technique microbique comporte aujourd'hui :
A. Des cultures en milieux liquides ;
B. Des cultures sur milieux solides.

A. — CULTURES EN MILIEUX LIQUIDES.

Les liquides de culture sont des plus variés. On a employé, on emploie encore :

Les bouillons de viande ;

Des liquides organiques naturels tels que lait, urine, humeur aqueuse, sérum ;

Des préparations artificielles complexes telles que les liquides de Raulin, de Cohn, etc.

Enfin l'eau de levure, l'eau de touraillons, l'eau de malt, etc.

Aujourd'hui ces divers milieux sont loin d'avoir la même importance : quelques-uns, l'urine, par exemple, qui servit à M. Pasteur pour ses premières cultures sont presque délaissés ; d'autres, telles les eaux de levure, de touraillons, de malt ne répondent qu'à certaines indications bien déterminées : on peut en dire autant des liquides de Raulin, de Cohn, etc.

Les bouillons de viande et le lait sont les milieux liquides d'un usage général et qui conviennent le mieux à la plupart des circonstances. Nous traiterons à fond de leur mode de préparation ; nous dirons quelques mots seulement des autres.

I. — Les bouillons.

Les bouillons de viande peuvent être dits *simples*, c'est-à-dire préparés sans addition d'aucune autre substance que quelques grammes de sel ; ils peuvent être *peptonisés*, c'est-à-dire additionnés de *peptone* ; ils peuvent être *peptonisés et glycérinés*, et enfin *peptonisés, glycérinés et glycosés* quand on ajoute, outre la peptone, une certaine quantité de glycose et de glycérine.

La préparation du *bouillon simple* nous servira de type : il sera bien facile de montrer ensuite comment on obtient un bouillon peptonisé (ou peptone), un bouillon *pepto-glycériné*, un bouillon *pepto-glyco-glycériné*.

Bouillon simple.

Préparation. — On peut se servir de viande de *bœuf*, de *cheval*, d'*âne*, de *mulet*, de *veau*, de *mouton*, de *porc*, de *lapin*, de *poule*, etc.

Nous conseillons, entre toutes, les viandes de *bœuf*, de *veau* et de *poule*.

On prend 500 grammes de la viande choisie, *débarrassée* des os, de la graisse, des tendons, des aponévroses, et *hachée* finement.

On place ces 500 grammes de viande dans un récipient contenant 1000 grammes d'eau *distillée* (1).

____

(1) Le bouillon contenant 500 grammes de viande pour 1000 d'eau

Avec une spatule en porcelaine on *mélange* soigneusement la viande à l'eau, et on *laisse macérer pendant vingt-quatre heures à froid.*

On peut, pour gagner du temps, remplacer la macération à froid par la *macération à chaud* : on place alors les 500 grammes de viande dans 1000 grammes d'eau distillée portée préalablement à la température de $+$ 50° environ, et on laisse macérer dans l'autoclave pendant une demi-heure à $+$ 50° environ ; cette température ne doit pas être dépassée, car, au delà, l'albumine se coagulerait, et retiendrait une certaine quantité de matières solubles.

La macération à froid est préférable à la macération à chaud.

Après vingt-quatre heures de macération, on filtre sur un linge mouillé, et l'on obtient une certaine quantité d'un bouillon légèrement rougeâtre : on pèse alors exactement ce bouillon, et on ajoute autant de grammes d'eau distillée qu'il faut pour que le poids du bouillon atteigne le double du poids de la viande employée, soit 1000 grammes. On introduit dans le bouillon un demi p. 100 de sel marin.

Placez le bouillon ainsi préparé dans un vase émaillé — une boîte à lait émaillée remplit parfaitement le but. Portez ce vase dans l'autoclave, et élevez, suivant les règles que nous dirons ailleurs, la température à 115°. Après vingt ou trente minutes à 115° éteignez.

Ouvrez l'autoclave quand l'aiguille est revenue à 100° et retirez le récipient.

---

est le bouillon d'usage courant : la fraction 1/2 représente sa composition, son degré.

On peut varier à volonté ce degré et faire des bouillons à 1/3, 1/4, 1/5. C'est ainsi que M. Chauveau cultive ses vaccins charbonneux dans du bouillon de veau à 1/5.

Filtrez sur un papier filtre épais : le papier filtre *Chardin* est le plus convenable.

Le bouillon, résultant de ces diverses opérations, doit rougir plus ou moins le tournesol bleu ; il est *acide*, car la réaction de la viande de bonne qualité est acide, et par conséquent impropre à faire un milieu de culture : il faut le rendre alcalin.

Pour cela, on ajoute par petites quantités une solution de *carbonate de soude* jusqu'à ce que le papier de tournesol donne à l'essai une réaction *neutre* ou légèrement *alcaline*.

Portez alors le bouillon neutre ou alcalin dans l'autoclave et soumettez-le à la température de 115° pendant quinze minutes.

Filtrez sur papier Chardin et recevez le liquide qui filtre dans un vase ou un ballon d'un litre, vase ou ballon préalablement stérilisé. Lorsque le vase est rempli, bouchez-le avec un tampon d'ouate, et sur ce tampon d'ouate placez un capuchon de papier filtre ou de simple papier dont vous assurerez la fixité par quelques tours de fil.

Portez le récipient dans l'autoclave et stérilisez à 115° pendant un quart d'heure.

Au sortir de l'autoclave le liquide est quelquefois trouble ; un repos de vingt-quatre heures suffira pour rendre au bouillon toute sa limpidité.

Au lieu de conserver le bouillon au repos vingt-quatre heures dans une armoire, il est préférable — afin d'avoir toute sécurité — de le placer ce laps de temps à l'étuve, soumis à une température de 37° environ. Le bouillon doit garder sa limpidité parfaite pendant ce séjour. S'il se troublait il serait rejeté.

Après toutes ces opérations le bouillon est prêt et parfaitement stérile. On le conservera tel quel dans son récipient, ou on le décantera dans les pipettes Chamberland et les matras de culture suivant une technique que nous dirons plus tard.

Les opérations nécessaires à la préparation du *bouillon simple* peuvent se résumer d'une façon synthétique comme suit :

1er *temps*. — Macération à chaud ou de préférence à froid, pendant vingt-quatre heures, de 500 grammes de viande dans 1000 grammes d'eau ;

2e *temps*. — Expression du jus de viande à travers un linge ;

3e *temps*. — Ramener à 1000 grammes s'il y a lieu la quantité totale de liquide et ajouter sel marin (1/2 p. 100) ;

4e *temps*. — Porter dans l'autoclave à 115° ;

5e *temps*. — Filtrer sur papier Chardin ;

6e *temps*. — Alcaliniser ou neutraliser ;

7e *temps*. — Soumettre dans l'autoclave à 115° pendant quinze minutes ;

8e *temps*. — Filtrer sur papier Chardin et recevoir dans un récipient stérile d'une contenance d'un litre ;

9e *temps*. — Porter le récipient dans l'autoclave et stériliser à 115° pendant quinze minutes.

A dater du deuxième temps toute cette préparation qui semble si difficile et si longue ne dure pas en réalité plus d'une heure et demie à deux heures : elle est d'autre part des plus simples.

Bouillon peptonisé.

Le bouillon simple est d'un usage beaucoup moins ordinaire que le bouillon dit peptonisé, ou plus simplement *bouillon-peptone*, qui constitue le type classique du milieu de culture liquide.

La préparation du bouillon-peptone est *calquée sur celle du bouillon simple* et ne comporte que l'addition suivante :

Au 3ᵉ temps de la préparation mettez dans le bouillon — outre 1/2 p. 100 de sel — 1 p. 100 de peptone. On recommande la peptone marque Chapoteaut; toute autre peptone peut d'ailleurs être employée.

Les autres temps s'exécutent comme il est dit ci-dessus.

Bouillon peptonisé et glycosé.

Au 3ᵉ temps de la préparation ajoutez au bouillon — outre le sel — 1 p. 100 de peptone et 1 à 2 p. 100 de glycose pure.

Tous les autres temps s'exécutent comme il est dit ci-dessus.

Bouillon peptonisé, glycosé et glycériné (pepto-glyco-glycériné).

Au 3ᵉ temps de la préparation ajoutez au bouillon 1 p. 100 de peptone, 1 à 2 p. 100 de glycose.

Exécutez les 4ᵉ, 5ᵉ, 6ᵉ, 7ᵉ et 8ᵉ temps comme il est dit ci-dessus. Mais au 8ᵉ temps au liquide filtré ajoutez, avant de boucher à l'ouate et de placer le capuchon de papier, de 5 à 10 p. 100, suivant le cas, de glycérine *pure*.

Exécutez le 9ᵉ temps comme il est dit.

Répartition du bouillon dans les vases de culture. — Le bouillon simple ou peptonisé, ou pepto-glyco-glycériné après avoir été préparé, stérilisé, et éprouvé par le séjour dans l'étuve, doit être réparti dans les vases de culture.

Nous prendrons pour type de l'opération la répartition dans les matras Pasteur; notre description sera facilement appliquée à tout autre récipient : tube à essai, matras cylindrique, flacon d'Erlenmeyer, etc., etc. Une règle commune est que tout vase qui recevra le bouillon doit être d'une *stérilité* parfaite.

L'opération se fait en deux temps, de la façon suivante : le bouillon est *d'abord* aspiré du vase qui le contient dans le ballon-pipette Chamberland, et de cette pipette il est *ensuite* distribué dans les matras. Dans quelques laboratoires il est d'ailleurs d'un usage courant de répartir les bouillons, aussitôt faits, dans des pipettes Chamberland, et de les conserver de la sorte jusqu'au moment de l'usage : à cet instant seulement on les transvase de la pipette dans les matras de culture.

Voici la description de cette double opération.

Prenez une pipette Chamberland *stérile*, brisez l'extrémité de l'effilure latérale par un trait de lime, et stérilisez toute la surface extérieure de cette effilure en la passant plusieurs fois dans la lampe à alcool.

Disposez alors le récipient qui contient le bouillon devant vous, inclinez-le fortement, et assurez-le dans cette position inclinée par un moyen quelconque : il est très commode de faire usage à cet effet d'une boîte à cigares vide où le vase est facilement maintenu par les rebords de la boîte dans la position voulue.

Enlevez le tampon d'ouate de ce récipient, et stérilisez avec une flamme douce de gaz ou à la lampe à alcool le col et l'ouverture du vase.

Passez alors une fois encore l'effilure de la pipette Chamberland dans la flamme, et plongez dans le récipient à bouillon cette effilure de la pipette que vous ferez pénétrer dans le liquide, sans aller jusqu'au fond, où un dépôt s'est le plus souvent formé; aspirez le liquide dans la pipette par le tube supérieur de celle-ci.

Il faut ne pas recueillir tout le liquide du ballon, et notamment il faut arrêter l'opération de façon à ne pas aspirer la partie superficielle qui, pendant les manipulations, aurait pu être souillée par quelque germe atmosphérique.

Si le bouillon doit être conservé dans la pipette Chamberland il ne reste qu'à fermer l'effilure latérale de celle-ci. On procédera plus tard à la répartition dans les matras.

Cette répartition, qu'elle se fasse *immédiatement* ou *après un intervalle quelconque*, s'effectue de la façon suivante :

On prend un matras dans la main gauche, et on *l'incline de façon que son grand axe soit horizontal* (voy. à l'article *Technique des cultures* la position à donner au matras) : cette position soustraira l'intérieur du vase débouché aux germes de l'atmosphère. On saisit la pipette Chamberland de la main droite ; on stérilise l'effilure latérale en la passant dans la flamme ; avec le pouce et l'index de la main droite on débouche le matras ; on introduit l'extrémité de l'effilure de la pipette dans le matras ; on souffle par le tube supérieur, et on emplit ainsi le matras jusqu'au quart ou au cinquième. On retire alors l'effilure de la pipette, et on recouvre immédiatement le matras de son bouchon protecteur.

On recommence pour chaque matras à remplir cette délicate opération, qui doit être faite très rapidement, car plus on manipule vite, moins on expose les matras aux souillures atmosphériques.

Les deux conditions essentielles pour réussir sont :

1° Tenir les matras à remplir dans la position horizontale et immobiles ;

2° Soit avant de recueillir le bouillon dans la pipette, soit avant la distribution dans chacun des

matras, avoir soin de parfaitement stériliser l'effilure latérale de la pipette dans la flamme de gaz
ou d'une lampe à alcool.

Les matras remplis seront portés à l'étuve à 37°
et soumis à cette température pendant au moins
quarante-huit heures avant d'être mis en usage.

Ce laps de temps écoulé on les examine et on
rejette ceux dont le bouillon est troublé, ce qui
indique qu'une impureté s'est introduite dans le
liquide au cours des manipulations.

On ne doit conserver que les matras dans lesquels le bouillon est bien limpide et transparent.

Cette description s'applique de tous points au
remplissage des vases de culture autres que les
matras Pasteur : tubes à essai, matras cylindriques,
flacons d'Erlenmeyer, etc. Si l'on fait usage de
vases bouchés à l'ouate, on devra, quand le récipient a été rempli et la tampon d'ouate replacé,
brûler à la flamme la partie de ce tampon qui
émerge hors du col du vase et passer la flamme
sur la surface extérieure de ce col.

LE LAIT.

Il existe deux catégories de procédés pour préparer le lait, pour en faire un milieu de culture : les
procédés de la première catégorie sont usuels, car
ils sont de facile application, mais non exempts
de toute critique ; le procédé de la seconde catégorie est un procédé perfectionné mais qui a le défaut de n'être pas à la portée de tous. Nous décrirons
successivement ces deux sortes de procédés.

1. On prend une certaine quantité de bon lait,
à réaction *alcaline*, que l'on introduit dans un
ballon préalablement stérilisé ; on porte à l'autoclave et on stérilise à + 115° pendant un quart
d'heure. On laisse reposer ensuite. Par le refroi-

dissement les parties grasses remontent à la surface. On recueille alors dans une pipette Chamberland stérilisée, en ayant soin de ne pas prendre la graisse. Pour cela il suffit de plonger l'effilure de la pipette jusqu'au fond du liquide, et de ne plus aspirer dès qu'il ne reste plus qu'un peu de liquide au-dessous de la couche graisseuse superficielle. On distribue ensuite le lait dans des matras Pasteur ou tout autre récipient à culture.

Dans toute l'opération (aspiration du lait dans la pipette Chamberland, distribution dans les matras), on s'entoure de toutes les précautions que nous avons indiquées en traitant de la même manipulation portant sur les bouillons.

On place les matras remplis au quart ou au cinquième à l'étuve (37°). Après vingt-quatre ou quarante-huit heures on les examine ; on rejette ceux dont le lait est coagulé ou couvert de moisissures.

Quant aux autres matras, il faut, avant de se servir pour la culture du lait qu'ils contiennent, examiner ce lait au microscope *comme on examinerait une culture*, de façon à s'assurer qu'il ne contient pas de microbes.

Si on veut opérer avec plus de rigueur et de sûreté, on peut, avant de se servir d'un de ces matras, *ensemencer un bouillon* avec une goutte du lait qu'il contient ; on porte le bouillon à l'étuve. Si après vingt-quatre heures ce bouillon a gardé toute sa limpidité, le lait éprouvé peut être considéré comme absolument pur.

Une variante de ce procédé est la suivante : introduisez dans de petits ballons, dans des matras, des tubes à essai, etc., quelques grammes de lait. Portez ces ballons bouchés à l'ouate dans l'autoclave ; élevez la température à 115° pendant un quart d'heure. Retirez de l'autoclave les petits ballons. Le lait est stérile, et prêt à servir *immé-*

diatement. Ce procédé rapide est tout à fait de mise quand on ne demande au lait qu'une réaction biologique de culture. (Voy. l'article *B. coli communis.*)

Un procédé qui tient des précédents et de celui qui va suivre — car on y cherche, comme dans celui-ci, à éviter l'altération du lait par les hautes températures — consiste à remplir de lait jusqu'à hauteur convenable des matras, — toutes les formes indiquées pour les bouillons sont bonnes — ou des tubes à essai. On stérilise ensuite en procédant comme nous le dirons pour le sérum, c'est-à-dire suivant la méthode de Tyndall, en soumettant cinq à six jours de suite ces matras ou tubes à une température réglée entre 65 et 70° maintenue pendant une heure (Hueppe).

2. La haute température à laquelle on soumet le lait pour le priver de germes modifie sa composition. « Il faut pouvoir conserver ce liquide dans l'état même où il sort du pis de la vache. Il y a plusieurs procédés pour cela.

« Le plus simple de tous, et le plus facile à mettre en œuvre partout, consiste à prendre des tubes à essai » bouchés à l'ouate et stérilisés préalablement. « Pour y introduire du lait, on lave bien le pis de la vache, et quand les premiers mouvements de mulsion ont bien nettoyé les parois du canal, on enlève doucement avec une pince le bouchon de coton qui ferme le tube, et l'on dirige dans l'intérieur le liquide qui s'écoule, en ayant soin de tenir le tube tout près de la mamelle, sans pourtant la toucher. On ne peut éviter qu'une portion du lait ne coule à l'extérieur du tube ; cela est sans importance, et il vaut mieux le perdre que chercher à le recueillir. On remet le bouchon qu'un aide a gardé à l'extrémité de la pince, et on reporte le tout au laboratoire.

« On doit préparer ainsi plusieurs tubes ; quelques-uns s'altèrent, cela est inévitable avec une manipulation aussi délicate, mais il y en a toujours un grand nombre qui restent inaltérés, si on a bien opéré. » (Duclaux, *Annales de l'Institut agronomique*, 1882, p. 24.)

On s'assurera de la pureté du lait au moment de l'emploi par les procédés indiqués ci-dessus.

URINE.

L'urine n'est plus guère employée dans la technique des cultures. On sait que c'est dans ce milieu que M. Pasteur a cultivé d'abord la bactéridie charbonneuse.

Voici les indications sommaires nécessaires à sa préparation, le cas échéant :

On recueille de l'urine ; on la filtre sur un papier Laurent ; on l'alcalinise, et on la stérilise comme un bouillon. On la laisse reposer, puis on l'aspire du récipient qui la contient dans un ballon Chamberland d'où elle est distribuée avec les précautions d'usage dans les matras de culture.

Ces matras sont soumis à l'étuve à la température de + 37° pendant quarante-huit heures. Tout matras qui se trouble doit être rejeté.

HUMEUR AQUEUSE.

C'est en cultivant *en cellules* dans l'humeur aqueuse la bactéridie charbonneuse que Koch a pu étudier l'évolution de cet organisme.

Voici comment on peut, à l'occasion, se procurer une certaine quantité d'humeur aqueuse pure.

Extirpez l'œil d'un sujet *récemment sacrifié* : l'espèce est indifférente. Avec une baguette de verre chauffée dans la flamme d'un bec Bunsen ou d'une lampe à alcool, cautérisez la cornée de l'œil extirpé. Prenez une pipette Pasteur stérilisée, détachez la pointe de cette pipette, soit d'un trait de lime, soit en le brisant avec le doigt. Passez l'effilure dans la flamme et ponctionnez la cornée avec cette pipette. L'humeur aqueuse s'élève dans la cavité de la pipette; une légère pression opérée sur le globe oculaire permet d'obtenir la quantité de liquide voulue. Retirez la pipette, et fermez-en la pointe à la flamme. Vous aurez ainsi une certaine quantité d'humeur aqueuse pure que vous emploierez quand besoin en sera.

SÉRUM.

Nous étudierons plus loin en détail la manière de recueillir le sérum et d'en faire un milieu solide.

Mais le sérum à l'état liquide peut dans quelques cas être employé comme milieu de culture. On emploiera à cet effet le sérum une fois réparti dans les tubes à essai comme nous dirons plus loin. Nous renvoyons à l'article traitant du sérum gélatinisé pour tous les détails.

EAU DE LEVURE.

Dans 1000 grammes d'eau, mettez 100 grammes de levure ; délayez lentement, de façon à faire un lait.

Portez le récipient dans l'autoclave ou au bain-marie, et faites bouillir.

Après l'ébullition, assurez-vous de la réaction : elle est ordinairement acide. Alcalinisez alors légèrement avec une solution de soude.

Filtrez et recevez le liquide dans un vase stérile. Portez à l'autoclave et stérilisez à 115° pendant un quart d'heure.

Répartissez dans des matras de culture à l'aide de la pipette Chamberland et achevez en suivant de tous points la culture indiquée pour les bouillons.

EAU DE MALT.

Broyez le malt (orge germée) et délayez 100 grammes dans 1 000 grammes d'eau. Chauffez à 55°-58° pendant une heure, sans dépasser cette température ; au delà en effet la diastase serait détruite.

Portez alors à l'ébullition ; filtrez, recevez dans un vase stérilisé et soumettez dans l'autoclave à 115° pendant un quart d'heure.

Achevez par aspiration dans la pipette Chamberland et répartition dans les matras de culture comme nous l'avons indiqué ci-dessus.

EAU DE TOURAILLONS.

Procédez comme pour l'eau de malt.

B. — CULTURES SUR MILIEUX SOLIDES.

Ces milieux sont :
La *gélatine* et la *gélose*, milieux tranparents ;
Le *sérum gélatinisé*, milieu semi-transparent ;
Et divers milieux opaques dont le type le plus parfait est la pomme de terre.

GÉLATINE.

Le type de la gélatine de culture c'est la gélatine peptone, c'est-à-dire additionnée de peptone. Mais il y a parfois lieu d'avoir de la gélatine peptone additionnée de glycose, de glycérine, ou de glycose et glycérine.

Nous décrirons donc successivement la façon de préparer la gélatine peptone, la gélatine pepto-glycosée, pepto-glycérinée et pepto-glyco-glycérinée.

A. *Gélatine peptone.*

1° Prenez 500 grammes de bouillon peptone *neutre* ou *légèrement alcalin* préparé d'avance, stérile et évitez de recueillir le dépôt, s'il y en a. Placez-les dans un récipient : vase émaillé, capsule en porcelaine, etc., et ajoutez 10 grammes p. 100 de gélatine, soit 50 grammes. La gélatine est livrée dans le commerce sous forme de plaques et connue sous le nom de gélatine extra-fine. Il faut, avant de l'introduire dans le bouillon, la couper en petits morceaux qu'on lave dans l'eau distillée.

2° Chauffez dans un bain-marie à 100° et remuez constamment le mélange jusqu'à ce que la gélatine soit fondue en totalité, ce qui arrive dans un laps de temps qui ne dépasse pas dix minutes.

3° Assurez-vous alors de la réaction du mélange. Cette réaction faite doit être neutre ou légèrement alcaline ; au cas où il n'en serait pas ainsi, ramenez avec la solution de carbonate de soude à neutralité parfaite ou légère alcalinité, et dans ce cas seulement prolongez l'ébullition de quelques minutes, dix environ.

4° Filtrez sur papier Chardin, en ayant eu soin d'amorcer le filtre au préalable. La gélatine passe claire et très rapidement. La filtration à chaud est excellente et rend l'opération encore plus facile : le produit filtré est réparti tout aussitôt et pendant que sa haute température le maintient liquide dans des tubes à essai stériles. Cette opération se fait à l'aide d'un petit entonnoir, en ayant soin de ne pas laisser tomber de gélatine sur la partie supérieure du tube destinée à loger le tampon d'ouate : faute de cette précaution, ce tampon, après le refroidissement, adhérerait au verre. On remplit chaque tube jusqu'au quart ou au tiers inférieur environ.

Ceci fait, on met en place les tampons d'ouate, et on les recouvre d'un capuchon en papier filtre.

On stérilise ensuite une fois encore la gélatine en soumettant les tubes dans l'autoclave à + 105° pendant un quart d'heure (1).

On les retire; on en place un certain nombre, destinés aux cultures en strie sur un plan incliné, on laisse les autres dans la position verticale. Par le refroidissement la gélatine fait prise et est prête pour les ensemencements.

Le procédé que nous venons de décrire consiste, on le voit, à *gélatiniser* simplement un *bouillon* préparé à l'avance et réunissant les qualités requises : *limpidité, alcalinité*. Ce procédé a les avantages de la simplicité et de la rapidité; il donne un produit toujours clair.

On peut encore employer le procédé suivant, qui donne les mêmes résultats :

Faites fondre la gélatine dans le bouillon à la température de 50°-60° pendant quarante à cinquante minutes, en remuant. Vérifiez la réaction, Portez à 100° dans l'autoclave pendant dix à quinze minutes. Filtrez à chaud sur papier Chardin etachevez comme ci-dessus.

---

(1) Il est de rigueur de ne pas dépasser cette température de 105°; la gélatine portée au delà courrait risque de ne plus faire prise au refroidissement. La plupart des auteurs conseillent même au lieu de cette stérilisation sous pression une stérilisation par chauffage pendant trois jours consécutifs à 100° un quart d'heure. Nous assurons n'avoir pour ainsi dire jamais eu d'échec, et avoir toujours vu la gélatine faire parfaitement prise avec la méthode que nous préconisons. Il n'est donc pas nécessaire, croyons-nous, de s'imposer les ennuis d'un chauffage trois fois répété, pour éviter un accident absolument rare.

Dans les cas exceptionnels où le produit filtré serait légèrement trouble il est facile de clarifier par l'addition d'un blanc d'œuf.

Laissez tomber la température du milieu à 50° environ; versez-y un blanc d'œuf délayé dans 50 centimètres cubes d'eau et intimement mélangé à l'eau par un battage prolongé; élevez alors la température de la gélatine à 100°, et maintenez pendant un quart d'heure.

Filtrez sur papier Chardin, répartissez dans les tubes et achevez comme ci-dessus.

B. *Gélatine pepto-glycérinée.*

Prenez un bouillon pepto-glycériné, et exécutez toutes les opérations décrites pour la préparation de la gélatine peptone.

C. *Gélatine pepto-glyco-glycérinée.*

Prenez un bouillon pepto-glyco-glycériné et faites comme il est dit ci-dessus.

GÉLOSE.

La gélose est le produit colloïde retiré par Payen d'une algue à laquelle les Allemands ont donné le nom d'agar-agar. La gélose se trouve dans le commerce.

On prépare pour les cultures diverses sortes de gélose : gélose simple, gélose glycérinée, gélose pepto-glyco-glycérinée.

Nous décrirons successivement le mode de préparation de chacun de ces milieux.

1) *Gélose simple.*

Nous conseillons pour la préparation de la gélose simple deux procédés : le premier, d'une grande rapidité d'exécution, nous a toujours donné les meilleurs résultats.

Le deuxième est classique : il a été formulé par M. Roux.

A. Faites macérer pendant vingt-quatre heures 10 à 15 grammes de gélose coupée finement dans une solution *d'acide* à 6 p. 100. L'acide chlorhydrique convient parfaitement.

Filtrez alors sur un linge, lavez largement à l'eau distillée la gélose qui reste sur le filtre, et lavez enfin à la solution de carbonate de soude. L'eau de lavage *ne doit plus présenter trace d'acidité après ces opérations.*

2° Versez dans un vase émaillé, une capsule en porcelaine, etc., 500 grammes de bouillon peptone stérile, *neutre* ou *alcalin* préparé à l'avance, sans dépôt. Chauffez alors au bain-marie jusqu'à ébullition.

A ce moment, ajoutez au bouillon la gélose traitée comme il a été dit. Assurez-vous que la réaction du mélange est bien alcaline ou neutre, et faites le nécessaire pour déterminer cette réaction le cas échéant : la gélose bouillant en milieu acide se transformerait en *sucre*, ce qu'il faut absolument éviter.

Maintenez à l'ébullition en agitant constamment avec une baguette de verre ou une spatule. En moins de dix minutes la gélose est fondue et mélangée au bouillon.

3° On peut ajouter alors 10 grammes environ d'une solution aqueuse concentrée de *gomme arabique*. L'addition de gomme arabique a pour but d'empêcher la gélose de *rouler* dans les tubes à essai où elle sera versée au dernier moment; elle a seulement l'inconvénient de rendre la gélose un peu louche.

Il est bon d'avoir toujours une solution de gomme arabique sous la main. Cette solution se prépare en faisant fondre dans l'eau au bain-marie une certaine quantité de gomme. Le mélange doit être agité fréquemment. Quand la solution est achevée on vérifie la réaction qui doit être neutre. On alcalinise si besoin est, on met dans un vase ou un ballon stérile, on stérilise à + 115° à l'autoclave, et on recueille dans une pipette Chamberland stérile, suivant une technique que nous avons indiquée en traitant des bouillons.

La solution se conservera ainsi stérile, et prête pour l'usage.

4° Filtrez sur papier Chardin, mais filtrez à chaud.

La filtration à chaud est facilement réalisée avec l'appareil de Wiesnegg. L'eau est versée dans l'entonnoir creux métallique par un tube A. La rampe de gaz B allumée, et à flamme réglée convenablement, maintient le liquide contenu dans la double paroi de l'entonnoir métallique à une température voisine de l'ébullition ; la température de 100° ne doit pas être atteinte car elle donne lieu à des projections de liquide en A des plus incommodes. On pourrait d'ailleurs éviter en grande partie ces projections en garnissant A d'un bouchon traversé par un tube de verre très long. A l'intérieur de l'appareil ainsi apprêté on dispose un entonnoir en verre, contenant le papier filtre Chardin amorcé : la gélose versée sur le papier filtre est ainsi maintenue à une température élevée et filtre d'autant plus vite.

6° Recueillez la gélose qui passe dans des tubes à essai stériles, tubes qui seront traités comme il a été dit pour les tubes dans lesquels on recueille la gélatine : même précaution pour ne pas laisser tomber une goutte de gélose à l'orifice du tube, même disposition d'un capuchon de papier, etc.

7° Stérilisez enfin à 115° à l'autoclave pendant quinze minutes.

Les tubes seront laissés, pour la solidification, soit dans la position verticale, soit plutôt *dans la position inclinée*, la gélose se prêtant mieux, ainsi que nous le dirons plus tard (chap. v) aux cultures en surface, en strie.

La méthode que nous venons de décrire est bien simple : elle est l'analogue de celle que nous avons indiquée pour la gélatine. Elle consiste à *géloser*, si on peut ainsi dire, un bouillon préparé d'avance et réunissant les qualités requises de limpidité, de neutralité ou d'alcalinité.

La préparation se fait vite, la filtration est satisfaisante (1), et le produit obtenu sans grande difficulté est clair. Il ne faut pas d'ailleurs exiger une transparence comparable à celle de la gélatine : la gélose la plus parfaite donne un léger *louche* au refroidissement.

Si le produit était trouble et contenait des flocons albumineux, une clarification au blanc d'œuf s'imposerait. Elle se ferait comme il a été dit pour la gélatine.

Nous conseillons absolument d'abandonner les anciennes méthodes consistant à faire bouillon et gélose d'un même coup; le résultat est médiocre le plus souvent, et encore est-il obtenu au prix de longs ennuis.

B. M. Roux conseille, pour la préparation de la gélose, la technique suivante qui donne aussi d'excellents résultats :

A 1000 grammes de bouillon alcalinisé, peptonisé, ajoutez 15 grammes de gélose en morceaux; laissez

---

(1) Voici un excellent moyen de réaliser d'une façon complète et rapide la filtration à chaud.

Disposez la gélose fondue sur un entonnoir garni de papier Chardin, et placez l'entonnoir sur un vase qui recevra le produit filtré. Placez le tout dans l'autoclave et portez à 105-110° pendant quinze à vingt minutes. La filtration se fera à chaud *sous pression* d'une façon très régulière. Il n'y aura plus alors qu'à répartir dans les tubes à essai et à stériliser une dernière fois, comme il est dit ci-dessus.

digérer une heure à 100° en agitant; passez au tamis (sur une feuille de mousseline par exemple), laissez refroidir à 50° et ajoutez un blanc d'œuf. Mélangez intimement, chauffez à 110° pendant trois quarts d'heure au moins; filtrez enfin sur papier Chardin *à chaud* et répartissez dans les tubes stériles. Portez dans l'autoclave à 115° pendant quinze minutes.

2) *Gélose glycérinée.*

Au lieu d'opérer sur un bouillon peptone, opérez sur un bouillon peptonisé et glycériné.

3) *Gélose-pepto-glyco-glycérinée.*

Prenez comme base de l'opération un bouillon pepto-glyco-glycériné.

La gélose a sur la gélatine un grand avantage : on peut l'exposer à la température de l'étuve (37° à 41) sans qu'elle se liquéfie, comme le ferait la gélatine, qui fond au-dessus de + 18°. Le seul reproche qu'on puisse lui faire, c'est qu'elle est toujours légèrement louche.

GÉLATINE-GÉLOSE.

En été, il est bon de substituer à la gélatine trop facilement liquéfiable un milieu composé de gélatine et gélose, plus solide, et moins liquéfiable. Ajoutez pour obtenir ce mélange 1/2 p. 100 de gélose, lors de la préparation de la gélatine et veillez à ce que le liquide ne *soit pas acide.*

SÉRUM.

On le prépare en gélatinisant par la chaleur le sérum du sang de bœuf, de veau, de cheval, de mouton, de chien. Les meilleurs sérums sont ceux du mouton, du bœuf ou du cheval. Celui du chien n'est pas aussi bon, parce que la coagulation du sang est trop rapide dans cette espèce.

De la préparation du sérum nous décrirons deux méthodes : l'une, qu'on peut appeler méthode de Nocard et Roux, est une méthode *rigoureuse* où le sérum est recueilli purement dans l'artère ou la veine même de l'animal. Cette méthode n'est malheureusement pas à la portée de tous les laboratoires, et le sérum doit alors être recueilli et traité suivant la seconde méthode, la méthode conseillée par Koch.

A. *Procédé de Nocard et Roux.* — On a préparé d'avance plusieurs des vases que nous avons décrits au chapitre I sous le nom de vases à sérum.

On apprête tout d'abord la *canule* qui doit être enfoncée dans le vaisseau de l'animal qui fournira le sang.

Cette canule (fig. 17) se termine d'une part par un bec mousse taillé en biseau et de l'autre par une extrémité d'un diamètre supérieur à celui du corps de la canule. Sur cette ex-

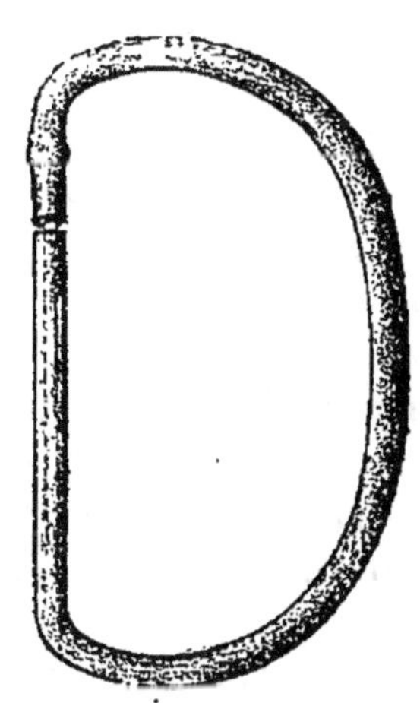

Fig. 17.   Fig. 18.

trémité on adapte un tube de caoutchouc d'environ 0^m,40 de long.

L'appareil formé par la canule et le tube de caoutchouc qui lui est adapté doit être stérilisé.

A cet effet on introduit le bec de la canule dans l'extrémité libre du caoutchouc (fig. 18); l'appareil, qui prend alors une forme légèrement ovale, est soumis dans l'autoclave à +115° pendant un quart d'heure. La stérilisation de la canule et de la surface intérieure du tube de caoutchouc sera ainsi parfaitement réalisée.

Il est bon de préparer deux de ces appareils afin d'être à l'abri de tout accident opératoire.

La canule, le vase à sérum étant prêts, on fait disposer pour l'opération l'animal que l'on a choisi.

L'opérateur place à sa portée sur une table une lampe à alcool, une ou deux baguettes de verre, un bistouri très propre, une paire de ciseaux, des pinces anatomiques, du fil à ligature, ainsi que les récipients et les canules stérilisés ; l'extrémité en bec de flûte de ces dernières demeure cachée dans le tube de caoutchouc.

On peut prendre le sang dans la carotide ou la jugulaire. Lorsqu'on choisit la jugulaire, l'opération peut être faite simplement et sans plaie; mais il vaut mieux s'adresser à la carotide, la pression artérielle favorisant l'arrivée du sang dans le récipient.

L'opération sur la carotide se fait de la façon suivante : on met à nu le vaisseau et on le fait saillir avec une pince passée en dessous. On en cautérise la surface avec l'extrémité de la baguette de verre fortement chauffée sur la lampe à alcool et on incise avec le bistouri rapidement flambé. Le sang jaillit. On retire alors vivement le bec de la canule du tube en caoutchouc, on en flambe la surface extérieure sur la flamme et on l'introduit dans le vaisseau : les doigts d'un aide en assurent la fixité. On fait aussi comprimer le tube de caoutchouc pour éviter toute perte de sang inutile. On saisit alors le vase à sérum ; on brise l'extrémité de la tige de verre qui le surmonte, et sur laquelle on a fait à l'avance, nous l'avons dit ailleurs, un trait de couteau à verre pour faciliter cette ouverture ; on flambe rapidement les bords de celle-ci, et on adapte la tige de verre sur l'extrémité libre du tube de caoutchouc. On fait cesser la compression exercée sur ce tube et le sang coule librement dans le récipient.

Lorsque ce premier vase est rempli, on fait à nouveau comprimer le caoutchouc pour arrêter l'écoulement du sang, on retire le vase ; on en apprête rapidement un second, qu'on adapte au tube de caoutchouc et qu'on laisse remplir comme le premier, et ainsi de suite. Lorsqu'on a rempli le nombre de récipients voulu, on retire la canule, on ligature l'artère, et on ferme la plaie par quelques points de suture.

On transporte les récipients dans un endroit frais après avoir enlevé la tige de verre qui les surmonte : il suffit pour cela de maintenir de la main gauche le tampon d'ouate qui recouvre le vase, tandis que la main droite enlève cette tige : l'ouate comble immédiatement le vide laissé par le passage de la tige.

La rétraction du caillot se fait en vingt-quatre ou quarante-huit heures ; il vaut mieux attendre quarante-huit heures.

Lorsque la rétraction du caillot est complète, on recueille le sérum.

Pour accomplir cette opération, prenez une pipette Chamberland stérilisée ; brisez l'extrémité de l'effilure latérale et passez deux ou trois fois cette effilure dans la flamme de la lampe à alcool. Soulevez alors légèrement le tampon d'ouate du vase de sérum, *juste assez pour donner passage à l'effilure* de la pipette, et plongez celle-ci dans le sérum, *en ayant soin que son extrémité ne touche pas le caillot,* mais se rapproche des parois du vase, et aspirez.

Lorsque la pipette est remplie, on la retire, et on ferme l'extrémité de son effilure à la lampe. On procède ensuite à l'emplissage d'une nouvelle pipette, etc.

On place les pipettes remplies de sérum dans un endroit frais, et on laisse au repos douze heures au moins, de façon que les quelques globules rouges en suspension se déposent au fond du vase.

Cette série de manipulations donne un sérum transparent, jaune citron, que l'on peut conserver dans les pipettes aussi longtemps qu'on le désire ou qu'on distribue immédiatement dans des tubes à essai.

On prend pour cette opération des tubes à essai stérilisés et bouchés que l'on place sur une table, en même temps qu'un couteau à verre, une lampe à alcool, et la pipette Chamberland contenant le sérum.

On brise d'un trait de couteau à verre l'extrémité de l'effilure latérale de la pipette ; on prend la pipette dans la main droite, et l'on stérilise l'effilure dans toute sa longueur sur la flamme de la lampe à alcool.

De la main gauche on saisit un tube à essai ; on appuie solidement cette main sur le bord de la table, et l'on donne au tube qu'elle tient une direction presque horizontale. Le tube et la main doivent dès lors rester immobiles pendant toute .l'opération du remplissage, car tout mouvement inopportun ferait pénétrer de l'air dans le tube, et avec l'air des germes qui infecteraient le sérum. On passe une fois encore l'effilure de la pipette dans la flamme, et des doigts libres de la main droite on enlève le tampon d'ouate du tube à essai.

On introduit alors l'effilure dans le tiers supérieur du tube ; on souffle par la tubulure supérieure de la pipette, et on remplit le quart du tube : il ne faut pas dépasser cette hauteur, car la couche de sérum trop épaisse se gélatiniserait difficilement. On retire l'effilure sans la laisser toucher à la paroi du tube, et on recouvre celui-ci de son tampon d'ouate. On recommence, pour chaque tube à remplir, la même opération.

Toutes ces manipulations doivent être faites vivement, ce qui diminue les chances d'infection.

Si l'opérateur avait quelques doutes sur la pureté de ses manipulations, il serait facile de se mettre à l'abri en soumettant les tubes remplis de sérum à l'étuve de + 37 pendant vingt-quatre à quarante-huit heures, et en rejetant après cette épreuve tout tube qui se serait troublé.

Le sérum ainsi distribué devra être *gélatinisé*.

Nous décrivons cette opération ci-dessous, après avoir parlé de la méthode de Koch.

Il est indiqué pour quelques cultures — celle du bacille de la tuberculose par exemple — de faire usage de *sérum glycériné*.

« L'addition de la glycérine au sérum ne complique guère la technique : dans un ballon-pipette renfermant un poids connu de sérum pur, on aspire une quantité de glycérine stérilisée à 115° à l'autoclave, représentant 6 à 8 p. 100 du poids total. On mélange en agitant, et l'on distribue dans des tubes à essai. »

Les tubes remplis de sérum glycériné seront traités comme les tubes de sérum simple, c'est-à-dire *gélatinisés*. On devra noter, cependant, que pour solidifier le sérum glycériné il faut une température plus élevée que pour le sérum pur, 75° à 78° environ suivant la proportion de glycérine.

Nous avons dit ailleurs que le sérum pouvait

être employé à l'état liquide. Les détails que nous avons alors donnés ci-dessus pouvaient présenter quelque obscurité que la description présente aura sans doute éclaircies. Le sérum est prêt pour les cultures en milieux liquides lorsqu'il a été purement réparti dans les tubes à essai. Il sera bon d'ailleurs de faire ce qu'on fait pour éprouver les bouillons : soumettre à l'étuve à + 37° pendant vingt-quatre ou quarante-huit heures les tubes de sérum, rejeter ceux qui se seraient troublés, et ne garder que ceux qui ont conservé leur limpidité.

On peut d'ailleurs additionner le sérum d'une, deux ou trois parties d'eau, d'eau glycérinée ou de bouillon. Il convient mieux alors à la culture de certains microbes.

B. *Récolte du sérum suivant la méthode de Koch.* — Préparez trois ou quatre cloches dites de Koch, du modèle de celles qui servent aux cultures en plaques ou aux cultures sur pommes de terre, c'est-à-dire des appareils composés de deux grands cristallisoirs dont l'un, de plus grand diamètre, peut recouvrir l'autre et stérilisez ces cloches par un lavage au sublimé à 1 p. 1000 ; on achève en passant à l'alcool qui enlève le sublimé.

Il est mieux encore d'avoir des cloches du même modèle, mais en verre de Bohême et sans bouton ; ces cloches se prêtent à la stérilisation à l'autoclave qui donne encore plus de sécurité.

Muni de ces cloches stériles, l'opérateur se rend à un abattoir : l'opération se pratique fréquemment à Paris, et l'abattoir de Grenelle alimente de sérum de bœuf nombre de laboratoires parisiens.

On découvre une des cloches, et on présente le cristallisoir inférieur au sang qui jaillit de la saignée pratiquée à l'animal abattu par la massue. Quand ce cristallisoir est rempli aux deux tiers environ, on le retire, on le recouvre du cristallisoir supérieur, et on agit de même pour remplir chacune des autres cloches.

On abandonne alors les appareils *sur place* dans un endroit frais et obscur pendant vingt-quatre à trente-six heures : le caillot se rétracte, le sérum est mis en liberté.

Au bout de ce laps de temps on procède à la répartition du sérum dans les tubes à essai. Cette répartition se fait sur place et de la façon la plus simple : 1° en aspirant le sérum du cristallisoir qui le contient dans des pipettes Chamberland stériles; 2° en distribuant des pipettes Chamberland dans des tubes à essais stériles qu'on emplit au quart environ.

L'opération devra se faire d'une façon aussi aseptique que possible, mais la rigoureuse asepsie, nécessaire dans le procédé Nocard et Roux, n'est pas nécessaire ici, car le sérum recueilli par le procédé de Koch n'est pas exempt d'impuretés et une stérilisation est nécessaire.

La stérilisation des tubes à essai remplis de sérum se fait par la méthode de Tyndall, ce qu'on a appelé la *méthode du chauffage discontinu*.

Disposez les tubes de sérum dans un bain-marie réglé à + 58°. Les modèles de bain-marie avec régulateur existent chez les fabricants d'appareils et Wiesnegg en a construit un bon modèle muni du régulateur d'Arsonval, mais il est très facile de régler un bain-marie quelconque, fait extemporanément, avec un des nombreux thermostats existant actuellement, celui de Schlœsing, celui de Roux, ou le régulateur si simple et de prix modique de Chancel. Laissez les tubes pendant une heure, et répétez l'opération six jours de suite pendant une heure chaque fois.

Si le sérum doit servir à l'état liquide, il est

prêt à ce moment : un séjour des tubes à l'étuve à + 37° pendant quarante-huit heures donnera un surcroît de sécurité; tout tube qui se troublerait serait à rejeter.

Si le sérum doit former — comme il est d'ordinaire — un milieu de culture solide, il faut le *gélatiniser*.

Il est facile, dans le procédé de Koch, comme dans celui de Nocard et Roux, d'avoir un sérum glycériné.

Il suffit d'aspirer outre le sérum la quantité voulue de glycérine stérile (voy. ci-dessus) dans les pipettes Chamberland qui recueillent le sérum dans les cristallisoirs. On achève comme ci-dessus en répartissant le mélange dans les tubes à essai et en soumettant au chauffage discontinu. Le sérum glycériné sera gardé *à l'état liquide* ou *gélatinisé*, suivant l'usage qu'on veut en faire.

C. M. Würtz donne l'indication d'un procédé simple pour recueillir dans le laboratoire de petites quantités de sérum sur les petits animaux, tels que le lapin et le chien.

« Supposons qu'on veuille recueillir dans le laboratoire une cinquantaine de centimètres cubes de sérum de chien ou de lapin. On dénudera une artère, la carotide par exemple, sur 3 centimètres de son parcours. On pince les deux extrémités du segment dénudé avec deux pinces à forcipressure, et on y introduit une canule de verre ou un trocart très fin.

» Un trocart très fin pour le lapin et les petits animaux est d'un maniement plus commode que la canule.

» On lie la canule ou le trocart sur l'artère, on enlève la pince la plus rapprochée du cœur et on reçoit le sang dans une fiole stérilisée. Cette fiole doit être maintenue inclinée pendant la durée de la coagulation, de façon que, quand le sang est pris en caillot, il forme un plan incliné dans la fiole posée sur son fond plat. Au bout d'un certain temps, le sérum s'accumulera dans la partie déclive et on peut le recueillir facilement et le mettre en tubes sans lacérer le caillot avec la pipette. »

Les flacons d'Erlenmeyer se prêtent fort bien à cette opération. Le sérum recueilli est distribué dans des tubes, *tyndallisé*, et gélatinisé ensuite.

Gélatinisation du sérum.

Cette opération consiste à faire solidifier le sérum sous l'action d'une température convenable qui est + 65°. La solidification doit s'opérer le tube étant presque couché, de façon que le sérum solide forme une couche oblique s'étalant dans le tube.

Koch a fait construire un appareil

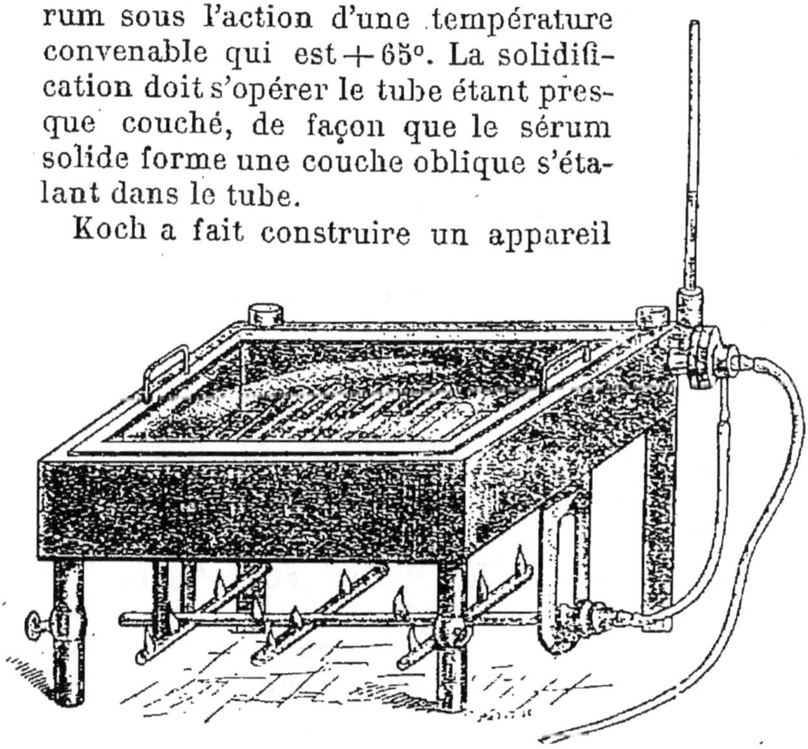

Fig. 19.

spécial que représente la figure 19 ci-dessus. Les tubes sont naturellement maintenus au degré d'inclinaison voulue. L'appareil est muni, par nos constructeurs français, d'un régulateur d'Arsonval.

L'appareil est réglé entre 65° et 68°. Les tubes sont laissés le temps nécessaire pour obtenir la gélatinisation : on reconnaît que celle-ci est obtenue quand le sérum *est solidifié et prend une apparence ambrée, une demi-transparence spéciale*. Le temps nécessaire à la gélatinisation est variable ; ordinairement trente à soixante minutes suffisent. L'opération doit être minutieusement surveillée. Il faut retirer un tube dès qu'il est gélatinisé.

Au lieu de l'appareil de Koch on peut employer l'étuve d'Arsonval réglée entre 65° et 68° ; on donne au tube l'inclinaison voulue, par tel ou tel artifice qu'il n'est pas nécessaire d'indiquer.

Nous gélatinisons facilement le sérum dans une petite étuve sèche de Wiesnegg en ayant soin de laisser la température monter progressivement et *lentement*, et osciller dans les environs de 65-68°. Il faut surtout, dans ce cas, une surveillance minutieuse. Tout tube gélatinisé doit être immédiatement retiré.

POMMES DE TERRE.

La technique actuelle a rejeté complètement le procédé primitif de Koch pour la culture sur pommes de terre.

La pomme de terre doit être préparée : 1° en cristallisoir clos ; 2° en tube à essai.

Le premier procédé est une heureuse modification du procédé de Koch ; le deuxième, qui tend à juste titre à devenir le *procédé d'élection*, est dû à M. Roux.

1° *Procédé de R. Koch modifié. Culture sur pommes de terre en grande surface, en cristallisoirs clos.* — On prend des pommes de terre de bonne qua-

lité ; on les lave avec une brosse, et on les plonge
dans une solution de sublimé à 1/1000 pendant
une heure.

On lave dans la solution de sublimé des cristallisoirs à couvercle rodé, *en verre de Bohême*, de
la forme représentée ci-dessous (fig. 20); on découpe dans une feuille de papier filtre des disques

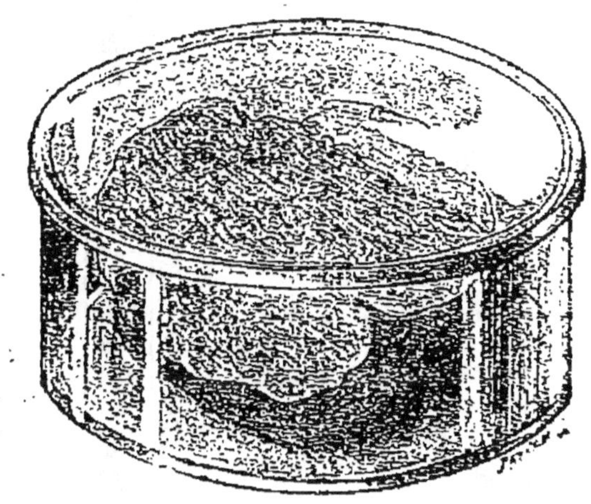

Fig. 20.

que l'on place sur le fond de chaque cristallisoir.
On divise alors les pommes de terre en deux moi-
tiés égales, dont chacune est placée dans un cristallisoir, sur le disque de papier filtre, et l'on
humecte celui-ci avec la solution de sublimé.

Les cristallisoirs fermés hermétiquement par
leurs couvercles rodés sont placés dans l'autoclave, et soumis à + 100° pendant une heure, puis
à + 115° pendant au moins un quart d'heure.
On éteint le gaz de l'appareil; on laisse refroidir,
et la pomme de terre est prête pour l'ensemen-
-cement.

On peut avec avantage se servir de cristallisoirs
(fig. 21) présentant vers le tiers supérieur une

ouverture sphérique d'un centimètre de diamètre environ, qu'on obture avec un tampon d'ouate. Cette petite ouverture sert à l'ensemencement, qu'elle rend plus simple et plus sûr, ainsi que nous le dirons au chapitre IV. Ces cristallisoirs ont' comme les précédents, un couvercle rodé; ils doivent être à paroi mince et en verre de Bohême pour pouvoir, sans se fendre, sup-

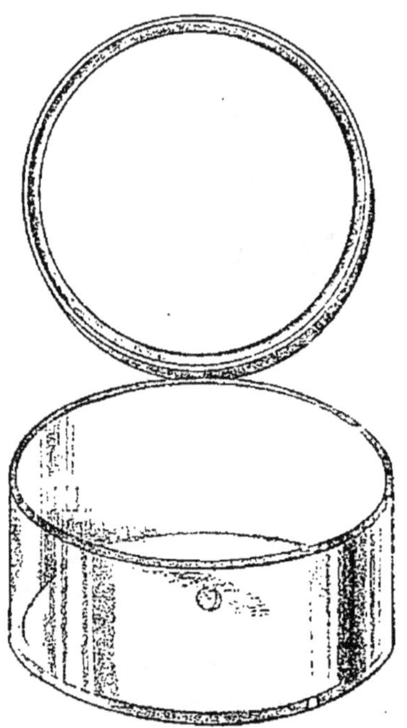

Fig. 21.

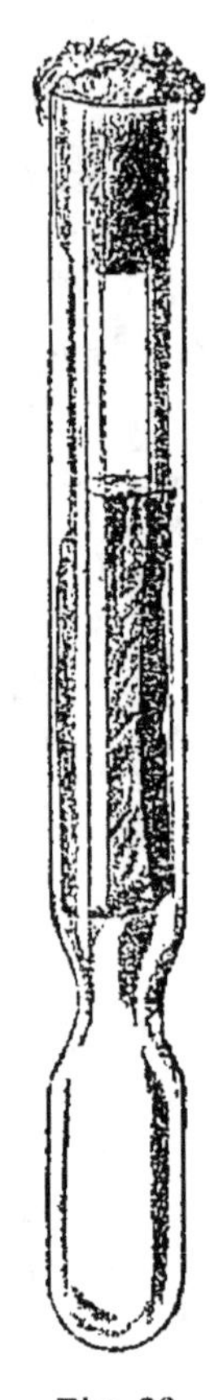

Fig. 22.

porter les hautes températures auxquelles on les soumet.

2° *Culture sur pommes de terre par le procédé de Roux.* — M. Roux conseille de se servir, pour la culture sur pommes de terre, de tubes à essai de 2 centimètres et demi de diamètre environ (fig. 22).

Les dimensions des tubes à pomme de terre sont d'ailleurs variables : il s'en fabrique actuellement de grande dimension, de dimension moyenne, et de la dimension enfin d'un tube à essai ordinaire. Les grands tubes (25 millimètres de diamètre) et les tubes moyens (14 millimètres environ) sont les plus commodes. Ces tubes portent, vers le quart inférieur, un « étranglement qui empêche la tranche de pomme de terre de tomber au fond : dans la partie inférieure se rassemblera le liquide qui sort de la pomme de terre après cuisson » (Roux). Ces tubes sont bouchés à l'ouate, et il n'est pas nécessaire qu'ils soient stérilisés à l'avance.

On coupe des pommes de terre en tranches rectangulaires d'environ 5 centimètre de long sur une largeur variable avec le diamètre du tube, on les lave à l'eau, on les essuie sur un papier buvard; puis on introduit chaque fragment dans un tube, on recouvre le tube de son tampon d'ouate sur lequel on place un capuchon de papier filtre.

On place alors les tubes dans l'autoclave pendant une demi-heure à +100° et un quart d'heure au moins à +115° ou +120 degrés.

On voit combien la préparation des pommes de terre est simple, par ce procédé; ajoutons que l'ensemencement se fait ici avec la même sûreté et la même rigueur que dans un tube de gélose ou de gélatine, et qu'enfin, en modifiant légèrement la forme du tube, on peut faire sur pomme de terre la culture des anaérobies, ce qui est absolument impossible avec tout autre procédé (voy. chap. v).

CHAPITRE III

L'AUTOCLAVE. — LES ÉTUVES. — LES APPAREILS
A FILTRATION.

I. — L'autoclave.

L'autoclave de Chamberland (fig. 23) est un précieux instrument de stérilisation, d'un fonctionnement parfait, remplissant également bien deux indications :

1° Il fonctionne *sans pression*, comme une étuve humide, où la température peut être portée à + 100°;

2° Il fonctionne *sous pression* et la *vapeur humide sous pression* peut y être portée à 1/2, 1, 1 1/2 et 2 atmosphères avec les températures correspondantes (de 100° à 134°).

L'autoclave se compose d'une marmite cylindrique en cuivre pouvant être fermée hermétiquement par un couvercle en bronze portant sur une rondelle de caoutchouc, et maintenu par des boulons mobiles. Ce couvercle est muni d'un manomètre M indiquant la pression et la température, d'un robinet R ; d'une soupape de sûreté S.

La marmite est supportée par une sorte de boîte en tôle à la partie inférieure de laquelle se trouvent deux rampes à gaz circulaires G et *g*, de diamètres différents, et indépendantes l'une de l'autre. Un panier en fil de fer P, d'un diamètre

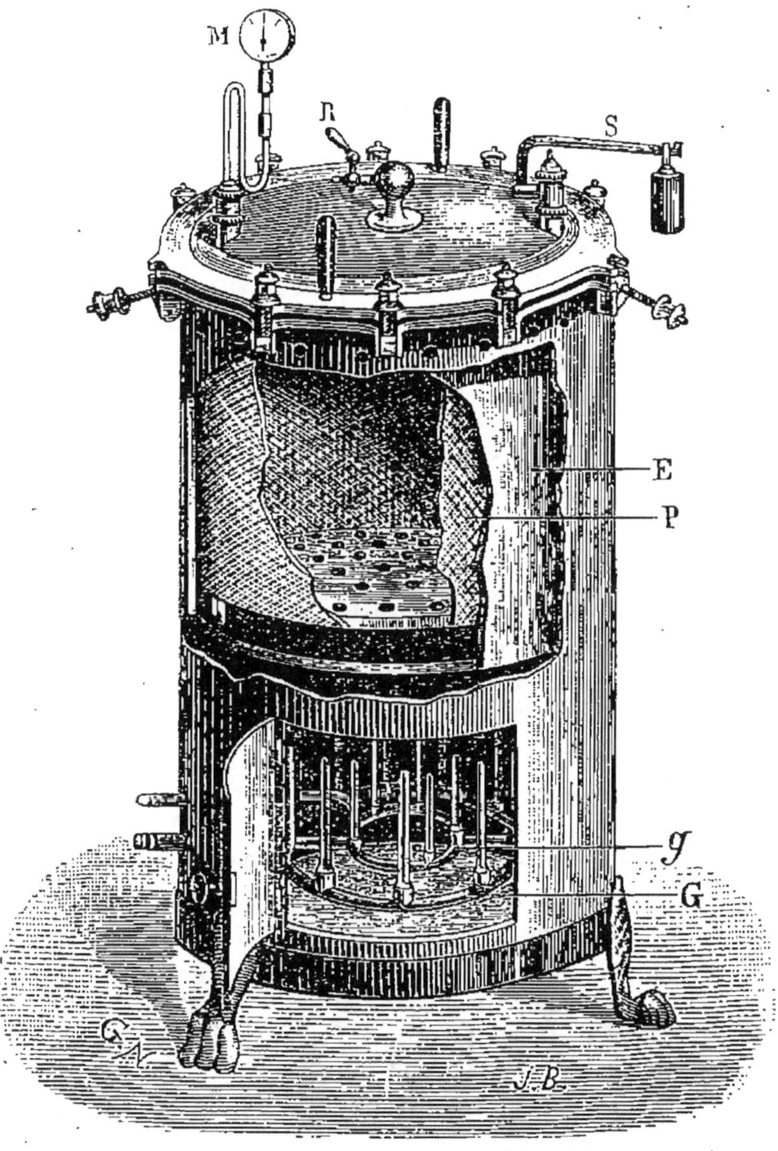

Fig. 23.

inférieur à celui de la marmite, est destiné à

recevoir les vases contenant les milieux à stériliser.

Mode de fonctionnement. — On verse d'abord dans la marmite E un ou deux litres d'eau, suivant la capacité de cette marmite (1) ; on met en place le panier contenant les objets à stériliser, on adapte le couvercle et on visse les boulons.

On ouvre le robinet R, et on allume la petite rampe de gaz *g*. Pour allumer il faut d'abord présenter la bougie, l'allumette, ou le papier enflammés, etc., aux becs de l'autoclave avant d'ouvrir le robinet de la conduite du gaz. Faute de cette précaution les becs de l'autoclave brûleraient en dedans. Quand un ou plusieurs becs brûlent ainsi *en dedans*, éteignez et rallumez avec la précaution conseillée ci-dessus. Si la pression est trop forte, on modère l'arrivée du gaz. L'eau contenue dans la marmite entre en ébullition; un jet de vapeur s'échappe par R; la température intérieure est + 100°, température qui peut être maintenue pendant une heure au moins.

Veut-on maintenant faire fonctionner l'autoclave *sous pression* pour atteindre les températures au-dessus de + 100°? voici comment on procède :

On met l'appareil en marche comme il vient d'être dit; puis, quand la température intérieure atteint + 100°, *c'est-à-dire quand la vapeur s'échappe depuis quelques instants violemment par le robinet R,* on ferme celui-ci et on serre à fond les boulons du couvercle.

L'appareil entre en pression, et l'aiguille du manomètre monte lentement. Lorsqu'elle marque la température voulue, 105°, 115°, etc., on règle l'arrivée du gaz par tâtonnement, en fermant plus ou moins le robinet de la conduite, et on obtient

---

(1) Il est de la plus haute importance de s'assurer toujours, avant de commencer une opération à l'autoclave, qu'il y a une couche d'eau suffisante dans l'appareil.

ainsi, pendant un quart d'heure, une demi-heure, la température fixe voulue pour la stérilisation (1).

Lorsqu'on juge la stérilisation suffisante, on éteint complètement le gaz, on attend que l'aiguille du manomètre descende à 0 ; on ouvre alors le robinet R : un léger sifflement indique la rentrée de l'air dans la marmite. On desserre les boulons, on enlève le couvercle et on retire les objets stérilisés. Il ne faut jamais attendre que l'appareil soit refroidi pour enlever le couvercle : l'adhérence serait en effet telle entre le caoutchouc et le couvercle qu'on n'arriverait qu'avec les plus grandes difficultés à soulever celui-ci.

Telle est la manœuvre, vraiment simple, de l'autoclave, qui remplace à lui seul toutes les étuves et tous les bains-marie plus ou moins compliqués dont s'est inutilement surchargée la technique bactériologique.

II. — Les étuves.

Étuves à incubation de Roux et de d'Arsonval. — Les étuves à incubation sont des appareils offrant aux milieux de culture qu'on y enferme les températures convenables au développement des germes que contiennent lesdits milieux.

Les deux modèles suivants répondront aux indications générales, aux besoins courants du laboratoire. Il sera bon de les posséder l'un et l'autre. Le premier, étuve de Roux, recevra la grande

(1) Il est bon, dans le fonctionnement de l'autoclave sous pression, de pratiquer une ou deux *détentes de vapeur*, comme cela se fait dans la manœuvre des appareils de désinfection par la vapeur humide sous pression du système Herscher ; pour cela, dès que l'aiguille du manomètre commence à monter, on ouvre le robinet R et on le renferme après quelques instants : on répète cette manœuvre une ou deux fois.

majorité des cultures, celles qui sont traitées à la température d'usage 37-38 degrés.

L'étuve d'Arsonval sera plus spécialement destinée à recevoir des cultures pour lesquelles une température particulière, inférieure ou supérieure à 37-38°, est exigée.

Étuve de Roux. — Cette étuve, d'un excellent usage, n'est autre que l'ancienne étuve Pasteur, chauffée directement au gaz d'après le système préconisé par M. Schribaux et munie, c'est là le point intéressant, d'un régulateur des plus simples et des plus solides imaginé par M. Roux.

Notre figure 24 représente cette étuve dans son ensemble avec ses compartiments, sa rampe de gaz et son régulateur en place.

La figure 24 *bis* montre le régulateur, dont voici la description, que nous empruntons à M. Roux (*Annales de l'Institut Pasteur*, t. V, p. 158).

« Ce régulateur est formé de deux barres métalliques, l'une en acier, l'autre en zinc, soudées ensemble sur toute leur longueur, et recourbées ensuite en forme d'U.

» Le métal le plus dilatable, le zinc, étant en dehors, toute élévation dans la température tendra à rapprocher les branches, et tout abaissement les écartera l'une de l'autre. »

Fixer une des branches et « ajuster à l'autre une tige qui suivra ses mouvements et ira ouvrir ou obstruer l'arrivée du gaz » se rendant à l'étuve, tel est le principe du réglage.

Le régulateur est donc « placé verticalement près d'une paroi latérale, l'ouverture de l'U vers le haut. Une des branches A, la plus éloignée de la paroi, est fixée à l'étuve ; l'autre, qui seule peut se déplacer, porte une tige horizontale qui sort de l'étuve par une ouverture suffisante pour qu'elle puisse s'y mouvoir librement. A sa sortie de

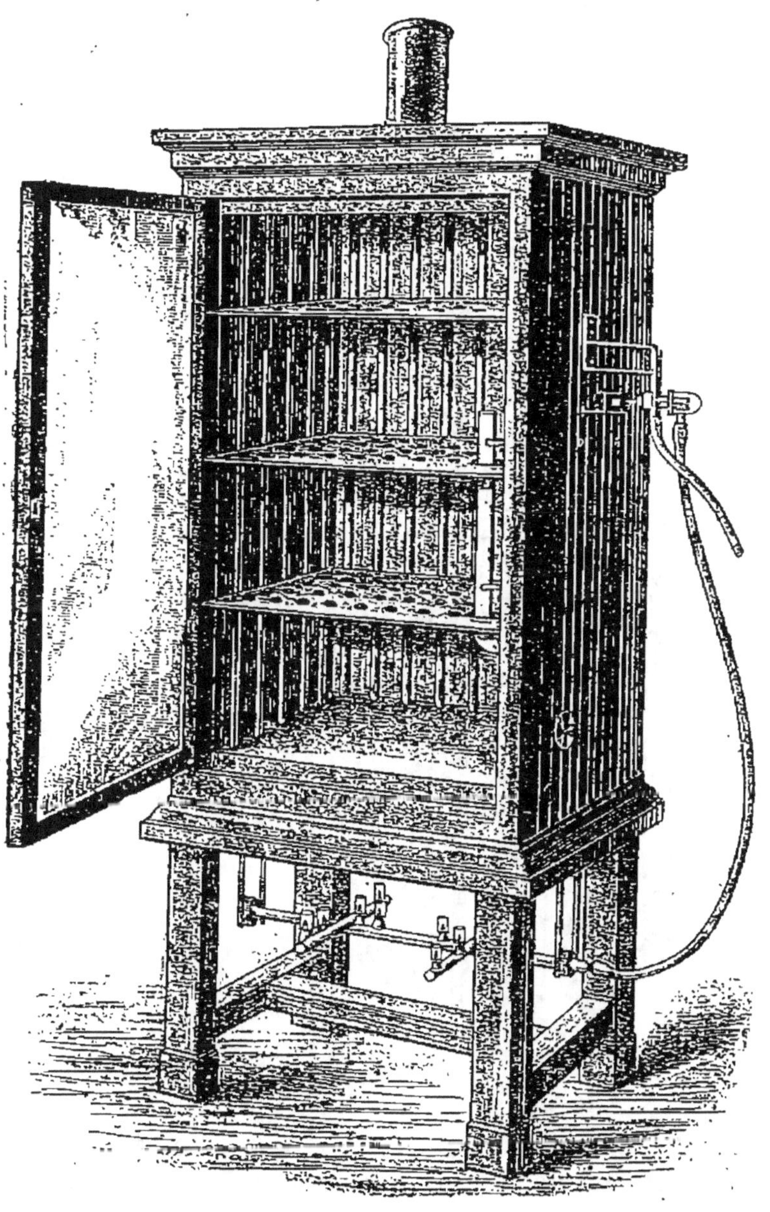

Fig. 24.

l'étuve, cette tige est recourbée à angle droit et traversée par une vis p, qui peut être fixée à un point quelconque de sa course au moyen d'un

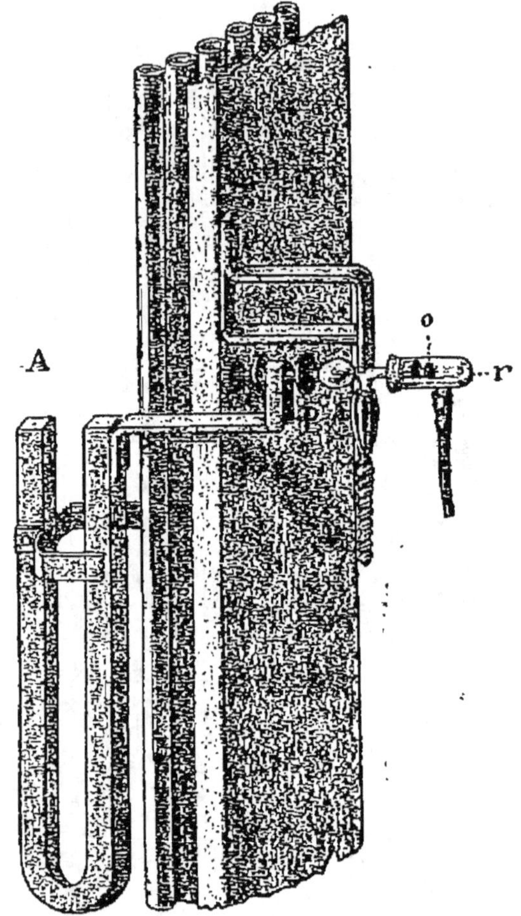

Fig. 24 *bis*.

écrou e. L'extrémité de cette vis peut être amenée au contact d'une petite soupape qui commande l'écoulement du gaz et qui complète l'appareil.

» Cette soupape o est formée par un obturateur

conique en laiton, fixé sur une tige qui traverse
le tube d'arrivée du gaz. Un petit ressort placé
dans ce tube même maintient l'orifice de sortie
fermé tant qu'on n'appuie pas sur l'extrémité de
la tige de l'obturateur, mais si celle-ci est légèrement repoussée le tube est ouvert, le gaz se
répand dans la petite chambre en verre r, et se
rend au brûleur par une tubulure. Une petite
ouverture pratiquée dans l'obturateur laisse passer
assez de gaz pour maintenir les flammes du brûleur en veilleuse quand la soupape est fermée. Cet
obturateur joue donc le rôle d'un robinet sensible
et facile à ouvrir au moyen d'un mouvement en
ligne droite et peu étendu. Il est fixé à la paroi
extérieure de l'étuve en face de la tige du régulateur, et à peu de distance d'elle, de façon qu'il
soit actionné par elle quand on amène la vis à
son contact, un coup d'œil jeté sur la figure
ci-contre fera mieux connaître le jeu de l'appareil
que les détails que nous pourrions ajouter.

» Les choses étant ainsi disposées, *pour régler
l'étuve*, on tourne la vis jusqu'à ce que, pressant
sur l'extrémité de la tige, elle ouvre largement la
soupape et on allume le brûleur. Lorsque le thermomètre placé dans l'étuve marque à moins d'un
demi-degré la température que l'on veut atteindre,
on tourne la vis jusqu'à ce qu'elle affleure l'extrémité de la tige. L'étuve est alors réglée : en effet,
si elle se refroidit, les branches du régulateur
s'écartent, et la vis appuyant de nouveau sur la
tige, ouvre l'arrivée du gaz.

» Le fonctionnement est très régulier. Chaque
étage de l'étuve a une température spéciale, mais
constante. »

Étuve d'Arsonval. — L'appareil à double paroi
(fig. 25) se compose d'un cylindre vertical terminé
par deux cônes. L'étuve s'ouvre par une porte

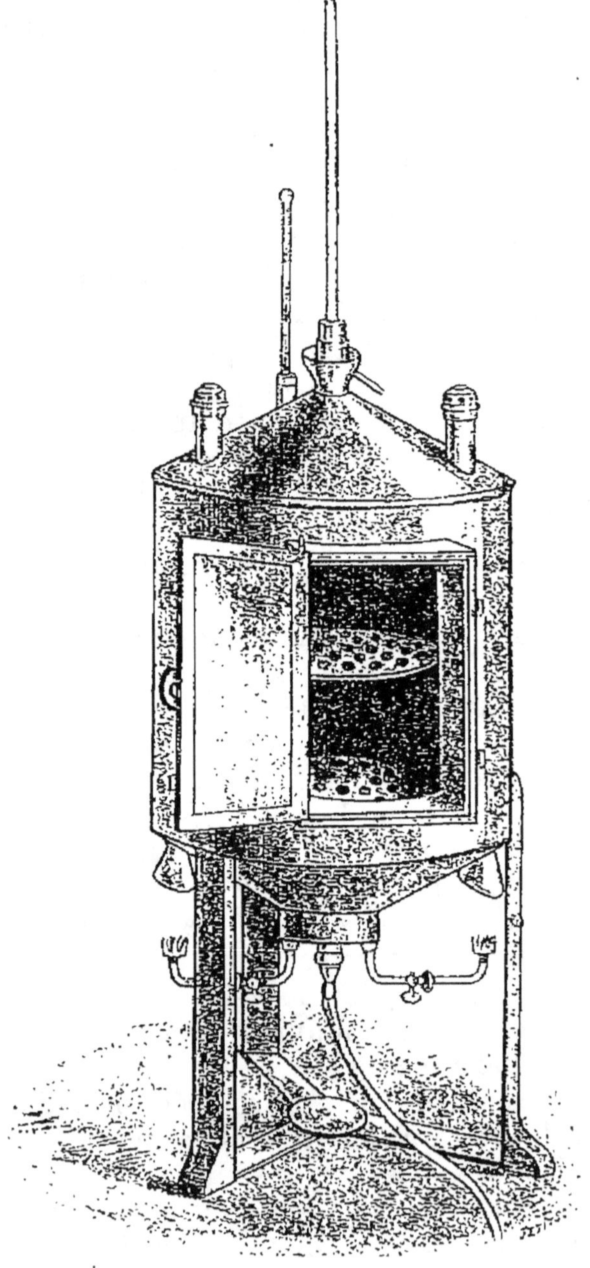

Fig. 25.

latérale, et est divisée par une tablette en deux étages indépendants. Le cône inférieur porte le *régulateur* entièrement métallique et les deux brûleurs munis chacun d'un robinet d'arrêt. Le cône supérieur porte à son sommet la douille par laquelle se fait l'emplissage.

L'espace annulaire qui existe entre les deux corps de l'étuve est rempli d'eau.

Cette eau est chauffée par la flamme des brûleurs qui s'engage dans des tubes traversant le liquide, mode de chauffage analogue à celui d'une chaudière tubulaire.

Pour mettre l'appareil en marche, on verse par la douille centrale située au sommet du cône supérieur, *de l'eau bouillie récemment c'est-à-dire privée d'air*. On allume les brûleurs.

Quand on veut fixer une température, il suffit, quand le thermomètre indicateur placé dans un orifice du cône supérieur marque cette température à un demi-degré près, de boucher la douille avec le bouchon qui porte un tube de verre vertical; ce réglage est fait une fois pour toutes pour une température déterminée. Si on éteint l'étuve, elle retombera exactement au même point quand on la rallumera : l'appareil, par sa construction métallique, est indéréglable.

On se trouvera bien, croyons-nous, au lieu d'employer l'étuve d'Arsonval à régulateur métallique, trop souvent de construction défectueuse, d'employer l'étuve d'Arsonval que construit actuellement Wiesnegg. Le régulateur est l'ancien régulateur d'Arsonval à membrane de caoutchouc; mais la forme primitive du corps de l'étuve a été modifiée, et se rapproche de celle figurée ci-dessus. Les manœuvres de remplissage, de réglage de ce modèle, sont de tous points celles que nous venons de décrire pour l'étuve d'Arsonval-Adnet.

Ces deux étuves peuvent répondre à tous les besoins. Un thermomètre doit être placé à chaque étage dans les premières opérations : un thermomètre placé à l'étage du milieu suffira plus tard, la différence de température entre les étages étant alors connue et restant constante. L'étuve de Roux réglée à 37°-38° recevra les cultures ordinaires. L'étuve d'Arsonval recevra celles pour lesquelles une température spéciale différente est nécessaire, à quelque titre que ce soit.

Il est cependant à noter que les objets placés dans des étuves (Roux, d'Arsonval, etc.) à air ne se mettent que très lentement en équilibre de température avec l'air ambiant. C'est un inconvénient grave, lorsqu'on veut préparer des vaccins, étudier l'influence d'une température donnée pendant un temps long sur tel ou tel microbe. Il faut alors ou employer des ballons séjournant depuis plusieurs jours à la température déterminée, ou, ce qui vaut mieux, les plonger à demi dans l'eau d'une étuve à eau munie d'un régulateur quelconque (Schlœsing, Roux, Chancel, etc.).

Cette étuve à eau peut se préparer extemporanément. Un récipient métallique quelconque, rempli d'eau à hauteur convenable et chauffé par un bec Bunsen ou Berthelot, relié au régulateur qui plonge dans l'eau, en fait parfaitement l'office.

Remarque générale. — Le bon fonctionnement d'une étuve quelle qu'elle soit exige un apport et une pression régulière de gaz.

Or, dans la pratique, cette condition fait le plus souvent défaut. On y remédiera en interposant sur le trajet du tube d'apport du gaz, un *régulateur Moitessier*.

III. — Filtration et appareils à filtrer.

En technique microbique, filtrer un liquide, c'est le priver de tout germe qu'il peut contenir, par filtration.

La filtration pourrait donc être employée pour préparer des milieux de culture stériles, et on réussit en effet par ce moyen à obtenir des bouillons clairs et purs. Mais, dans la pratique, la filtration s'applique presque exclusivement aux cultures liquides dont on veut enlever tous les germes de façon à disposer seulement du liquide de culture, et *des produits élaborés par les microbes qui ont vécu et se sont multipliés dans ce liquide.* Les microbes restent sur le filtre : le liquide et les produits solubles qu'il contient — produits de nature encore bien indéterminée — traversent le filtre et sont recueillis à la sortie.

Sans entrer largement dans cette grande question des produits sécrétés par les microbes pendant leur vie *in vitro,* nous pouvons dire qu'il existe trois procédés de *stériliser* une culture, c'est-à-dire d'en abstraire le microbe tout en conservant plus ou moins complètement toutes les substances qu'il y a élaborées pendant sa vie.

Le premier procédé est *la chaleur*. Mais « les produits microbiens sont souvent très altérables, et si quelques-uns supportent des températures élevées, il en est d'autres qui sont déjà modifiés à 50°, température impuissante à tuer sûrement les microbes. »

Le deuxième est la filtration au Chamberland : « Elle rend de grands services dans ces recherches, mais elle n'est pas toujours applicable ; elle retient sûrement les microbes, mais parfois elle arrête aussi certaines matières chimiques qui restent fixées à la terre poreuse. »

Le troisième procédé (Roux) « consiste à tuer les microbes par les essences. Celles-ci n'altèrent point les matières albuminoïdes ni les diastases, et elles ont un pouvoir antiseptique très énergique, ainsi que l'ont établi M. Koch, M. Chamberland et d'autres expérimentateurs. Les essences d'*ail* et de *mouturde*, par exemple, malgré leur faible solubilité dans les liquides, font promptement périr les microbes qui ne forment pas de germe. De plus, ces essences sont volatiles. Quand elles ont agi, on évapore le liquide dans le vide, et il reste un résidu qui n'a subi aucune réaction brutale et qui renferme les produits microbiens fixes. » (Roux, Congrès d'hyg. Londres, in *Annales Pasteur*, 1891, p. 519.)

L'appareil pratique par excellence pour la filtration des liquides chargés de microbes, c'est la *bougie Chamberland.*

La figure 26 représente en coupe et en aspect normal ce petit appareil si connu aujourd'hui, cette *bougie* en porcelaine dégourdie à 1200 degrés.

Toute bougie doit être *essayée* dans le laboratoire avant d'être mise en usage. L'opération est simple. Adaptez à l'extrémité conique de la bougie le tuyau d'une poire à air d'un pulvérisateur. Plongez la bougie dans l'eau, et soufflez en faisant fonctionner la poire. S'il se forme des bulles d'air dans le liquide, la bougie est fissurée, et doit être rejetée.

Toute bougie, après usage, doit être brossée à l'eau, soigneusement séchée à l'étuve, et passée dans une flamme de Bunsen ou soumise dans le four à flamber à 180° pendant deux heures, de façon à brûler la matière organique qui aurait obstrué ses pores.

Il existe divers appareils de filtration à l'aide de

la bougie Chamberland. Le meilleur nous paraît sans contredit être encore celui qu'a imaginé M. Chamberland et que montrent nos figures 27 et 27 *bis*.

L'appareil se compose de trois pièces qui se relient les unes aux autres pour le fonctionnement.

L'une de ces pièces est la pompe foulante P, mise en communication avec la pièce suivante R, par le tuyau métallique T.

La seconde pièce est le réservoir métallique R. Ce réservoir présente deux orifices : l'orifice supérieur O est large ; l'orifice inférieur *o* est de petite dimension : il conduit à une sorte de canal étroit *c* avec robinet H qui termine le réservoir à sa partie inférieure.

L'orifice O est obturé par une forte plaque de cuivre C ; l'obturation est assurée par des boulons se serrant à fond et une rondelle épaisse de caoutchouc entourant O. La

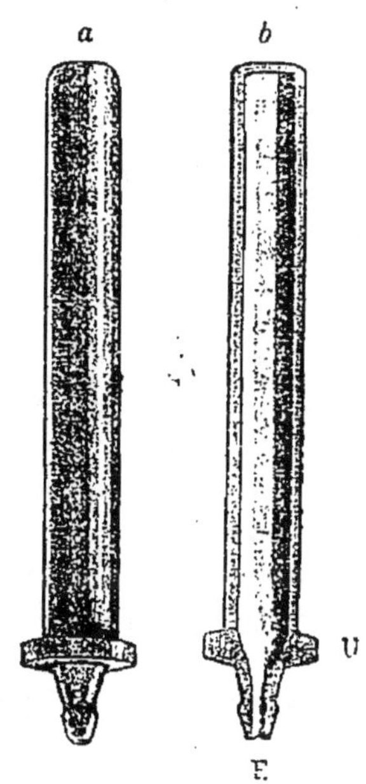

Fig. 26.

a, bougie Chamberland normale. — *b*, bougie Chamberland sectionnée verticalement.

plaque C vient appuyer fortement sur cette rondelle par le *serrage* des boulons.

La plaque C est percée de trois orifices qui communiquent ainsi avec la cavité de R.

L'un de ces orifices G est relié par un bouchon métallique creux au manomètre M ; le second, I, communique par un ajutage spécial avec le tuyau T de la pompe P ; un robinet Q ouvre ou ferme la communication de R avec T. Le troisième orifice,

4.

enfin, K, est destiné à laisser passage au liquide à filtrer qu'on doit verser dans la cavité R. Un bouchon métallique à pas de vis, muni d'une rondelle de caoutchouc, obture cet orifice.

La dernière pièce de l'appareil est le cylindre métallique creux, V.

Ce cylindre représenté en coupe, figure 27 *bis*, présente un orifice supérieur L muni d'un pas de vis intérieur s'adaptant au pas de vis extérieur du robinet H.

Il présente un orifice inférieur largement ouvert N.

Le cylindre V reçoit la bougie filtrante. Cette bougie ne remplit pas exactement la cavité du cylindre, mais laisse en haut et à sa périphérie un espace vide. La bougie mise en place dans le cylindre doit obturer complètement l orifice N et le fait de la façon suivante, les figures ci-jointes faciliteront l'intelligence :

La bougie, à sa partie terminale, présente un rebord U, et au-dessous de ce rebord une tétine percée au sommet d'un orifice E conduisant dans la cavité de la bougie.

Le rebord U vient appuyer par sa face supérieure sur le pourtour de l'orifice N ; entre ce pourtour et U s'interpose une rondelle de caoutchouc *rc*. L'application exacte du rebord de la bougie sur la rondelle de caoutchouc, et par conséquent sur le pourtour de l'orifice N, est assurée par le manchon métallique S qui, portant un pas de vis intérieur s'adaptant à un pas de vis extérieur que porte le cylindre V à sa partie terminale, vient, par le serrage, presser sur le rebord de la bougie et assurer ainsi l'obturation exacte de l'orifice N du cylindre V. Seule la tétine de la bougie émerge libre de l'orifice du manchon S. La bougie étant ainsi disposée, pas une goutte

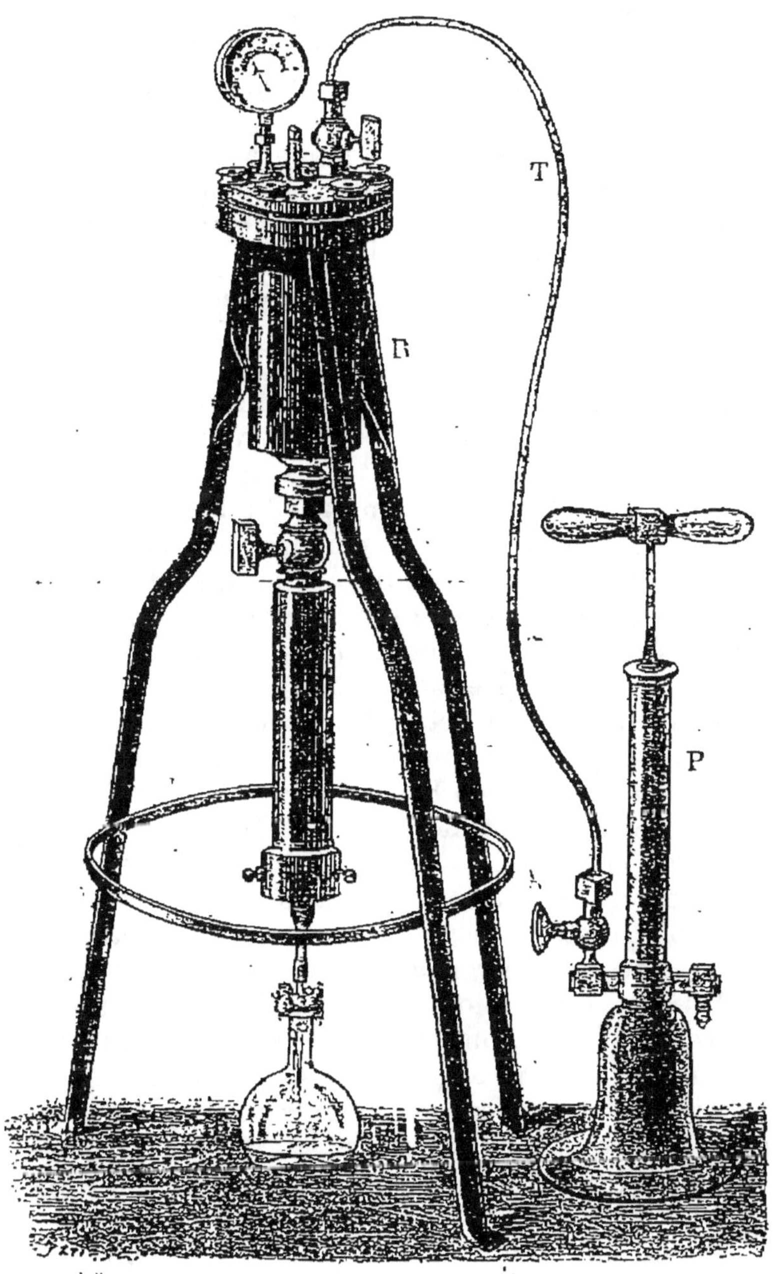

Fig. 27.

du liquide contenu dans le cylindre V ne pourra venir sourdre au dehors ; il n'y aura d'autre voie d'échappement pour ce liquide que le passage à travers les pores de la bougie, et la cavité de celle-ci avec sortie par E.

La marche générale d'une opération dans cet appareil est donc la suivante : la plaque C étant bien en place et ses boulons serrés à fond, fermez le robinet H. Dévissez le bouchon qui ferme K, versez dans R, par cet orifice K le liquide à filtrer, et remettez en place le bouchon métallique qui obture K.

Disposez une bougie dans le cylindre V ; serrez à fond le manchon obturateur S, et vissez V sur le pas de vis de H.

Ceci fait, reliez T à l'ajutage de l'orifice I, et ouvrez Q. Donnez quelques coups de pompe, de façon à faire monter l'aiguille du manomètre à 1/2 ou 1 atmosphère. Fermez Q et ouvrez H. Le liquide contenu dans R passera sous pression, dans le cylindre V, et sous pression pénétrera dans la seule voie qui lui est ouverte : les pores de la bougie filtrante. Il passera donc dans la cavité de celle-ci et viendra sourdre en E.

Telle est la marche générale d'une opération dans l'appareil de M. Chamberland; rien n'est plus aisé à conduire que cette opération.

Il nous reste à décrire les moyens de pratiquer l'opération, de filtrer *un liquide de culture* avec toutes les précautions d'asepsie exigées, c'est-à-dire de telle façon que le liquide ne contienne pas un seul germe à sa sortie de l'appareil.

Ces principes sont les suivants : filtrer sur une *bougie stérile, stériliser toutes les voies de conduction* du liquide filtré, et *recevoir* dans un *vase stérile*.

Prenez une bougie en bon état — nous connais-

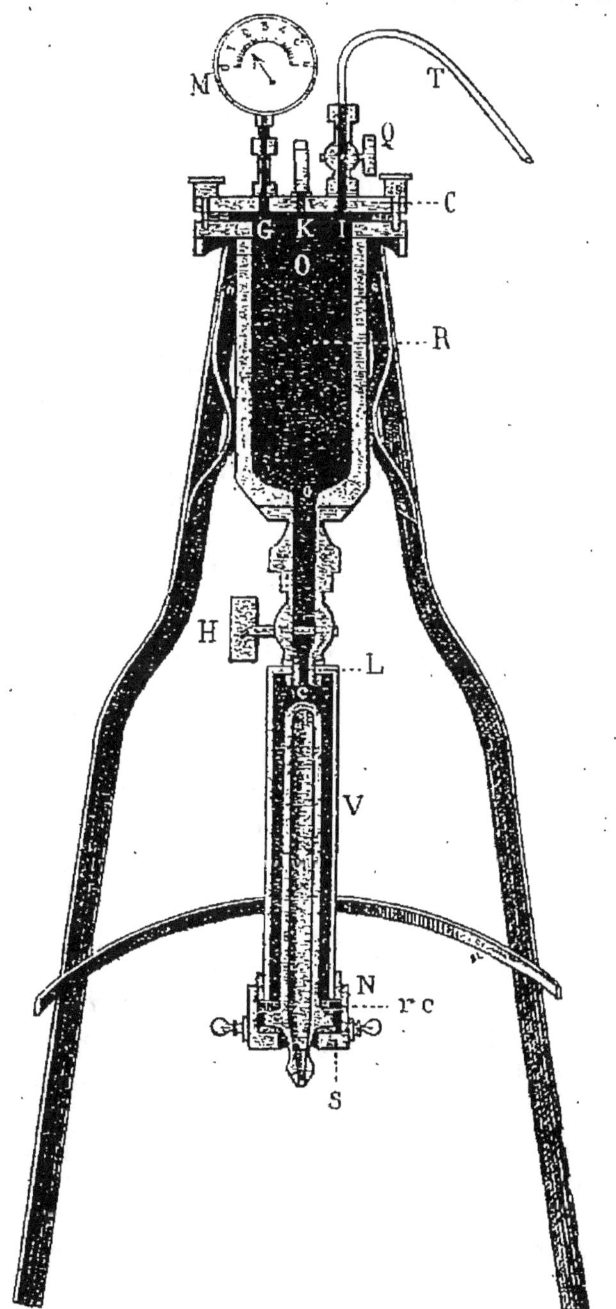

Fig. 27 *bis*.

sons les moyens d'éprouver les bougies — à pores libres, et parfaitement sèche.

A cette bougie, adaptez un épais caoutchouc — dit caoutchouc à vide — qui d'une part engainera la tétine de la bougie, de l'autre recevra un tube en verre épais, terminé à sa partie libre par une pointe effilée *e* que vous fermerez à la lampe. L'appareil est représenté ci-contre (fig. 28). Portez ce petit appareil, dont l'établissement est bien facile, dans l'autoclave en l'enveloppant dans une feuille de papier filtre, et stérilisez à 120° pendant quinze minutes. Retirez de l'autoclave, faites un trait au couteau à verre ou à la lime triangulaire, sur la pointe effilée, mettez la bougie en place dans le cylindre V et adaptez celui-ci sur le réservoir R.

Prenez un vase, un ballon *stérile* bouché à l'ouate. Flambez fortement la pointe effilée *e*, cassez-en l'extrémité avec une pince flambée, soulevez et écartez l'ouate du vase ou du ballon, juste assez pour laisser pénétrer la pointe *e* dans son orifice, après avoir au préalable flambé cet orifice et l'ouate qui l'obture. Versez alors le liquide à filtrer dans le réservoir K et procédez à l'opération de la filtration, comme nous l'avons dit plus haut; le liquide débarrassé des germes par la filtration suivra une voie dont toutes les parties sont stérilisées, et tombera dans un vase stérile.

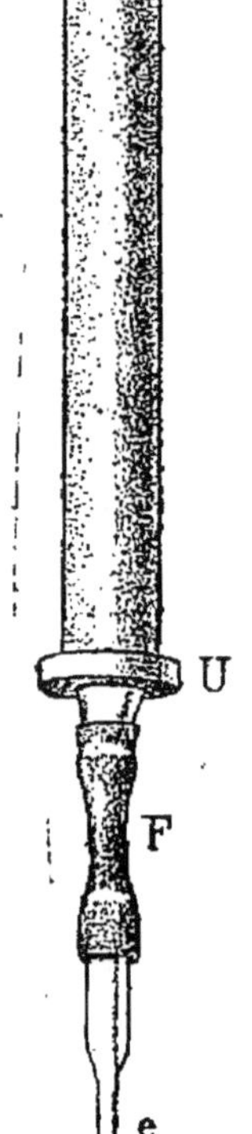
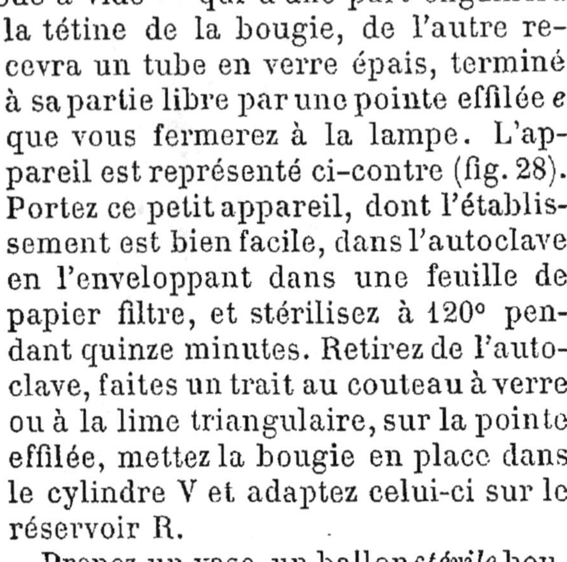

Fig. 28.

L'opération terminée, fermez H, retirez avec précaution le vase qui contient le liquide filtré, flambez le coton qui l'obture et les parois extérieures de l'orifice et mettez à l'étuve à + 37°. Si l'opération a été bien conduite, le liquide restera parfaitement clair.

L'appareil Chamberland est d'un prix élevé, mais aucun autre ne donne autant de sécurité; dans cun autre l'opération ne se fait aussi rapidement et aussi sûrement.

B. La *carafe à filtrer*, de Kitasato, d'un prix modique, peut, à défaut de la pompe de Chamberland, rendre d'excellents services. En voici la description et le mode d'usage.

C'est une carafe (fig. 29) à parois épaisses portant un large orifice supérieur et un petit orifice latéral muni d'une tubulure droite.

L'orifice supérieur recevra un bouchon en caoutchouc portant la bougie filtrante; l'orifice latéral sera mis en communication avec la machine à vide.

La bougie filtrante est ici du modèle et de la dimension d'un tube à essai moyen,

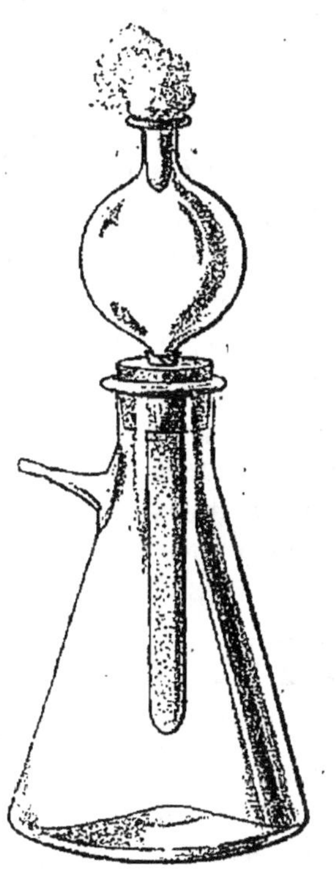

Fig. 29.

et, comme ce tube, ouverte à une extrémité, fermée à l'autre. On engage la bougie dans un bouchon en caoutchouc percé d'un trou, de telle façon qu'elle y pénètre à frottement. La partie ouverte de la bougie sera tournée en haut, son orifice affleurera l'orifice supérieur du bouchon. Ce petit appareil est alors engagé dans la carafe à vide. Le bouchon en caoutchouc doit obturer complètement et à frottement l'orifice supérieur de la carafe : la bougie se trouve ainsi partiellement libre dans la cavité de la carafe. Un entonnoir complète l'appareil. Cet entonnoir est ordinairement de forme sphérique et muni à sa partie inférieure d'une courte tubulure. Cette tubulure pénètre dans un bouchon en caoutchouc percé, et ce bouchon est de telle dimension qu'il peut entrer à frottement dans l'orifice supérieur de la bougie filtrante.

Toutes les pièces de l'appareil étant en place, le bouchon traversé par la bougie et obturant l'orifice de la carafe, l'entonnoir adapté par le moyen de son bouchon de caoutchouc à la bougie filtrante, l'appareil prend la forme figurée ci-contre.

La marche d'une opération de filtration dans cet appareil est bien simple. Soit l'entonnoir rempli du liquide à filtrer : on relie la tubulure latérale à un appareil à vide quelconque — *trompe à eau, petite pompe aspirante, flacon aspirateur*, etc. ; — le vide se fera dans la carafe, et, sous la pression atmosphérique, le liquide placé dans l'entonnoir pénétrera dans le corps de la bougie, traversera les pores de celle-ci et viendra tomber dans la carafe.

Pour conduire l'opération d'une façon antiseptique, procédez de la façon suivante. Assemblez toutes les pièces de l'appareil, recouvrez l'orifice de l'entonnoir d'un tampon d'ouate, et disposez également un tampon d'ouate à l'orifice de la tubulure latérale. Portez alors dans l'autoclave à 120° pendant quinze minutes. L'appareil sera stérile en son entier, et prêt à l'usage. Pour y faire une filtration il n'y aura qu'à verser le liquide dans l'entonnoir, après avoir enlevé le tampon protecteur, et à relier la tubulure latérale débarrassée de son tampon d'ouate à la machine à vide.

La filtration par ce procédé est simple et l'appareil est peu coûteux, mais l'opération est longue.

On devra toujours donner la préférence à l'appareil Chamberland.

C. On peut toujours avec une bougie du modèle ordinaire, une éprouvette, un vase à parois épaisses, un bouchon de caoutchouc à deux trous et deux tubes en caoutchouc, construire extemporanément un appareil de filtration parfaitement suffisant.

La figure ci-contre (fig. 30) montre le détail de

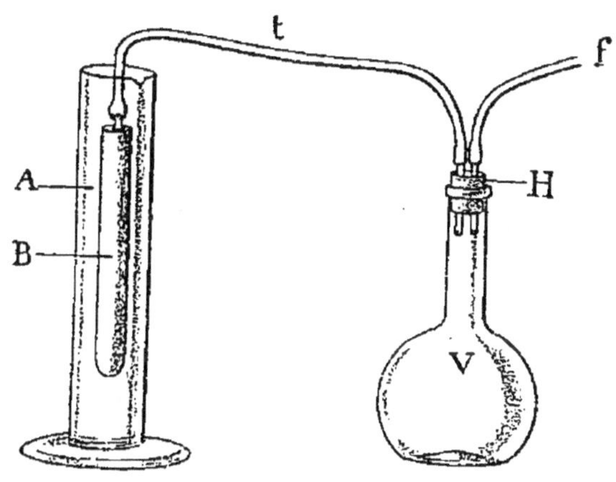

Fig. 30.

l'appareil, dont le mode de fonctionnement est des plus simples.

La bougie B plonge dans le liquide à filtrer contenu dans l'éprouvette A ; la tétine de la bougie est tournée en haut. Par le tube *t* elle est reliée à l'un des tubes qui traversent le bouchon H, bouchon en caoutchouc à deux trous obturant à frottement le vase V. L'autre orifice du bouchon porte un tube *f*, relié à la machine à vide (trompe d'Alvergniat — petite pompe aspirante — flacon aspirateur, etc.).

Le fonctionnement est des plus simples. Le vide fait dans le flacon V appelle le liquide contenu en A. Ce liquide se rend en V, en filtrant sous la pression atmosphérique à travers la bougie B.

L'asepsie de l'opération s'obtient en stérilisant à l'autoclave à 120° pendant quinze minutes l'appareil tout *monté*, filtre, tuyau de caoutchouc et vase V avec son bouchon à deux trous ; le tube de verre libre, celui qui dans le fonctionnement portera le caoutchouc *f*, sera, pendant la stérilisation, fermé par un tampon d'ouate.

CHAPITRE IV

EXPÉRIENCES SUR LES ANIMAUX. — INOCULATIONS. — RÉCOLTE DES PRODUITS PATHOLOGIQUES SUR LES SUJETS VIVANTS. — AUTOPSIE DES SUJETS. — CONSERVATION DE PIÈCES ANATOMIQUES. — DÉSINFECTION DES CADAVRES.

Les animaux sur lesquels porteront les expériences bactériologiques sont presque exclusivement le *cobaye*, le *lapin*, la *souris*, le *pigeon*, la *poule* et le *moineau*.

Le *chien*, d'un si grand emploi en physiologie, est réfractaire à la plupart des maladies bactériennes que nous passerons en revue : on n'aura donc que rarement l'occasion d'expérimenter sur lui.

Le *mouton* et le *porc* sont exceptionnellement employés à cause de leur valeur pécuniaire. Quant aux animaux de grande taille, ils sont beaucoup plus coûteux, par conséquent plus impropres encore aux expériences simples de laboratoire : nous n'en parlerons donc pas ici.

I. — Matériel général pour les expériences sur les animaux.

A. SERINGUES A INOCULATION. — Le modèle d'élection nous paraît être la seringue dite de Straus-

Colin (fig. 31 et 31 *bis*), aujourd'hui d'un prix assez modique. Faite sur le modèle de la seringue Pravaz, elle en a tous les avantages ; la différence consiste dans la confection du piston qui est ici en moelle

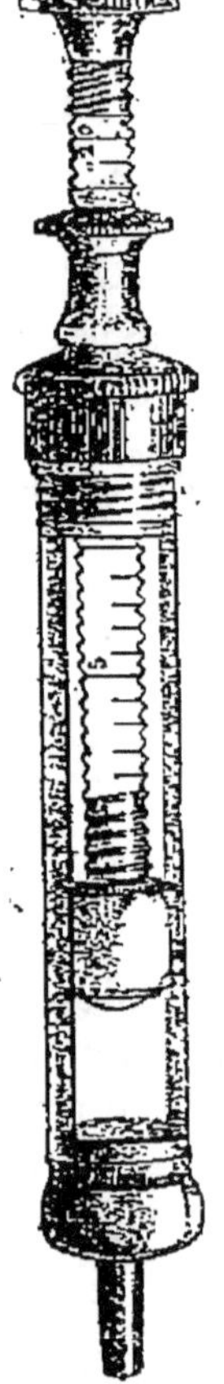

Fig. 31.

de sureau, et se prête à la désinfection dans l'eau bouillante ou dans l'autoclave ; ce piston peut être changé à volonté ; on le confectionne soi-même bien facilement.

Pour désinfecter la seringue, il suffit, dans la pratique, de la plonger dans l'eau bouillante pendant *dix minutes*, après l'avoir remplie elle-même d'eau. On doit procéder à cette désinfection *avant* et *après* usage de la seringue. Lorsqu'il y a lieu de craindre que cette stérilisation soit insuffisante — la seringue ayant contenu du vibrion septique, du tétanos, etc., — il est indiqué de stériliser à l'autoclave.

Les aiguilles doivent être désinfectées comme la seringue et par le même procédé.

Les aiguilles ordinaires *en acier* présentent l'inconvénient de s'oxyder après le passage dans l'eau bouillante ; on évitera cet inconvénient en plongeant ces aiguilles dans l'*alcool absolu* au sortir du bain d'eau bouillante, et en les y maintenant entre deux opérations.

Il est préférable de se servir d'aiguilles en *platine iridié* : le prix un peu plus élevé de ces instruments sera facilement compensé par un usage de plus longue durée, ces aiguilles *ne s'oxydant pas*.

B. LES INSTRUMENTS. — Les bistouris, les ciseaux, etc., doivent toujours être nettoyés après usage ; on ne doit jamais y laisser se dessécher des matières virulentes albuminoïdes, sang, pus, etc. Après nettoyage, les instruments sont plongés dans une solution phénique forte à 5 p. 100.

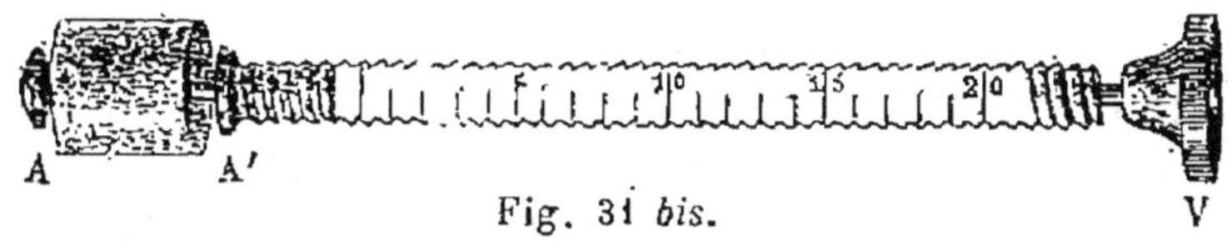

Fig. 31 *bis.*

Cette figure montre nettement la disposition du piston de moelle de sureau. Ce piston peut être serré à volonté, c'est-à-dire élargi dans le sens transversal entre les boutons A et A' par le serrage de la vis-écrou V.

Au moment de l'usage il faut les maintenir dans un bain phéniqué à 5 p. 100.

La stérilisation des instruments peut aussi s'obtenir en les plongeant et les maintenant cinq à dix minutes dans un bain à 100°. On fabrique aujourd'hui des scalpels *à manche métallique* qui se prêtent fort bien à ce mode de désinfection.

C. VERRES A RÉACTIFS STÉRILES. — On doit toujours avoir à sa disposition un certain nombre de ces petits appareils (fig. 32). Ils servent à recueillir les liquides de culture ou les émulsions destinés à l'inoculation.

On les prépare en prenant un petit verre à réaction qu'on recouvre d'un papier

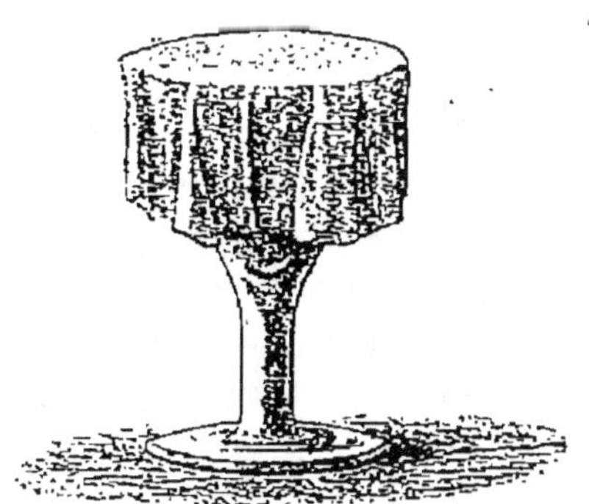

Fig. 32.

filtre. L'appareil est porté dans le four et flambé à 180 degrés.

D. L'opérateur doit toujours disposer :

De PAPIER STÉRILISÉ, papier filtre mince que l'on introduit dans un bocal flambé : on stérilise à l'autoclave, en ayant soin de mettre un peu d'eau au fond du bocal;

De FIL ASEPTIQUE : — on introduit une pelote ou un écheveau de fil dans un vase flambé; le fil traverse un bouchon fermant *hermétiquement* l'ouverture du récipient; on ajoute un peu d'eau et on stérilise à l'autoclave; pour l'usage, on attire le fil, qui fait issue hors du bouchon, on en coupe quelques centimètres qu'on rejette, car cette partie du fil placée hors du récipient ne présente pas les conditions d'asepsie voulue; on attire une nouvelle partie : celle-ci est stérile et bonne à l'usage; on en coupe la quantité voulue;

D'EAU STÉRILISÉE; cette eau s'obtient en traitant de l'eau distillée comme un bouillon : stérilisation à l'autoclave et aspiration dans des pipettes Chamberland stériles où elle est conservée.

On peut encore plus facilement filtrer sur porcelaine, par un des procédés indiqués, de l'eau distillée ou de l'eau sortant du robinet du laboratoire.

II. — Les inoculations.

Nous allons exposer rapidement la conduite générale à tenir dans la pratique des inoculations; nous reviendrons en temps et lieu sur les cas spéciaux.

A. MATIÈRES D'INOCULATION. — LEUR PRÉPARATION. — Les matières d'inoculation sont de deux sortes :

1° *Produits de culture;*
2° *Produits pathologiques.*

1° *Produits de culture.* — Les cultures proviennent tantôt de milieux liquides, tantôt de milieux solides.

Pour les cultures liquides (bouillon, gélatine liquéfiée), nulle difficulté. Recueillez purement (1) avec une pipette Pasteur une portion du liquide de culture et projetez-la dans le petit verre à pied stérile muni d'un couvercle en papier flambé dont nous avons parlé ci-dessus. Pour puiser avec la seringue au moment de l'inoculation, il n'y aura, laissant le papier en place, qu'à traverser ce couvercle avec l'aiguille de la seringue et à faire monter dans le corps de pompe.

Il est facile, avec un peu d'adresse, d'emplir directement la seringue à la pipette qui a recueilli le liquide destiné à l'inoculation en engageant l'extrémité de l'aiguille dans l'effilure de celle-ci et en aspirant.

Les produits de culture sur milieux solides (gélatine, gélose, sérum, pomme de terre) seront traités de la façon suivante. Prenez purement, avec une aiguille de platine stérile, une bonne parcelle de la culture, et portez-la dans le verre à pied stérile dans lequel vous aurez au préalable versé eau ou bouillon stériles. Avec une baguette de verre stérilisée agitez rapidement, et recouvrez l'appareil de son couvercle de papier. Vous y puiserez avec la seringue, le moment venu, comme il est dit plus haut.

Si la culture est dure, écailleuse, se mêlant mal à l'eau (culture âgée de tuberculose, actinomycose, etc.), traitez-la dans un mortier, lavé et flambé, ou encore broyez-la dans une *capsule de platine* portée préalablement au rouge, puis refroidie.

2° *Produits pathologiques*. — Ces produits sont également ou solides ou liquides.

---

(1) On trouvera à l'article *Technique générale des cultures* tous les détails nécessaires sur la manière d'ouvrir purement les tubes ou matras de culture, et sur la manière d'aller y prélever une parcelle de la culture.

Les produits *liquides* (sang, pus, liquides péritonéaux, etc.) ayant été recueillis purement dans une pipette Pasteur, d'après une méthode que nous allons exposer ci-dessous, on ouvrira la pipette suivant un procédé que l'on trouvera décrit dans la *Technique générale des cultures*, et on y puisera avec la seringue la quantité nécessaire à l'inoculation.

Dans quelques cas le *sang* coagulé demande à subir une préparation. Il faut écraser les caillots dans le sérum, car — il en est ainsi dans le choléra des poules par exemple — c'est le caillot qui renferme le plus de matière virulente.

L'opération se fait dans le mortier ou dans la capsule de platine.

C'est aussi dans ces appareils qu'on traitera les pus épais, caséeux, tel que le pus de lapin en général, ou le pus du sarcocèle morveux du cobaye.

Les produits pathologiques *solides* (fragments de rate, de ganglions, de muscles, de substances nerveuses, etc.) seront pour l'inoculation préparés au mortier.

B. Les procédés d'inoculation. — Modes particuliers d'inoculation chez les diverses espèces animales. — D'une façon générale toute inoculation doit être faite antiseptiquement, ou tout au moins avec une propreté rigoureuse.

La région sur laquelle on opérera doit être préparée, dénudée, lavée au sublimé, ou même cautérisée avec une baguette chauffée dans la flamme.

Les instruments — ciseaux, bistouri — doivent être privés de tout germe, et les seringues entièrement stériles.

Voici d'abord l'énumération générale des divers procédés d'inoculation, et le mode de les pratiquer.

Nous reviendrons sur les détails en traitant de la conduite à tenir avec chaque espèce.

1° *Inoculations superficielles, endermiques.* — Après avoir rasé les poils de la région où l'on veut effectuer l'inoculation, on fait au bistouri de petites plaies parallèles, en ayant soin de n'intéresser que la partie superficielle du derme. Lorsque l'hémorrhagie, presque nulle d'ailleurs, a cessé, on dépose à la surface des scarifications la substance virulente, que l'on étale par friction.

2° *Inoculations sous-cutanées.* — Elles sont très simples : coupez les poils de la partie sur laquelle portera l'inoculation; arrachez quelques plumes s'il s'agit d'un oiseau.

Lavez au sublimé ou cautérisez la région dénudée avec une baguette flambée.

L'animal étant bien maintenu par un aide, faites un pli à la peau et enfoncez l'aiguille à la base de ce pli. Poussez alors doucement la quantité de liquide voulue, quantité qu'on aura marquée d'avance au moyen du curseur sur la tige du piston, et assurez-vous que le liquide a bien pénétré dans l'hypoderme.

3° *Inoculations intrapéritonéales.* — Coupez les poils ou arrachez les plumes sur une certaine étendue de la région abdominale; lavez au sublimé ou cautérisez la surface dénudée avec l'extrémité d'une baguette de verre fortement chauffée.

Confiez l'animal à un aide qui le maintiendra solidement; faites un pli qui comprenne toute l'épaisseur de la paroi abdominale, ce qui est facile chez les animaux de petite taille, lapins, cobaye, etc., et enfoncez l'aiguille à la base de ce pli. Abandonnez le pli et assurez-vous que l'aiguille est libre dans la cavité abdominale; ajustez le corps de pompe sur l'aiguille et injectez la quantité voulue de liquide.

L'aiguille du modèle suivant, employée à l'étranger, est des plus commodes. C'est une aiguille en acier ou en platine iridié — ce qui est préférable pour les motifs énoncés. Cette aiguille est courbe; elle est creuse, sauf à sa partie terminale, sa pointe, qui *est pleine*. Au sommet de l'arc que décrit l'aiguille, c'est-à-dire à la portion la plus déclive de la partie creuse, est un trou. On fait un pli à la paroi de l'abdomen de l'animal, comme il est dit ci-dessus; on traverse de part en part ce pli avec l'aiguille, on abandonne le pli : la partie trouée de l'aiguille se trouve dans la cavité abdominale. On adapte le corps de pompe et on pousse l'injection : elle tombe naturellement dans le péritoine.

Voici encore un procédé qui met à l'abri de tout accident quand on pratique l'inoculation intrapéritonéale sur les animaux de très petite taille (pigeons, souris, etc). Il est dû à MM. Nocard et Roux.

Les figures 33, 33 *bis*, 33 *ter*, représentent le jeu d'aiguilles nécessaires à l'opération.

A est une aiguille *creuse* qui s'adapte d'une part sur la seringue de Pravaz et se termine de l'autre par une extrémité *mousse*. B est une aiguille creuse terminée par une extrémité *pointue*, et d'un diamètre intérieur tel qu'elle peut recevoir A. Ajoutons, et c'est là le point essentiel, que la tige A est plus longue que la tige B, de telle sorte que l'extrémité mousse de A, lorsque cette aiguille est engagée dans l'intérieur de l'aiguille B, dépasse d'un demi-centimètre environ l'extrémité pointue de B.

Décrivons l'opération sur le pigeon : elle se ferait d'ailleurs de même sur tout autre petit animal.

Lorsqu'on veut pratiquer une inoculation intrapéritonéale sur un pigeon, on confie l'animal à un aide qui le tient le ventre en l'air et les pattes ramenées en avant.

Avec une éponge imbibée d'une solution désinfectante on écarte le duvet entre la pointe du sternum et le cloaque. On saisit entre les mors d'une petite pince anatomique la peau et la paroi musculaire abdominale sur la ligne médiane à 1 centimètre du sternum, et on soulève la pince.

On a d'autre part disposé une aiguille à coudre portant un fil aseptique; on enfonce l'aiguille à la base de la partie soulevée par la pince, on passe le fil, qui traverse ainsi le péritoine et pénètre dans la cavité abdominale; on abandonne alors la pince.

De la main gauche on saisit les deux extrémités du fil, qu'on attire en haut et en avant, et de la main droite on ponctionne avec l'aiguille B à la base du pli; l'aiguille B ne doit pénétrer que *très peu* dans la cavité péritonéale.

On prend alors la seringue chargée de la matière à inoculer et sur laquelle on a adapté l'aiguille mousse A; on engage A dans le canal de B et l'extrémité

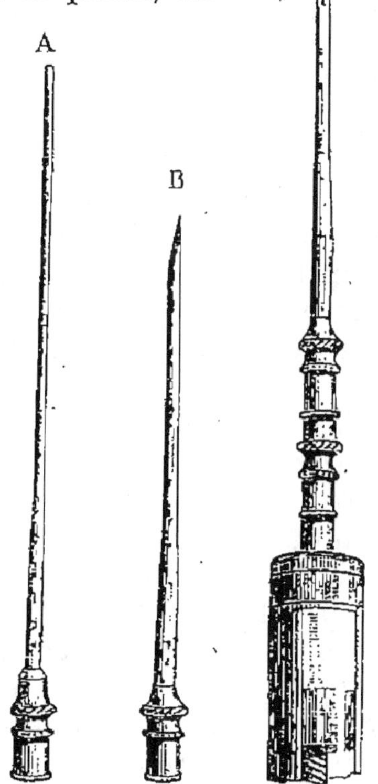

Fig. 33.   Fig. 33 *bis*.   Fig. 33 *ter*.

mousse de A vient saillir dans le péritoine en avant de B, dont la pointe est ainsi entièrement masquée. On abandonne le fil; la partie soulevée retombe;

on retire le fil et l'on pousse l'injection : *tout danger de perforation intestinale est écarté par cette petite manœuvre.*

4° *Inoculation dans le poumon.* — Coupez les poils dans une certaine étendue sur la ligne axillaire et de préférence en vous rapprochant de l'aisselle ; lavez au sublimé, ou cautérisez et ponctionnez franchement entre deux espaces intercostaux reconnus à l'avance.

5° *Inoculations dans la chambre antérieure de l'œil.* — Utilisées déjà par Cohnheim, par Baumgarten pour ses expériences sur la tuberculose, ces inoculations sont devenues entre les mains de MM. Nocard et Roux le moyen *simple* le plus efficace de conférer la rage aux animaux.

La pratique de ces inoculations est aisée : on insensibilise d'abord la surface oculaire en y versant quelques gouttes de cocaïne ; on attend quelques instants pour obtenir l'insensibilisation complète, puis on fait pénétrer l'aiguille de la seringue dans la chambre antérieure et on pousse l'injection.

6° *Injections dans les veines.* — N'employez, pour ces injections, que des matières soigneusement préparées et *filtrées* : une embolie mortelle serait le résultat de la pénétration de tout fragment solide dans le système circulatoire.

Coupez les poils ou arrachez les plumes sur le trajet de la veine choisie ; lavez avec un fragment d'ouate hydrophile trempé dans la solution de sublimé, ce qui aura, outre l'action désinfectante, l'avantage de rendre la veine plus apparente. Faites saillir la veine par la compression exercée *en aval* du point choisi pour l'inoculation, et piquez la veine avec l'aiguille. Une goutte de sang sourd, indiquant que l'aiguille est en bonne place, poussez alors *doucement* l'injection.

Si le liquide se répand dans le tissu cellulaire, ce qu'indique l'œdème qui se fait aussitôt, l'inoculation est manquée; il faut la recommencer du côté opposé.

Pour fixer l'aiguille pendant la durée de l'injection, on se trouve bien de saisir l'oreille et l'aiguille placée dans la veine entre les mors d'une *épingle de blanchisseuse*.

Il est toujours indispensable, quand on pratique les injections intraveineuses, de purger entièrement la seringue de l'air qu'elle peut contenir. Opérez de la façon suivante pour éviter de projeter un liquide virulent à terre ou sur les objets environnants :

Percez avec la seringue montée, tenue verticalement, la pointe en l'air, un disque de papier assez large — papier stérilisé au four — et purgez la seringue d'air : les quelques gouttes de liquide qui s'échapperont tomberont sur le papier que vous brûlerez après cette opération.

Pour pratiquer dans les veines les injections de quelques gouttes, de 1 ou 2 centimètres cubes de liquide, la seringue ordinaire est suffisante. On peut la recharger facilement, une ou deux fois, en laissant l'aiguille en place, et en retirant le seul corps de pompe.

Les injections de 3 à 5 centimètres cubes seront facilement pratiquées avec des seringues stérilisables (modèle Straus-Colin) construites avec un corps de pompe de capacité suffisante.

Mais, pour les injections de liquide en grande quantité (produits filtrés, etc.), il faut des appareils spéciaux.

L'appareil ci-contre, qu'il est bien simple de fabriquer soi-même extemporanément, répond à l'indication.

C'est un flacon F à large col, pourvu d'un bouchon de caoutchouc à deux trous. Ce flacon peut être gradué.

Un gros tube, tel qu'un tube à pomme de terre de grand modèle pourrait faire office de flacon.

Le bouchon de caoutchouc est traversé par deux tubes l'un et l'autre coudés à angle droit au-dessus du bouchon. A plonge à peine dans le flacon.

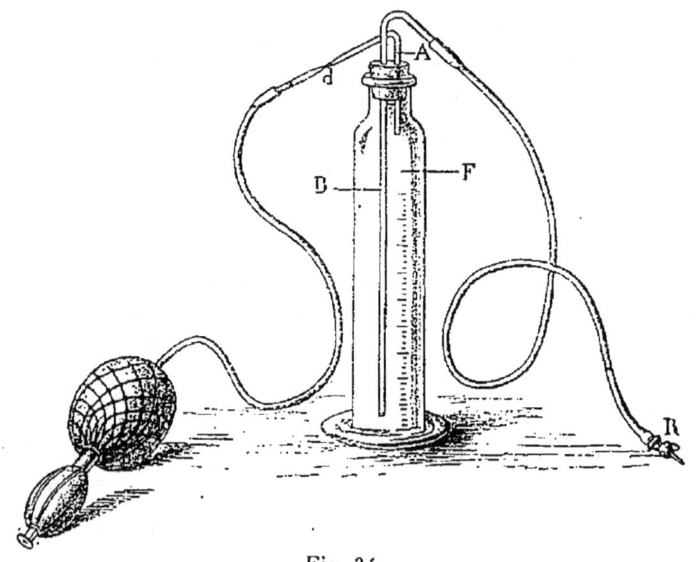

Fig. 34.

B plonge jusqu'au fond du flacon. Pour monter l'appareil, étranglez légèrement A en *d*, garnissez d'un tampon d'ouate.

Adaptez sur B un tube de caoutchouc que vous fixerez par un lien; à l'autre extrémité ce tube recevra un robinet R.

Sur le robinet — qui n'est d'ailleurs pas indispensable — montez une canule ou une aiguille.

Portez l'appareil ainsi construit à l'autoclave et stérilisez.

Le fonctionnement d'un tel appareil est des plus simples.

Il suffit de le remplir du liquide à injecter et d'adapter à A une soufflerie, une poire insufflatrice. Le jeu de la poire fera monter le liquide en B, et l'on pourra ainsi injecter dans les veines de l'animal telle quantité de liquide qu'on voudra.

Nous devons maintenant passer en revue la manière dont il faut procéder à l'égard de chacune des espèces employées couramment dans les laboratoires, souris, cobayes, lapins, pigeons et poules.

Souris. — On manie plus facilement cet animal en l'anesthésiant. L'anesthésie de la souris est facile. Versez quelques gouttes d'éther sur un fragment d'ouate déposé au fond d'un verre à réactif. Retournez le verre sur la souris; en quelques minutes, la souris tombera anesthésiée.

La souris s'inocule :

a) Dans le tissu cellulaire sous-cutané;

b) Dans le péritoine.

a) Les lieux d'élection sont le tissu cellulaire de la base de la cuisse et le tissu de la base de la queue. Ce dernier lieu est souvent choisi.

Voici une manière bien connue et facile d'inoculer la souris à la base de la queue sans l'anesthésier. Prenez la souris avec une pince par la peau du dos, placez-la dans un bocal, la tête en bas, la queue seule dépassant l'ouverture du bocal; placez un couvercle en liège sur l'ouverture du bocal, de façon à maintenir la souris en position, sans chercher à serrer trop le couvercle. Saisissez la souris ainsi disposée par la queue : vous ferez l'opération à loisir, sans crainte de morsure.

L'inoculation sous-cutanée exige, chez la souris, particulièrement lorsqu'il s'agit d'injecter une assez forte quantité de liquide, un manuel opératoire un peu spécial. L'introduction d'une aiguille à pointe effilée, comme l'aiguille ordinaire, peut causer des lésions mortelles chez ce petit animal lorsque l'aiguille est poussée un peu profondément : on risque ainsi de faire pénétrer, par exemple, l'aiguille dans la cavité péritonéale, alors qu'on se proposait de faire l'injection dans le tissu cellaire de la base de la cuisse.

Pour éviter tous ces accidents, opérez de la façon suivante :

Prenez une aiguille à extrémité mousse, pouvant, cela va sans dire, s'adapter sur le corps de pompe de la seringue de Pravaz. Introduisez dans cette aiguille un petit trocart à extrémité pointue. Faites avec cet appareil une ponction dans le tissu cellulaire au lieu choisi. Retirez le trocart, laissez en place l'aiguille mousse ainsi transformée en canule ; adaptez sur sa grosse extrémité la seringue de Pravaz remplie du liquide d'inoculation, et poussez l'injection. L'aiguille mousse pourra cheminer aussi profondément qu'on le voudra dans l'hypoderme sans y causer de dégâts.

b) Pour les injections dans le péritoine, usez sur la souris endormie du procédé de MM. Nocard et Roux, de préférence à tout autre.

Cobaye. — Il n'est pas nécessaire, le plus ordinairement, d'anesthésier ou d'attacher le cobaye : ce petit animal se manie facilement quand on dispose d'un aide.

On peut facilement le fixer sur une planche, si besoin est, le dos ou le ventre en l'air, les quatre pattes étendues et attachées.

Le cobaye s'inocule :

a) Sous la peau, et le lieu d'élection est la base de la cuisse, ou le tissu cellulaire du dos ;

b) Dans le poumon ;

c) Dans le péritoine, par l'un des procédés indiqués ; le procédé usuel, l'injection directe dans le péritoine, à la base d'un pli comprenant toute l'épaisseur de la paroi abdominale est suffisant;

d) Dans les veines. Pour faire cette injection, fixez le cobaye sur une planche; incisez dans la région de la *jugulaire* et mettez à nu sa face externe. Poussez l'injection dans la veine; essuyez avec un papier filtré stérile imbibé d'une solution phéniquée, et faites une suture. Une aiguille à extrémité recourbée à angle droit ou une petite pipette avec même courbure terminale, convient pour cette opération.

Lapins. — Le lapin se manie avec assez de facilité quand on dispose d'un aide, et pour la plupart des opérations usuelles en microbie il n'est pas utile d'employer d'appareil contentif.

Il faut savoir cependant que rien n'est plus aisé que la contention du lapin avec l'appareil imaginé par M. Malassez, appareil dont la description complète se trouve in *Archives de médecine expérimentale* (1891).

Cet appareil comprend un *plateau* métallique sur lequel on couche et on attache l'animal par les pattes;

Une *tige verticale* sur laquelle par une *pièce intermédiaire* vient se fixer un mors comprenant un anneau occipital *o*, et un anneau facial *f*.

Les deux figures ci-contre faciliteront l'intelligence de cet ingénieux appareil, d'un maniement aisé et sur lequel le lapin peut être fixé le dos ou le ventre en l'air à volonté.

L'anesthésie du lapin s'obtient en lui faisant inhaler du chloroforme dont on a versé quelques gouttes sur une éponge.

Le lapin s'inocule;

a) Sous la peau, soit à la racine de la cuisse, soit sur le dos;

b) Dans le poumon;

c) Dans le péritoine, et de la même façon que le cobaye ;

d) Dans les veines : la veine d'élection est la

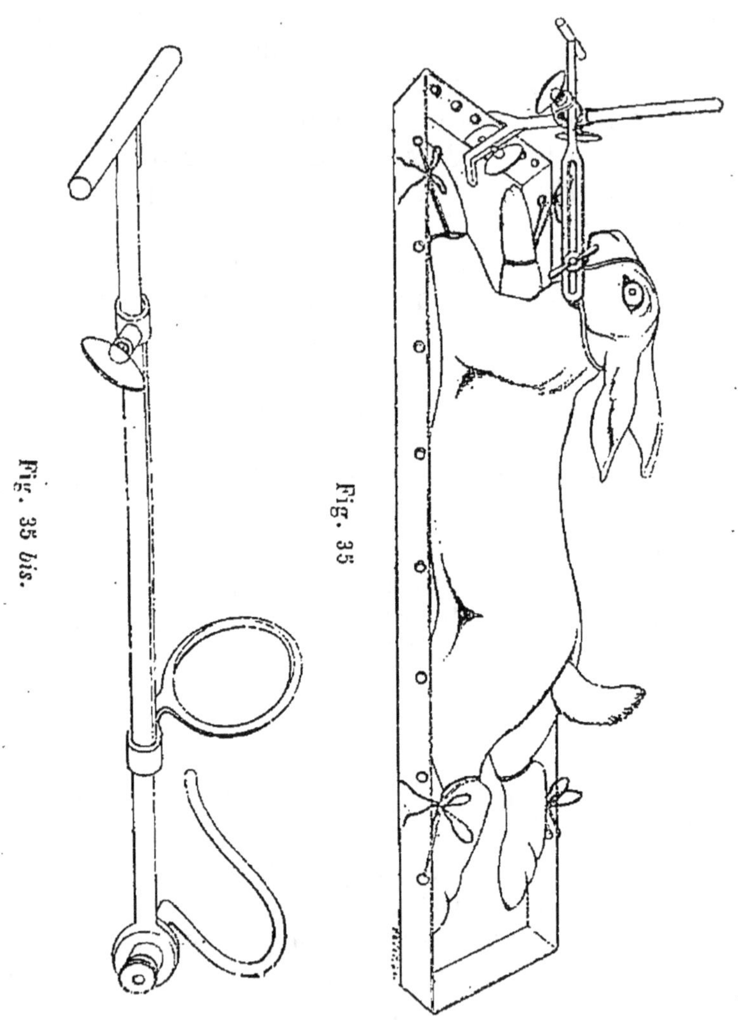

veine marginale (postéro-externe) de l'oreille ; à son défaut, utilisez une des nombreuses veines de l'oreille ;

e) Dans l'œil (tuberculose, rage) ;

f) Par trépanation sous la dure-mère, suivant le procédé de Pasteur et Roux. Dans ce cas il est nécessaire de fixer solidement le lapin, et de le chloroformer.

Cette inoculation qui est l'inoculation d'élection pour la rage sera commodément — nous ne disons pas avantageusement — remplacée dans la pratique courante par l'inoculation dans la chambre antérieure de l'œil. Aussi ne croyons-nous pas devoir décrire la trépanation du lapin. Une visite à l'Institut Pasteur serait d'ailleurs le meilleur enseignement pratique en l'espèce.

g) *Inoculation intratrachéale.* — C'est un procédé de démonstration du plus haut intérêt dans l'étude de la diphthérie.

Fixez le lapin sur le dos par les quatre membres et immobilisez la tête en extension.

Coupez les poils au cou sur le trajet de la trachée, lavez au sublimé ; incisez dans l'axe des muscles et mettez la trachée à nu. Avec un fil passé au travers d'un anneau soulevez la trachée. Ponctionnez entre deux anneaux et introduisez le virus dans la trachée avec le fil de platine, qui éraillera en même temps la muqueuse trachéale postérieure.

Pigeons et poules. — On les inocule :

a) Dans le muscle pectoral;

b) Dans les veines du bras. On arrache quelques plumes pour mettre à découvert le vaisseau, très saillant d'ailleurs et très visible. On le fait gonfler par une compression à la base du membre et on opère comme chez le lapin;

c) Dans le péritoine. Choisissez le procédé Roux et Nocard pour cette opération.

Ces animaux s'immobilisent facilement.

Les animaux inoculés doivent être placés dans des cages portant une étiquette.

Le choix d'une cage est important : elle doit remplir deux conditions :

a) L'animal y doit être relativement au moins à l'aise ;

b) La cage doit pouvoir se désinfecter facilement après toute évacuation.

Ces conditions sont bien remplies par des cages en fil de fer *galvanisé*, d'un prix modique. Ces cages, mobiles, s'ouvrent et se ferment par le haut, se désinfectent très promptement et très aisément par l'immersion dans l'eau bouillante.

III. — Récolte des produits pathologiques sur l'animal vivant.

Au cours de plusieurs maladies inoculées (tuberculose, morve, farcin du bœuf, etc.) on peut avoir à examiner du vivant de l'animal certains produits pathologiques en évolution.

Le plus souvent il s'agit d'un ganglion superficiel, envahi par la maladie, à extirper; d'un abcès sous-cutané, ganglionnaire ou non, dont on veut se procurer le contenu pour l'examen, la culture, ou une nouvelle inoculation.

Les ganglions superficiels s'extirpent facilement : on les traite ensuite comme nous le dirons en parlant des autopsies des sujets.

Pour les abcès superficiels, voici comment il faut procéder : coupez les poils de la région qui recouvre l'abcès; avec une baguette de verre chauffée fortement sur la flamme d'une lampe à alcool, cautérisez la région ainsi dénudée : mieux que tout lavage désinfectant, ce procédé stérilisera la peau.

Prenez une pipette Pasteur, brisez-en l'extrémité

fermée, soit directement avec le doigt, soit, et c'est mieux ainsi, avec le couteau à verre ; passez deux ou trois fois l'effilure dans la flamme de la lampe, de façon à débarrasser sa surface extérieure de tous les germes aériens qui s'y sont déposés ; enfoncez l'effilure de la pipette dans l'abcès à travers la paroi cutanée cautérisée, et aspirez le pus. Vous aurez ainsi recueilli purement le contenu de l'abcès.

IV. — Autopsie des sujets.

1° *Manière de fixer les divers sujets.* — Pour les *souris* prenez une planchette de liège et fixez l'animal à la planchette, le ventre en l'air, par quatre épingles plantées sur les pattes étendues.

Les *moineaux* seront fixés également sur une planchette en liège par trois épingles ; une traversera le cou, les deux autres seront plantées sur les pattes : inutile de dire que la partie correspondante à la planchette est le dos, le ventre étant dirigé en haut.

Les *cobayes*, les *lapins*, les *poules*, les *pigeons*, seront étendus sur des planches de plus grande dimension en bois, en zinc, etc.; ces planches devront porter près des angles, sur la face où sera fixé l'animal, des crochets ou des clous à extrémité supérieure recourbée à angle droit sur la partie s'enfonçant dans la planchette.

Les *cobayes*, les *lapins* seront disposés le ventre en l'air sur la planchette ; sur chacune des pattes on nouera l'extrémité d'un fil ou d'un ruban, dont l'autre extrémité sera attachée de court au crochet ou clou correspondant de l'angle de la planchette : il est nécessaire que les membres soient fortement étendus et les nœuds très serrés.

Les *pigeons* et les *poules* seront étendus sur la planchette le ventre en l'air ; on devra au préalable couper les ailes; le cou recevra une anse de fil ou de ruban; cette anse correspondra au milieu du lien dont les extrémités seront à droite et à gauche nouées sur le clou ou crochet dont il a été question. Les deux pattes seront ensuite attachées comme il a été dit pour les membres postérieurs des lapins et des cobayes.

La fixation des sujets à autopsier est fort importante; on ne saurait bien faire une autopsie si l'animal est mal attaché ou simplement disposé dans un plateau, une cuvette.

L'animal étant fixé, on coupe soigneusement les poils des *lapins* et des *cobayes* sur toute la face antérieure de la poitrine et de l'abdomen; on arrache sur les mêmes régions les plumes des volatiles. On enlève ensuite les poussières, les débris de poils ou de plumes à l'aide d'une éponge imbibée d'eau bouillie.

2° *Ouverture des cadavres*. — Sur les *lapins*, les *cobayes*, faites une incision verticale allant de la fourchette sternale à la partie inférieure de l'abdomen; disséquez soigneusement la peau, et pour donner plus de jeu, prolongez l'incision sur la naissance de chacun des membres. Faites une boutonnière à la paroi musculaire abdominale sur la ligne médiane, et ouvrez alors cette paroi sur toute la longueur; la cavité abdominale sera ainsi mise à nu.

Pour découvrir les organes thoraciques incisez le diaphragme, coupez les côtes sur les parties latérales, relevez et rabattez en haut le plastron costal ainsi obtenu.

Tel est le manuel opératoire de l'autopsie ordinaire. S'il est nécessaire de pousser l'autopsie plus à fond, d'enlever les centres nerveux par exemple, on procédera à cette opération, que nous n'avons pas à décrire ici.

L'ouverture des cadavres des *pigeons, poules* et *moineaux* se fera d'une façon un peu différente : après dissection de la peau on pratiquera une incision courbe, profonde, partant de l'extrémité supérieure du thorax, passant sur les côtés de la poitrine, descendant au-dessous de la pointe du sternum qu'elle embrassera dans sa concavité, et remontant sur le côté opposé du thorax; la partie inférieure de cette incision ouvrira la cavité abdominale au niveau du foie ; un coup de ciseaux sur la ligne médiane achèvera en bas l'ouverture de la cavité abdominale ; on découvrira le thorax en sectionnant la cage osseuse dans la direction de l'incision ; on coupera les deux clavicules, et le plastron thoracique sera rabattu en haut et enlevé.

De l'autopsie des gros animaux nous n'avons rien à dire : elle se fait suivant les règles propres pour chaque espèce et sortirait du cadre de notre sujet.

3° *Récolte des produits organiques. — Humeurs et tissus.* — C'est la partie essentielle de l'autopsie, celle qui doit fournir le micro-organisme à étudier, les matières de semence et d'inoculation : elle exige des conditions de pureté absolue.

Nous n'avons jusqu'ici, on l'a vu, prescrit aucun lavage désinfectant du sujet, aucune stérilisation de la peau ou des instruments d'autopsie; ces pratiques nous paraissent inutiles et superflues : la technique que nous allons indiquer réalise dans la récolte des produits organiques toutes les conditions de pureté désirables.

Envisagée d'une façon générale, l'opération comprend trois temps :

A. *Stérilisation parfaite de la surface de l'organe qui doit fournir la matière ;*

B. *Prise de la matière à l'état de pureté parfaite
dans les profondeurs de l'organe;*

C. *Conservation pure de la matière récoltée.*

A. La stérilisation parfaite de la surface de
l'organe s'obtient en cautérisant cette surface
avec l'extrémité d'une baguette en verre, fortement chauffée dans la flamme d'une lampe à
alcool, d'un bec Bunsen, etc.

B. La prise pure de matière se fait dans la profondeur de l'organe, à l'abri de tout germe aérien,
avec une pipette Pasteur parfaitement stérilisée à
l'intérieur et à l'extérieur.

La stérilisation de l'intérieur de la pipette a été
réalisée par le flambage dans le four Pasteur; au
moment de se servir de la pipette on brise son
extrémité fermée, on passe à plusieurs reprises
l'effilure dans la flamme de la lampe à alcool, etc.,
de façon à en stériliser entièrement la surface
extérieure; on la fait pénétrer dans l'organe du
sujet au *niveau de la surface cautérisée* et on l'aspire.

C. Pour conserver pur le produit récolté, on
ferme à la lampe l'extrémité effilée de la pipette,
et par surcroît de précaution, on chauffe fortement l'extrémité par laquelle on a aspiré. Il arrive
en effet que, surtout lorsque l'opération a été difficile et a exigé des efforts d'aspiration, l'extrémité
supérieure de la pipette se remplit de salive qui
vient souiller le tampon d'ouate; il faut chasser
cette salive et purifier entièrement le bouchon
d'ouate; c'est ce qu'on réalise en chauffant fortement le bout ouvert de la pipette et ses parois, au
niveau du tampon.

Telle est la technique générale de l'opération;
elle réalise entièrement les conditions de pureté
exigées. C'est dans la profondeur de l'organe
intact, non ouvert, qu'on récolte les matières; cette
récolte se fait dans un instrument parfaitement

stérile à l'intérieur et à l'extérieur, n'apportant aucun germe capable de souiller la récolte, car c'est à travers une surface stérilisée que l'instrument pénètre dans l'organe.

Cette technique entièrement *française* diffère de la technique *allemande*, dont voici l'économie générale :

L'organe du sujet étant soigneusement lavé au sublimé à 1/1000, de façon à débarrasser sa surface de tout germe, on l'incise avec un bistouri stérilisé, et on recueille les matières avec des fils de platine stérilisés.

Cette technique présente les inconvénients suivants : la matière à recueillir, matière dont la pureté parfaite est indispensable, se trouve exposée à l'air, se souille et devient *inutilisable au bout de peu de temps;* de plus il est impossible par ce procédé d'en recueillir et d'en conserver purement une certaine quantité pour une étude ultérieure. Toutes les opérations d'examen, d'ensemencement doivent être faites sur-le-champ et sans perdre de temps, sous peine de n'avoir plus qu'un produit impur.

Nous allons maintenant entrer dans le détail et montrer comment on doit traiter chaque organe où l'on veut prélever de la matière.

L'opérateur disposera près de lui une lampe à alcool, une ou plusieurs baguettes de verre, un certain nombre de pipettes Pasteur, préalablement stérilisées, et un couteau à verre pour briser l'extrémité des pipettes.

1. Abcès superficiels sous-cutanés. — On en recueillera le produit avant l'ouverture du cadavre.

Coupez les poils à leur niveau, cautérisez la surface cutanée avec la baguette de verre, enfoncez la pipette, ouverte et flambée à l'extérieur, dans l'abcès au niveau de la surface cautérisée, et

aspirez. Fermez immédiatement ou faites d'abord les opérations d'examen, d'ensemencement nécessaires, opérations que nous décrirons plus loin.

2. LIQUIDES INTRA-PÉRITONÉAUX. — La paroi musculaire abdominale étant à nu, cautérisez un point de sa surface avec une baguette de verre, faites en ce point une boutonnière avec des ciseaux flambés, et glissez par l'ouverture la pipette ouverte et flambée dans les régions latérales, entre le paquet intestinal et la paroi ; aspirez doucement en promenant la pipette. Fermez immédiatement ou après avoir fait avec le liquide recueilli les examens et opérations nécessaires.

3. SANG. — C'est dans le *cœur* qu'il convient de prendre le sang. Incisez le péricarde de manière à mettre à nu la surface musculaire du cœur, cautérisez sur l'un ou sur l'autre ventricule près de la base, et enfoncez votre pipette ouverte et flambée à travers la paroi musculaire dans la cavité ventriculaire. Cette manœuvre ne présente aucune difficulté ; l'organe fuit parfois sous la pression de la pipette, il suffit alors de le maintenir légèrement avec la main en évitant de toucher à la surface cautérisée et à l'effilure de la pipette.

Dès que la pipette a pénétré dans la cavité ventriculaire, le sang monte dans l'effilure ; aspirez pour emplir la pipette ; retirez-la et fermez immédiatement ou après les opérations nécessaires (ensemencement, examen, etc.).

On peut facilement recommencer l'opération et remplir une seconde ou plusieurs autres pipettes, suivant l'espèce et la taille du sujet ; on suivra alors la voie déjà frayée après une nouvelle cautérisation à la baguette de verre, si l'opération est faite immédiatement après la première. Dans le cas où la nouvelle opération ne serait faite qu'au bout d'un certain temps, il est préférable de puiser dans le ventricule encore intact.

4. RATE. — Détachez entièrement la rate; saisissez-la entre l'extrémité du pouce et de deux ou trois doigts de la main gauche, laissant saillir au-dessus de ces doigts une des extrémités de l'organe. Cautérisez cette extrémité avec la baguette en verre, enfoncez la pipette ouverte et flambée dans la profondeur de l'organe, en ayant soin de ne pas perforer la capsule ailleurs qu'au point d'introduction, et aspirez *fortement* en même temps que des doigts de la main gauche, vous presserez doucement l'organe, de façon à faire monter la pulpe dans la pipette. Il va sans dire que la pression exercée sur la rate, par les doigts de la main gauche, devra varier avec le plus ou moins de densité de la pulpe. Il est des cas, le charbon par exemple, où l'organe est d'une friabilité telle que tout son contenu peut être aspiré sans effort dans la pipette et où une pression intempestive risquerait d'amener une rupture de l'organe, et par suite la non-réussite absolue de l'opération.

L'opération est assez délicate, mais un très court apprentissage permettra d'arriver à d'excellents résultats.

5. GANGLIONS. — Les ganglions seront traités comme la rate; cautérisation d'un point de la surface avec la baguette de verre; maintien de l'organe entre le bout des doigts de la main gauche, aspiration avec la pipette aidée par la pression exercée sur l'organe par ces doigts, etc.

6. MOELLE DES OS. — Brisez un os long, perpendiculairement à sa surface, de manière à découvrir le canal médullaire. Cautérisez la surface de section avec la baguette de verre; faites pénétrer profondément la pipette ouverte et flambée dans le canal médullaire et aspirez.

7. Foie. — L'organe restant en place ou étant détaché, cautérisez sa surface, enfoncez la pipette ouverte et flambée, dans l'épaisseur du parenchyme et aspirez.

8. Substance nerveuse. — 1° *Moelle.* — Le cordon médullaire étant mis à nu, incisez les méninges de façon à découvrir la substance nerveuse, cautérisez directement cette substance avec la baguette de verre et aspirez dans la pipette enfoncée obliquement au centre de cette substance.

2° *Bulbe.* — Le procédé est exactement le même, on opérera sur le plancher du quatrième ventricule ou sur la face des olives.

9. Urine. — Liez l'urèthre; cautérisez la surface de la vessie et aspirez dans la pipette plongée dans la cavité vésicale au niveau de la surface cautérisée.

Ces exemples s'appliquant aux prises les plus ordinaires de matières organiques dicteront la conduite à tenir dans les cas que nous ne décrivons pas ici, conduite qu'il sera toujours facile d'imaginer quand on connaît les principes généraux qui doivent servir de guides.

V. — Conservation de pièces pathologiques.

Il est souvent nécessaire de conserver des pièces pathologiques. Tantôt il s'agit de liquides ou de pulpes pris sur l'animal vivant ou sur le cadavre, et dont on ajourne les inoculations, les cultures, les examens à une époque ultérieure plus ou moins éloignée (comme cela a lieu dans une expédition scientifique où l'installation indispensable fait défaut sur les lieux); tantôt, ne pouvant examiner soi-même ces liquides ou ces pulpes, on veut en faire l'envoi à quelque personne plus compétente;

tantôt enfin on désire garder pour des expériences futures soit de la semence, soit de la matière d'inoculation.

Il arrive encore journellement qu'après une autopsie on désire conserver pour des coupes histologiques ultérieures des fragments d'organes.

Un mot de la technique de ces petites opérations, qu'il est indispensable de bien savoir pratiquer, est donc nécessaire.

1. Les liquides et les pulpes peuvent être conservés dans les pipettes mêmes où ils ont été recueillis : cela se fait journellement dans les laboratoires. La pipette remplie est fermée à son extrémité effilée et munie d'une étiquette indiquant la nature de la matière qu'elle contient; elle est déposée, l'effilure en bas, dans un tube à essai garni de coton dans sa partie profonde, de manière à préserver l'effilure de tout choc.

Mais lorsqu'il s'agit d'un envoi ou de la conservation d'une matière qui perd ses propriétés virulentes au contact de l'air, il faut agir différemment. Voici deux procédés utiles dans ces circonstances.

a. L'effilure de la pipette étant remplie à une hauteur plus ou moins grande de la substance donnée, on ferme son extrémité inférieure, puis tenant cette effilure horizontalement ou obliquement au-dessus de la flamme du gaz ou de la lampe à alcool on dirige cette flamme de telle façon qu'elle fonde le verre en un point voisin du niveau supérieur de la substance recueillie, mais au-dessous de ce point : la séparation se fera donc de telle sorte que le petit tube constitué par l'effilure sera entièrement rempli par la substance à conserver, et qu'il n'y restera pas trace d'air libre. Le petit tube sera déposé alors dans un tube à essai garni de coton à ses deux extrémités et porteur d'une

6.

étiquette indiquant la substance contenue dans le petit tube.

b. La pipette Pasteur telle que la représente la figure 13 *bis*, c'est-à-dire étranglée en un point B au-dessous du tampon d'ouate, convient à merveille pour la conservation, à l'abri de l'air, d'une quantité plus forte de substance, surtout quand cette récolte est destinée à un envoi.

On remplit la pipette jusqu'en B; on fond le verre en B, puis on le fond au niveau du col de la pipette là où commence l'effilure. Il ne reste pas d'air ou seulement une trace qui sera bientôt absorbée. On a ainsi un tube résistant qui peut être mis dans une boîte garnie de coton et expédié sans aucun risque.

2. La conservation des fragments d'organes pour coupes se fait dans l'alcool absolu, d'après une technique très connue en histologie : l'essentiel est que les fragments soient de petites dimensions, un centimètre cube au plus.

VI. — Désinfection des cadavres.

L'autopsie terminée, il faut faire disparaître le cadavre ou du moins écarter tout danger provenant de sa virulence. Pour cela, plongez-le dans une solution de sulfate de cuivre à 5 p. 100, ou dans l'acide sulfurique d'après le procédé Aimé Girard (l'acide est conservé dans des vases en plomb). On peut encore brûler le cadavre dans un petit four crématoire.

CHAPITRE V

TECHNIQUE GÉNÉRALE DES CULTURES.

CULTURE DES MICROBES AÉROBIES.

I. Culture dans les milieux liquides; culture dans les bouillons, le lait, etc.
II. Culture dans les milieux solides : gélatine, gélose, sérum.
III. Culture sur pommes de terre.
IV. Culture en plaques.

Les cultures se font tantôt en présence de l'air, tantôt à l'abri de l'air, soit dans le vide, soit en présence d'un gaz inerte.

Le premier procédé convient aux microbes aérobies, le deuxième aux microbes absolument ou facultativement anaérobies.

Nous décrirons donc successivement dans ce chapitre et le suivant :

La culture des microbes aérobies;
La culture des microbes anaérobies.

CULTURE DES MICROBES AÉROBIES.

Les milieux de culture employés sont, ainsi que nous l'avons dit ailleurs, *liquides* ou *solides*.

Nous aurons donc à traiter successivement de la culture sur ces différents milieux.

Mais avant d'aborder notre sujet, disons un mot

de l'emploi de deux appareils qui sont les instruments essentiels de la pratique des cultures : la pipette Pasteur et le fil de platine.

Pipettes Pasteur. — Nous avons indiqué ailleurs (Voy. chap. ii) ce qu'était la pipette Pasteur, comment on la construisait, comment on la stérilisait à l'intérieur. Nous avons dit aussi dans une autre partie (Voy. chap. iv) quelles précautions on devait observer quand on se sert de cet appareil. Une rapide redite à ce sujet ne saurait cependant être inutile.

Pour faire usage de la pipette, préparez-la de la façon suivante : prenez un de ces petits appareils préalablement flambés dans le four Pasteur; détachez-en la pointe (1) en laissant à l'effilure une longueur variable : lorsque la pipette doit être portée dans un vase à culture, matras ou tube, l'effilure doit rester assez longue. Flambez la surface extérieure de l'effilure sur la lampe à alcool, de façon à y détruire tous les germes atmosphériques qui s'y sont déposés pendant l'exposition à l'air : la pipette est alors prête pour l'usage voulu.

Fils de platine. — On doit avoir des fils de platine de différents diamètres, et il est indispensable d'en posséder dont l'extrémité libre soit aplatie à la façon d'une petite palette (fig. 36 et 36 *bis*).

On doit donner la préférence au *platine iridié* plus rigide que le fil de platine ordinaire.

Les fils de platine doivent être d'une longueur supérieure à celle des tubes à essai; on les montera sur le petit appareil figuré ci-contre, appareil dont la garniture en cuivre permet de varier à volonté la longueur du fil qu'elle engaine, et assure la fixité parfaite de celui-ci.

(1) On détache la pointe d'une pipette soit avec le doigt directement, soit après avoir marqué un trait de lime à l'endroit choisi pour la coupure.

Les Allemands montent ordinairement les fils de platine sur une baguette de verre plein, et cette monture se fait extemporanément. Elle se pratique de la façon suivante. On présente à la flamme du chalumeau à gaz, en les maintenant vis-à-vis l'un de l'autre une baguette de verre plein et le fil de platine. Quand l'extrémité du verre entre en fusion on fait pénétrer en son milieu l'extrémité du fil de platine porté au rouge blanc. On retire, et on laisse refroidir. Nous ne conseillons pas cette monture, car il est impossible avec elle de varier la longueur du fil ; la fixité est moins grande, et la pratique du flambage fait à tout instant éclater l'extrémité du verre dans laquelle s'enchâsse le fil de platine.

Lorsqu'on doit se servir du fil de platine, on commence par le stériliser, ce qui se fait en le portant au rouge dans toute son étendue sur la flamme de la lampe à alcool, d'un bec Bunsen, etc., et on attend qu'il soit refroidi, ce qui n'exige, on le sait, que quelques secondes. L'appareil est alors prêt pour l'usage voulu, mais il faut s'en servir dès qu'il est froid, *sans délai*, sous peine de perdre tout le bénéfice de la stérilisation.

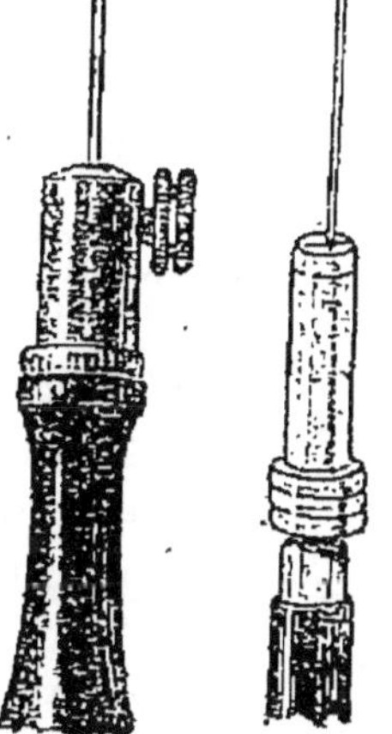

Fig. 36.   Fig. 36 *bis*.

En règle absolue, dès que le fil de platine a été mis en usage, il *doit être soigneusement stérilisé*, de façon qu'il ne reste à la surface aucune parcelle de substance virulente.

Aiguilles de verre. — Dans certains cas on emploie avec grand avantage des aiguilles de verre qu'on peut faire aussi longues que l'on veut. Ces aiguilles trouvent surtout leur emploi dans les cultures des microbes anaérobies, et remplacent le fil de platine souvent trop court. Ces aiguilles ont la forme des pipettes Pasteur; elles se fabriquent comme celles-ci, à cette seule différence qu'on prend pour les faire des baguettes de verre plein. L'extrémité de l'aiguille doit être *coupée droit*, et non *boutonnée*. Ces aiguilles se stérilisent par plusieurs passages rapides dans la flamme.

La figure ci-contre (fig. 37) représente un de ces petits appareils.

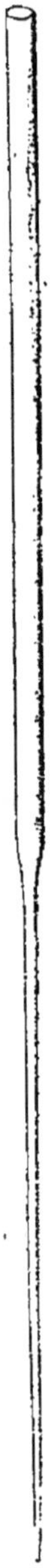

1. — Culture dans les milieux liquides. Culture dans les bouillons.

Nous ne parlerons dans cet article que de la culture *dans les bouillons*; ce que nous en dirons sera facilement appliqué, s'il y a lieu, au *lait*, à l'*urine*, aux *liquides minéraux*, etc.

Les bouillons de culture sont contenus, nous l'avons dit dans des appareils variés dont la mise en état a été étudiée au chapitre 1. Ces appareils sont :

Les matras Pasteur;

Les matras coniques bouchés à l'émeri;

Fig. 37.

Les matras cylindriques à long col ou à col bas ;
Les flacons d'Erlenmeyer ;
Les tubes à essai.

Nous continuons à donner la préférence aux matras Pasteur dont le seul inconvénient est le prix relativement élevé, et c'est la culture dans ces vases que nous prendrons pour type de notre description. Il sera d'ailleurs facile de faire l'application des principes exposés ci-dessous aux autres appareils. Les *matras coniques bouchés à l'émeri*, qu'on emploie quand on veut une culture plus largement exposée à l'air, se traitent absolument comme les matras Pasteur. Il en est de même pour les *matras cylindriques à col bas*.

Les *tubes à essai*, les *matras cylindriques à long col*, les *flacons d'Erlenmeyer*, tous bouchés à l'ouate, se traitent à peu de chose près de la même façon que les matras Pasteur, et d'une manière générale ce qu'on fait pour les *tubes à essai* on le fait pour les deux autres catégories d'appareils. En exposant la technique des cultures en gélatine et en gélose, nous dirons tout ce qu'il est nécessaire de savoir sur la manière de tenir les tubes à essai pour l'ensemencement, d'enlever leurs tampons d'ouate, d'éviter l'introduction des germes dans ces tubes pendant l'ensemencement, etc.

CULTURE DANS LES MATRAS PASTEUR.

On prend un matras Pasteur contenant un bouillon stérilisé suivant les règles indiquées, et ayant, *sans se troubler, supporté l'épreuve d'un séjour prolongé à l'étuve entre 35° et 40°*. La technique générale de la culture qu'on se propose de faire dans ce bouillon comprend deux opérations :

A. *L'ensemencement ;*
B. *La mise à la température voulue.*

A. *Ensemencement.* — Cette opération comporte :

a) L'ouverture du matras ;

b) L'ensemencement proprement dit, c'est-à-dire l'acte de déposer la semence dans le bouillon ;

c) La fermeture du matras.

Pour ouvrir un matras, placez-le dans la main gauche *horizontalement*, c'est-à-dire le col regardant directement en avant. Le matras est maintenu et fixé dans cette position par l'index et le médius en dessus, l'annulaire en dessous ; le pouce et le petit doigt restent libres. De

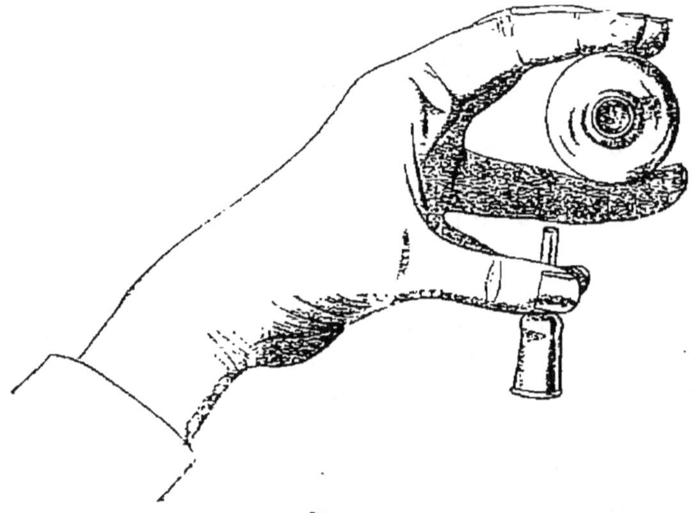

Fig. 38.

la main droite enlevez le bouchon, et placez-le entre le petit doigt et le pouce de la main gauche de telle façon que l'ouverture de la partie large, la partie rodée, regarde directement en bas. La figure ci-dessus montre la position du matras qu'on vient de déboucher (fig. 38).

Alors, sans *changer la position du ballon sans faire un mouvement avec la main* qui le tient, effectuez l'opération (ensemencement ou prélèvement de semence).

Pour *fermer* le matras, rebouchez-le, maintenant toujours et *l'inclinaison* du ballon et *l'immobilité* de la main; quand il est bouché, vous pouvez le redresser, mais seulement alors.

En ouvrant et en fermant le matras suivant cette technique, vous éviterez que les poussières atmosphériques ne viennent en souiller le contenu.

L'ensemencement proprement dit consiste, dès que le matras est ouvert, à porter avec la main droite la semence contenue dans une pipette Pasteur ou à l'extrémité d'un fil de platine stérilisé sur le *fond* du ballon. On dépose en cet endroit rapidement la semence, et on retire aussitôt la pipette ou le fil de platine.

.Les matras ensemencés doivent être pourvus tout aussitôt d'une étiquette indiquant la nature de la culture, sa provenance, et la date de l'opération.

Telle est la *technique générale* de l'ensemencement d'un bouillon; nous allons maintenant passer en revue les divers cas qui peuvent se présenter dans la pratique de cet ensemencement.

1. *Ensemencement immédiat des produits recueillis à l'autopsie.* — Ces produits sont, ainsi que nous l'avons dit (voy. chap. IV). recueillis dans des pipettes Pasteur. Dès que la semence est prélevée dans l'organe, *sans fermer la pipette*, prenez un des matras Pasteur que vous aurez placés à votre portée, disposez-le dans la main gauche, ainsi qu'il a été dit, débouchez-le et portez rapidement l'extrémité de la pipette sur le fond. Si la semence est liquide, une goutte tombera d'elle-même en donnant à la pipette une légère inclinaison; si la semence est plus épaisse, soufflez à travers le tampon d'ouate par la grosse extrémité de la pipette, de façon à faire tomber une parcelle de cette semence sur le fond du matras.

Dans certains cas (quelques lésions tuberculeuses par exemple), l'ensemencement des pulpes exige certaines précautions préalables; il faut broyer la pulpe pour mettre les bacilles en liberté; on devra, dans ces cas, renoncer à l'ensemencement immédiat, fermer la pipette, et agir comme nous allons le dire ci-dessous.

2. *Ensemencement tardif des produits recueillis à l'autopsie.* — Dans ce cas les pipettes ont été fermées et c'est dans leur intérieur qu'il faut aller prélever la semence.

Disposez à votre portée le matras à ensemencer, une pipette B ou un fil de platine. Prenez la pipette A qui renferme la semence, *enfoncez le tampon d'ouate* dans l'intérieur du tube jusqu'à petite distance de la face supérieure de la semence; faites sur le verre, au niveau du milieu du tampon d'ouate, un *trait de lime circulaire*, et *coupez* en cet endroit la pipette avec le charbon de Berzélius ou une pointe de verre rougie à blanc sur le chalumeau à gaz.

Préparez alors la pipette B, c'est-à-dire brisez son extrémité effilée et flambez sa surface externe, ou le fil de platine, c'est-à-dire passez-le dans la flamme.

Enlevez le tampon d'ouate de la pipette A que vous venez de couper, flambez son extrémité ouverte (1) et portez la pipette B, ou le fil de platine, dans l'effilure où est contenue la semence.

Si vous faites usage de la pipette pour prélever la

---

(1) Cette pratique est fort importante : elle a pour but de détruire tous les germes qui se sont déposés sur la surface extérieure de la pipette au niveau du point où l'on a fait l'ouverture. Ces germes pourraient souiller l'extrémité de la pipette B ou du fil de platine si, au moment où on va les porter dans l'effilure de la pipette A, ces instruments venaient à entrer en contact avec cette surface.

semence, opérez de la façon suivante : la main gauche tenant la pipette A, aussi inclinée que possible, avec la main droite portez l'effilure de la pipette B sur la semence et aspirez.

Rejetez aussitôt la pipette A, et sans déposer la pipette B, qui restera dans la main droite, saisissez le matras, disposez-le dans la main gauche, ouvrez-le et portez-y la semence.

Si vous faites usage du fil de platine, il sera commode de placer horizontalement la pipette A débouchée, ouverte et flambée à son extrémité entre deux des doigts de la main gauche; dans cette même main on disposera le matras, on le débouchera, et la main droite tenant le fil de platine stérilisé le plongera dans l'effilure de la pipette A, et immédiatement après le portera dans le matras.

Dans certains cas, avons-nous dit, la pulpe doit être broyée avant d'être ensemencée. Cette pratique a pour but de mettre en liberté les microbes emprisonnés dans les tissus. L'opération se fait facilement avec un fil de platine fort, de diamètre un peu inférieur au diamètre intérieur de l'effilure de la pipette qui contient la semence. On introduit le fil de platine *stérilisé* et *refroidi* dans l'effilure de cette pipette *coupée*, *ouverte* et *flambée*, comme nous l'avons dit; on imprime au fil de platine des mouvements de rotation, de va-et-vient, et lorsqu'on juge que la trituration est suffisante, on procède à l'ensemencement du matras soit avec ce même fil de platine, soit avec une pipette qu'on plonge dans la substance broyée. Une précaution fort importante à observer est de laisser l'extrémité du fil de platine cachée dans l'effilure de la pipette, si on se sert de cet appareil, jusqu'au moment précis de l'ensemencement.

3. *Ensemencement de matras à matras.* — Dans un matras A contenant la culture donnée, prélevez

purement avec une pipette quelques gouttes de liquide.

La manœuvre est simple : nous en avons indiqué, en traitant de la façon *d'ouvrir et de fermer purement les matras*, les éléments essentiels.

Ouvrez donc purement le matras A ; allez, avec une pipette bien flambée à l'extérieur, cueillir quelques gouttes du liquide qu'il contient ; fermez le matras A, prenez immédiatement, et sans déposer la pipette (1), le matras B à ensemencer, ouvrez-le et portez-y une goutte de la semence dont est chargée la pipette.

4. *Ensemencement dans un bouillon d'une culture provenant d'un milieu solide.* — Que la culture provienne d'un tube de gélatine, de gélose, de sérum, d'une pomme de terre, la technique est la même. Recueillie purement avec un fil de platine, suivant des procédés que nous indiquerons en traitant des cultures sur milieux solides, la parcelle de culture prélevée est portée tout aussitôt dans le matras Pasteur, en observant toutes les précautions de règle.

B. *Mise à l'étuve à la température voulue.* — La température extérieure avec ses variations infinies, ses minima très bas, convient peu au développement cyclique parfait des cultures. Il est donc nécessaire de soumettre celles-ci, *quand le milieu de culture ne s'y oppose pas*, à une température de 35° à 40° qui permettra une multiplication régulière, normale et rapide des germes.

Nous avons, au chapitre iii, indiqué les deux modèles d'étuve qui nous semblent suffisants pour

____

(1) Il arrive parfois qu'une pipette chargée de semence ne peut être utilisée immédiatement, mais seulement après un court délai ; il conviendra dans ce cas de rejeter, en les laissant écouler de la pipette sur un papier filtre (que l'on brûlera ensuite) les premières gouttes de la semence : on ensemencera ensuite sans crainte.

répondre à tous les besoins : l'étuve Roux qui sera de préférence l'étuve à usage général et sera en conséquence réglée d'une façon continue à 37-38°; l'étuve d'Arsonval qui répondra aux indications particulières, permettant l'exposition des cultures à telle ou telle température précise.

II. — Cultures dans les milieux solides : gélatine, gélose et sérum.

La gélatine, la gélose simple ou additionnée de glycérine, etc., le sérum sont contenus, nous l'avons dit au chapitre II, dans des tubes à essai.

La culture dans l'un quelconque de ces milieux comprend deux opérations *communes* :

1° L'ensemencement du milieu;

2° La mise à la température voulue.

Ensemencer un de ces tubes comprend trois phases :

a) L'ouverture du tube;

b) L'ensemencement proprement dit, ou *inoculation*, c'est-à-dire l'acte de déposer la semence dans l'épaisseur ou à la surface du milieu;

c) La fermeture du tube.

Indiquons tout d'abord, et en tête de cet article, la manière d'*ouvrir* et de *fermer* un tube de culture *purement*, c'est-à-dire de façon à n'y introduire aucun germe étranger. Qu'il s'agisse d'un tube de gélatine, de gélose ou de sérum; qu'il s'agisse de porter la semence dans le tube ou de l'y prélever, la technique est la même : en l'exposant ici nous éviterons des redites incessantes.

Pour *ouvrir* purement un tube de culture, placez-le entre le pouce et l'index gauche, le pouce en dessous, l'index en dessus; donnez-lui entre ces deux doigts une position ou *horizontale* ou à peine *inclinée* (1); enlevez le bouchon d'ouate, en lui imprimant un mouvement de torsion, avec la main droite, et placez-le entre deux des doigts de la main gauche.

Dès qu'il est débouché le tube doit rester *immobile* dans la main qui le tient, et celle-ci doit, pendant toute l'opération, quelle qu'elle soit, garder une position invariable. On évitera, en suivant strictement ces règles, que les germes atmosphériques ne viennent souiller la surface du milieu de culture.

Pour *fermer* le tube, replacez le bouchon et seulement alors redressez le tube; chauffez ensuite fortement les parois du tube au niveau du tampon d'ouate sur la flamme, en ayant soin de ne pas carboniser l'ouate; ce flambage détruira tous les germes dont le tampon ouaté aurait pu se charger pendant son exposition à l'air. Enfin, pour préserver l'ouate de toute souillure ultérieure, pour éviter l'évaporation, coiffez le tube du manchon de papier filtre dont il était pourvu avant l'opération, ou d'un capuchon de caoutchouc : cette dernière pratique doit être préférée quand il s'agit de cultures qu'on veut garder longtemps, ou de cultures qui doivent séjourner quelque temps à l'étuve (gélose, sérum).

Les capuchons de caoutchouc doivent être *rigoureusement désinfectés*. Il faut absolument proscrire l'usage des capuchons non privés de germe : il arrive presque infailliblement dans ce cas en effet que la culture se souille de germes étrangers qui du capuchon pénètrent l'ouate humide, la traversent, tombent sur le milieu nutritif, et y colonisent.

---

(1) Dans le cas tout particulier où l'opération porte sur un tube de gélatine liquéfiée il va sans dire que la position à donner ne peut être l'horizontale. On se bornera à placer le tube dans une position aussi inclinée que possible.

Pour désinfecter les capuchons de caoutchouc placez-les dans un récipient en verre de Bohême bouché à l'ouate et soumettez à l'autoclave à 120° pendant 15 minutes. Portez le récipient au sortir de l'autoclave dans l'étuve à + 37° pour sécher les capuchons. C'est dans ce récipient stérile qu'avec une pince flambée on ira saisir les capuchons au fur et à mesure des besoins.

La stérilisation pourrait être encore obtenue par l'immersion dans la solution de sublimé à 1 p. 1000 pendant une demi-heure, l'immersion dans l'alcool au sortir du bain de sublimé, enfin le séchage à l'étuve au sortir du bain d'alcool.

CULTURES SUR LA GÉLATINE.

La gélatine est de deux façons répartie dans les tubes à essai, ainsi que nous l'avons dit ailleurs :

a) Elle forme un cylindre remplissant exactement le tiers inférieur du tube;

b) Elle est étalée en couche oblique reposant sur une seule paroi, et allant en s'amincissant vers la partie supérieure du tube.

Nous désignerons, par ellipse, les tubes de la première catégorie sous le nom de *tubes droits*, ceux de la deuxième sous le nom de *tubes obliques*.

Les tubes droits seront ensemencés par *piqûre*; les tubes obliques seront ensemencés par *strie*.

ENSEMENCEMENT DE LA GÉLATINE PAR PIQURE. — 1° *Technique générale*. — Le tube de gélatine étant ouvert avec toutes les précautions de règle, portez avec la main droite le fil de platine stérilisé et chargé de la semence à son extrémité dans l'intérieur du tube, et piquez-le *droit* dans l'axe du cylindre gélatineux, en ayant soin de le pousser jusqu'au fond du tube; ceci fait, retirez doucement le fil de platine, et fermez le tube.

2° *Technique des divers ensemencements par piqûre dans la gélatine.* — Comme nous l'avons fait pour les ensemencements dans les milieux liquides, nous allons passer rapidement en revue les cas divers qui se présentent dans la pratique des ensemencements par piqûre.

1. *Ensemencement des produits recueillis à l'autopsie.* — Ces produits sont contenus dans des pipettes *fermées*, l'ensemencement immédiat et direct avec la pipette n'étant pas possible ici comme il l'était pour les matras.

L'opération comprend deux temps : on va d'abord, suivant la technique que nous avons exposée ailleurs, cueillir avec le fil de platine *stérilisé*, la semence dans la pipette *ouverte* et *flambée* à son extrémité; *puis* on porte par piqûre cette semence dans le tube de gélatine.

2. *Ensemencement d'une culture provenant d'un milieu liquide.* — Ouvrez purement le matras qui contient la culture; avec le fil de platine *stérilisé* allez cueillir une goutte de liquide, et piquez-la dans le tube de gélatine.

3. *Ensemencement d'une culture provenant d'un milieu solide transparent ou demi-opaque.* — La technique est la même, que le tube où l'on va puiser la semence soit un tube de gélatine, de gélose ou de sérum, et qu'il contienne ces milieux nutritifs sous forme de cylindre droit ou sous forme de couche oblique.

Placez les deux tubes, le tube qui porte la culture et le tube à ensemencer, côte à côte entre le pouce et l'index gauches, le pouce étant en dessus et donnez-leur une position *exactement horizontale,* ou *très légèrement inclinée.* Enlevez les bouchons d'ouate de l'un et l'autre tube, et posez-les entre les doigts libres de la main gauche dans le même intervalle ou à des intervalles différents. Avec l'aiguille de platine stérilisée, allez puiser la culture dans le tube ensemencé, et piquez-la immédiatement dans l'autre tube. Achevez l'opération en fermant aussitôt les deux tubes.

Un cas particulier est celui où la semence doit être puisée dans un tube de gélatine liquéfiée ; il faudra dans ce cas donner aux deux tubes disposés entre le pouce et l'index gauches, non plus la position *horizontale* que la liquéfaction de l'un d'eux rend impossible, mais une position aussi voisine qu'il se pourra de l'*horizontale*.

L'opération se fera d'ailleurs, sauf cette modification, comme nous l'avons indiqué ci-dessus.

4. *Ensemencement d'une culture provenant d'un milieu opaque.* — Allez prendre purement (nous dirons plus tard de quelle façon) sur la pomme de terre, etc., une parcelle de semence, à l'aide du fil de platine stérilisé, et piquez-la dans la gélatine.

Ensemencement de la gélatine par strie. — En règle générale, pour réussir un ensemencement par strie, il faut choisir de la gélatine fraîchement préparée. La gélatine ancienne s'écaille sous la pointe du fil de platine ou sous la friction de la palette de platine et le résultat obtenu est défectueux. Cette règle s'applique également à la gélose.

1° *Technique générale.* — Le tube étant ouvert, introduisez le fil ou la palette de platine chargés de la semence, et promenez-en doucement l'extrémité sur la surface de la gélatine de la profondeur du tube vers l'ouverture. La strie peut se faire aussi à l'aide de la pipette chargée de semence liquide, et dont on promène doucement l'extrémité finement effilée sur la surface gélatineuse : une goutte de semence se dépose en traînée.

7.

2° *Des divers ensemencements par strie sur la géla-tine.* — Ce serait une redite inutile que de décrire ici l'ensemencement par strie sur la gélatine des *produits recueillis à l'autopsie* dans des pipettes, des *cultures* provenant de milieux *solides, transpa-rents, demi-opaques* et *opaques.* La technique spé-ciale est la même en tout point que dans le cas d'ensemencement par piqûre, et nous prions le lecteur de s'y reporter. Seul le mode d'inoculation diffère : le fil de platine porteur de la semence est promené sur la surface de la gélatine, au lieu d'être piqué dans son épaisseur.

La pipette Pasteur sera toutefois employée facilement avec avantage, pour ensemencer en strie sur gélatine les produits qu'on vient de recueillir à l'autopsie. Il suffira de promener la pointe de la pipette chargée du sang, d'un liquide patholo-gique, etc., sur la surface du milieu pour l'ensemencer; on donnera une légère inclinaison à la pipette, de façon qu'en touchant le milieu de culture elle laisse une traînée de semence. Parfois la semence ne tombe pas d'elle-même de l'effilure de la pipette; il faut souffler légèrement par l'extrémité opposée de la pipette pour déterminer l'issue de la semence.

Pour les produits en provenance de milieux de culture liquides ou liquéfiés (gélatine liquéfiée) nous conseillons de rejeter le fil de platine et de procéder avec la pipette de la façon suivante : effilez *très finement* sur la lampe à alcool *l'extrémité* d'une pipette, de façon à la terminer *par un tube capillaire* dont vous briserez la pointe. Allez cueillir purement avec cette pipette, dans le matras de bouillon ou dans le tube de gélatine liquéfiée, quelques gouttes du liquide de culture; introduisez la pipette dans le tube de gélatine, et promenez son extrémité sur la surface de la gélatine : le liquide s'y déposera en fine traînée.

Ce procédé élégant nous conduit à parler d'une méthode générale de transplantation des cultures en provenance d'un milieu solide, *quel qu'il soit* (gélatine, gélose, sérum, pomme de terre) sur un nouveau milieu solide *quel qu'il soit*.

Le procédé que nous avons décrit pour transporter sur la gélatine une culture sur milieu solide en provenance de la gélatine, de la gélose, du sérum, de la pomme de terre, se résume en ceci : aller avec un fil de platine recueillir la semence sur le milieu solide, et la piquer dans le cylindre gélatineux, ou la déposer en traînée sur la surface étalée de la gélatine avec ce fil de platine.

Ce procédé est bon et correct, mais il présente le léger inconvénient que voici : la semence *fait une traînée apparente* sur le nouveau milieu, et l'observation de son développement s'en trouve gênée.

Pour éviter cet inconvénient, qui se reproduit avec la gélose, le sérum et la pomme de terre comme avec la gélatine, procédez de la façon suivante :

Recueillez avec un fil de platine stérilisé la semence sur le milieu solide ; portez-la dans une pipette stérile A que vous aurez remplie de bouillon stérile et qui, pour recevoir la semence, sera coupée, ouverte et flambée comme il a été dit bien des fois. Répandez la semence dans le bouillon en agitant le liquide avec le fil de platine.

Retirez alors le fil de platine qui ne porte plus aucune parcelle compacte de semence à la surface, mais est seulement mouillé par le bouillon ensemencé, et piquez-le dans le tube de *gélatine droit* qui doit être ensemencé.

Si l'opération doit porter sur la *gélatine*, la *gélose*,

le *sérum à surface obliquement étalés* ou sur la *pomme de terre*, introduisez dans la pipette A où la semence vient d'être délayée une pipette B *finement effilée* à son extrémité; cueillez quelques gouttes du liquide de A et portez la pipette B dans le tube de gélatine, gélose ou sérum, ou sur la pomme de terre; la pipette promenée à la surface de ces milieux y déposera le liquide d'ensemencement en fine traînée.

Cette manœuvre, qui est infiniment moins compliquée que la description ne le laisserait supposer, donnera avec un peu d'adresse et d'habitude d'excellents résultats : la semence étant déposée sous forme insensible à la surface du milieu de culture, son développement sera aussi facile qu'intéressant à suivre.

Les cultures sur gélatine, précieuses parce qu'elles permettent d'observer des formes de développement souvent caractéristiques, ont l'inconvénient de ne pouvoir être portées à l'étuve réglée aux températures ordinaires, où elles se liquéfient; elles seront donc laissées à la température atmosphérique, et placées soit dans des vases garnis de coton au fond, soit dans des supports en bois, ou mieux encore *elles seront mises dans une étuve d'Arsonval réglée entre* 18 *et* 22°. L'hiver, ce séjour à l'étuve sera de règle.

CULTURES SUR LA GÉLOSE.

La gélose est, ainsi que nous l'avons dit, répartie dans les tubes à essai soit en cylindre plein, soit, et plutôt, en plaque étalée. Tout ce que nous avons dit sur l'ensemencement des tubes de gélatine par *piqûre* et par strie, sur la manière d'*ouvrir* et de *fermer purement* les tubes, d'y transporter la *semence de provenances diverses* s'applique absolument aux

cultures sur la gélose : il est donc inutile de répéter ici l'article précédent.

Les cultures sur gélose seront mises à l'étuve
Roux, ou à l'étuve d'Arsonval suivant le cas.

CULTURES SUR SÉRUM.

Nous pouvons dire de la culture sur le sérum
ce que nous disions de la culture sur la gélose,
c'est-à-dire renvoyer le lecteur, pour la pratique
de ces cultures, à notre article sur la gélatine.

Ajoutons seulement que le sérum ne se cultive
que sous forme étalée ; son peu de transparence
en ferait un milieu impropre à l'observation du
développement des cultures, s'il était réparti dans
les tubes en cylindre plein.

CULTURES SUR MILIEUX OPAQUES.

La pomme de terre représente le type de ce
genre de milieux. Nous la prendrons pour exemple :

On appliquera aux autres milieux opaques tout
ce que nous dirons de la pomme de terre.

On doit, nous l'avons dit au chapitre IV, cultiver
la pomme de terre suivant deux procédés :

1º En petits cristallisoirs clos, suivant la méthode
de Koch modifiée ;

2º En tubes d'essai, d'après la méthode de
Roux.

1º CULTURE EN CRISTALLISOIRS CLOS. — La technique générale diffère suivant que le cristallisoir
est ou non muni d'une ouverture latérale.

a) *Cristallisoirs sans ouverture latérale.* — Soulevez
obliquement, *et très peu,* le couvercle du cristallisoir ; portez la pipette ou le fil de platine chargés
de la semence sur la surface de la pomme de terre
et déposez, en traçant des stries superficielles, la

semence sur cette surface. Replacez le couvercle, et portez l'appareil à l'étuve.

b) *Cristallisoirs à ouverture latérale.* — Enlevez le tampon d'ouate qui garnit l'ouverture ; glissez par l'orifice la pipette ou le fil de platine portant la semence, et déposez cette semence en stries sur la pomme de terre ; replacez le tampon d'ouate après l'avoir passé rapidement dans la flamme et portez l'appareil à l'étuve.

Nous conseillons d'employer la pipette à *extrémité finement effilée* pour l'ensemencement des pommes de terre aussi souvent qu'il sera possible de le faire. Avec la pipette on portera directement sur la pomme de terre les cultures provenant de milieux liquides ou liquéfiés ; on y portera aussi, suivant la méthode générale que nous avons exposée ci-dessus, tous les produits de culture en provenance de milieux solides.

Le fil de platine et surtout la palette de platine seront employés à défaut de la pipette, et dans les circonstances où celle-ci est inutilisable ; ils remplissent d'ailleurs parfaitement le but.

2° MÉTHODE DE ROUX. — Dans les tubes contenant une tranche de pomme de terre, tubes dont la forme et la préparation ont été décrites ailleurs, l'ensemencement est d'une extrême facilité, et se fait *comme dans un tube de gélatine ou de gélose.*

Ouvrez le tube qui contient la pomme de terre avec les précautions d'usage, c'est-à-dire en lui donnant une inclinaison telle que les germes atmosphériques ne puissent y tomber. Portez la semence contenue dans une pipette finement effilée, ou à l'extrémité d'un fil de platine, sur la surface de la pomme de terre, et déposez-la en traçant quelques stries superficielles.

Rebouchez le tube, flambez le verre au niveau du

tampon d'ouate, couvrez l'extrémité d'un capuchon de papier filtre ou de caoutchouc, et portez à l'étuve.

Tel est ce procédé qui fait de la culture sur pomme de terre, autrefois si compliquée, si peu sûre, un procédé qui égale en simplicité et en sûreté la culture sur milieux transparents.

CULTURES SUR PLAQUES.

Nous allons décrire ici un procédé tout spécial imaginé par Koch et dont l'introduction dans la technique microbique a constitué un très grand progrès. L'isolement du bacille du choléra a été obtenu par cette méthode.

La culture sur plaques se fait dans la gélatine pure, ou dans la gélatine additionnée de gélose (voy. chap. II), ce qui rend le milieu plus rapidement solidifiable, et moins facilement liquéfiable aux hautes températures de l'été.

Elle peut aussi — avec une légère modification que nous indiquerons — se pratiquer sur gélose. Enfin il existe une méthode de séparation des germes due à M. Lœffler, et dont MM. Roux et Yersin ont su tirer le plus brillant parti pour l'isolement des germes de la diphthérie. Cette méthode de séparation, possible avec la gélose, a été surtout pratiquée avec le sérum.

Nous prendrons pour type de notre description la culture en plaques sur gélatine et gélatine-gélose. Nous indiquerons ensuite les particularités propres à la méthode de culture sur gélose.

CULTURES EN PLAQUES SUR GÉLATINE.

Le principe général de la méthode est le suivant :

On répand dans une faible quantité de gélatine (ou de gélatine-gélose) liquéfiée un nombre de germes aussi faible que possible. Puis on fait solidifier le milieu en l'étalant sur une surface plane. Les germes se diffusent et se développent, chacun isolément, là où ils ont été emprisonnés par la solidification.

La culture sur plaques se prête admirablement à trois opérations :

1° Isolement des divers germes contenus dans un milieu quelconque : eau, sol, matières fécales, tissus, etc.

2° Purification d'une culture impure par la séparation des espèces microbiennes qu'elle contient.

3° Étude de la forme que prend là colonie pure de tel ou tel microbe; cette forme est parfois caractéristique pour un microbe (fièvre typhoïde, choléra, etc.).

Nous décrirons :

A. *Le procédé classique de Koch;*

B. Une modification de ce procédé qui, dans certains cas, peut remplacer avec avantage la méthode un peu compliquée de Koch (*méthode d'Esmarch*);

C. Un excellent procédé dû à Roux, procédé dont l'indication a été donnée par lui dans les *Annales de l'Institut Pasteur* (1887, p. 25);

D. Enfin le procédé de Petri, qui tend à juste titre à devenir le procédé d'élection, et qui a rendu plus simple et plus pratique la méthode de Koch.

CULTURES SUR PLAQUES PAR LA MÉTHODE DE KOCH.

Nous exposerons ce procédé en supprimant tout ce qui n'est pas essentiel, et constitue une sur-

charge d'appareils inutile et en introduisant
d'autre part les modifications aujourd'hui partout
adoptées. Les instruments nécessaires sont :

1° Le petit tambour métallique de Roux supporté
par des vis calantes qui permettent de placer l'appareil dans l'horizontalité parfaite. Deux ajutages

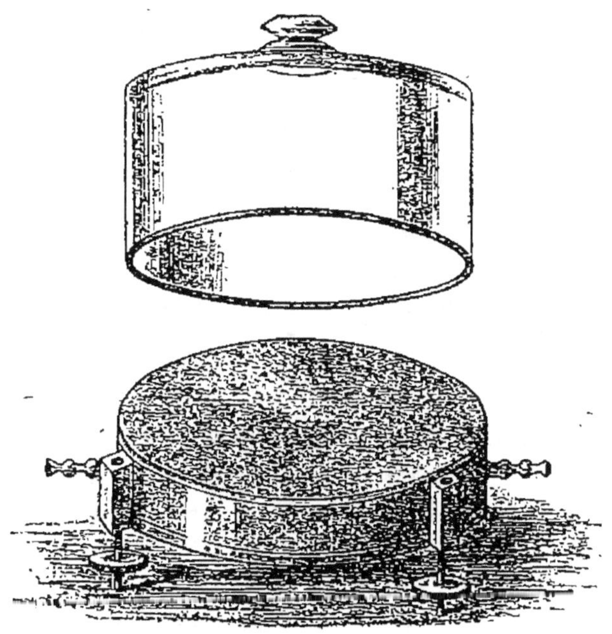

Fig. 39.

latéraux sont disposés de façon qu'une circulation
d'eau puisse se faire à l'intérieur du tambour
(fig. 39).

Une cloche en verre, et un niveau d'eau complètent ce petit appareil très simple.

A défaut de l'appareil de Roux on devra disposer :

D'un triangle en bois à vis calantes (fig. 40);
D'une large plaque de verre;

D'un cristallisoir recouvert d'une plaque de verre très large;

D'un niveau à bulle d'air;

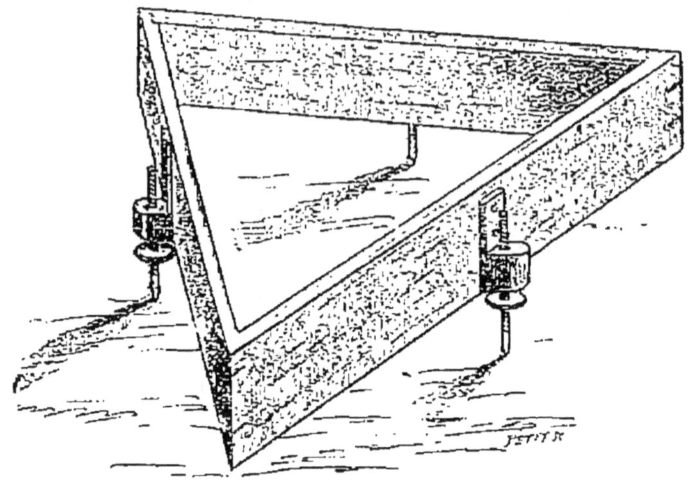

Fig. 40.

2° Une cloche en verre composée de deux parties :
a) Un cristallisoir, recouvert par b), un couvercle

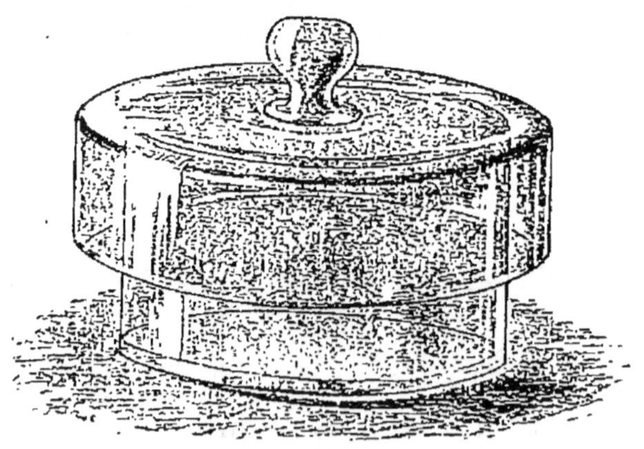

Fig. 41.

de même forme, plus grand et portant sur sa face supérieure un bouton de verre (fig. 41);

3° De petits bancs en verre (fig. 42) ;

4° Des plaques de verre stérilisées et contenues jusqu'au moment où elles devront être mises en

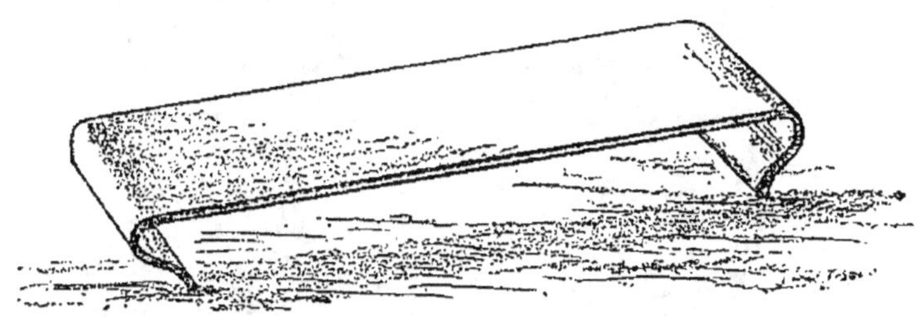

Fig. 42.

usage dans une boîte en tôle stérilisée. Nous avons décrit ailleurs cette partie de l'appareil et sa stérilisation.

Pour mieux faire saisir l'économie générale de l'opération nous choisirons un exemple :

On a dans un tube de gélatine, dans un matras, une culture impure contenant un grand nombre de germes différents, ou bien encore on vient d'ensemencer un tube de gélatine, un matras avec une goutte, une parcelle d'une substance qu'on sait chargée d'une quantité de germes divers (eau, terre, matières fécales, etc.).

Il s'agit de trier ces germes, de les isoler, d'en faire, en un mot, la culture sur plaques.

L'opérateur commence par se laver et brosser soigneusement les mains, qu'il trempe ensuite dans la solution de sublimé à un millième.

Il prépare alors l'appareil de Roux en l'établissant dans l'horizontalité parfaite au moyen du jeu des vis calantes, et établit par les ajutages une circulation d'eau froide à l'intérieur du tambour.

A défaut de l'appareil de Roux on disposera le triangle à vis calantes A sur une table ; sur ce

triangle on placera une large plaque de verre B;
celle-ci recevra le cristallisoir rempli d'eau froide

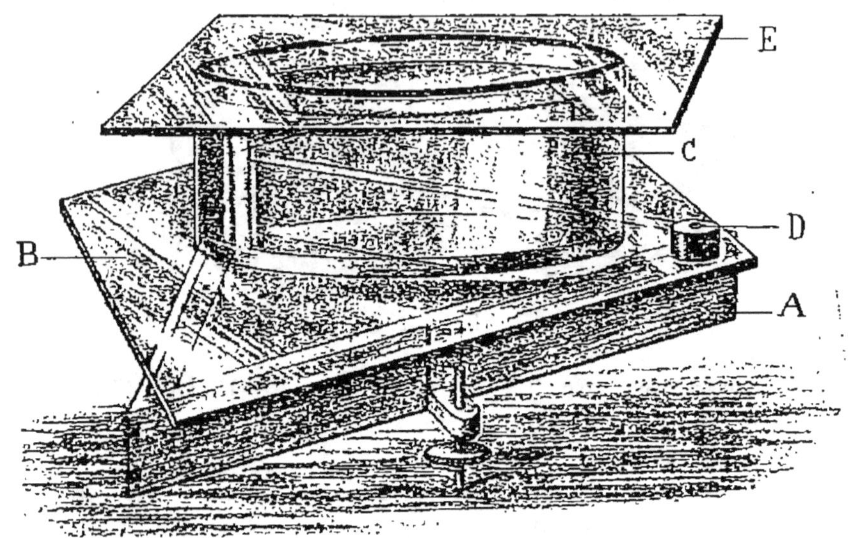

Fig. 43.

ou de glace jusqu'au bord, et le cristallisoir sera
recouvert de sa plaque de verre E (fig. 43).

L'appareil sera placé dans l'horizontalité parfaite au moyen du jeu des vis calantes du triangle
en bois.

Il faut alors préparer la cloche, en faire,
suivant l'expression connue, une *chambre humide
aseptique et antiseptique*. A cet effet les deux parties
qui la composent ayant été d'abord soigneusement nettoyées, on place dans le cristallisoir
une feuille de papier filtre taillée en rond, et d'un
diamètre un peu moindre que le diamètre intérieur
de ce cristallisoir. On verse dans chacune des
deux parties de la cloche une *solution de sublimé* à
1 p. 1000; on la promène sur toute la surface intérieure du cristallisoir; on vide complètement le
cristallisoir supérieur, mais on ne fait écouler

qu'en partie la solution désinfectante du cristallisoir inférieur ; on y laisse la quantité nécessaire
pour tenir le papier filtre humide. On ferme la
cloche, et on la place sur la plaque de verre.

On dispose alors à portée, dans un récipient
rempli de sublimé au millième, trois bancs de
verre, et aussi dans ce même récipient trois
bandes de papier filtre de la largeur et de la
longueur des bancs de verre ; on numérote I, II, III,
ces bandes de papier.

On place encore à portée la boîte en tôle contenant les plaques de verre stérilisées, une lampe à
alcool, un fil de platine fort, et des pipettes.

On prend alors trois tubes de gélatine faiblement
remplis : en hiver on se servira de gélatine pure ;
en été on prendra de la gélatine additionnée de
gélose.

On porte ces tubes à l'étuve ou dans un bain-
marie à 37-40° pour les liquéfier.

Le contenu du tube O *qui renferme la culture
dont les germes doivent être isolés* sera lui-même
rendu liquide de la même façon, s'il ne l'est déjà.

On saisit alors le tube O ; on le place entre le
pouce et l'index de la main gauche, côte à côte avec
un des tubes de gélatine fondue à l'étuve ou au
bain-marie. On débouche l'un et l'autre tube ; avec
une pipette stérilisée (1), et dont l'effilure vient
d'être passée dans la flamme de la lampe à alcool
on aspire un peu du liquide du tube O, et on en
porte une goutte dans un des tubes de gélatine.
Ce tube sera immédiatement bouché et marqué I.
On l'agitera légèrement pour répartir la semence
dans toute l'épaisseur de la gélatine.

Si la culture impure est contenue dans un ma-

____

(1) La pipette nous paraît remplacer avantageusement le fil de
platine fin, terminé en anneau, que les Allemands emploient dans
le même but.

tras, l'opération est aussi simple : avec la pipette on prélève un peu du liquide du matras et on en reporte une goutte dans le tube de gélatine I.

Dans ce tube I on prélève avec une nouvelle pipette un peu de liquide, dont on laisse par le même procédé tomber une goutte dans le second tube de gélatine liquéfiée : on marque ce tube II; on le bouche ainsi que le tube I et on répand la semence dans son contenu en agitant légèrement. Du tube II on porte par la même manœuvre avec une nouvelle pipette une goutte dans le troisième tube de gélatine : tube III.

On doit veiller à ce que les tubes I, II, III, restent toujours en état de liquéfaction jusqu'au moment où on les verse sur les plaques de verre : il est bon de les plonger dans un bain-marie tiède, s'ils ont de la tendance à la solidification.

On couche alors la boîte de tôle, contenant les plaques, horizontalement sur le bord d'une table ; on retire le couvercle ; on saisit une plaque avec une pince flambée et on la pose sur le tambour de Roux, ou sur la plaque supérieure de l'appareil réfrigérant de Koch, et on protège la plaque par la cloche dont est muni à cet effet l'appareil de Roux ou par un cristallisoir approprié, s'il s'agit de l'appareil de Koch.

Il s'agit maintenant de répartir le contenu du tube I sur cette plaque. A cet effet on fait soulever légèrement par un aide la cloche ou le cristallisoir qui protège la plaque. On débouche le tube I, on flambe fortement ses bords à la flamme de gaz ou d'alcool, et on en verse le contenu, ou partie du contenu, suivant les dimensions de la plaque de verre, sur celle-ci. Avec le bord *flambé* du tube on étale la gélatine régulièrement sur la plaque de verre. On remet le couvercle protecteur en place et on laisse, à l'abri des souillures atmosphériques, la gélatine refroidir et faire prise.

Pendant que la gélatine fait prise, on apprête la cloche qui doit recevoir les plaques.

On place dans le cristallisoir inférieur de la cloche de Koch, sur le papier filtre humide, un banc de verre qu'on retire à cet instant de la solution de sublimé où il était plongé, qu'on laisse égoutter une seconde, et qu'on recouvre du papier filtre I. On referme aussitôt la cloche.

Quand la gélatine a fait prise sur la plaque, on enlève cette plaque, et on la porte aussi rapidement que possible dans la cloche sur le banc de verre : on la dispose son grand axe perpendiculaire à celui du banc de verre.

Avant de refermer la cloche on dispose sur le premier banc de verre un autre banc de verre recouvert de son papier filtre II. Les axes des deux bancs doivent être parallèles, les pieds du second portant entièrement sur la face supérieure du premier.

On referme la cloche.

On dispose alors une nouvelle plaque sur le tambour de Roux, ou sur l'appareil réfrigérant de Koch : on y verse avec les précautions ci-dessus énumérées le contenu du tube II; on laisse faire prise et on porte dans la cloche sur le banc de verre II. Sur ce banc de verre on dispose aussitôt un nouveau banc recouvert du papier filtre III : ce banc recevra la plaque qui portera le contenu du tube III, que l'on traitera comme il est dit ci-dessus.

Quand la dernière plaque est en place, l'opération est terminée. La cloche avec ses bancs de verre supportant les plaques prend la figure représentée ci-contre (fig. 44).

On devra s'abstenir, avant le moment opportun, c'est-à-dire avant un développement suffisant des colonies de toute ouverture intempestive de la cloche, qui permettrait aux germes aériens de se déposer à la surface des plaques.

En règle générale, la plaque I, qui occupe le rang inférieur, est trop chargée de germes, et

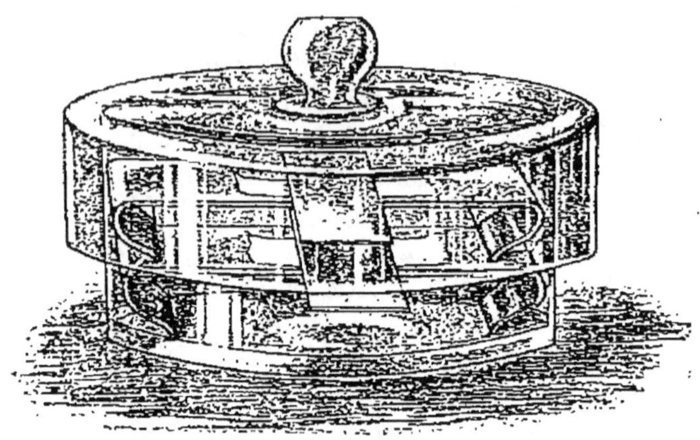

Fig. 44.

souvent liquéfiée en totalité ou en partie : les plaques II et III se prêtent mieux à l'examen et à la prise des colonies.

Il convient, quand l'opération est achevée, de porter la cloche qui contient les plaques dans une étuve réglée de 18 à 22, comme on le fait pour les tubes de gélatine.

Il faut maintenant décrire *l'examen des plaques* et le *prélèvement des colonies*.

Examen des plaques. — Portez sur la platine du microscope (cette platine doit être large, et tous les microscopes à l'usage bactériologique sont aujourd'hui pourvus d'une telle platine) la culture en plaque. Écartez l'éclairage Abbe, servez-vous du plus petit diaphragme et d'un faible grossissement. Vous apercevrez, en faisant passer la plaque sous l'objectif, des colonies de formes diverses.

Prélèvement de la colonie. — Si vous voulez cueillir une de ces colonies, prenez un fil de platine bien stérilisé, ou de préférence une pipette finement effilée et légèrement recourbée à son extrémité. Nous conseillons plutôt la pipette ainsi préparée, à cause de sa fixité plus grande que le fil de platine dont l'extrémité oscille souvent d'une façon gênante. Procédez alors de la façon suivante :

Si la colonie à cueillir est bien isolée, bien en vue sous l'objectif, allez directement la cueillir avec le fil de platine ou la pipette en dirigeant la manœuvre de l'œil.

Si la colonie est entourée d'autres colonies à proximité, et par conséquent mal isolée, maintenez l'œil sur le microscope ; dirigez par tâtonnement l'extrémité de votre fil de platine ou de votre pipette jusqu'à ce que vous l'aperceviez sous l'objectif au milieu de la colonie choisie. Piquez alors celle-ci, et chargez-en l'extrémité de l'instrument.

Dans l'un et l'autre cas on verra que l'opération a réussi lorsque la colonie aura disparu du champ du microscope et qu'il ne restera plus à sa place qu'une surface de gélatine dissociée.

La colonie enlevée sera immédiatement ou examinée sur lamelle, ou ensemencée dans un tube de gélatine, gélose, etc., etc.

Nous avons dit en commençant cet article que la culture sur plaques permettait d'étudier la forme que prend la colonie d'une bactérie donnée. Lorsque possédant une culture pure de tel ou tel microbe on désire connaître la forme des colonies de ce microbe sur la gélatine, on procède de la façon que nous avons indiquée, mais il n'est pas nécessaire alors de faire un aussi grand nombre de plaques : une ou deux suffisent, la première contenant une goutte de la culture originale, la deuxième contenant une goutte du tube d'ensemencement de la première plaque : on aura de cette façon sur l'une et l'autre plaque des colonies suffisamment isolées.

CULTURES SUR PLAQUES PAR LA MÉTHODE D'ESMARCH.

Esmarch a proposé de modifier la méthode de Koch de la façon suivante :

« Il se sert d'un tube à essai ordinaire stérilisé, renfermant de la gélatine nutritive, et bouché par un tampon d'ouate. On liquéfie à une douce chaleur, et on y sème avec un fil de platine ou une pipette stérilisée une trace du liquide à examiner (eau, sang, pus) ; on replace le tampon de coton et on agite lentement deux ou trois fois de façon à répartir également les germes dans la gélatine. » (Straus, *Annales Pasteur*, t. I, p. 93.)

On répartit alors uniformément sur la surface interne du tube à essai la gélatine qu'il contient, et on la laisse s'y solidifier en plaçant le tube, horizontalement maintenu, sous le robinet d'eau froide et en lui imprimant un mouvement rapide de rotation : on a alors la *plaque enroulée* d'Esmarch.

Au bout de quelques jours, suivant la température, on voit apparaître à la face interne du tube les colonies bactériennes, qui se comportent comme celles qu'on observe sur les plaques ordinaires. On peut les examiner à la loupe, ou à un faible grossissement au microscope. Si on veut prélever une parcelle d'une colonie pour l'examiner au microscope ou la semer, on se servira d'une aiguille de platine comme à l'ordinaire ; cette recherche peut se faire aussi aisément au microscope, l'aiguille pouvant être appliquée contre le rebord de l'ouverture du tube, ce qui a l'avantage de donner un point d'appui facilitant la manipulation. »

Le procédé d'Esmarch présente sur celui de Koch l'avantage qu'on peut, sans crainte d'infection de la nappe de gélatine, examiner les colonies, et les cueillir.

Un point défectueux est la forme droite du tube : on ne saurait en effet donner à ce tube une horizontalité parfaite pendant les manœuvres du refroidissement, sous peine de mouiller le tampon d'ouate avec la gélatine et de déterminer d'abord l'adhérence de ce tampon à la surface de la gélatine et plus tard la souillure de celle-ci.

CULTURES SUR PLAQUES PAR LE PROCÉDÉ DE ROUX.

Roux a indiqué un procédé de cultures sur plaques qui a l'avantage de permettre la conservation pure des microbes à évolution très lente, tels que celui de la tuberculose.

Aux plaques il substitue « des tubes de verre longs de 25 à 30 centimètres et larges de 2 à 3 centimètres (fig. 45). Une petite quantité « de gélatine, de gélatine et gélose ou de gélose glycérinée (suivant les cas) « est introduite au fond des tubes, que l'on ferme avec un tampon de coton et que l'on stérilise à l'autoclave à 115°. Pour les utiliser il suffit de faire fondre la gelée nutritive, et de l'ensemencer alors qu'elle est encore liquide.

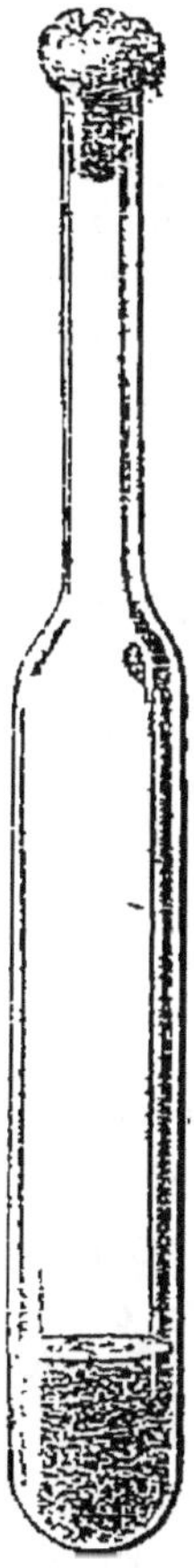

» On agite vivement, et on couche le tube sur un plan horizontal : la gelée nutritive s'étale et se moule sur la paroi inférieure du tube. Elle est ainsi répartie sur une

Fig. 45.

grande surface, et si l'ensemencement a été convenablement fait, les colonies qui se développeront seront parfaitement isolées. La couche solide doit être mince pour que l'on puisse facilement examiner les colonies, au microscope, à travers le verre. Le tube est fermé avec un capuchon de caoutchouc, et il peut rester à l'étuve, le cas échéant, aussi longtemps qu'il est besoin, sans se dessécher. Il est facile de l'examiner, et même de faire une prise dans une colonie isolée sans avoir à craindre l'introduction des germes étrangers de l'air.

» S'il se forme des colonies à la superficie de la couche nutritive, et s'il est nécessaire de les examiner par leur surface libre, avec un diamant monté sur une tige rigide, on fait un trait sur la paroi intérieure du tube de chaque côté et parallèlement à la surface de la gelée nutritive ; on sépare ainsi le tube en deux demi-cylindres dont l'un contient la culture étalée. Il est facile d'examiner cette gouttière tout comme une plaque sur la platine du microscope. »

PROCÉDÉ DIT DES BOÎTES DE PETRI.

Les boîtes de Petri sont, nous l'avons dit, de petits cristallisoirs en verre de Bohême, disposés par paire de telle façon qu'un cristallisoir recouvre l'autre, et que les deux constituent une sorte de *boîte*, véritable réduction de la grande cloche de Koch. Nos figures 7 et 7 *bis* montrent l'appareil.

Les boîtes de Petri se stérilisent au four Pasteur ou mieux encore à l'autoclave.

Quand le moment est venu de s'en servir, on soulève aussi peu que possible le *couvercle* de la boîte, et on verse dans le cristallisoir inférieur le tube de gélatine qui contient la dilution de semence à répartir. On replace le couvercle et on agite doucement de façon à répartir également le milieu de culture.

La gélatine *prise*, les boîtes de Petri peuvent être laissées ensuite à la température du laboratoire, ou mises à l'étuve à 18-22°.

On pourra avec avantage si l'on craint la dessiccation de la gélatine qui en effet se produit dans ce procédé, mettre les boîtes de Petri dans une *chambre humide* de Koch (Voy. ci-dessus).

Tel est ce petit appareil de toute simplicité, dont la manœuvre est aisée, et qu'on doit recommander entre tous pour la culture en plaques.

L'examen de la gélatine étalée, le prélèvement des colonies s'y fait de la même façon que sur les plaques de Koch.

CULTURE EN PLAQUES SUR GÉLOSE.

Nous décrirons : 1° La méthode ordinaire qui s'applique à la séparation des germes, à l'étude des formes de leurs colonies dans la gélose.

2° La méthode de séparation de certains microbes, méthode qui, nous l'avons dit, est applicable à la gélose comme au sérum, mais a surtout été pratiquée avec le sérum (Roux et Yersin).

1° Employez les boîtes de Petri, à l'exclusion de tout autre appareil. Versez « dans une boîte de Petri stérilisée le contenu d'un tube de gélose stérile que l'on a préalablement liquéfiée sur la flamme du gaz, ou au bain-marie ; on laisse la gélose faire prise, dans la plaque, par refroidissement, à l'abri de l'air.

« On fait alors, avec l'anse de platine chargée des microbes que l'on désire séparer, 6 ou 7 stries à la surface du milieu nutritif. Ces stries, que l'on peut disposer de façon qu'elles forment un quadrillage, doivent être faites légèrement, en promenant simplement l'aiguille sans la recharger à la surface de la gélose. L'anse de platine se dépouille des germes au fur et à mesure qu'on l'essuie pour ainsi dire sur la gélose, et les colonies du microbe seront suffisamment espacées pour être isolées ensuite les unes des autres, et pour pouvoir être, par conséquent, prélevées avec pureté. (R. Wütz.)

2° Prenez 5 à 6 tubes de gélose ou de sérum — là manœuvre est la même — numérotez-les.

Promenez sur la surface inclinée de chacun d'eux successivement, de façon à y faire rapidement quelques stries, le fil de platine chargé de la substance qui contient les germes à isoler. Le fil de platine ne doit pas être rechargé pendant toute la durée de l'opération.

Les premiers tubes contiendront des colonies pressées et peu reconnaissables, les derniers montreront des colonies parfaitement isolées et distinctes, qu'il sera facile d'aller cueillir pour les examiner et les repiquer.

CHAPITRE VI

TECHNIQUE GÉNÉRALE DES CULTURES.

(*Suite.*)

LES ANAÉROBIES.

La culture des anaérobies est d'une haute importance en microbie; il semble pourtant qu'elle soit redoutée de la plupart des élèves. Elle ne présente cependant aucune difficulté majeure. La culture des anaérobies en milieux liquides est des plus simples; la culture sur milieux solides, la séparation des espèces anaérobies sur gélatine ou gélose est plus complexe, mais les tours de main qui permettent de la réaliser s'apprennent bien vite.

Nous donnerons à ce chapitre plus de développement qu'il n'en comportait dans la première édition de ce *Précis*, de façon à permettre à l'élève de faire un choix parmi les divers procédés, et de s'adresser à celui que les moyens à sa disposition lui permettront le mieux de réaliser.

Nous exposerons successivement :
I. La culture dans les milieux liquides;
II. La culture dans les milieux solides : gélatine et gélose d'une part, pomme de terre d'autre part;

III. La séparation des espèces anaérobies par la culture en gélatine ou en gélose.

Quelques généralités sont applicables à tous ces modes de culture : nous devons les exposer d'abord.

Pour entreprendre les cultures dans le vide, il faut disposer :

a) D'une machine à faire le vide;
b) D'un gazomètre rempli de gaz inerte.

a) Pour faire le vide, deux appareils sont indiqués :

1) La machine pneumatique à mercure d'Alvergniat;

2) La trompe à eau, d'Alvergniat.

1) La machine pneumatique à mercure d'Alvergniat (fig. 46) est un appareil d'une perfection absolue, permettant de pousser le vide jusqu'aux dernières limites. Le seul inconvénient de ce bel appareil est son prix très élevé.

Il convient d'ajouter cependant qu'il existe un modèle simplifié, aujourd'hui d'un usage courant dans les laboratoires de bactériologie, et que ce modèle, beaucoup moins coûteux, suffit amplement à la culture des anaérobies. Notre figure 47 le représente et la légende en décrit suffisamment l'usage.

2) La trompe à eau est d'un prix plus modique, et partout où l'on dispose d'un écoulement d'eau à forte pression, on aura tout avantage à l'adopter. On se rappellera cependant que le vide opéré par cet appareil, représenté figure 48, est moins parfait que le vide fait par la machine pneumatique à mercure, et que le rinçage des milieux de culture avec le gaz inerte s'impose absolument, quand on fait usage de la trompe, tandis qu'il

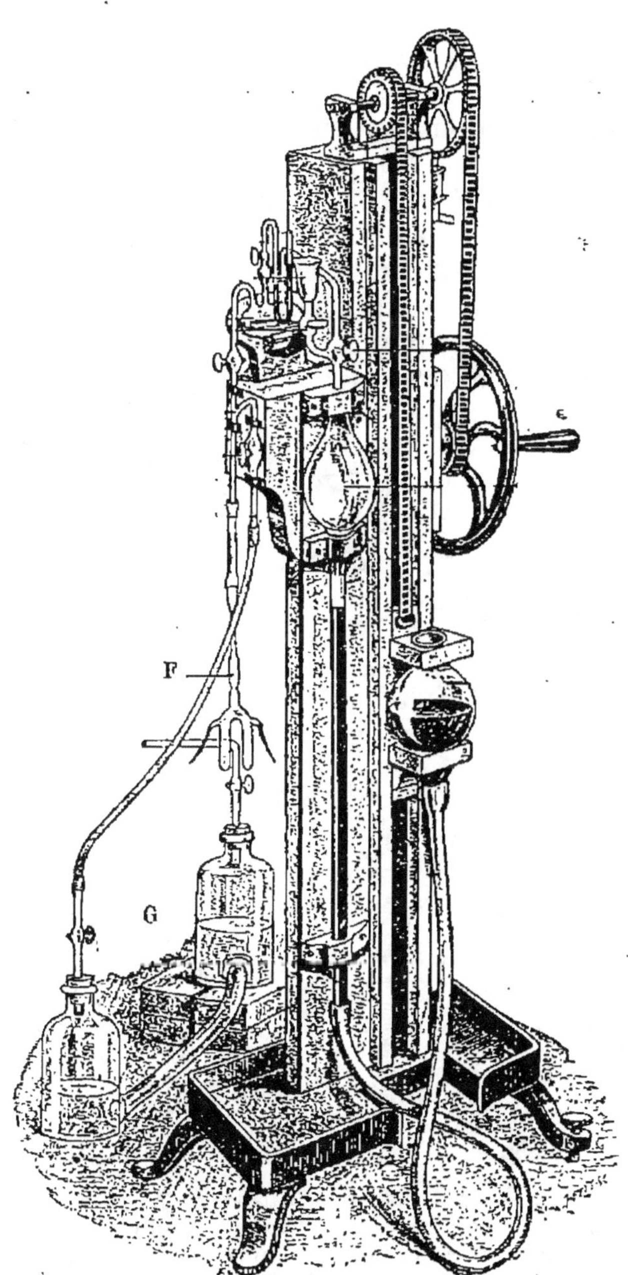

Fig. 46.

Cette figure représente un des grands modèles de la machine d'Alvergniat. Le lecteur se reportera au catalogue de la maison pour
tous détails sur l'usage de l'appareil. — F est un tube double de
Pasteur. — G est un gazomètre à hydrogène ou à tout autre
gaz inerte.

est facultatif quand on emploie la machine pneumatique.

On peut employer soit la trompe en verre qu'on
monte facilement soi-même
sur un robinet d'eau avec
un ajutage en caoutchouc
fort, soit la trompe avec
garniture métallique qu'on

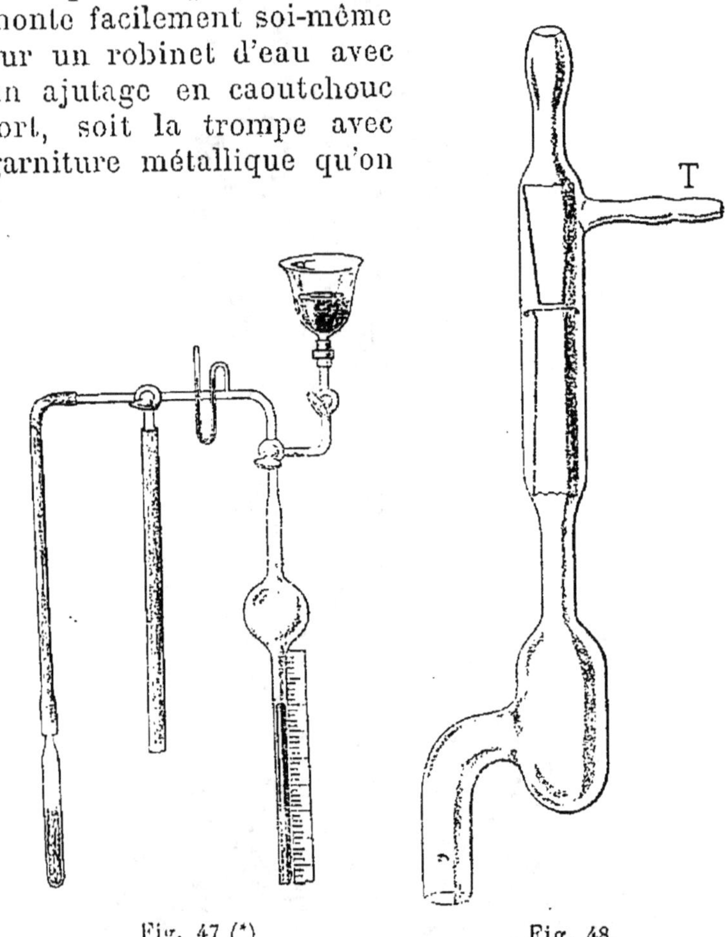

Fig. 47 (*)   Fig. 48.

(*) Cette figure est un schéma du petit modèle d'Alvergniat. On y voit
à gauche un tube à vider d'air; au milieu est un tube de caoutchouc destiné à se relier avec le gazomètre à hydrogène.

trouve communément dans le commerce, ce qui est
préférable.

On saura que lorsqu'on fait usage de la trompe

montée extemporanément sur un robinet d'eau, l'ajutage en caoutchouc qui fera suite à la branche T dans le montage de l'appareil complet devra recevoir soit un robinet mobile, soit une pince à pression de Morh, destinés l'un ou l'autre à fermer toute communication entre la trompe et le récipient que l'on vide : cette communication doit être fermée en règle la *trompe marchant encore*. Si on arrêtait d'abord l'écoulement de la trompe, le vide étant plus parfait dans le récipient qu'on a purgé d'air que dans la trompe, l'eau jaillirait dans ce récipient.

Les trompes avec garniture métallique sont toujours munies d'un robinet de ce genre.

b) Le gaz inerte doit être l'hydrogène, et non l'acide carbonique.

Le gaz est contenu dans un gazomètre à eau, du modèle bien connu dans les laboratoires de chimie. Notre figure 46 représente cet appareil.

Le gaz hydrogène doit être absolument pur. On le fabriquera de préférence avec du zinc pur et de l'acide chlorhydrique ou sulfurique purs; on le lavera et on le débarrassera, dans une série de flacons laveurs contenant eau, potasse, azotate d'argent et acide sulfurique, des dernières traces d'impuretés qu'il aurait pu entraîner, de telle façon qu'il arrive pur dans le gazomètre. L'eau du gazomètre recevra en outre une solution d'hydrosulfite de soude.

Quelques auteurs font usage du gaz d'éclairage : c'est un procédé simple, mais le gaz d'éclairage ne vaut pas l'hydrogène.

Il est bon de disposer les choses de telle façon que le *récipient* qui contient la culture à purger d'air, la *machine* à faire le vide — trompe à mercure, ou trompe à eau — et le *gazomètre* soient reliés de manière que le récipient communique à volonté soit avec la machine à vide soit avec le gazomètre par un simple jeu de robinet.

La machine d'Alvergniat se prête admirablement à cette disposition; on peut y adapter à la fois et le tube d'amenée du gaz inerte et le récipient à vider d'air, et par un jeu de robinets vider le récipient d'air, le remplir de gaz à volonté, enlever ce gaz à son tour, etc., etc. (voy. fig. 46).

Quand on fait usage de la trompe on peut adopter le modèle suivant (fig. 49) ou tout autre analogue :

Soit R un robinet à trois voies faisant communiquer deux à deux : A, le tube relié à la trompe T, *tube de vide ;*

B, le tube en caoutchouc fort monté sur une des tétines du robinet à trois voies et supportant le récipient qui contient le milieu de culture ;

C, le tube d'amenée du gaz hydrogène.

Sur le trajet du tube A on interposera en un point quelconque F un baromètre ou un indicateur métallique de vide.

Le robinet à trois voies et les tubes mettant ce robinet en communication avec la trompe d'une part, avec le gazomètre d'autre part, et tout au moins le premier de ces tubes, seront de préférence en *cuivre*. Les montures en verre sont d'un usage beaucoup moins recommandable.

L'appareil ainsi monté est somme toute de prix assez peu élevé.

I. — Culture dans les milieux liquides.

Nous conseillons de pratiquer la culture des anaérobies en milieux liquides dans l'un des appareils suivants :

a) Tube double (en U) de Pasteur ;

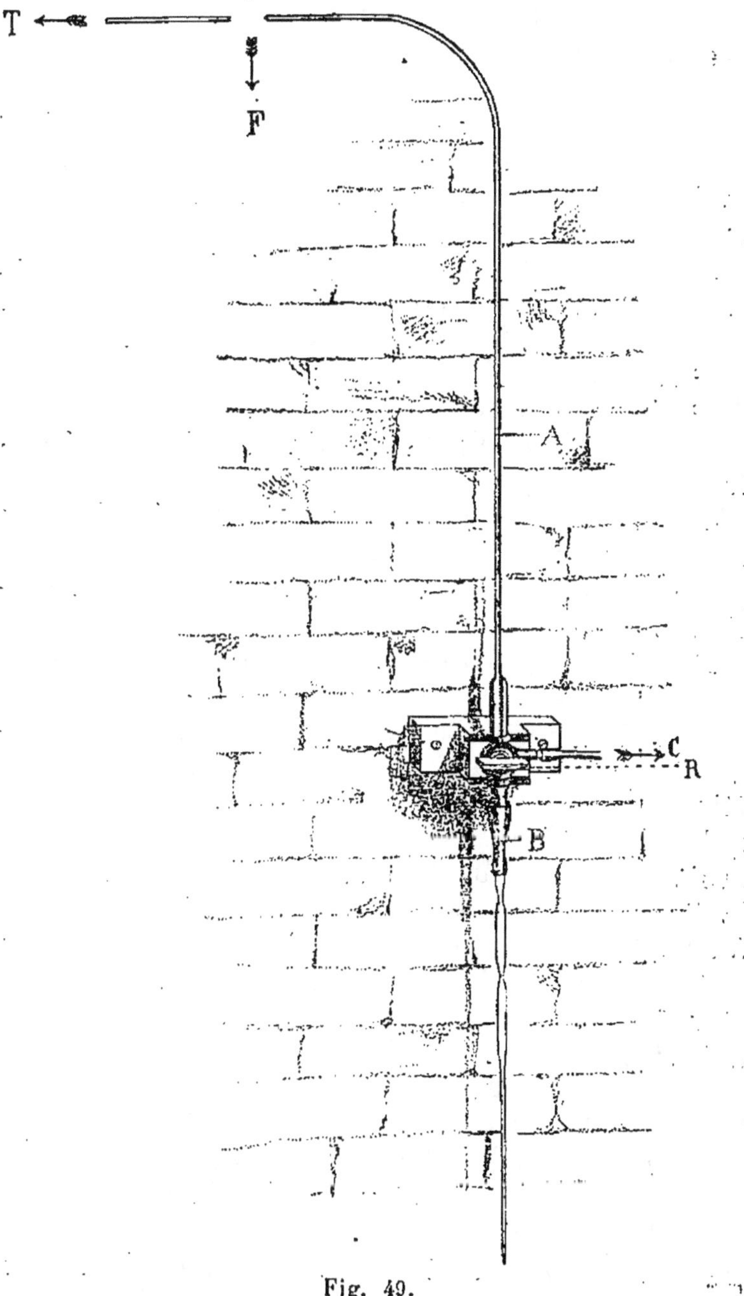

Fig. 49.

b) Tube simple de Pasteur;

c) Pipette de Pasteur.

a et b) *Culture dans le tube en U et dans le tube simple de Pasteur*. — Nous avons donné au chapitre I la description de ces appareils et la façon de les mettre en état.

Nous les supposons donc bouchés à l'ouate et stériles au moment où il va s'agir d'en faire usage.

La technique de l'opération comprend :

1° La préparation du tube;

2° L'ensemencement ;

3° L'extraction de l'air, et la substitution éventuelle de H ;

4° La fermeture du tube ensemencé, vide, ou rempli de H. Cette opération ne mérite pas une place à part; elle sera décrite à la suite de la troisième.

1° *Préparation du tube*. — Nous nous occupons d'abord d'un tube double (fig. 34). Sur un tube double de Pasteur, tel que le représente la figure 9, chapitre I, stérilisé et bouché à l'ouate, étirez à la flamme du chalumeau à gaz la partie B qui surmonte le tampon d'ouate; coupez le tube droit en H au-dessus de cette effilure, et rodez à la flamme l'extrémité coupée en lui donnant la forme représentée ci-contre, c'est-à-dire faites de cette extrémité une sorte de tétine qui pénétrera plus facilement dans le tube de caoutchouc qui doit la supporter.

Donnez alors sur la flamme à chacun des petits tubes latéraux la direction DEF, D'E'F' (la direction première DEG, D'E'G″ est marquée en pointillé sur la figure), et étirez à la flamme assez finement l'extrémité F, F'.

Ainsi préparé, le tube double prend la forme ci-contre (fig. 50).

La préparation d'un tube simple est exactement la même, et ce tube prend la forme de la figure 51.

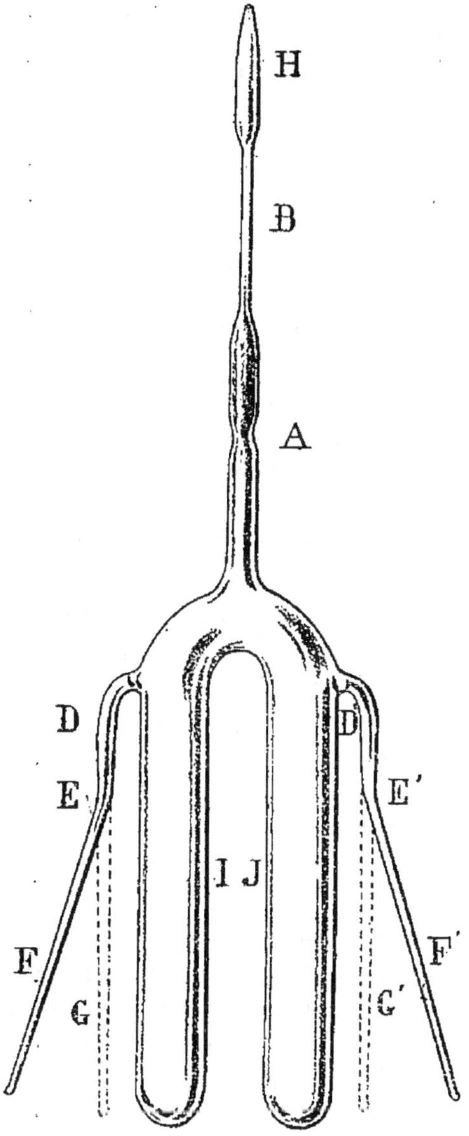

Fig. 50.

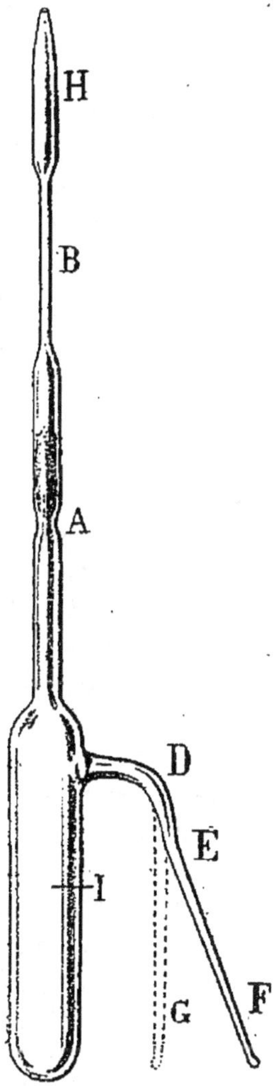

Fig. 51.

2° *Ensemencement.* — Portéz la semence, quelle

qu'elle soit, quelle que soit sa provenance, dans le bouillon stérile d'un matras Pasteur.

Coupez alors l'extrémité effilée F d'un des petits tubes latéraux, flambez sa surface extérieure, et laissez refroidir. Introduisez l'effilure F dans le matras, et aspirez par l'extrémité H le bouillon ensemencé dans la branche I du tube. Retirez l'effilure quand vous jugez la quantité de liquide suffisante dans la branche I, soufflez par H de façon à expulser le liquide qui reste dans F, et flambez fortement la surface de cette effilure. Fermez alors l'extrémité de F sur la lampe à alcool.

Emplissez par une manœuvre identique la branche J par l'effilure F' d'un bouillon *non ensemencé* qui servira de *témoin*, ou qui pourra plus tard à son tour être ensemencé par une goutte de la culture contenue en I.

L'ensemencement d'un tube simple se fait par les mêmes procédés : ce que nous avons dit de l'ensemencement de la branche I du tube double s'applique à l'ensemencement du tube simple.

3° *Extraction de l'air, et substitution éventuelle de H.* — Le tube étant ainsi ensemencé, on peut se proposer : soit de le vider d'air, c'est-à-dire de faire une *culture dans le vide*; soit de le vider d'air, mais de le remplir ensuite et le laisser rempli de gaz inerte, c'est-à-dire de faire une culture dans le gaz inerte.

L'opération est des plus simples dans l'un et l'autre cas; elle s'exécute aussi bien avec la machine pneumatique à mercure qu'avec la trompe à eau, un gazomètre à hydrogène étant d'ailleurs le complément nécessaire de l'appareil.

Veut-on avec la machine d'Alvergniat *faire la culture dans le vide*, on suspend le tube simple ou double au caoutchouc destiné à le recevoir, et, par des manœuvres que nous ne décrirons pas, on y fait le vide. Il n'est pas nécessaire, mais il n'est pas mauvais, de rincer une fois ou deux le tube vidé d'air avec du gaz hydrogène qu'on extrait ensuite. Le vide étant fait on fond le tube en B avec une flamme de gaz, on le ferme sous le vide en le séparant de la machine et on porte dans l'étuve à + 37°.

Pendant les manœuvres de vide « au moyen d'une petite flamme à gaz, appliquée avec précaution, on détermine l'ébullition à basse température dans les deux branches (ou la branche unique) pour bien chasser tout l'air. Les bulles produites viennent crever sur les parois du tube légèrement chauffé dans sa partie supérieure. » (Roux.)

Quand on fait usage de la trompe, on suspend par le moyen d'un caoutchouc épais au robinet à trois voies qui communique d'autre part avec la trompe et avec le gazomètre, le tube simple ou double (fig. 49).

On ouvre alors la communication avec la trompe; le vide s'opère. Pendant les manœuvres du vide il faut, ici, comme dans le cas précédent, au moyen d'une petite flamme de gaz déterminer l'ébullition dans les deux branches ou la branche unique du tube, et d'autre part chauffer la paroi du ou des tubes dans leur partie supérieure de façon que les bulles de gaz viennent crever au contact de cette paroi, et que le liquide ne soit pas entraîné avec elles dans la partie effilée du tube vers le bouchon d'ouate.

Le vide étant partiellement fait, remplissez à deux ou trois reprises le tube de gaz hydrogène que vous extrairez chaque fois à l'aide de la trompe, et après la dernière opération, le tube étant complètement privé d'air, fermez-le en fondant à la flamme du gaz le verre au niveau de l'étranglement B, au-dessus du tampon d'ouate.

Portez le tube de culture à l'étuve.

La *culture dans le gaz inerte* à l'aide de la machine pneumatique à mercure s'effectue de la façon suivante :

Reliez le tube double ou simple à la machine pneumatique à mercure, comme il a été dit ci-dessus. Faites le vide. Faites passer une première fois l'hydrogène dans le tube, extrayez le gaz; remplissez alors une fois encore avec H, et fermez le tube en B *sous le courant de gaz.*

Portez la culture dans l'étuve.

L'opération avec la *trompe* diffère peu : le vide étant fait dans le tube simple ou double, faites-y passer à plusieurs reprises l'hydrogène pour chasser les dernières traces d'air; remplissez une dernière fois avec H, et, *le gaz passant toujours,* fermez à la flamme le tube, qui restera ainsi rempli du gaz inerte.

Portez le tube à l'étuve.

« Pour faire une prise du liquide contenu dans l'intérieur du tube (simple ou double) sans introduire d'impureté dans la culture, il faut casser le tube effilé B au-dessus du tampon d'ouate, laisser rentrer l'air (1) et incliner le tube pour faire sortir un peu du liquide par l'effilure latérale préalablement ouverte et passée dans la flamme. L'introduction de l'air arrête la culture. Si on veut qu'elle continue, il faut ouvrir le tube de façon à ce qu'il se remplisse du gaz inerte. Pour cela, après avoir fait un trait à l'extrémité du tube B, on l'adapte à un tube de caoutchouc relié au gazomètre, on casse la pointe dans le tube de caoutchouc, et le gaz remplit l'appareil. » (Roux.)

c) *Culture dans les pipettes Pasteur.* — Nous employons depuis longtemps ce procédé de toute sim-

---

(1) L'air rentrant filtre sur le tampon d'ouate.

plicité qui donne les meilleurs résultats, et a l'avantage d'être de facile exécution et de n'exiger d'autre appareil qu'une simple pipette
qu'on peut confectionner soi-même.

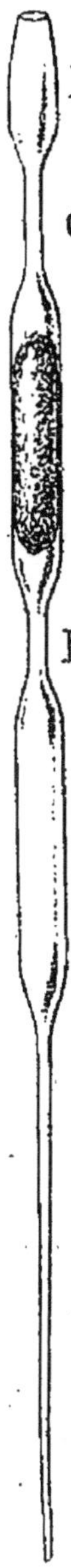

Prenez un tube de verre *fort* et de diamètre supérieur à celui qui sert communément à fabriquer les petites pipettes. Les
tubes que nous employons ont 10 millimètres de diamètre.

Opérez tout d'abord comme pour fabriquer une pipette ; vous obtiendrez la forme
connue déjà représentée figure 13.

Faites alors un étranglement court en B,
poussez l'ouate jusqu'à l'étranglement, et
achevez en pratiquant au-dessus de l'ouate
en C un étranglement tel qu'il puisse être
facilement fondu à la flamme de gaz ou
d'alcool, puis en bordant l'extrémité H de
telle façon qu'elle forme tétine pour s'adapter plus facilement au caoutchouc de la
conduite de vide.

Vous avez en résumé alors l'appareil représenté (fig. 52). Il est bien entendu que
l'extrémité effilée est fermée.

Portez l'appareil terminé dans le four à
flamber. Après stérilisation il est prêt pour
l'usage.

Voici comment l'opération doit être conduite avec ces tubes. Un matras Pasteur
rempli de bouillon stérile vient de recevoir la semence destinée à pousser dans le
vide ou dans un gaz inerte.

Passez l'effilure de votre pipette dans la
flamme, brisez-en la pointe, coudez légèrement l'effilure, plongez-la dans le matras ouvert suivant les règles posées au
chap. IV et aspirez par H le liquide ensemencé que

Fig. 52.

vous ferez ainsi passer dans le corps de votre pipette.

Il n'est pas bon que le liquide monte jusqu'à l'étranglement B : n'emplissez le corps de la pipette qu'aux deux tiers. Retirez l'effilure, fermez-la à la lampe *aussi près que possible du corps de la pipette.*

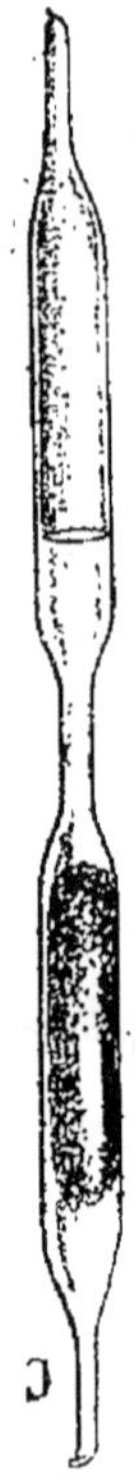

Il suffira dès lors d'adapter H à la machine pneumatique d'Alvergniat ou à la trompe pour que les opérations de *culture dans le vide*, de culture dans l'hydrogène se fassent exactement comme avec le tube simple de Pasteur. Tout se passe absolument comme ce que nous avons décrit ci-dessus.

L'opération terminée on fond C à la flamme de gaz ; on ferme le tube en cet endroit, on le sépare de la machine à vide et on porte à l'étuve le tube qui a pris la forme ci-contre (fig. 53).

Veut-on faire une prise dans la culture, rien de plus simple : ouvrez en C par un trait de lime — si le tube était vide, l'air ne rentrerait qu'en filtrant sur l'ouate. — Faites alors un trait sur le verre au niveau du milieu du tampon d'ouate, complétez la section avec le charbon de Berzélius ou une pointe de verre rougie à la flamme du chalumeau, et détachez la rondelle de verre ainsi sectionnée.

Fig. 53.

Rien ne sera plus facile que d'aller puiser dans la culture avec une pipette ordinaire, en prenant toutes les précautions requises et indiquées dans nos chapitres précédents : stérilisation de l'effilure de la pipette aspirante, flambage de la pipette qui contient le liquide au niveau de son ouverture, rebouchage immédiat avec l'ouate, flambage de l'ouate et des parois à son niveau, etc.

La culture, une fois la pipette ouverte, ne pousse plus, mais elle peut se garder sans crainte de contamination. On peut au besoin fermer au-dessous de l'ouate en B, et conserver alors indéfiniment dans le petit tube clos de toutes parts.

Pour pratiquer de *grandes cultures* d'anaérobies, il faut avoir recours à une autre technique et les appareils suivants permettront facilement d'atteindre le but.

On peut faire construire un ballon à parois capables de résister à la pression atmosphérique. Ce ballon sera muni d'une tubulure latérale et d'une tubulure supérieure. Il aura sauf la forme du récipient la figure d'un *tube simple* de Pasteur et sera traité de tous points comme on traite cet appareil.

M. R. Würtz a donné la description d'un appareil simple, d'exécution facile et qui nous paraît aussi remplir le but cherché (fig. 54).

« C'est dit-il, un flacon d'un litre, à gros col fermé par un bouchon en caoutchouc à deux trous.

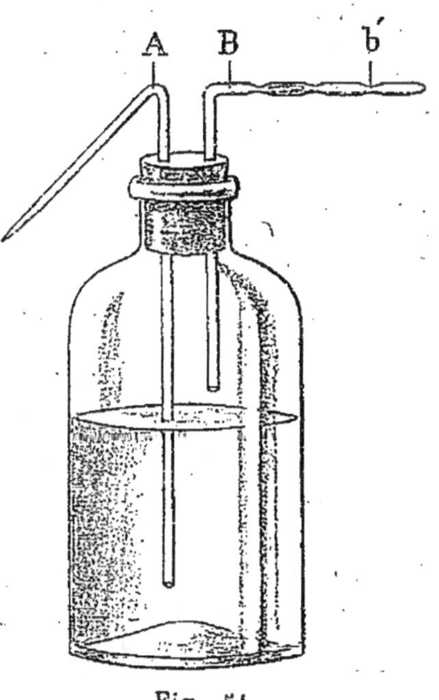

Fig. 54.

» Dans ce bouchon passent deux tubes en verre : l'un A va jusqu'au fond du flacon, l'autre jusqu'au col seulement. Ils sont recourbés tous deux. Le tube A se termine par une effilure mince. Le tube B porte deux étranglements, l'un au sommet de la courbure, l'autre près de son orifice libre B. Tous deux sont garnis d'ouate.

» Pour se servir de cet appareil on le remplit de bouillon à moitié ou aux deux tiers, et on le stérilise à l'autoclave à 115° pendant quinze minutes. Quand il est froid on ensemence son contenu en flambant l'effilure A que l'on casse, et que l'on plonge dans le tube de culture dont on veut semer une trace. On aspire quelques gouttes, on ferme l'effilure à la lampe *et on fait le vide dans le flacon.* Avant de fermer l'effilure, on fera barboter de l'hydrogène de A en B. On ferme B au point b', à la lampe, et on porte le flacon ainsi ensemencé à l'étuve. Pour prélever la culture, on ouvre en b', l'air rentre, se filtre sur la bourre B; on ouvre l'effilure A et l'on recueille la culture en soufflant par l'orifice B. »

II. — Culture dans les milieux solides.

Que le procédé s'adresse à la gélatine, à la gélose ou à la gélatine gélose, il est identique. Lors donc que nous traiterons d'un seul de ces milieux, le lecteur entendra que le procédé s'applique également aux deux autres.

La pomme de terre doit être traitée à part, le procédé de culture à l'abri de l'air qu'elle réclame est tout particulier.

a. CULTURE DES ANAÉROBIES DANS LA GÉLATINE.

1. Voici d'abord un procédé qui n'exige ni appareil à vide, ni gaz inerte : il est fondé sur l'addition aux milieux nutritifs de substances facilement oxydables, et favorisant par cela même le développement des anaérobies semés dans ces milieux.

« Kitasato et Weil ont fait des recherches sur les substances oxydables qu'on peut ainsi utiliser, et recommandent deux préparations :

» 1° Gélose nutritive ordinaire — ou gélatine — additionnée de 0,3 ou 0,5 p. 100 de *formiate de soude*.

» 2° Même substance nutrititive, additionnée de 0,1 p. 100 de sulfo-indigotate de soude. » (Salomonsen.)

L'addition de 2 p. 100 de glucose (Liborius) favorise par le même mécanisme le développement des anaérobies.

Emplissez donc des tubes à essai du milieu nutritif ainsi préparé « jusqu'à 5 centimètres de l'orifice du tube, de manière que la colonne *bleu foncé* de gélose ait 10 centimètres de haut. On devra ensemencer avec une aiguille de platine très longue, de façon à porter la culture le plus loin possible du contact de l'air. Avant de reboucher le tube, on y versera pour plus de sûreté, avec une pipette une *couche de 1 centimètre de haut de pétrole ou d'huile stérilisés*. On rebouche le tube et on le met à l'étuve à + 37° (s'il s'agit de gélose). Souvent au bout de douze heures déjà il se produit des gaz abondants qui peuvent parfois projeter le bouchon hors du tube. En tous cas, on observe une décoloration du tube : la glucose et le sulfo-indigotate s'oxydant facilement sous l'influence du développement des microbes, s'emparent de l'oxygène dissous ou contenu dans le tube : ce tube qui était bleu noir avant l'ensemencement devient jaune foncé : l'indigo bleu passe à l'état d'indigo blanc. » (R. Würtz.)

2. M. Würtz a imaginé un procédé de facile exécution, basé sur l'ébullition du milieu nutritif sous un courant de gaz inerte (M. Würtz emploie le gaz d'éclairage toujours à portée dans les laboratoires). Quand l'air est chassé du milieu nutritif, on verse

sur le milieu une couche d'un liquide *isolant* pétrole ou huile. On laisse refroidir, et on ensemence sous un courant de gaz.

Voici la description que M. Würtz donne de son procédé.

« On prend un tube de gélose sucrée à 2 p.100 ou de gélose ordinaire — ou de gélatine — et on le fixe verticalement à l'aide d'un support et d'une pince. On remplace le tampon d'ouate par un bouchon

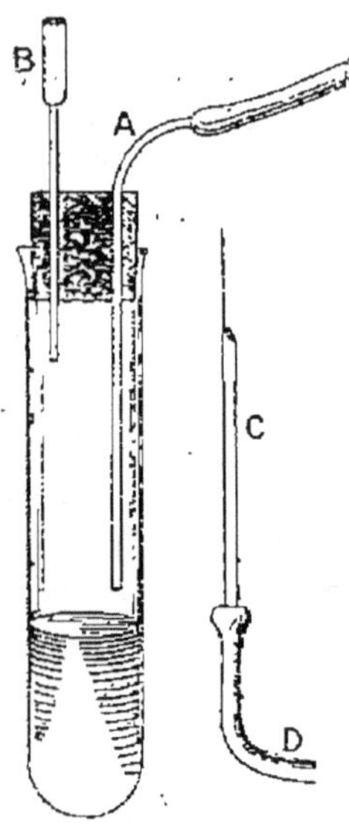

de caoutchouc muni de deux tubes de verre A et B. Le tube A qui doit à son extrémité inférieure effleurer le milieu nutritif est embranché sur un tuyau de caoutchouc relié à un bec de gaz d'éclairage. On fait passer le courant de gaz cinq minutes, et pendant ce temps on fait bouillir la gélatine à l'aide d'un bec Bunsen. Pendant tout le temps que le gaz d'éclairage passe dans le tube, il ne peut s'en dissoudre dans la gélose qui est en ébullition. Au bout de quatre à cinq minutes, on ferme le robinet et on verse immédiatement par

Fig. 55.

le petit entonnoir B qu'il est facile de faire soi-même — en effilant un tube à essai — 1 ou 2 centimètres cubes de pétrole *stérilisé*. » On laisse alors le milieu faire prise par le refroidissement. « On enlève ensuite le bouchon de caoutchouc, et on le remplace par le bouchon d'ouate ordinaire. Pour ensemencer, on incline le tube de façon à mettre à nu la moitié de la surface de la gélose, et on fait la piqûre au moyen d'un fil de platine *monté sur la paroi d'un tube de verre*, en rapport lui-même par le tuyau D avec une conduite de gaz qui reste ouverte pendant tout le temps de l'opération. »

Le procédé de M. R. Würtz donne d'excellents résultats, nous avons pu nous en assurer maintes fois.

M. Roux a donné la description de deux procédés rigoureux pour culture des anaérobies dans les milieux solides.

L'un de ces procédés (3) est basé sur le barbotage de gaz inerte dans le milieu nutritif de façon à chasser absolument toute trace d'oxygène. Le deuxième (4) plus complexe est basé sur la production du vide dans le milieu et l'ensemencement dans un courant de gaz inerte.

Nous empruntons à M. Roux la description de ces deux procédés.

3. La gélatine nutritive est contenue dans un tube à essai, étiré à sa partie supérieure en un tube assez mince pour qu'il soit facilement fermé au chalumeau, et fermé par un tampon de coton.

« Lorsque la gélatine a été liquéfiée dans un bain d'eau chaude, on fait pénétrer par l'orifice supérieur un tube de petit calibre qui ne ferme pas complètement l'ouverture et qui amène un courant de gaz inerte privé d'air.

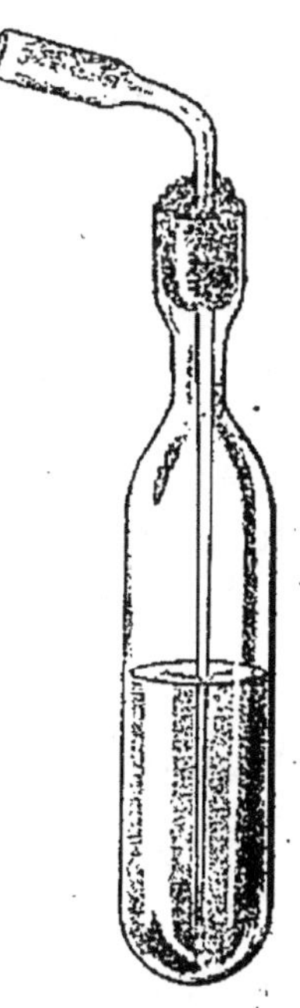

Fig. 56.

Le tube adducteur du gaz a été soigneusement *stérilisé* et il porte un tampon de coton qui arrête les impuretés que pourrait entraîner le courant gazeux. L'appareil est ainsi promptement privé d'air. On soulève alors le tube adducteur au-dessus du niveau de la gélatine, qu'on rend solide en la refroidissant. Le courant de gaz continue d'empêcher l'introduction de l'air extérieur; soulevant le coton qui ferme l'orifice du tube, on introduit un fil de platine chargé de la semence, et on pratique la piqûre dans la gélatine. Le tube adducteur est alors soulevé jusque dans le haut du tube que l'on ferme à l'étranglement avec le chalumeau. On évite ainsi complètement l'introduction de l'air. » (Roux, *Annales Pasteur*, I, p. 55.)

La figure ci-jointe montre un détail de l'opération : l'adduction du gaz inerte. On voit que le tube adducteur est une pipette ordinaire, coudée au niveau de l'effilure (ou tout aussi bien au-dessus). Il est nécessaire que cette pipette soit de fort diamètre, de telle façon que l'effilure en soit résistante et ne soit pas exposée à casser pendant les manœuvres de l'opération. Des tubes de dix millimètres de diamètre environ seront avantageux.

4. La culture dans ce procédé se pratique avec le tube figuré au chapitre i (fig. 11).

Le tube ayant été stérilisé au four, on l'emplit de gélatine stérile jusqu'au quart inférieur environ avec un *entonnoir capillaire*. On replace le tampon d'ouate sur la tubulure supérieure et on stérilise à l'autoclave.

L'appareil est prêt à servir.

Pour y pratiquer une culture anaérobie, fermez la tubulure B en *c* au-dessous de l'ouate, faites sur A un étranglement en *d*, poussez l'ouate jusqu'à cet étranglement, et étranglez encore au-dessus, de telle façon que le coton soit immobilisé. Le tube prend alors la figure ci-jointe (fig. 57).

Fondez la gélatine à une température *aussi basse* que possible, et adaptez A à la machine pneuma-

tique ou à la trompe. « A deux ou trois reprises
on rince l'appareil avec le gaz inerte du gazomètre,
ainsi que nous l'avons expliqué plus haut. Les
projections de la gélatine sont facilement évitées,
soit en chauffant avec une légère flamme la paroi
du tube dans la partie
supérieure, soit en lais-
sant rentrer le gaz si
l'ébullition devient trop
tumultueuse : c'est là un
jeu de robinets facile à
comprendre. L'appa-
reil étant privé d'air,
on le laisse refroidir
en le maintenant en
communication avec le
gazomètre. Lorsque la
gélatine a fait prise,
on soulève le flacon à
eau du gazomètre, de
façon à produire une
légère pression dans
l'intérieur du tube.
Avec un couteau à cou-
per le verre, on fait un
trait sur la portion effilée c, et après l'avoir
chauffée, on la casse
avec une pince flam-
bée : le gaz s'échappe,

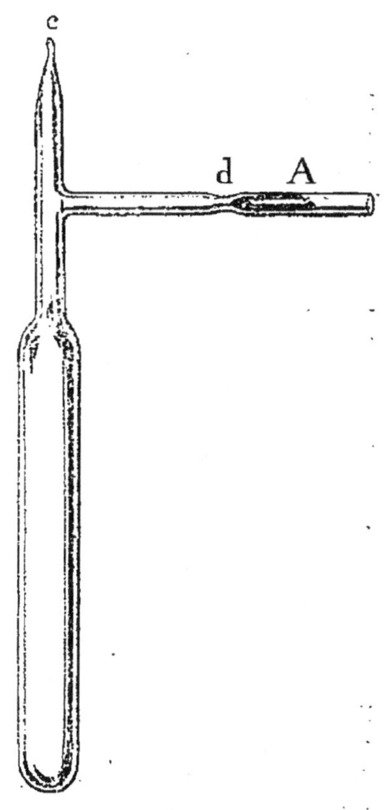

Fig. 57.

empêchant l'introduction de l'air. Par l'orifice on
fait pénétrer le fil de platine, ou *une tige de verre*
avec laquelle on fait la piqûre. On ferme ensuite
à la flamme. Il est facile de conserver le tube plein
de gaz, ou de le vider, si on veut ensuite étudier
le gaz que dégagera la culture de l'organisme
anaérobie L'appareil est détaché par un trait

chalumeau sur la partie étranglée *d*. » (Roux, *Annales Pasteur*, I.)

5. M. Roux a indiqué un bien élégant procédé de culture en milieu solide, procédé qui met à profit la propriété d'absorber l'oxygène de l'air que certains microbes, tels que le *bacillus subtilis* ont à un haut degré.

« Semons du *bacillus subtilis* dans un tube contenant du bouillon de veau neutre, teinté par une goutte de solution d'indigo bleu, et fermons le tube à la lampe. Le bacillus subtilis va former un voile à la surface, et bientôt il aura absorbé l'oxygène libre contenu dans le liquide et l'espace clos du tube. Il réduira ensuite l'indigo, le transformera en indigo blanc : la décoloration du liquide indiquera qu'il n'y a plus du tout d'oxygène libre dans le tube. Même si on laisse le tube ouvert, le bacillus subtilis s'oppose au passage à l'air, et le liquide reste incolore dans le fond.

» Pour utiliser cette propriété du bacillus subtilis on peut opérer comme il suit. On liquéfie par la chaleur la gélatine ou la gélose contenue dans un tube à essai ordinaire, on la porte à l'ébullition pour chasser tout l'air, puis on la solidifie rapidement en plongeant le tube dans l'eau froide. Au moyen d'un fil de platine, on pratique la piqûre comme à l'ordinaire, et on fait tomber au-dessus de la surface de la gélatine un peu de gélose liquéfiée.

» Quand le bouchon de gélose est solide, on introduit dans le tube une culture de bacillus subtilis dans du bouillon, et on ferme l'extrémité à la lampe. Le bacillus subtilis forme promptement un voile à la surface, prend tout l'oxygène contenu dans le tube, et au-dessous l'organisme anaérobie pousse parfaitement à l'abri, séparé par le bouchon de gélose qui ne se liquéfie pas. Il se dégage des gaz qui se diffusent dans la gélatine et y creusent les vacuoles. Ce tour de main très simple donne de bons résultats. Pour faire ensuite une prise de semence sans prendre en même temps du bacillus subtilis, on lave extérieurement le tube ; vers le milieu de la culture on fait sur le verre un trait à la lime ; avec le charbon de Berzélius on détache la partie inférieure du tube, et on peut puiser facilement et avec pureté le microbe anaérobie. »

b. CULTURES DES ANAÉROBIES SUR LA POMME DE TERRE.

Cette méthode est encore due à Roux :

« On soude au tube, que nous avons décrit ailleurs pour la culture sur pomme de terre en présence de l'air, au-dessous de l'étranglement, un tube latéral, étiré en *a* (voy. fig. 58), et muni d'un tampon de coton.

» Après avoir introduit la tranche de pomme de terre dans le tube, on stérilise le tout à l'autoclave, comme il a été dit plus haut, puis, quand la surface de la pomme de terre est égouttée, on sème l'organisme anaérobie que l'on veut cultiver, et on ferme à la lampe la partie supérieure du tube comme on le voit. La tubulure latérale est reliée à la pompe à mercure, et on fait soigneusement le vide. La tranche de pomme de terre est maintenue pendant quelques instants sous le vide de la machine pour que l'air qu'elle contient s'échappe, puis avec un trait de chalumeau porté en *a*, on détache le tube. Il est facile de suivre à travers la paroi du verre le progrès de la culture (fig. 58 *bis*).

« Au lieu de faire le vide, on pourrait, après avoir étiré la partie supérieure du tube, faire passer un courant de gaz privé d'oxygène, et fermer ensuite

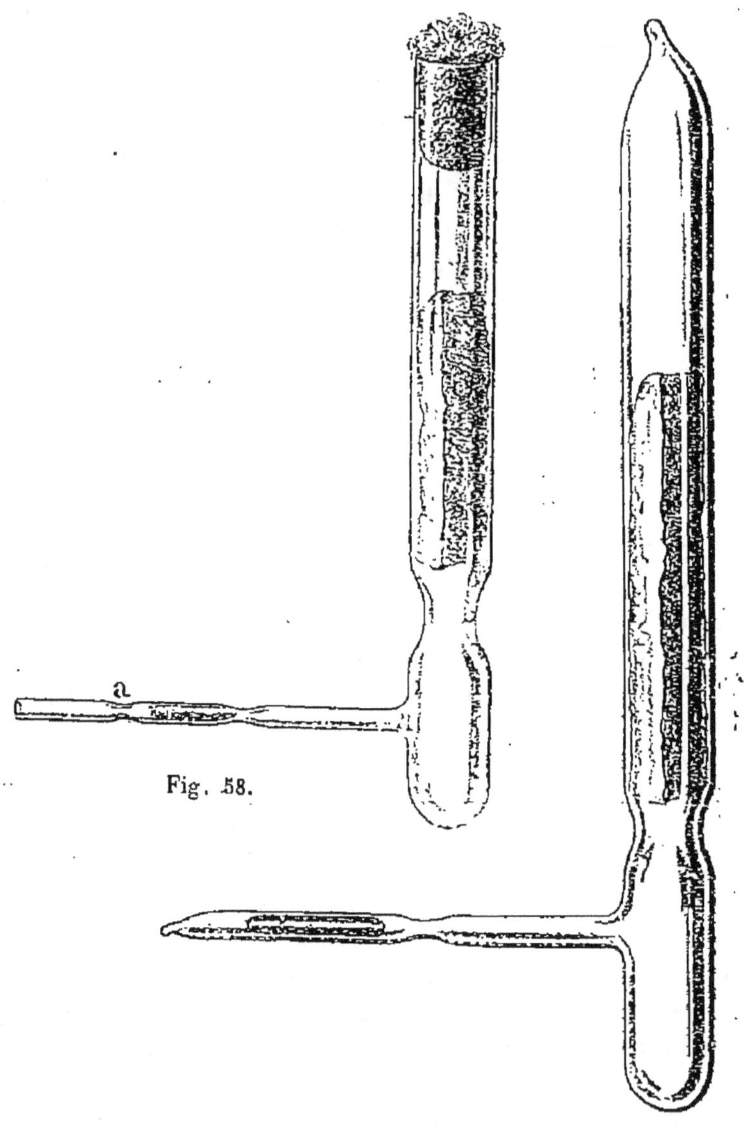

Fig. 58.

Fig. 58 *bis.*

à la lampe le tube en haut et en bas » (Roux, *Annales Pasteur*, t. II, p. 30.)

III. — Séparation des microbes anaérobies dans les milieux solides.

a) *Méthode de Frænkel.* — La méthode de Frænkel est assez simple. « Il se sert d'un simple tube à essai, fermé par un bouchon de caoutchouc par lequel passent deux tubes coudés, un tube d'arrivée, qui s'enfonce jusqu'au fond du tube, et un tube de sortie, qui commence au-dessous du bouchon. Ces deux tubes sont au préalable effilés dans leur partie extérieure et fermés avec des tampons d'ouate (fig. 59). Le tube à essai et le milieu nutritif ayant été stérilisés convenablement, on fait passer un courant d'hydrogène. Quand l'air est tout à fait chassé, on ferme à la lampe en leurs effilures, d'abord le tube de sortie, puis le tube d'entrée, et on étend le liquide gélatinisé sur la paroi du tube. » (Duclaux.)

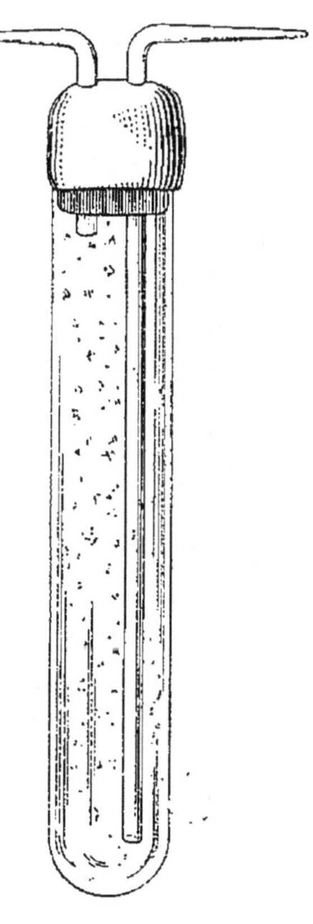

Fig. 59.

Le bouchon de caoutchouc et les tubes de verre doivent être soigneusement stérilisés. Pour éviter la diffusibilité de l'hydrogène qu'on est toujours exposé à voir remplacé par de l'air, Frænkel recommande de couvrir le bouchon et l'extrémité du tube de paraffine.

b) *Méthode de Vignal.* — M. Vignal a exposé dans les *Annales Pasteur* (t. I, p. 358) une méthode simple et qui peut rendre des services.

« Je me sers, dit-il, de tubes de verre d'un diamètre intérieur de 3 à 4 millimètres et longs de 1 mètre. Je les effile à une extrémité, à l'autre je pratique un étranglement, et je les bouche par un tampon de coton. Puis je stérilise, soit directement à la flamme, soit en chauffant dans un tube de cuivre jusqu'à roussir le coton.

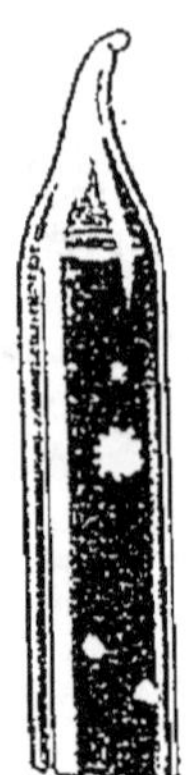

» Je fais bouillir d'un autre côté dans un tube à essai de la gélatine nutritive, je la laisse refroidir dans un courant d'hydrogène, je l'ensemence en présence de ce gaz, au voisinage de 25°, et quand une agitation convenable a uniformément réparti les germes, j'aspire la gélatine dans le tube de verre par la pointe effilée; je referme les deux extrémités et j'abandonne le tube à lui-même...

» Les anaérobies se développent en petites colonies qui, si les germes ont été assez dilués, sont parfaitement isolées les unes des autres.

» Pour isoler les microbes de ces diverses colonies, on coupe à un niveau voulu le tube de verre, après l'avoir lavé au bichlorure de mercure et à l'alcool absolu, et séché avec du papier stérilisé, et l'on fait la prise à l'aide d'un fil de platine. »

Fig. 60.

c) *Méthodes de M. Roux.* — Ce sont les méthodes d'élection : elles présentent une rigueur absolue.

Elles comprennent deux procédés: dans l'un intervient une manœuvre de vide; l'autre ne comporte que le barbotage d'un gaz inerte dans le milieu nutritif.

1. On prend un tube de verre fermé, large de 3 centimètres environ, long de 25 à 30 centimètres, et terminé par un tube plus étroit obturé par un tampon de coton (voy. fig. 45). Ce tube contient un peu de gélatine stérilisée : on fond la gélatine, et on introduit avec les précautions ordinaires une quantité de semence convenable pour avoir des colonies séparées. En ensemençant plusieurs tubes avec des quantités de semence de plus en plus petites, on arrive toujours à une séparation parfaite des colonies. On étrangle le tube à la lampe (fig. 61) un peu au-dessus de la partie renflée en *e*. On pousse le coton obturateur jusqu'à cet étranglement, et on étire le tube en A. L'appareil ainsi disposé est mis en communication avec la machine à vide, et il est purgé d'air comme nous l'avons déjà expliqué. On le sépare en le fondant au chalumeau en A, et on le couche sur un plan horizontal. La gélatine s'étale sur la paroi inférieure. Elle fait prise et, comme la couche est très mince, on pourra examiner à travers la paroi du verre la forme des colonies. Pour puiser dans l'une d'elles, on ouvre la pointe effilée, on fait rentrer de l'air ou

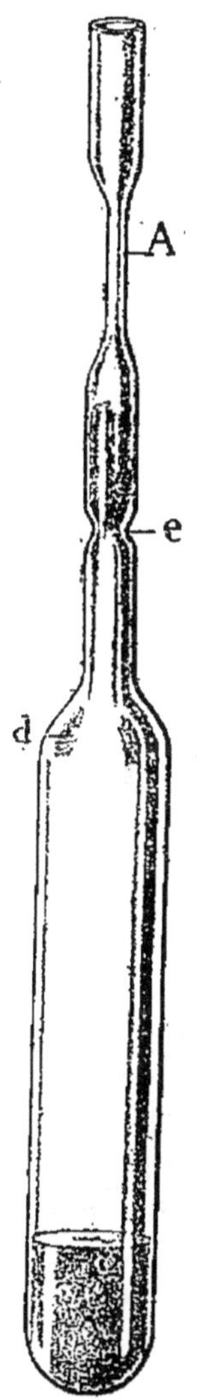

Fig. 61.

du gaz inerte qui est filtré sur le coton *c*; on coupe le verre en *e*, et avec un long fil de platine ou une tige de verre un peu recourbée à l'extrémité, on peut atteindre la colonie que l'on veut ensemencer. Si les microbes liquéfient la gélatine, et que l'on ne puisse pas renverser le tube pour l'examen au microscope, on fait en *d* un trait avec un couteau à verre, puis avec un charbon de Berzélius on complète la section du tube. Par l'ouverture on pourra introduire un diamant monté sur une tige rigide, et faire un trait intérieur sur chaque paroi du tube; on détachera facilement la gouttière supérieure, et la gouttière inférieure pourra être examinée sous le microscope à la façon d'une plaque ordinaire.

2. « On peut éviter l'emploi d'une machine aspirante, et chasser l'air du tube par un courant de gaz inerte. » Pour cela le tube (fig. 12)

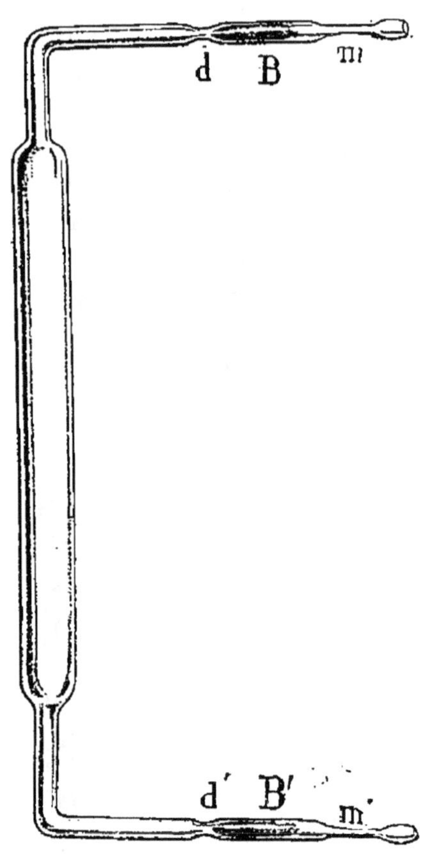

Fig. 62.

décrit au chapitre II est d'un usage commode. Le tube A est rempli (avec un petit entonnoir capillaire) de gélatine stérile qu'on ensemence et qu'on maintient liquide. On étrangle B et B' en *d d'*, on pousse le coton jusqu'à ces étranglements, et au-dessus du coton on effile en *mm'*.

Le tube B est alors relié au flacon à acide carbonique du gazomètre, on fait barboter le gaz inerte dans la gélatine, il ressort par B'. Lorsque l'appareil est bien purgé d'air, on laisse la gélatine faire prise sous le courant du gaz et s'étaler sur la paroi inférieure de A, et on ferme *m'* puis *m*.

CHAPITRE VII

MATIÈRES COLORANTES.

La coloration des microbes qui a réalisé un si remarquable progrès dans la technique bactériologique, et à laquelle s'attachent les noms de Weigert, Koch, Erhlich, Gram, Kühne, etc., s'effectuera à l'aide des *couleurs d'aniline.*

Ces couleurs Erhlich les a divisées en deux classes : couleurs basiques et couleurs acides.

Le tableau ci-dessous énonce, en les catégorisant d'après le principe d'Erhlich les principales matières colorantes qu'emploie la technique usuelle.

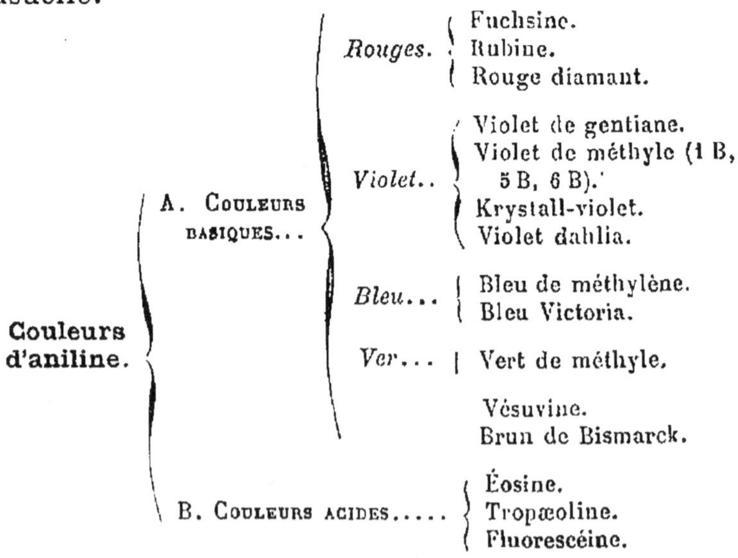

C'est dans la classe des couleurs basiques qu'il faut chercher les matières d'élection pour la coloration des microbes.

Les couleurs basiques à teinte rouge, violette, bleue sont d'un emploi courant. Le vert de méthyle n'a que des usages restreints. La vésuvine et le brun de Bismarck sont plutôt des couleurs de fond ; elles colorent avec peu de puissance la plupart des microbes.

Les couleurs acides sont des couleurs de fond, qui n'ont pas d'élection spéciale pour les microbes : leur usage est donc secondaire, accessoire, mais nous montrerons qu'il n'est pas à négliger, et qu'il concourt à la clarté et à la valeur démonstrative des préparations.

Toutes ces couleurs se trouvent dans le commerce sous forme de poudres ou de cristaux.

On en fait : des solutions alcooliques saturées, véritables solutions-mères ; des solutions hydro-alcooliques.

Enfin elles entrent dans la composition des solutions complexes imaginées par divers auteurs, et connues en général sous les noms de ces auteurs.

A. *Solutions alcooliques saturées.* — On met dans un flacon bouché à l'émeri une assez grande quantité de la couleur voulue en poudre ou en cristaux, puis on verse de l'alcool à 90° ou de l'alcool absolu : celui-ci dissout une partie de la poudre ; la saturation est indiquée par le dépôt que forme au fond du flacon l'excès de matière colorante.

B. *Solutions hydro-alcooliques.* — On les emploie, comme cela sera dit longuement au chapitre suivant, dans le but d'obtenir des *colorations instantanées.*

Pour les préparer, on prend un verre de montre

propre dans lequel on verse de l'eau distillée. On colore cette eau au moyen de deux ou trois gouttes d'une solution alcoolique saturée d'une couleur d'aniline quelconque : rouge, violette, bleue ou brune.

Ces solutions doivent être préparées au moment précis de l'usage et doivent donner un liquide plutôt pâle que foncé en couleur. Pour puiser la solution alcoolique saturée, on fait usage d'une pipette propre.

C. *Solutions complexes.* — Il en existe un nombre considérable.

Les suivantes méritent surtout de retenir l'attention.

1. *Bleu Löffler.* — Mêlez ensemble.

Potasse au 1/10000°...................... 3 cent. c.
Solution alcoolique de bleu de méthyle.... 1 —

2. *Bleu phéniqué de Kühne.* — « 1,5 partie de bleu de méthylène sont versées dans un mortier avec 10,0 parties d'alcool absolu. On ajoute successivement et régulièrement 100,0 parties d'une solution à 5 p. 100 d'acide phénique dans l'eau. Le tout est broyé et dissout en évitant les chocs violents. Si l'on ne doit pas faire fréquemment usage de cette solution, ne préparer que la moitié de la quantité susdite, parce que, à la longue, la puissance colorante du bleu de méthylène peut s'amoindrir. » (Kühne.)

Nous préparons ordinairement le bleu de Kühne un peu plus fort que ne l'indique l'auteur, et nous croyons avoir trouvé des avantages à ce mode de préparation :

Bleu de méthylène........................ 2 gr.
Alcool absolu............................. 10 —
Eau phéniquée à 5 p. 100................. 50 —

3. *Liqueur de Ziehl :*

Fuchsine......................................	1 gr.
Alcool absolu..................................	10 —
Eau phéniquée à 5 p. 100.......................	100 —

Cette formule est exactement celle que Kühne a donnée à sa préparation de *fuchsine phéniquée.*

4. *Liqueur d'Ehrlich.* — On peut la préparer soit à la fuchsine ou rubine, soit au violet de gentiane.

A. Mêlez ensemble :

Eau d'aniline.....	9 cent. c.
Alcool absolu.................................	1 —
Solution alcoolique saturée de fuchsine ou de rubine................................	1 —

B. Mêlez ensemble :

Eau d'aniline.............................	9 cent. c.
Alcool absolu	1 —
Solution alcoolique saturée de violet de gentiane (violet 6 B ou de krystall-violet)....	1 —

5. *Liqueur de Gram :*

Eau d'aniline.............................	10 cent. c.
Alcool absolu.............................	1 —
Solution alcoolique saturée de violet de gentiane (krystall-violet, etc)...............	1 —

L'eau d'aniline, dont l'emploi est fréquent en technique microbique se prépare de la façon suivante : On place dans un flacon de verre coloré une quantité d'huile d'aniline suffisante pour remplir le quart du flacon : on remplit ensuite le flacon d'eau distillée et l'on agite fortement. On laisse déposer. L'excès d'huile tombe au fond du récipient et supporte l'eau chargée d'huile à laquelle on donne le nom « *d'eau d'aniline* ».

6. *Liqueur de Weigert.* — Mêlez ensemble :

Méthyl violet-6 B, solution saturée à chaud.	68 gr.
Alcool absolu.............................	11 —
Huile d'aniline.............................	—

Toutes ces solutions, à l'exception des liqueurs de Ziehl, Kühne et Weigert, quelles qu'elles soient, doivent être préparées au moment précis où l'on doit s'en servir, et doivent être filtrées avant d'être versées dans le verre de montre. Elles sont d'un usage général; nous indiquerons plus tard celles qui sont d'un emploi spécial.

La technique des colorations de microbes emploie certaines autres substances dont nous énumérons les principales ci-après.

Les carmins. — Le carmin dont on fait usage est connu dans le commerce sous le nom de carmin numéro 40. On en fait les préparations suivantes :

1° *Carmin boracique.* — A une solution à 4 p. 100 de borax, ajoutez 4 p. 100 de carmin et chauffez deux fois à ébullition; ajoutez au liquide chaud quantité égale d'alcool à 70°; laissez reposer et filtrez au bout de cinq jours.

2° *Picro-carmin* de Ranvier. — « On verse dans une solution saturée d'acide picrique du carmin dissous dans l'ammoniaque jusqu'à saturation; puis on évapore dans l'étuve après réduction des quatre cinquièmes; la liqueur refroidie abandonne un dépôt peu riche en carmin, qui est séparé par filtration. Les eaux-mères évaporés donnent le picro-carminate solide, sous la forme d'une poudre cristalline de la couleur de l'ocre rouge. Cette poudre doit se dissoudre entièrement dans l'eau distillée. Une solution au centième est la plus convenable. » (Ranvier.)

3° *Picro-carmin* de Orth.

Eau saturée de carbonate de lithine........	100 gr.
Carmin...................................	2^{gr},50
Eau saturée d'acide picrique..............	20 gr.

Les essences. — Elles servent comme liquides

ou simplement pour éclaircir les préparations.

On emploie : E. de girofle, E. de bergamote. Huile de cèdre.

Des essences il faut rapprocher *l'huile d'aniline blanche*, qu'on conservera en flacons colorés.

Xylol ou *xylène*.

Les *baumes* : baume du Canada, baume du Pérou, qu'il faut dissoudre *secs* dans le xylol : il faut rejeter les baumes dissous dans le chloroforme.

La résine dammar remplit le même but que ces baumes.

CHAPITRE VIII

Les microbes à examiner au microscope sont contenus dans les cultures sur milieux liquides ou solides, dans les divers liquides ou les tissus organiques. Ces tissus organiques peuvent être étudiés sous forme de pulpe fraîche, ou sous forme de coupes histologiques. Enfin l'examen peut se faire avec ou sans coloration : de là les divisions suivantes nécessaires pour mettre de l'ordre dans un sujet un peu complexe.

I. *Examen sans coloration des cultures liquides et solides.*

II. *Examen avec coloration des cultures liquides.*

III. *Examen avec coloration des cultures solides.*

IV. *Examen des liquides et des pulpes organiques.*

V. *Recherches des microbes dans les coupes de tissus.*

Nous ferons précéder ces divers articles de quelques mots sur les instruments nécessaires à l'examen : lames, lamelles, microscopes.

LAMES PORTE-OBJETS, LAMELLES, MICROSCOPES.

Lames. — Ce sont des plaques rectangulaires de verre ou de glace, rodées ou non, sur lesquelles seront montées les préparations. Elles doivent être aussi minces que possible ; elles seront soigneusement essuyées au moment de l'usage.

Lames creuses. — Ces lames, un peu plus épaisses que les précédentes, sont creusées en leur milieu, sur une des faces, d'un godet arrondi : elles servent aux *cultures en cellules* (Voy. ci-après).

Lamelles. — Ce sont de petites plaques de verre très minces, de forme ronde, carrée ou rectangulaire. Elles servent à recevoir les cultures ou les liquides organiques à examiner, et à recouvrir les coupes montées sur lames.

On les conserve dans de l'alcool, et on ne les retire de ce liquide qu'au moment d'en faire usage.

Microscopes. — Nous n'insisterons pas, et pour cause, sur la description de cet instrument ; nous allons seulement indiquer les conditions que doit remplir un microscope destiné à l'usage bactériologique.

Ce microscope doit être pourvu d'une *large platine* pour les examens des cultures sur plaques ; d'un *éclairage Abbe* ; d'un *revolver porte-objectif* à deux ou trois branches qui permet d'amener sans aucun changement de position, sur le champ de la préparation choisi, des objectifs fournissant les divers grossissements les plus usités.

Enfin il est de toute nécessité de posséder *un objectif à immersion homogène*, en outre des divers objectifs ordinaires donnant des grossisements variés.

Les maisons Verick et Nachet de Paris, Zeiss et Leitz (Allemagne), Powell (Angleterre), fournissent d'excellents instruments.

I. — Examen des cultures liquides et solides sans coloration. — Cultures en cellules.

On doit bien se familiariser avec le mode d'examen des microorganismes sans coloration, car c'est le seul qui permette d'observer les microbes aussi naturellement que possible, leur forme n'étant pas modifiée par les réactifs, et leur volume n'étant pas augmenté ou diminué par les matières colorantes. De plus, on les voit ainsi vivants, et on se rend compte des mouvements propres à certaines espces.

a. *Examen sans coloration des cultures liquides.* — Pour faire cet examen, on dispose à sa portée un bec Bunsen ou une lampe à alcool, une ou plusieurs pipettes Pasteur stérilisées, et le matras contenant la culture à examiner. On effile finement à la lampe l'extrémité d'une pipette, en donnant à la partie étirée une direction un peu oblique : l'effilure de la pipette est ainsi terminée par un petit tube plus fin, obliquement dirigé ; on brise l'extrémité de ce petit tube, et on flambe l'effilure sur la flamme de la lampe à alcool. On ouvre le matras en prenant toutes les précautions que nous avons indiquées au chapitre IV ; on y plonge la pipette et on aspire une petite quantité de liquide. On retire et on bouche le matras. On prend alors une lamelle (les lamelles, nous l'avons dit, doivent être conservées dans l'alcool) ; on l'essuie avec un linge fin ; on verse alors à sa surface une gouttelette de la culture contenue dans la pipette ; on prend une lame propre sur laquelle on place la lamelle, la face chargée de la gouttelette reposant sur la lame ; on a soin de ne pas laisser introduire d'air entre la lame et la lamelle.

Il ne reste plus qu'à examiner au microscope au grossissement voulu, en écartant le condensateur Abbe, et en se servant du miroir concave. On voit alors des points, des bâtonnets ou des filaments, suivant la culture que l'on examine, réfringents, entraînés dans le courant du liquide ou doués de mouvements propres.

On peut aussi examiner les cultures en se servant d'une lame creuse, c'est-à-dire du *procédé de culture en cellules*.

On lave la lame creuse représentée ci-contre (fig. 63 et 63 *bis*) à l'acide sulfurique, on rince à l'eau et on essuie ; on passe plusieurs fois dans la flamme de la lampe à alcool ; lorsque la lame est refroidie, on applique sur sa partie creuse la lamelle

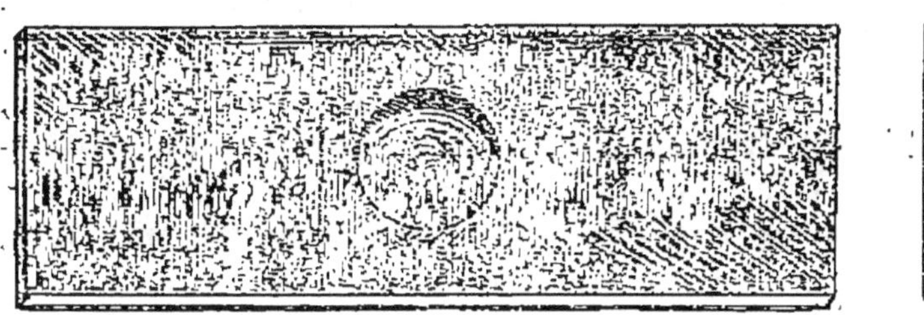

Fig. 63.   Fig. 63 *bis*.

La figure 63 représente la lame creuse en entier. — La figure 63 *bis* montre la coupe.

sur laquelle on a versé une goutte de la culture à examiner : il faut prendre garde que cette goutte touche les bords du disque creux, sans quoi, par capillarité, elle disparaîtrait entre la lame et la lamelle. Ceci fait, on enduit avec un pinceau les bords de la lamelle de vaseline blanche, afin d'éviter l'évaporation de la goutte. On obtient ainsi une véritable chambre humide, dans laquelle on voit, sous le microscope, l'évolution naturelle de la culture. Koch a employé ce procédé pour étudier le cycle de la bactéridie charbonneuse, et il est en effet facile, pour faire évoluer la culture, de porter la lame creuse dans l'étuve à la température favorable ; en l'examinant fréquemment on suivra les diverses phases de l'évolution du microbe. On donne à ces sortes de préparations le nom de *cultures en cellules*.

b. *Examen sans coloration des cultures en provenance de milieux solides.* — Sur une lamelle [bien propre, on dépose avec une pipette finement effilée à son extrémité, une gouttelette de bouillon stérile. Avec un fil de platine fin et stérile, on va prélever une *trace* de la culture à examiner, et on dépose cette trace sur la goutte de bouillon. L'opération s'achève ensuite comme ci-dessus.

La culture en cellules avec une culture en provenance de milieu solide est également facile. On ensemence avec une trace de la culture choisie, portée à l'extrémité d'un fil de platine, la gouttelette de bouillon stérile déposée sur une lamelle; on renverse cette lamelle sur l'excavation de la lame creuse, et on achève comme ci-dessus.

Il est possible, par un procédé bien simple, d'examiner les *microbes vivants* et en mouvement — si l'espèce est mobile — en les *colorant* légèrement. La technique est la suivante.

Déposez sur une lame une goutte d'une solution aqueuse très légère d'une matière colorante : le violet dahlia réussit fort bien.

Dans cette goutte déposez une parcelle de culture microbienne soit liquide soit solide; recouvrez d'une lamelle et portez sous le microscope. Les microbes vivants encore se coloreront facilement, et quelques détails intéressants pourront être aisément saisis grâce à ce procédé.

II. — Examen avec coloration des cultures liquides.

a. *Technique générale.* — Prenez une lamelle, essuyez-la; versez sur une des faces une gouttelette de la culture recueillie dans une pipette Pasteur ; étalez cette gouttelette sur la lamelle avec l'extrémité de la pipette promenée à plat sur la surface de celle-ci ; séchez la lamelle (caléfaction)

en la plaçant, la face enduite tournée en haut, sur
une platine chauffante (voy. fig. 64) dont la température ne doit pas dépasser 35 à 40°; lorsqu'elle est
sèche on la passe deux ou trois fois dans la flamme ;
puis on la dépose, la *face enduite en dessous*, dans
la solution colorante choisie. Lorsqu'on juge la

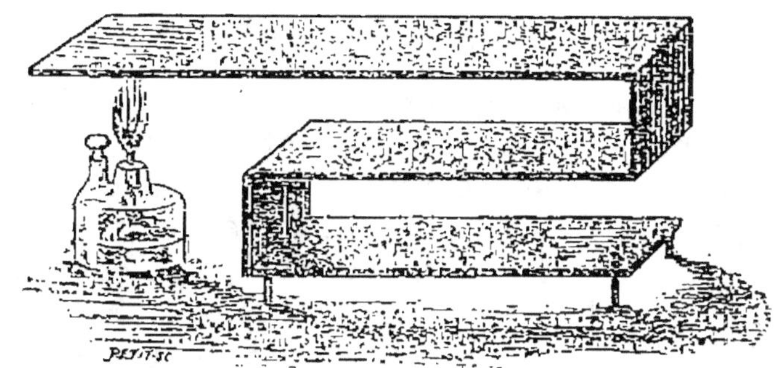

Fig. 64.

coloration suffisante, on retire la lamelle en la
saisissant avec une pince, on la lave dans un cristallisoir contenant de l'eau distillée, pour enlever
l'excès de couleur. Avec un linge fin on essuie la
face non enduite, et on sèche sur la platine
chauffante. Lorsque la lamelle est sèche, on éclair-
cit la préparation en versant sur la face colorée
une goutte d'essence de girofle, de bergamote ou
d'huile de cèdre ; on enlève l'essence avec le xylol.
On verse alors une goutte de baume sur la face
colorée de la lamelle, qu'on dépose aussitôt sur
une lame : le baume s'étale, et la préparation
montée est prête pour l'examen.

L'examen se fait ici avec des grossissements variables, mais toujours avec l'éclairage Abbe et le
miroir plan.

*Quel que soit le procédé de coloration employé le
mode de montage de la lamelle est le même ;* aussi ne

reviendrons-nous plus sur ce sujet dans la suite.

b. *Technique spéciale.* — Nous allons maintenant passer en revue les divers procédés de coloration des lamelles.

1. *Coloration des lamelles dans les solutions hydro-alcooliques.* — Placez la lamelle, la face enduite en bas, sur la surface de la solution; laissez-la cinq minutes dans les solutions rouges ou violettes, un quart d'heure dans la solution bleue.

Les solutions rouges et violettes colorent d'une façon intense, mais grossissent les éléments. La solution bleue colore plus légèrement, mais donne des préparations *d'une finesse extrême.*

2. *Coloration des lamelles par la méthode de Löffler.* — Placez la lamelle, la face enduite en bas, sur la surface de la solution bleue de Löffler, préalablement filtrée et contenue dans un verre de montre, et laissez pendant cinq minutes au moins, une demi-heure au plus.

Décolorez *rapidement* dans de l'eau acidulée par l'acide acétique (une ou deux gouttes d'acide pour le contenu d'un verre de montre).

Lavez avec soin pour enlever toute trace d'acide, séchez, montez.

Les microbes sont colorés en bleu foncé, le reste de la préparation en bleu pâle.

3. *Coloration au bleu phéniqué de Kühne.* — Plongez la lamelle, la face enduite en dessous, dans la solution de bleu phéniqué de Kühne, pendant cinq minutes à un quart d'heure.

Rincez à l'eau. Le rinçage suffit dans la plupart des cas, mais lorsque la couche étalée sur la lamelle est épaisse, et qu'on peut craindre une surcharge gênante de couleur, on décolore au moyen de l'eau acidulée (10 gouttes d'acide chlorhydrique au maximum dans 100 grammes d'eau distillée), dans laquelle on plonge *quelques secondes* la préparation. Retirez et lavez pendant quelques instants dans la solution aqueuse de carbonate de lithine :

Eau........................... 10 gouttes.
Solution aqueuse concentrée de carbonate de lithine.............. VI à VII gouttes.

Lavez ensuite à l'eau distillée.

Séchez la préparation soit en soufflant sur la face enduite un courant d'air produit par une poire en caoutchouc, soit en plaçant la lamelle sur la platine chauffante à douce chaleur.

Éclaircissez en passant rapidement dans un bain de xylol et sans sécher montez dans le baume.

4. *Coloration au rouge de Ziehl* (Fuchsine phéniquée de Kühne). — Nous employons le rouge de Ziehl comme méthode générale de coloration en procédant de la façon suivante :

Immersion de la lamelle dans le bain colorant pendant cinq à quinze minutes.

Rinçage à l'eau aussi complet que possible.

Séchez la lamelle sur la platine à douce chaleur.

Plongez dans un bain d'huile d'aniline jusqu'à décoloration apparente presque totale; faites passer dans une essence fluide (girofle ou bergamote) et enfin dans le xylol.

Sans sécher montez dans le baume.

Dans ce mode de coloration, seuls les microbes restent colorés en rouge, *sur un fond absolument incolore.*

5. *Méthode de Gram.* — Placez la lamelle, *la face enduite en bas,* sur la surface du violet de Gram, pendant au moins cinq minutes. Portez ensuite la lamelle dans la solution *iodo-iodurée* pendant une à deux minutes ; la lamelle prend une teinte brun foncé.

La solution iodo-iodurée a la formule suivante :

Iode métallique................   1 gramme.
Jodure de potassium...........   2 grammes.
Eau distillée................. 300   —

Décolorez aussi complètement que possible dans l'alcool absolu.

Lavez et séchez.

Placez ensuite la lamelle dans une solution hydroalcoolique faible d'éosine, de brun de Bismarck, ou de vésuvine pendant une minute. Lavez, séchez, montez.

Les microbes sont colorés en violet foncé, les éléments figurés en rose ou bien en brun, suivant qu'on a employé comme *coloration de fond*, l'éosine, la brun de Bismarck ou la vésuvine.

Nota. — Il s'en faut, et de beaucoup, que tous les microbes traités par le procédé de Gram résistent au troisième temps, c'est-à-dire à la décoloration par l'alcool absolu, *prennent le Gram*, pour nous servir de la locution usitée en bactériologie.

Les microbes qui ne *prennent pas le Gram* se colorent alors comme le fond, c'est-à-dire en rose pâle par l'éosine, ou en brun par le brun de Bismarck ou la vésuvine.

La méthode de Gram doit toujours être tentée pour tout microbe donné, car elle fournit un élément diagnostique important, suivant que le microbe *prend ou non le Gram*.

Dans les cultures pures en milieux solides ou liquides, on obtient des préparations fort nettes en traitant les microbes par la méthode de Gram, lorsque cette méthode est apte à les colorer : le microorganisme tranche alors plus vivement sur le fond, dont le distingue sa coloration spéciale, que dans les préparations à coloration simple, où il ne se détache des éléments environnants que par sa coloration plus forte.

La méthode de Gram est cependant passible de plus d'un reproche. Kühne énonce de la façon suivante les objections qu'on peut lui adresser :

« Par l'emploi de la solution de violet dans l'huile d'aniline, il se forme fréquemment sur la préparation des précipités de matière colorante, précipités dont on ne peut se débarrasser, ou dont on ne se débarrasse que très difficilement, et cela même avec des agents d'extraction très énergiques, comme l'alcool ou l'essence de clous de girofles. De plus, le temps que la lamelle doit passer dans l'alcool avant d'être soumise à l'action de l'iode est difficile à apprécier. Si ce temps est trop court, il se produit des précipités; si la coupe séjourne trop longtemps dans l'alcool, la coloration des bactéries est compromise. De plus la décoloration par l'alcool est souvent lente et exige le renouvellement répété de celui-ci. »

Weigert et Kühne surtout ont donné de bonnes *modifications du procédé de Gram*.

Procédé de Weigert. — Colorez d'abord la lamelle au picrocarmin ordinaire, ou mieux au picrocarmin de Orth : cinq minutes de contact au plus suffisent. Lavez alors la lamelle dans l'eau distillée, séchez-la et placez-la dans la liqueur de Weigert pendant environ dix minutes.

Passez la lamelle dans la liqueur iodo-iodurée. Séchez alors *complètement* avec du papier filtre fin, ou mieux avec une ou deux feuilles bien propres de papier à cigarettes.

Lorsque la lamelle est *bien sèche*, placez-la pour la décolorer dans :

Huile d'aniline blanche.................. 2 parties.
Xylol...................................... 1 partie.

Surveillez la décoloration. Lorsque la teinte violette a complètement disparu, et qu'il ne reste plus que la teinte du picrocarmin, *lavez au xylol* pur, et montez dans le baume.

Les microbes sont colorés en violet; le reste de la préparation en rose.

Procédé de Kühne. — Mettez dans un verre de montre quantité égale de solution alcoolique saturée de *Krystall-violet* et de carbonate d'ammoniaque en solution aqueuse à 1 p. 100.

La solution de bleu Victoria (1 p. 100 de bleu Victoria dans 50 d'alcool à 50 p. 100) peut remplacer la solution de *Krystall-violet*. Il est inutile alors d'ajouter du carbonate d'ammoniaque.

Plongez la lamelle dans le bain colorant de cinq à quinze minutes.

Lavez à fond dans l'eau.

Plongez alors deux à trois minutes dans la solution iodo-iodurée de Kühne.

Iode...............................	2 grammes.
Iodure de potassium................	4 —
Eau................................	100 —

Cette solution est ajoutée à de l'eau au moment de l'usage jusqu'à teinte vin de Madère.

Nouveau lavage à l'eau; puis immersion dans un bain de *fluorescéine* alcoolique saturée. Cette solution se fait et se conserve comme les solutions similaires de couleurs d'aniline.

Au sortir du bain de fluorescéine, immersion dans l'alcool pur jusqu'à enlèvement de la fluorescéine.

Passage enfin dans l'huile d'aniline, l'essence de girofles ou de bergamote, le xylol et inclusion dans la résine dammar.

Les bactéries traitées par cette méthode apparaissent fortement colorées sur un fond incolore et absolument exempt de précipités.

6. *Méthode d'Erlich et ses dérivés.* — Cette méthode, spéciale à la coloration du bacille de la tuberculose, sera traitée au chapitre *Tuberculose.*

Telle est la série des méthodes qui nous paraissent les plus recommandables. Au point de vue du choix à faire entre elles, voici ce que nous pouvons dire :

Les méthodes de coloration par les solutions hydroalcooliques sont des procédés extemporanés, pouvant rendre de grands services, mais susceptibles de peu de perfection.

La méthode de coloration par le bleu de Kühne ou par le rouge phéniqué est de beaucoup supérieure : le procédé de traitement par le rouge donne des préparations irréprochables.

Enfin, toutes les fois que les microbes sont susceptibles d'être traités par la méthode de Gram ou mieux par ses dérivés, c'est à ces procédés qu'il faudra s'adresser, et celui de Kühne est le plus parfait.

III. — Examen des cultures provenant de milieux solides avec coloration.

On prend purement, suivant la méthode indiquée au chapitre v, avec le fil de platine, une parcelle minime de la culture à examiner; on la mélange à une goutte de bouillon stérilisé, placé sur une lamelle bien propre. On a ainsi un liquide lactescent. On nettoie une seconde lamelle qu'on applique sur la face enduite de la première ; avec le pouce et l'index on les fait glisser l'une sur l'autre. Les deux lamelles sont ainsi uniformément enduites. Il ne reste plus qu'à les sécher et les colorer par les procédés indiqués au paragraphe ii ci-dessus.

IV. — Examen des liquides et des pulpes organiques.

1. *Examen des liquides sans coloration.* — Les liquides étant recueillis dans des pipettes comme nous l'avons dit au chapitre IV, il suffit d'en placer une goutte sur une lamelle, de renverser celle-ci sur une lame. La goutte s'étale entre elles, et l'on porte la préparation sous le microscope, en procédant comme nous l'avons dit au paragraphe I (1).

2. *Examen du sang avec coloration.* — On place une gouttelette de sang sur une lamelle ; avec l'effilure de la pipette promenée à plat, on l'étale en couche mince et uniforme sur toute la surface de la lamelle, ou mieux encore, on écrase et on étale cette gouttelette entre deux lamelles. On sèche sur la platine chauffante.

On traite alors *par un mélange d'alcool et d'éther à parties égales*, afin de bien *fixer les globules* et de dissoudre les parties grasses ; on sèche, et l'on colore par l'un des procédés indiqués ci-dessus de coloration simple ou double, si la coloration double est possible.

Dans les colorations simples, la liqueur de Löffler donne d'excellents résultats, car elle permet une *sorte de double coloration* : les microbes sont en bleu vif, et les globules en vert pâle.

Dans les préparations de sang des oiseaux (poule, pigeon), la solution hydroalcoolique de violet de gentiane donne de très beaux résultats.

---

(1) Il ne faut jamais négliger de procéder à cet examen dans une autopsie, surtout pour le sang. C'est par ce procédé que Pasteur et ses élèves ont découvert le microbe du choléra des poules, du rouget, etc. On sait que pour le charbon il donne des résultats frappants, et plus importants peut-être que ceux qu'on obtient par la coloration.

Le bleu de Löffler teint le noyau du globule sanguin en bleu vif, la partie périphérique en vert pâle.

Dans les *doubles colorations* il faut colorer les globules à l'*éosine* qui est ici la couleur d'*élection*.

3. *Examen de la sérosité péritonéale, pleurale, péricardique avec coloration.* — On étale une goutte du liquide recueilli dans une pipette sur une lamelle ; on sèche, on colore et on monte comme s'il s'agissait d'une culture liquide.

Pour la sérosité péritonéale, le meilleur procédé consiste à placer des lamelles bien propres sur la surface du foie qui se trouve toujours enduite de sérosité. On sèche et on colore. La lamelle est ainsi enduite d'une couche uniforme aussi mince que possible.

4. *Examen de pulpes d'organe, et de la moelle osseuse avec coloration.* — Les pulpes ont été recueillies purement dans la rate, le foie, etc. ; la moelle osseuse a été puisée dans le canal médullaire (Voy. ch. IV). Pour en faire une préparation, il suffit de placer une goutte de la pulpe donnée sur une lamelle ; on applique alors une seconde lamelle sur la première : la goutte est incluse entre les deux lamelles ; en pressant légèrement entre le pouce et l'index, et en faisant glisser les lamelles l'une sur l'autre, on écrase et on étale la pulpe. On sèche et on colore par les procédés divers ci-dessus indiqués.

5. *Examen des muscles avec coloration.* — La méthode la plus simple est la méthode du *frottis*. On coupe un fragment de muscle à l'endroit où la lésion est le plus marquée, et on en frotte légèrement la surface d'une lamelle. On sèche et on colore par les procédés connus.

6. *Examen du pus avec coloration.* — Quand le pus est liquide, on l'étale sur les lamelles comme les pulpes. S'il est caséeux, on en dépose une par-

celle sur une lamelle, et on verse sur cette lamelle une goutte de bouillon stérilisé. Avec la palette de platine stérilisée, on mélange le pus au bouillon. On obtient ainsi un liquide opalescent épais. On place une deuxième lamelle sur la surface enduite de la première, et on les fait glisser l'une sur l'autre. On a ainsi deux lamelles que l'on sèche et colore.

Méthode de coloration des cils ou *flagella des microorganismes.* — Quelques bacilles, le bacille typhique en particulier, possèdent des *cils* ou *flagella* auxquels ils doivent leur remarquable mobilité.

On doit à M. Löffler une ingénieuse méthode pour colorer ces flagella.

« Cette méthode comprend l'emploi des deux dissolutions suivantes :

» 1° *Mordant.* — A 10 centimètres cubes d'une solution aqueuse de tannin à 20 p. 100 on ajoute goutte à goutte une solution aqueuse de sulfate de fer, jusqu'à ce que le liquide soit violet noir. On ajoute ensuite 3 ou 4 centimètres cubes d'une décoction de campêche (1 p. 100 de bois pour 8 p. 100 d'eau), ce qui donne un liquide d'un violet sale ; il ne faut pas aller jusqu'à produire un précipité granuleux. Cette solution se conserve plusieurs jours en se fonçant. Le mieux est de la conserver dans des vases clos. Une addition de 4 à 5 centimètres cubes d'une solution à 5 p. 100 d'acide phénique la rend plus facile à conserver, sans lui enlever sensiblement de ses qualités comme mordant.

» 2° *Solution colorante.* — A 100 centimètres cubes d'une solution aqueuse saturée d'aniline, on ajoute 1 centimètre cube d'une solution à 1 p. 100 d'hydrate de soude, de façon à lui donner une réaction franchement alcaline, ensuite 4 à 5 grammes de violet de méthyle, ou de bleu de méthyle, ou de fuchsine : on agite jusqu'à dissolution. Ces solutions concentrées se conservent plusieurs semaines.

» Quand le liquide contenant les bactéries à étudier est pauvre en albumine, en matières muqueuses ou en sels, on l'étend directement sur le couvre-objet. Dans le cas contraire, on en dilue une petite quantité dans une goutte d'eau distillée, puis un peu de celle-ci dans une autre, et ainsi de suite, deux ou trois fois, jusqu'à ce qu'on ait un liquide très pauvre en albumine. Ces gouttelettes sont étalées, desséchées, et on choisit celle qui convient le mieux.

» Les lamelles séchées à l'air, puis passées à la flamme, sont recouvertes d'une couche de mordant, et maintenues à une distance de la flamme telle que le liquide fume faiblement. Au bout d'un moment on verse l'excédent du liquide, on lave spécialement sur les bords, où il pourrait rester du mordant qui donnerait ultérieurement un précipité avec la matière colorante. La préparation ressort en gris : le verre doit être tout à fait clair. On filtre alors sur le verre 2 ou 3 gouttes de la solution colorante, qu'on promène à la surface, et qu'on chauffe ensuite modérément. Les parties ayant subi l'action du mordant se foncent beaucoup. Quand on juge la teinte suffisante, on lave et la préparation est prête. » (*Analyse Duclaux*, in *Annales Pasteur*, t. III) (1).

V. — Recherche des microbes dans les coupes de tissus.

La coloration des coupes constitue un des points les plus importants de la technique bactériologique : c'est grâce à ce procédé que nous pouvons

(1) On trouvera plus loin, à l'article *Choléra* et à l'article *Fièvre typhoïde*, des procédés spéciaux de coloration des cils.

reconnaître la présence et le siège des microorganismes dans les divers tissus, et nous rendre compte des lésions qu'ils y provoquent.

Les coupes se colorent par deux sortes de méthodes :

1° Les méthodes de coloration simple : toute la préparation est uniformément colorée, mais les microbes tranchent sur le tissu par une teinte plus vive ;

2° Les méthodes de double coloration : les microbes sont teints d'une couleur, le fond d'une autre couleur.

La technique de la manipulation des coupes diffère légèrement suivant que la coupe a été faite par un procédé ou par un autre : les deux sortes de microtomes auxquels nous donnons la préférence sont :

a) Le microtome à congélation ;

b) Le microtome à la paraffine.

Toute pièce destinée à être coupée pour l'examen bactériologique doit être, aussitôt après l'autopsie, débitée en petits fragments cubiques d'un demi-centimètre de côté au plus, et les fragments doivent être placés dans l'alcool absolu : il faut se servir à cet effet de flacons étroits et élevés, de telle façon que les fragments soient recouverts d'une haute couche d'alcool.

A. Préparation, coloration et montage des coupes faites au microtome a congélation (1).

Préparation. — La pièce ayant séjourné au moins vingt-quatre heures dans l'alcool absolu,

---

(1) Nous traitons ici de la technique avec le microtome à congélation. On rapportera aisément cette technique aux coupes faites avec tout autre microtome automatique, ou avec le microtome à main (le microtome à paraffine excepté).

on la place pendant vingt-quatre heures dans une solution de gomme *stérilisée*; la gomme s'infiltre dans toutes les mailles et les anfractuosités du tissu : elle formera, pour ainsi dire, une charpente intérieure, qui donnera de la fermeté au tissu. Lorsque la pénétration de la gomme est suffisante, la pièce tombe au fond du vase qui contient la solution.

La pièce gommée est portée sur le microtome où elle est coupée d'après la technique spéciale à l'instrument, technique que nous n'avons pas à rappeler ici.

Les coupes sont reçues dans un cristallisoir rempli d'eau distillée : on les laisse dégommer pendant une heure. On les transporte ensuite avec la palette de platine dans l'alcool absolu, où on les laisse se déshydrater pendant une heure.

Les coupes sont alors prêtes pour la coloration (1).

Coloration et montage des coupes. — 1. *Coloration simple par la méthode de Löffler.* — Immergez la coupe dans une solution fraîche et filtrée de bleu Löffler pendant dix à quinze minutes. Décolorez rapidement dans de l'eau distillée, contenant une ou deux gouttes d'acide acétique pour le contenu d'un verre de montre.

Montez alors la coupe : cette opération se fait de la façon suivante. Portez la coupe à l'aide de la palette de platine dans un cristallisoir rempli d'eau distillée ; prenez une lame bien essuyée, plongez-la *obliquement* de la main gauche dans le cristallisoir, et avec une aiguille amenez doucement la coupe sur la lame, et placez-la de façon

(1) On peut avec le microtome à congélation faire des coupes de pièces fraîches ; on congèle la pièce sur le microtome, on la coupe, et on la reçoit dans de l'eau distillée contenant 1 p. 100 de sel marin. Les coupes subiront ensuite les diverses méthodes de coloration.

qu'elle ne fasse aucun pli. Enlevez la lame chargée de la coupe ; déshydratez par l'alcool absolu. Séchez et fixez la coupe sur la lame à l'aide de feuilles de papier à cigarettes.

Éclaircissez alors à *l'essence de girofles* ; enlevez l'excès d'essence par le *xylol* ; laissez tomber sur la coupe une goutte de baume du Canada dissous dans le xylol, et recouvrez d'une lamelle bien propre. La goutte de baume s'étale et la coupe est montée.

On peut éclaircir la coupe avec l'essence de *bergamote*, ou *l'huile de cèdre*, et on peut monter dans la résine dammar.

Les microbes, dans cette méthode, se colorent en bleu foncé, les autres éléments en bleu pâle.

2. *Coloration au bleu de méthylène* (Kühne). — Laissez la coupe une demi-heure environ dans le bain colorant de bleu de méthylène phéniqué dont la formule a été donnée au chapitre vii.

Rincez à fond dans l'eau distillée ; et plongez dans le bain acidulé dont nous avons donné la formule jusqu'à coloration bleu tendre. Enlevez l'acide par l'immersion dans la solution de carbonate de lithine dont la formule a été donnée également ci-dessus.

Placez dans l'eau distillée quelques minutes, passez à l'alcool absolu, et disposez dans un petit baquet contenant *bleu de méthylène aniliné*.

Ce bleu de méthylène aniliné s'obtient de la façon suivante : broyez dans un mortier sans choc une *pointe de couteau* de bleu de méthylène, ajoutez 10 p. 100 d'huile d'aniline pure, et versez le tout dans un flacon sans filtrer. La solution dépose et se clarifie.

Pour l'usage versez quelques gouttes de cette solution dans un petit baquet contenant huile d'aniline pure.

Au sortir du bain dans le bleu de méthylène
aniliné plongez dans l'huile d'aniline pure, laissez
quelques minutes. Portez ensuite deux minutes
dans une essence bien fluide, et enfin immergez
dans le xylol à deux reprises consécutives en
changeant le bain.

Amenez la coupe sur la lame porte-objet,
mettez une goutte de baume ou de résine dammar
et placez la lamelle.

« A première vue, dit Kühne, la méthode qui
vient d'être décrite paraîtra toujours compliquée
et peu pratique. Cependant on reviendra vite de
cette opinion aussitôt qu'on se sera familiarisé
avec la technique donnée. »

3. *Double coloration par la méthode de Orth.* —
Laissez la coupe quelques minutes dans le picrocarmin de Orth.

Traitez-la par la solution suivante :

Alcool à 70°.................................... 100 gr.
Acide chlorhydrique....................... 1   —

dont on dépose quelques gouttes dans un verre de
montre. Le séjour de quelques secondes dans ce
bain aide à la fixation du carmin.

Lavez à l'alcool à 90°.

Mettez alors dans le bain colorant, violet de
gentiane, de méthyle, etc.

Après une demi-heure environ de séjour,
décolorez par alcool absolu, ou huile d'aniline
jusqu'à ce que la teinte de carmin seule persiste.
Lavez au xylol et montez.

Les bactéries apparaissent en violet sur un fond
rouge.

4. *Double coloration par la fuchsine et le vert aniliné*
(Kühne). — Déshydratez la coupe à l'alcool, colorez la
par la fuchsine phéniquée (liqueur de Ziehl et Kühne.
Voy. ch. VII), pendant trois à cinq minutes. Rincez

à l'eau, plongez un instant dans l'alcool et différenciez par le vert de méthyle aniliné. Ce vert de méthyle aniliné s'emploie et se prépare comme le *bleu de méthylène aniliné* dont nous avons parlé plus haut.

Le vert de méthyle aniliné sert ici à l'extraction de la fuchsine, « ce qui naturellement demande plus ou moins de temps suivant l'épaisseur de la coupe et l'intensité de la coloration. De très fines coupes sont différenciées en quinze minutes, des coupes plus épaisses demandent jusqu'à deux heures.

« Il n'est pas difficile de reconnaître le degré convenable de décoloration. Pour cela on passe la coupe dans l'essence et le xylol, et l'on voit si elle a pris ou non la teinte du vert de méthyle. » Si cette dernière teinte est nette, montez aussitôt, sinon replongez jusqu'à bon effet dans le bain de vert aniliné.

Les bacilles ressortent très vivement en rouge sur fond bleu ou vert.

5. *Coloration double par la méthode de Gram et ses dérivés.*

a) *Méthode de Gram.* — Placez la coupe dans le violet de Gram pendant un quart d'heure, puis dans la solution iodo-iodurée une minute. Décolorez *à fond* dans l'alcool absolu.

Placez alors la coupe, pour obtenir la coloration du fond, dans une solution hydroalcoolique faible d'éosine, de brun de Bismarck, de vésuvine, ou dans le picrocarmin de Orth, pendant deux ou trois minutes.

Montez par le procédé indiqué plus haut.

Les microbes sont colorés en violet foncé, les éléments anatomiques en rose ou en brun pâle, suivant qu'on a employé l'éosine et le picrocarmin, ou le brun de Bismarck et la vésuvine.

b) *Méthode de Weigert.* — Colorez d'abord la coupe dans l'éosine, le brun de Bismarck ou mieux dans le picrocarmin de Orth. Lorsqu'après quelques minutes la coupe est suffisamment colorée, on la met dans de l'eau distillée, et on la monte sur lame ; on la déshydrate à l'alcool absolu, on la sèche et on la fixe sur la lame en même temps à l'aide de feuilles de papier à cigarettes.

Sur la coupe séchée et fixée, on verse deux ou trois gouttes du violet de Weigert, qu'on laisse en contact pendant dix minutes.

On laisse écouler alors l'excès de matière colorante, et on verse sur la coupe quelques gouttes de la solution iodo-iodurée, qu'on laisse une minute en contact. On sèche alors *complètement* avec le papier à cigarettes.

On décolore en versant quelques gouttes d'huile d'aniline blanche sur la coupe : on renouvelle l'huile d'aniline au besoin plusieurs fois jusqu'à *décoloration complète.* On enlève l'excès d'huile par le xylol, on laisse tomber sur la coupe une goutte de baume ou de résine dammar et on recouvre d'une lamelle sèche et propre.

Les microbes sont colorés en violet foncé, et les éléments anatomiques en rose.

c) *Méthode de Kühne* ou *Kühne-Gram.* — On emploie le *Krystall-violet* mêlé au carbonate d'ammoniaque ou le bleu Victoria (Voy. ci-dessus pour les détails).

Après immersion de cinq à quinze minutes dans le bain, lavage à fond dans l'eau.

Immersion, dans la solution iodo-iodurée de Kühne, deux à trois minutes.

Nouveau lavage à l'eau.

Extraction de la matière colorante au moyen de la *fluorescéine* alcoolique. Enlèvement de cette dernière par l'alcool pur. Passage de la coupe dans l'huile d'aniline, l'essence et le xylol. Inclusion dans le baume.

La double coloration est donnée par le carmin.

Kühne recommande le procédé suivant :

Placez d'abord la coupe dans une solution alcaline de carmin (carmin lithique de Orth, c'est-à-dire 2,5 p. 100 de carmin dans solution saturée à froid de carbonate de lithine). Rincez à fond dans l'eau. Placez alors quelques heures sous l'action du carmin acide, ou carmin chlorhydrique : 50 parties d'alcool à 70° mélangés à quatre gouttes acide chlorhydrique et $0^{gr},50$ de carmin. On cuit pendant dix minutes et on filtre après refroidissement.

La coupe ainsi carminée est lavée à l'eau, déshydratée à l'alcool et soumise à la méthode de Kühne.

d) *Méthode d'Erlich et ses dérivés*. — Nous en traiterons en parlant de la tuberculose.

Telles sont les méthodes générales de coloration des coupes qui nous paraissent les plus recommandables, et les trois méthodes de Kühne sont particulièrement excellentes.

Nous reviendrons sur les détails en traitant de chaque microbe et nous indiquerons alors la méthode d'élection, et aussi telle autre méthode spéciale qui n'aurait pas trouvé place dans ce chapitre général.

B. Préparation, coloration et montage des coupes faites au microtome a la paraffine.

Les manipulations préparatoires que l'on fait subir à la pièce qui va être coupée par le microtome à la paraffine sont longues et délicates; la coloration et le montage exigent du soin et de l'adresse, mais les avantages du procédé sont très marqués : coupes d'une régularité parfaite, d'une finesse qui peut aller jusqu'au millième de millimètre. Ces avantages compensent très largement les inconvénients. C'est donc là un procédé des plus recommandables et qu'il est nécessaire d'indiquer.

On peut, avec le microtome à la paraffine, couper des fragments d'organes non colorés ou couper des fragments *colorés préalablement* au carmin (picrocarmin ou carmin boracique) : de là deux procédés distincts que nous allons décrire. Disons de suite qu'il est très avantageux d'employer le second procédé lorsque la double coloration est possible, car la pièce étant colorée au carmin il y a moins de manipulations à faire subir aux coupes si fines et par conséquent si fragiles.

Premier procédé : La pièce n'est pas colorée avant de passer au microtome.

On coupe en forme cubique un petit fragment de l'organe que l'on se propose d'examiner, et on le laisse durcir dans l'alcool absolu pendant au moins vingt-quatre heures. Au bout de ce temps, et pour passer au microtome, la pièce doit subir les manipulations suivantes :

1° Séjour dans un mélange à parties égales d'alcool et d'éther pendant vingt-quatre heures ;

2° Séjour dans l'éther sulfurique pur pendant vingt-quatre heures ;

3° Séjour dans une solution concentrée de paraffine dans l'éther sulfurique pendant vingt-quatre heures ;

4° Enfin séjour dans la paraffine fondue à + 45° pendant vingt-quatre heures.

On laisse alors refroidir la paraffine qui, en se coagulant enrobe la pièce ; lorsqu'elle a atteint le degré de dureté nécessaire, c'est-à-dire lorsqu'elle est susceptible d'être nettement coupée au couteau, on taille autour de la pièce enrobée, à l'aide d'un bistouri bien tranchant, un cylindre que l'on fait

ensuite pénétrer par frottement dans un des go-
dets ronds du microtome, et l'on procède à la coupe
qui peut se faire à des épaisseurs très variables,
qu'indique une table spéciale placée sur le microtome, table à l'aide de laquelle on règle mathéma-
tiquement l'appareil. On obtient ainsi un ruban de
coupes rappellant la forme du tænia solium, dans
chacun des anneaux duquel se trouve au centre
une coupe entourée de paraffine.

*Deuxième procédé : La pièce est colorée au carmin
avant d'être coupée.*

On coupe un très petit fragment de l'organe
que l'on veut examiner, de telle façon que l'on
obtienne un volume de 1/2 centimètre de long sur
environ 1/4 de centimètre de large. On le durcit
d'abord par un séjour dans l'alcool absolu d'au
moins vingt-quatre heures. Ensuite on le soumet à
l'action des différents réactifs suivants :

1° Séjour dans une solution de carmin nouvel-
lement filtrée pendant douze heures (coloration en
masse);

2° Séjour dans l'alcool absolu pendant une
heure;

3° Séjour dans un mélange d'alcool et d'essence
de bergamote à parties égales pendant une heure ;

4° Séjour dans l'essence de bergamote pure
pendant deux heures;

5° Séjour dans une solution épaisse de paraffine (paraffine Dumaige) dans l'essence de bergamote, pendant au moins deux heures, à l'étuve
($+ 25°$ à $+ 30°$);

6° Séjour dans la paraffine pure fondue, à
l'étuve entre $+ 45°$ à $+ 50°$, pendant au moins
deux heures.

On laisse la paraffine se prendre en masse : et
l'on agit de la façon indiquée au premier procédé
pour obtenir les coupes. Les anneaux du ruban

ainsi obtenus contiennent chacun une coupe colorée en rose par le carmin, et limitée par une zone de paraffine.

Fixation sur les lames des coupes données par le microtome à la paraffine. — Que la coupe débitée par le microtome soit ou non colorée, le procédé est le même. On prend dans le ruban de coupes deux fragments de cinq à six coupes chacun, et on les dispose sur une lame préparée de la façon suivante : la lame bien propre, bien essuyée, a été enduite d'un côté et sur une surface de trois centimètres de long sur un et demi de large d'une solution très légère de gomme. On dispose sur cette surface enduite de gomme les deux fragments du ruban de coupes, l'un au-dessous de l'autre, et tous deux parallèlement au grand axe de la lame.

On fait égoutter la lame, et on laisse sécher à l'abri de la poussière pendant quinze heures environ. Au bout de ce temps on porte la lame sur la platine chauffante jusqu'à ce que la paraffine emprisonnant les coupes devienne transparente. On enlève la paraffine par le xylol, et le xylol par l'alcool; on sèche alors avec des feuilles très propres de papier à cigarettes. Les coupes sont ainsi solidement fixées sur la lame et prêtes à subir les manipulations destinées à la coloration des bacilles. Nous n'avons pas à revenir sur ce sujet qui a été déjà traité longuement : le lecteur se reportera aux pages précédentes; répétons seulement que, lorsque la double coloration est possible, il est toujours indiqué de donner la coloration du carmin à la masse du tissu avant de la soumettre au microtome.

On peut parfois opérer plus rapidement la fixation sur la lame, surtout lorsqu'il ne s'agit que d'un examen histologique de la coupe carminée.

Sur la lame, on étend avec un pinceau une légère couche de la solution suivante (Schællibaum),

Essence de girofle........................ .... 3 vol.
Collodion .... 1 —

puis on dispose les coupes comme il a été dit. On les fixe avec le pinceau, on fond la paraffine, etc. comme il est dit ci-dessus.

DEUXIÈME PARTIE

INTRODUCTION

La deuxième partie de ce livre sera consacrée à passer sommairement en revue quelques maladies infectieuses de l'homme et des animaux, et à en exposer les caractères microbiologiques. Dépassant cependant le cadre strict d'une étude bactériologique pure, nous entrerons dans les quelques détails de pathologie expérimentale que comporte chacune des affections dont nous traiterons.

Le cercle des maladies infectieuses est vaste, et il s'en faut de beaucoup que l'agent pathogène soit aujourd'hui connu et démontré pour chacune d'elles : la *variole*, la *rougeole*, la *scarlatine*, parmi les maladies humaines, sont incontestablement des maladies infectieuses, et nous ne savons rien de leur cause réelle, c'est-à-dire de leur agent pathogène ; il en est de même de la *clavelée*, de la *péripneumonie*, etc., parmi les maladies animales. L'exemple le plus frappant, à ce point de vue, n'est-il pas la rage, dont le virus est atténué par M. Pasteur, alors que l'agent de la virulence est entièrement inconnu ?

A l'heure actuelle, on peut poser de la façon suivante la série des problèmes à résoudre pour une maladie infectieuse donnée :

1. Quelles espèces animales (et il est bien entendu que ce terme comprend l'homme) la maladie atteint-elle spontanément, c'est-à-dire dans les conditions ordinaires de la vie, en dehors de toute intervention expérimentale? Quelles espèces sont spontanément réfractaires ?

2. Quelles espèces sont susceptibles de prendre la maladie expérimentalement, et quelles autres sont réfractaires?

Comment agissent sur les espèces susceptibles les divers modes expérimentaux que nous possédons pour conférer les maladies aux animaux : inoculations superficielles à la lancette, ou par scarification; inoculation dans l'hypoderme ; inoculation dans le péritoine; injection dans les veines ; infection par le tube digestif?

3. Quel est le microorganisme pathogène de la maladie infectieuse en cause? Quels sont les caractères de ce microbe ? Comment se fait la preuve que la maladie est, suivant l'heureuse expression de H. Bouley, fonction du microbe et de lui seul?

Reprenons les divers termes de ce problème.

1. Une maladie infectieuse donnée n'a d'action que sur un groupe plus ou moins large d'espèces animales ; il n'en est peut-être qu'une seule, la *rage*, qui dans l'état de nos connaissances actuelles atteigne l'ensemble des espèces animales.

Mais en dehors de la rage, parmi les maladies infectieuses, quelques-unes sont exclusives à l'homme et ne frappent jamais les animaux : tels la *rougeole*, la *scarlatine*, la *lèpre*, la *fièvre typhoïde*, le *choléra*; d'autres frappent l'homme et quelques-unes des espèces animales, respectant les autres. Ainsi la *morve* frappe dans les conditions naturelles l'homme, le cheval, l'âne et jamais les bovidés ; le *charbon bactéridien* atteint l'homme, le mouton, le bœuf, le cheval, très rarement le porc et le chien, mais jamais les oiseaux ; d'autres encore ne frappent que les animaux et jamais l'homme : tels la *clavelée*, la *péripneumonie*, le *rouget*, le *charbon symptomatique* ; et parmi les animaux elles n'atteignent que certaines espèces, *le degré de fréquence des atteintes étant très variable de l'une à l'autre de ces espèces :* c'est là une caractéristique des plus nettes, et qu'il importe de bien mettre en relief quand on traite des maladies infectieuses.

Ces données de pathologie comparée auront encore le grand avantage de replacer l'homme dans son cadre naturel, et de ne pas l'isoler des animaux dont le rapproche la pathologie aussi bien que l'anatomie et la physiologie.

2. L'expérimentation a grandement élargi la limite d'action de certaines maladies infectieuses. A côté des espèces prenant naturellement une maladie, elle a démontré la possibilité d'infecter d'autres espèces naturellement réfractaires ; elle a prouvé aussi que certains animaux résistent à la transmission expérimentale aussi bien qu'à la contagion naturelle ; elle a enfin montré qu'il existait pour telle maladie une espèce animale qui pouvait être considérée comme un véritable réactif de cette maladie. Chacun de ces points doit être solidement établi dans la limite du possible pour toute maladie infectieuse, dont l'étude ne saurait être d'ailleurs qu'incomplète sans ces notions de pathologie expérimentale.

Un mot de développement seulement sur ces propositions.

La *tuberculose* de la *chèvre* et du *mouton* est très rare ; ces animaux sont à peu près complètement réfractaires à l'inoculation sous-cutanée ; ils succombent rapidement avec une tuberculose

miliaire type, à la suite de l'injection intra-veineuse.

De même, il n'existe que de très rares exemples
de *chats* contractant naturellement la tuberculose,
et cependant l'infection tuberculeuse expérimentale (par la voie digestive) est facile chez cet
animal.

Le *cobaye* ne prend certainement pas le *charbon
bactéridien* par contagion naturelle : l'inoculation
lui confère la maladie à coup sûr.

Réfractaires à la *morve spontanée*, les *bovidés* sont
tout aussi réfractaires à la morve expérimentale.

Le *lapin* est devenu par les enseignements de la
pathologie expérimentale un réactif différentiel
parfait entre le *charbon bactéridien* qui le tue à
coup sûr, et le *charbon bactérien* qui n'a aucune
action sur lui, en dehors d'artifices expérimentaux
particuliers.

L'*âne* est le réactif le plus sûr, un réactif infail-
lible de la *morve*, dans les cas douteux.

Le *cobaye* est employé couramment comme un
excellent réactif de la *tuberculose humaine* : l'inoculation en fait la pierre de touche expérimentale
de l'affection.

Le *cobaye* encore rend les plus grands services
quand on se trouve devant une affection porcine
épidémique affectant les allures du rouget : si le
cobaye succombe à l'inoculation des produits virulents du porc suspect de rouget, on peut affirmer
qu'il y a erreur de diagnostic, qu'il s'agit d'une
affection autre que le rouget.

En dehors de la preuve bactériologique, à
laquelle doit rester le dernier mot, quand il s'agit
du diagnostic certain d'une maladie infectieuse, et
pour les affections où cette preuve ne peut être
faite par suite de notre ignorance actuelle de
l'agent, ainsi que pour le praticien qui ne peut

s'assurer le secours de la microbiologie, le diagnostic d'une maladie infectieuse par l'expérimentation sur les espèces de choix peut rendre de grands services en écartant telle ou telle hypothèse, en affirmant au contraire telle ou telle autre.

Ce n'est pas tout encore, et voici un côté fort intéressant de l'expérimentation : les diverses espèces animales susceptibles de prendre expérimentalement une maladie infectieuse ne la prenant pas toutes de la même façon.

La *tuberculose* peut être facilement conférée au cobaye, au lapin par inoculation sous-cutanée, alors que cette même inoculation échoue sur le chat qui ne peut être infecté que par la voie digestive; le cheval échappe à toute tentative d'infection tuberculeuse expérimentale : seule l'injection intraveineuse peut réussir et vaincre son immunité.

Les exemples se multiplieraient aisément pour les autres maladies ; nous renvoyons le lecteur à l'exposé que nous ferons de chacune d'elles.

En pathologie infectieuse humaine nous sommes malheureusement, sauf quelques cas (tuberculose, morve, charbon), privés de ce mode précieux de diagnostic.

3. — A) Rechercher et démontrer la présence d'un microorganisme dans l'organisme malade ;

B) Caractériser ce microbe par les différentes réactions dont nous disposons actuellement ;

C) Faire la preuve de son rôle pathogénique réel et exclusif, en reproduisant la maladie par l'inoculation de ce microbe et de lui seul :

Tel est le troisième terme et le plus important dans l'étude d'une maladie infectieuse.

A) Il convient donc d'abord de poursuivre la recherche du microbe dans les tissus, liquides, sécrétions et excrétions de l'individu (homme ou animal) qui vient de succomber à la maladie infectieuse ; c'est-à-dire en d'autres termes de faire la démonstration du microbe, et d'établir ses localisations dans l'organisme.

Deux procédés qui doivent marcher de pair sont usités pour cette recherche :

a. — L'*examen au microscope sur lamelles* des pulpes organiques, des liquides, des sécrétions normales ou pathologiques, etc., et l'*examen histologique* des *coupes* de tissus ;

b. — Les *cultures* : avec ces pulpes, ces liquides, ces sécrétions recueillis purement on ensemencera les divers milieux que nous avons énumérés : bouillons, lait, gélatine, gélose, sérum, pomme de terre, etc. La technique de ces opérations a été décrite tout au long dans notre première partie.

Les cultures sur gélatine en plaque fourniront un précieux moyen d'isoler le microbe cherché, dans les produits qui le contiennent, mais associé à des germes étrangers.

Les cultures devront se faire en *présence de l'air* et aussi *dans le vide*.

Le procédé des cultures est infiniment plus délicat, plus sûr que l'examen microscopique sur lamelles et en coupes. Pour peu que l'agent pathogène soit rare dans un milieu donné, seule la culture, qui permettra au germe, fût-il même unique, de se multiplier à l'infini, réussira à faire la preuve de son existence.

Cette recherche du microbe pathogène, soit par l'examen microscopique, soit par les procédés divers de culture, doit toujours se faire dans le délai le plus rapproché de la mort : la putréfaction commençante, en introduisant des micro-organismes étrangers dans les tissus et les humeurs, pourrait donner lieu à des erreurs grossières.

Au cas où l'examen microscopique et la culture feraient reconnaître plusieurs microorganismes associés, on les isolerait par la culture en plaques, et l'on ferait sur chacun d'eux la série d'opérations démonstratives qu'il nous reste à indiquer.

Le microbe étant démontré dans l'organisme malade il reste à établir ses caractères (B) et à faire la preuve de son rôle pathogénique (C).

B) Les caractères d'un microbe peuvent se ranger sous trois chefs :

1. Les *caractères biologiques* (forme, mobilité, etc., etc.);

2. Les *réactions* vis-à-vis des divers *milieux* de *culture artificiels*;

3. Les *réactions* vis-à-vis des *matières colorantes*.

1. *Caractères biologiques.* — Ils comprennent :

La *forme* du microbe : bacille, microcoque, ou spirille ;

Le *mode de reproduction* (sporulation s'il s'agit d'un bacille, forme et caractères de la spore);

La *mobilité* ou l'*immobilité*;

Le caractère *aérobie*, ou *anaérobie*, ou encore *aéro-anaérobie;* il faudra déterminer dans ce dernier cas quel est l'état le plus favorable au développement du microorganisme : la vie en présence de l'air ou à l'abri de l'air;

La *résistance* à la *chaleur*, au *froid*, à la *lumière*, à la *dessiccation*; le degré thermométrique auquel le microbe cesse de vivre; si le microorganisme a une spore, il faudra déterminer le degré de résistance de cette spore à la chaleur (1).

______

(1) L'établissement complet de ces caractères biologiques d'un microbe a une portée plus haute encore : c'est là que se trouvent les plus solides bases étiologiques d'une maladie infectieuse. En montrant que la spore charbonneuse se conserve dans le sol indéfiniment, résistant à toutes les causes de destruction, et n'attendant que le moment où elle sera absorbée par l'animal avec ses aliments

2. *Réactions vis-à-vis des divers milieux artificiels de culture.* — La série des divers milieux connus devra être passée en revue, car ici intervient un caractère diagnostique important. Certains microbes prennent sur tel ou tel milieu artificiel, et en particulier la gélatine et la pomme de terre, une apparence spéciale qui leur est particulière et est presque pathognomonique : tels le *rouget du porc* dans la gélatine en piqûre, la *morve* sur la pomme de terre, etc.

Dans ces derniers temps on a montré l'importance des réactions de certains microbes sur le lactose et on a fait valoir à juste titre comme signe différentiel entre deux microbes semblables par plus d'un point, la façon dont ils agissent sur le lactose et le lait suivant qu'ils font ou non fermenter le premier et coagulent le second.

On devra déterminer les températures les plus favorables au développement, les maxima et les minima auxquels s'arrête ce développement.

3. *Réactions vis-à-vis des matières colorantes et des procédés de coloration.* — On recherchera quelles colorations sont le plus favorables ; et ici nous rencontrons encore des caractères diagnostiques d'une réelle valeur. Tel microbe peut se colorer par un procédé qui échoue sur tous les autres : il en est ainsi du bacille de la *tuberculose* et de celui de la *lèpre* qui sont colorés par le procédé d'Erlich, alors que tous les autres microorganismes actuellement connus ne résistent pas à la décoloration par l'acide nitrique qui est la base de cette méthode.

---

pour reprendre son cycle vital, Pasteur a établi l'étiologie du charbon sur des bases inébranlables.

En montrant la destruction du vibrion du choléra asiatique par la dessiccation, sa vitalité dans l'eau, les milieux humides, Koch nous a donné la clef étiologique de cette affection.

Un caractère de premier ordre encore est de savoir comment se comporte un microbe traité par la méthode de Gram et ses dérivées. On peut, d'une *façon schématique*, établir dans les micro-organismes pathogènes deux groupes : dans l'un on rangerait ceux qui se colorent par cette méthode, dans l'autre ceux qui ne peuvent être colorés par elle.

Enfin dans les bains colorants quelques microbes prennent des formes assez remarquables, auxquelles il faut d'ailleurs se bien garder d'attacher une signification diagnostique exagérée : tels les bacilles *granuleux* de la morve, de la tuberculose et de la diphthérie, les *bacilles en battant de cloche* du charbon bactérien, etc., etc.

C) Il reste enfin, et c'est là la caractéristique la plus importante, à faire la preuve que le microbe que l'on a *trouvé, caractérisé biologiquement, cultivé, coloré*, est bien l'agent pathogène de l'affection en cause, que cette affection est fonction de la vie du microbe et de lui seul. Cette preuve est donnée par *l'inoculation des cultures pures du microbe à l'espèce animale qui présente la maladie spontanée, et par la reproduction typique de cette maladie à la suite de cette inoculation inexpérimentale.*

Ainsi donc : existence d'un microbe particulier dans l'organisme atteint d'une maladie infectieuse, et localisations anatomiques de cet agent pathogène ; caractères biologiques de ce microbe ; réactions vis-à-vis des milieux de culture et des matières colorantes ; reproduction de la maladie par l'inoculation des cultures pures aux animaux : tel est le cycle que doit parcourir l'étude complète de la microbiologie d'une maladie infectieuse.

Cette étude complète est possible pour quelques maladies infectieuses (tuberculose, morve, charbon bactérien, rouget du porc, charbon symptomatique, etc.); elle est à peine ébauchée ou très incomplète pour quelques autres, et notamment pour les maladies humaines.

Voici par exemple le choléra : l'existence d'un microbe spécial chez le cholérique est démontrée; les caractères biologiques, les réactions de culture et de coloration de ce microbe sont déterminés et vraiment spéciaux, mais la preuve absolue de l'action pathogène, c'est-à-dire l'inoculation à l'homme ou aux animaux et la reproduction expérimentale de la maladie spontanée, manque. Cependant les caractères bien tranchés du microbe, le fait qu'il ne se trouve que chez le cholérique et là seulement où existent les lésions, c'est-à-dire dans l'intestin, tout cela constitue un faisceau de preuves suffisant en faveur de l'action pathogène du microbe de Koch.

Voici encore la fièvre typhoïde : la preuve finale manque aussi, c'est-à-dire la reproduction de la maladie sur l'homme. Le microbe de la fièvre typhoïde inoculé à quelques animaux leur donne une septicémie mortelle, mais ce n'est là qu'une expérience intéressante, et non décisive; elle ne prouve rien pour la spécificité du microbe. Cependant les caractères tranchés du bacille d'Eberth, sa présence constante dans l'organisme malade, et là seulement, forment un ensemble suffisant, sinon complet pour la démonstration.

Plus incomplètement prouvée encore est l'action pathogène du bacille de la lèpre (bacille de Hansen). Ce bacille ne se cultive pas et ne produit aucun trouble chez les animaux auxquels on l'inocule. On peut admettre cependant sa spécificité en considérant ses caractères vraiment spéciaux de coloration, et sa présence en quantité innombrable dans les lésions lépreuses, et là seulement.

Il est encore dans l'étude des microbes pathogènes des questions de haut intérêt, mais qui sortent tout à fait du cadre élémentaire de notre Précis : nous voulons parler de la question des substances toxiques sécrétées par les microbes, et des atténuations de virulence, en d'autres termes des *vaccinations*, découvertes qui sont la gloire de l'école française : nous renvoyons nos lecteurs aux communications de M. Pasteur, de M. Chauveau, aux divers articles de MM. Roux et Chamberland, au beau livre de M. Metchnikoff, etc., etc., pour les notions sur ces belles études.

Voici dans ses lignes générales le plan élémentaire que nous suivrons dans l'exposé des quelques maladies infectieuses que nous passerons en revue :

Nous indiquerons d'abord pour une maladie donnée quelles espèces animales sont soumises à la contagion naturelle, quelles autres sont réfractaires ; puis en quelques mots nous dirons les voies de la contagion naturelle.

Nous ferons ensuite connaître les principales donnés de pathologie expérimentale de l'affection, c'est-à-dire quels animaux sont susceptibles d'être infectés expérimentalement. Nous indiquerons l'espèce animale qui doit être considérée comme le meilleur réactif expérimental de l'affection. Nous dirons ensuite quels sont les animaux *réfractaires*, ce qui, dans l'espèce, ne présente pas, on le sait, un moindre intérêt.

Les diverses manières d'infecter expérimentalement les animaux, celles qui conviennent exclusivement à telle ou telle espèce, seront indiquées.

Arrivant alors à l'agent pathogène, nous décrirons ses localisations dans l'organisme, ses caractères biologiques, ses réactions vis-à-vis des matières colorantes et des cultures.

Enfin nous terminerons par un rapide résumé

où les caractères diagnostiques du microbe seront condensés.

A ces points principaux nous joindrons accessoirement quelques lignes sur les lésions causées par la maladie spontanée, sur les phénomènes symptomatiques et les lésions de la maladie expérimentale.

Ce cadre ne sera pas toujours rempli, il s'en faut ; dans les affections exclusives à l'homme il y aura plus d'une lacune, ce qui se conçoit sans qu'il soit besoin d'insister.

Nous n'admettrons dans notre description que les maladies dont la preuve *bactérienne est aujourd'hui indiscutable, rejetant toutes celles qui ne présentent pas un caractère de certitude absolue.*

Notre classification est des plus simples :

I. *Maladies microbiennes communes aux animaux et à l'homme.*

II. *Maladies microbiennes spéciales aux animaux.*

III. *Maladies microbiennes spéciales à l'homme.*

Ceci dit, voici l'énumération des maladies que nous étudierons :

Maladies microbiennes communes à l'homme et aux animaux : charbon bactéridien ; — tuberculose ; — morve ; — septicémie de Pasteur ; — tétanos.

Maladies microbiennes spéciales aux animaux : charbon bactéridien ; — charbon symptomatique ; — choléra des poules ; — rouget du porc ; — pneumo-entérite du porc ; — farcin du bœuf ; — mammite contagieuse des vaches laitières ; — mammite gangréneuse des brebis (araignée) ; — septicémies du lapin ; — pneumonie infectieuse du cheval ; — gourme.

Maladies microbiennes spéciales à l'homme : choléra ; — diphthérie ; — fièvre typhoïde et coli-bacille ; — pneumonie ; — lèpre ; — fièvre récurrente ; — paludisme ; — microorganismes des suppurations.

Nous consacrerons un chapitre additionnel à l'*Actynomicose.*

CHAPITRE PREMIER

MALADIES MICROBIENNES COMMUNES A L'HOMME ET AUX ANIMAUX.

I

CHARBON BACTÉRIDIEN

(FIÈVRE CHARBONNEUSE. — SANG DE RATE, ETC.)

I. — Historique.

La découverte de la bactéridie charbonneuse est due à Davaine et Rayer. Les points principaux de l'histoire de cette affection ont été établis par Davaine, Koch, Pasteur, Chamberland et Roux.

Le lecteur trouvera dans le livre de Straus : *Le charbon des animaux et de l'homme*, un exposé magistral de toute la question.

II. — Charbon bactéridien spontané (1).

Le charbon bactéridien est une maladie commune aux animaux et à l'homme.

---

(1) Il est bien entendu que ce terme *spontané* appliqué à une maladie microbienne quelconque indique l'affection contractée par contagion naturelle et non artificielle. Le terme « *spontané* » s'oppose ainsi au terme « *expérimental* ou *inoculé* ».

a) *Charbon spontané des animaux.* — La voie d'introduction naturelle du charbon chez l'animal est le tube digestif : c'est en ingérant avec leurs aliments des bactéridies sous la forme de spores que les animaux prennent le charbon.

Des animaux domestiques, les uns sont *doués de réceptivité* pour le charbon; les autres sont *réfractaires* à la maladie.

Les animaux de la première catégorie sont : le *mouton*, le *bœuf*, le *cheval*; le mouton et le bœuf offrent une réceptivité plus grande que le cheval.

Les animaux réfractaires sont le *chien*, le *chat*, le *porc*, les *oiseaux*, etc., etc.

L'immunité naturelle peut cependant être vaincue dans certaines circonstances rares et toutes spéciales. Il existe des faits authentiques de charbon chez des porcs et chez des chiens qui avaient mangé de la viande ou des viscères d'animaux charbonneux; dans la plupart de ces cas, la maladie affectait la forme d'*angine* ou de *glossanthrax*. M. Nocard a cité l'exemple d'un chat qui mourut d'une amygdalite bactéridienne.

b) *Charbon spontané de l'homme.* — L'organisme humain ne constitue pas un milieu très favorable au développement de la bactéridie; l'homme peut cependant contracter le charbon de trois façons différentes :

1° Par inoculation cutanée accidentelle : blessure, piqûre, excoriation de la peau chez les individus qui manient les cadavres charbonneux (vétérinaires, bergers, bouchers, équarrisseurs) ou les peaux d'animaux morts de charbon (tanneurs, mégissiers).

L'accident initial dans cette forme, qui est la plus fréquente, est la *pustule maligne.*

2° Par les voies digestives : c'est le *charbon intestinal*, résultant de l'ingestion de substances souillées de bactéridies ou de spores charbonneuses (viandes charbonneuses, etc., etc.).

3° Par les voies respiratoires : c'est le *charbon pulmonaire*, forme rare, décrite chez les chiffonniers de Vienne, et chez les trieurs de laine de Bradford en Angleterre (*Woolsorter's disease*), qui est évidemment le résultat de la pénétration dans les voies respiratoires de poussières chargées de spores charbonneuses.

Les lésions macroscopiques trouvées à l'autopsie d'un sujet charbonneux (homme, mouton, bœuf, cheval, etc.) sont identiques dans leurs traits principaux, ceux-ci étant d'ailleurs plus ou moins accusés suivant l'espèce : *sang* noir, poisseux, coagulable ; veines gorgées de sang et congestions viscérales diverses ; *rate* énorme, noire, diffluente ; *muqueuses de l'intestin grêle, du gros intestin, parfois de l'estomac,* parsemées d'ecchymoses noirâtres et de saillies d'aspect furonculeux, noirâtres, brunâtres ou verdâtres, ulcérées ou non, en partie gangrenées ; *poumon* présentant des foyers congestifs ou apoplectiques ; *putréfaction* rapide du cadavre, etc., etc.

Le sang, les pulpes organiques et la rate au premier rang, la moelle osseuse, les ganglions, etc., sont virulents.

III. — Charbon expérimental. — Charbon inoculé.

a) *Réceptivité des diverses espèces pour le charbon expérimental.* — Il y a divers moyens de conférer le charbon aux animaux d'expérience : *l'infection par les voies digestives, l'inoculation intravasculaire, l'inoculation sous-cutanée.*

L'infection par les voies digestives reproduit le mode de contagion naturelle ; sauf pour certaines expériences, elle ne présente pas un grand intérêt.

Le véritable mode expérimental, le mode de pratique courante est l'*inoculation sous-cutanée*.

Les animaux réagissent à son égard d'une façon très variable, qu'il est bon d'indiquer rapidement.

Le *mouton* prend le charbon inoculé avec la même facilité que le charbon spontané : le *bœuf*, si sensible au charbon spontané, oppose au charbon inoculé une grande résistance ; le *cheval* prend mieux que le bœuf le charbon inoculé.

Le *porc adulte* résiste à l'inoculation charbonneuse, le *porcelet* succombe.

Le *chien* est en règle assez réfractaire à l'inoculation du charbon.

M. Malm a fait à l'Institut Pasteur une série d'expériences sur le charbon du chien, qui ont donné les résultats suivants. Vingt-quatre chiens furent soumis à l'inoculation. Sept subirent l'inoculation sous-cutanée : un seul succomba. Dix-sept subirent l'inoculation intraveineuse : sept succombèrent (1).

M. Straus a montré que les chiens nouveau-nés pouvaient être facilement inoculés de charbon par injection sous-cutanée, et ne résistaient pas mieux que le cobaye.

Il faut retenir de tout ceci que le chien pourra d'autant plus facilement être rendu charbonneux qu'il sera plus jeune, et que l'inoculation intraveineuse triomphe plus aisément de sa résistance que l'inoculation sous-cutanée.

Le *chat adulte* est réfractaire au charbon : le jeune chat peut, au contraire, être infecté comme le *jeune chien*.

Dans les conditions ordinaires, la *poule* résiste

---

(1) M. Malm fait remarquer que sur les huit chiens qui ont succombé dans sa série expérimentale six étaient noirs, ce qui plaiderait en faveur d'une plus grande réceptivité chez les chiens de cette couleur.

à toute tentative d'inoculation. Les inoculations
sous-cutanées, dans les muscles, dans le péritoine, ont échoué en règle absolue entre les mains
de Feser, Perroncito, Hess, Kitt. Koch, Gaffky,
Löffler n'ont pas réussi davantage en mêlant à la
nourriture de ces animaux des spores charbonneuses. Pasteur a montré, en 1878, que par un
dispositif spécial, on pouvait triompher de la résistance de la poule. Pour cela, il suffit d'abaisser
sa température en maintenant le tiers inférieur de
son corps dans l'eau froide. Les poules, fixées verticalement sur des planchettes de bois et plongées
dans des seaux remplis d'eau froide à 25°, succombent toutes quand on vient à les inoculer de charbon, tandis que les témoins inoculés, mais non
réfrigérés, survivent.

M. Wagner, qui a, par le procédé de Pasteur, tué
constamment ses poules en expérience, a indiqué
un moyen original de triompher de la résistance
de la poule : ce procédé consiste à maintenir leur
température constamment au-dessous de la normale par des injections répétées d'antipyrine :
six poules sur onze inoculées dans ces conditions
succombèrent au charbon (*Annales de l'Institut Pasteur*, 1890).

Les *pigeons* ont également pour l'inoculation
charbonneuse une faible réceptivité, mais dont on
triomphe beaucoup plus facilement sans artifice
que pour la poule.

OEmler, Straus, Perroncito, Kitt, Czaplewski,
Lubarsch ont pu conférer dans quelques cas le
charbon à ces oiseaux. Kitt, sur une série de dix-
sept, en a tué deux; Czaplewski, sur une série de
onze, a deux inoculations positives. M. Metchnikoff
a vu que, si dans les conditions ordinaires les
pigeons supportent bien l'inoculation sous-cutanée
ou dans les muscles, ils succombent en grand

nombre quand on introduit le virus dans l'œil.

L'inoculation sous-cutanée devient elle-même mortelle quand on inocule un virus qui a déjà passé plusieurs fois de pigeon à pigeon : sur vingt-huit pigeons, M. Metchnikoff en a tué vingt-trois avec un virus de passage.

Le passage de pigeon à pigeon renforce donc le virus pour le pigeon ; il le renforce aussi pour les animaux sensibles (lapin, cobaye) ; il le renforce au point qu'avec un virus de long passage on arrive à tuer les poulets, animaux si réfractaires (Pasteur.)

Les jeunes pigeons sont plus sensibles que les pigeons adultes.

Les véritables *réactifs expérimentaux* du charbon sont, en dehors du mouton : le *lapin*, la *souris* et *surtout* le *cobaye* : ce seront là les animaux d'élection du laboratoire pour toute recherche *expérimentale* ou *diagnostique*, portant sur le charbon.

Assez résistants à l'infection par la voie intestinale, la *souris*, le *lapin* et surtout le *cobaye* prennent admirablement le charbon inoculé.

Parmi les animaux de laboratoire, le *rat blanc* mérite une mention spéciale, car la façon dont il se comporte devant l'inoculation charbonneuse a donné lieu à de nombreuses controverses et s'est trouvée avoir un intérêt doctrinal considérable.

Behring a érigé en axiome la non-réceptivité du rat pour le charbon : pour lui le rat blanc occupe le premier rang parmi les animaux à sang chaud réfractaires à la bactéridie. Les vieux rats en particulier possèdent une immunité presque absolue. Après injection de fortes doses de charbon virulent, ils n'éprouvent ni réaction locale, ni trouble quelconque.

G. Franck, sur vingt-deux rats, n'a eu qu'une mort ; les vingt et un autres ont eu une lésion locale des plus nettes (œdème charbonneux), mais ont guéri.

La vérité ne paraît pas être dans les opinions de ces auteurs.

Löffler, en 1881, avait soigneusement étudié cette question. De cinquante-deux rats inoculés, vingt-deux seulement succombèrent à la première inoculation ; mais les vingt autres n'avaient pas l'immunité à la suite de cette inoculation, car réinoculés ils succombèrent à la deuxième, troisième... et même sixième injection.

M. Straus dit : « Tous ceux qui ont expérimenté sur les rats, ont pu s'assurer du fait suivant, que j'ai été souvent à même de constater : c'est que l'on peut, un nombre variable de fois, leur inoculer sans résultat des matières charbonneuses ; puis, un beau jour, une inoculation de la même matière, en même quantité, leur communique le charbon. »

M. Metchnikoff est, plus récemment, arrivé aux mêmes résultats que MM. Löffler et Straus.

Il a vu en outre que les jeunes rats sont beaucoup plus sensibles que les rats adultes. En commençant une série expérimentale par de tout jeunes rats, et en faisant passer le virus de rat à rat, en choisissant ces animaux de plus en plus âgés, on arrive à tuer du premier coup de vieux rats.

b) *Inoculation.* — L'inoculation sous-cutanée se pratique à l'aide de la seringue de Straus : on choisit de préférence pour lieu d'inoculation chez le mouton, le lapin, la souris, le cobaye, la face interne de la jambe.

La *matière d'inoculation* est très variable : culture virulente ; sang charbonneux ; pulpes de rate, de ganglions, de foie, moelle osseuse, etc., broyées et délayées dans du bouillon ou de l'eau stérilisées, et passées sur le papier filtre.

c) *Symptômes et lésions du charbon expérimental.* —

13*

Au bout de dix à quinze heures on voit, chez le lapin, la souris, le cobaye, « un empâtement œdémateux assez prononcé, facile à sentir par la palpation, se développer au point d'inoculation ; en même temps la température centrale de l'animal s'élèvera d'un ou deux degrés. Les autres symptômes accusés par les animaux sont insignifiants ; ils continuent à manger et à se bien porter en apparence jusqu'à quelques heures avant la mort. Celle-ci survient ordinairement trente-six à quarante heures après l'inoculation chez le cobaye, quarante-huit à soixante heures chez le lapin. Elle est précédée d'une courte période pendant laquelle l'animal paraît inquiet, change souvent de place, urine fréquemment ; la respiration s'accélère ; l'animal devient comme indifférent et assoupi ; il ne cherche plus à fuir, et quand il le fait c'est avec des mouvements incertains et mal coordonnés. Puis il tombe dans une sorte de coma ; la respiration devient plus superficielle, et il meurt après quelques légères convulsions, et une température centrale fortement abaissée, à 34°, à 32° ; quelquefois à 30°. » (Straus.)

C'est dans les dernières heures de la vie seulement que les bactéridies apparaissent dans le sang : il sera facile de s'assurer de leur présence en prenant de temps à autre quelques gouttes du sang de l'oreille et en examinant ce sang par les procédés que nous indiquerons ci-dessous.

« A l'*autopsie* on ne trouve plus à la peau de trace de la piqûre d'inoculation ; mais à ce niveau, dans une étendue parfois fort grande, le tissu cellulaire sous-cutané est le siège d'une infiltration œdémateuse tout à fait caractéristique : c'est un œdème gélatineux, tremblotant, transparent, à peine teinté de rouge, rappelant un peu la consistance du corps vitré de l'œil. » (Straus.)

Cet œdème est d'autant plus prononcé que la survie a été plus longue.

« Les ganglions lymphatiques correspondant à la région inoculée sont augmentés de volume, rouges, ecchymotiques, entourés d'une zone d'œdème. »

La rate est tuméfiée, diffluente ; le foie est vivement congestionné ; les poumons sont hyperhémiés ainsi que les reins, etc. Il est à remarquer, et c'est un point intéressant, que les lésions intestinales, qui sont de règle dans le charbon spontané, manquent le plus souvent dans le charbon inoculé.

IV. — La bactéridie charbonneuse (bactéridie de Davaine). — Sa recherche dans les liquides et les tissus organiques de l'animal charbonneux.

a) Le SANG. — Le sang doit être autant que possible pris dans le cœur, et examiné dans le plus bref délai après la mort ; l'examen se fera *sans coloration*, et *avec coloration*.

Examen sans coloration. — Si l'on dépose sur une lamelle une goutte de sang charbonneux, et qu'on la porte sous le microscope (grossissement de 400 à 500 diamètres, sans éclairage Abbe), « on aura sous les yeux le spectacle saisissant si bien décrit en quelques mots par M. Pasteur :

« Les globules rouges, plus ou moins agglu-
» tinés, coulant comme une gelée un peu fluide ; des
» globules blancs en nombre plus grand que dans
» le sang normal et des bâtonnets qui nagent dans
» le sérum limpide. » Ces bâtonnets sont droits, flexibles, cylindriques, immobiles, homogènes comme du verre. Les uns paraissent constituer un bâtonnet unique, les autres sont formés de deux ou trois articles (rarement davantage) placés bout à bout, séparés par une scissure nette, l'adhérence des segments contigus ne se faisant plus

que d'une façon lâche et souvent par un des angles seulement. L'épaisseur des bâtonnets est d'environ 1 à 25 μ.; la longueur est très variable, entre 5 et 20 μ. Tel est l'aspect que présente le *bacillus anthracis*, examiné dans le sang ou dans les autres produits charbonneux frais, sans autre mode de préparation. » (Straus.)

Examen avec coloration. — Le sang charbonneux se colore bien par les diverses méthodes de *coloration simple* exposées dans le chapitre vi. On pourra placer la lamelle sur laquelle le sang a été étalé dans une solution hydroalcoolique de violet de gentiane, de fuchsine, de rubine, de bleu de méthyle.

La solution bleue de Löffler donne aussi d'excellents résultats : les bactéridies apparaissent en bleu foncé, les globules en vert pâle.

Les méthodes de double coloration de Gram et de Weigert et surtout la méthode de Gram modifiée par Kühne donnent d'excellentes préparations; la coloration du fond, c'est-à-dire ici des globules, doit être faite à l'éosine : les bacilles teints en violet foncé tranchent bien sur les globules colorés en rose.

Les examens avec coloration de la bactéridie charbonneuse doivent se faire au grossissement de 4 à 500 diamètres avec l'éclairage Abbe.

b) Œdème gélatineux du charbon expérimental au point d'inoculation. — On trouvera dans cet œdème, examiné avec ou sans coloration, des bactéridies en petite quantité, beaucoup plus longues que dans le sang.

c) Pulpes organiques. — Les pulpes de rate, de foie, de poumon, de ganglions, la moelle osseuse seront examinées sur lamelles par coloration *simple* ou *double*.

On traitera les lamelles par les solutions hydro-

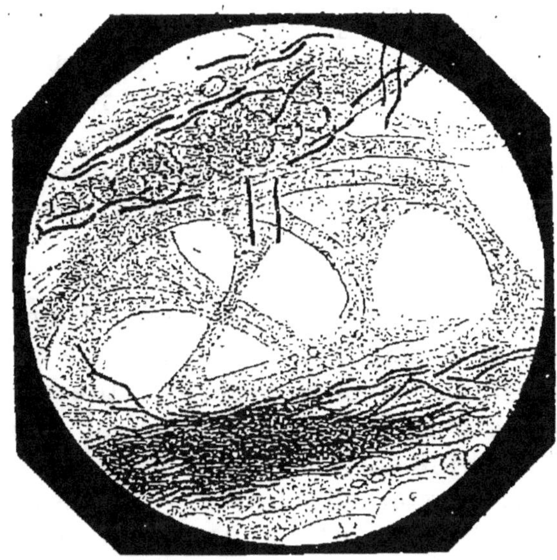

Fig. 65. — Charbon.
Epiploon de cobaye. Verick, oc. 2, obj. 7 (Gram).

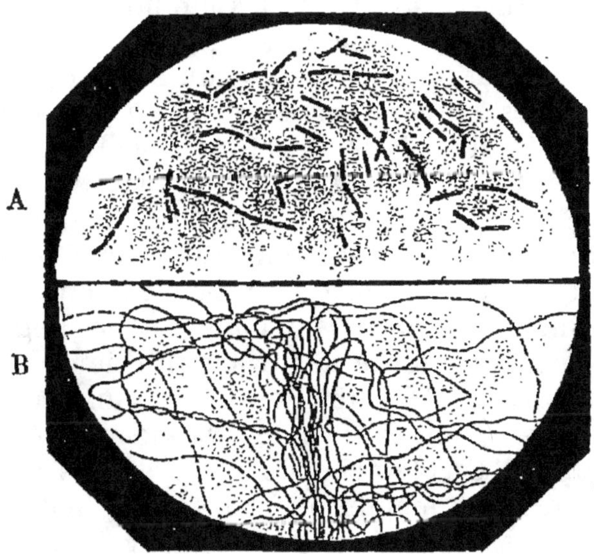

Fig. 66. — Charbon.
A, pulpe de la rate de cobaye. Verick, oc. 2, obj. 7. Procédé de Kühne.
B, culture. Verick, oc. 1, obj. 6.

13**

alcooliques de violet de gentiane, de fuchsine, de rubine, de bleu de méthyle, par le bleu de Löffler quand on voudra faire la coloration simple.

La coloration double se fera par les méthodes de Gram, de Weigert, de Kühne-Gram : le fond sera coloré à l'éosine, au brun de Bismarck ou au carmin.

d) Les divers organes du sujet charbonneux seront examinés en *coupes histologiques* : les organes à choisir seront le foie, le poumon, le rein, la rate, l'intestin. Ces coupes seront traitées par les méthodes de double coloration de Gram, de Weigert ou de Kühne-Gram, qui réussissent également bien ; la méthode Kühne-Gram a plus de finesse. Les bactéridies apparaissent en violet foncé au milieu du tissu coloré en rose par le carmin ou l'éosine, ou en brun pâle par le brun de Bismarck.

On peut aussi traiter par les méthodes simples de Kühne au bleu de méthyle ou au rouge.

Une préparation fort intéressante est celle du *mésentère* des sujets charbonneux : rien ne met mieux en lumière la localisation vasculaire de la bactéridie. On obtient dans ces préparations une véritable injection bactéridienne des petits vaisseaux de l'organe. Voici comment se fera la préparation (1) : sur un disque excavé en son milieu (une tranche prise sur un bouchon de liège et dont on excavera toute la surface intérieure remplira parfaitement le but), on charge une portion de mésentère, en évitant les vaisseaux de trop gros calibre. On détache du reste du mésentère la partie de cette membrane chargée sur le disque, et on la passe au mélange d'éther et d'alcool à

____

(1) Il est avantageux de choisir pour cette préparation un *sujet maigre.*

parties égales. On la plonge ensuite dans le bain colorant choisi et qui sera un de ceux qui servent dans les méthodes de Gram, de Kühne-Gram, de Weigert, pendant une demi-heure.

On détache alors la membrane, colorée en violet du disque qui la supportait; on la divise en plusieurs fragments qu'on traite comme s'il s'agissait d'une coupe par les méthodes de Gram, Kühne-Gram ou Weigert. On achève en colorant à l'éosine et on monte comme une coupe.

Lorsque la préparation est bien réussie, les vaisseaux se détachent en fines traînées violettes dans lesquelles on distingue une quantité innombrable de bactéridies sur le fond rose de la membrane.

V. — Culture de la bactéridie charbonneuse.

Aérobie, la bactéridie se cultive en présence de l'air à toute température de 16 à 43°. La température la plus favorable est de 30 à 35 degrés.

La bactéridie se développe dans les milieux liquides et sur les milieux solides transparents et opaques : gélatine, gélose, pomme de terre.

On choisira de préférence pour *semence* le sang, ou la pulpe de rate et de ganglion.

a) Culture de la bactéridie charbonneuse dans les milieux liquides. — *Urine.* — C'est dans l'urine neutre que M. Pasteur fit ses premières cultures de bactéridie. Le bouillon doit être préféré.

Bouillons. — Tous les bouillons, qu'ils soient faits de viande de poule, de mouton, de veau, de bœuf, etc., se prêtent bien à la culture de la bactéridie. — Le bouillon, ensemencé avec une goutte de sang ou de pulpe organique charbonneuse, est mis à l'étuve à la température convenable.

« Au bout de quelques heures, on voit des flocons ténus nager dans le liquide; ces flocons grossissent et conservent une certaine cohésion, de sorte qu'ils résistent à une légère agitation imprimée au liquide qui reste limpide dans leur intervalle. Dans les heures suivantes ces flocons deviennent assez volumineux pour former comme un nuage au sein du liquide. Cet aspect floconneux de la culture de la bactéridie dans le bouillon est caractéristique. Après quelques jours de séjour à l'étuve, le bouillon dans lequel a poussé la bactéridie a légèrement bruni et est redevenu limpide, et sur le fond du vase s'est déposée une fine poussière qui se soulève quand on agite le liquide. » (Straus.)

b) CULTURE DE LA BACTÉRIDIE DANS LA GÉLATINE. — La bactéridie *liquéfie la gélatine*; la culture ne doit se faire qu'en piqûres ou en plaques : elle donne une apparence parfois assez caractéristique.

La gélatine étant ensemencée par piqûre, et laissée à la température du laboratoire, « au bout d'un jour on la verra se fluidifier à la partie supérieure, et de haut en bas, en même temps qu'il s'y forme des flocons blancs, d'où partent presque toujours de fins filaments enchevêtrés et ramifiés qui donnent à la culture une apparence arborescente. » (Straus.)

Après un certain temps, la gélatine est fluidifiée dans toute sa hauteur, et les flocons blancs formés par les bactéridies tombent au fond.

« Cultivée sur la gélatine étalée en couche mince sur une plaque de verre (culture sur plaques de Koch), la bactéridie charbonneuse se développe sous forme de colonies arrondies qui, examinées à un faible grossissement, présentent au centre un aspect filamenteux enchevêtré; à la périphérie de la colonie, ces filaments sont assez régulièrement onduleux. » (Straus.)

c) CULTURE DE LA BACTÉRIDIE SUR LA GÉLOSE. — Sur la gélose en strie, à l'étuve, la bactéridie se développe bien en vingt-quatre à quarante-huit heures sans apparence caractéristique.

d) CULTURE DE LA BACTÉRIDIE SUR POMME DE TERRE — La bactéridie donne sur la pomme de terre, à l'étuve, en vingt-quatre ou quarante-huit heures, des colonies sèches blanches ; lorsque les colonies sont assez rapprochées pour arriver à fusionner, la pomme de terre semble recouverte d'une couche crémeuse.

e) CULTURE DE LA BACTÉRIDIE DANS LE LAIT. — La bactéridie virulente *coagule* le lait du troisième au cinquième jour ; vers le septième au dixième jour le coagulum se dissout.

Il est à noter que les bactéridies atténuées des vaccins ne coagulent pas le lait pendant les deux premières semaines ; à ce moment elles dissolvent lentement la caséine (Gamaléia).

EXAMEN DES CULTURES DE CHARBON. MORPHOLOGIE ET COLORATION DE LA BACTÉRIDIE CULTIVÉE. — Dans l'organisme, la bactéridie n'a que la *forme bacillaire*. Dans les cultures, elle prend deux nouvelles formes : la *forme filamenteuse*, et la *forme sporulée*.

Les cultures seront examinées *sans coloration* et *avec coloration*.

Examen sans coloration. — Dans une goutte de culture mise sur une lamelle (après dilution dans le bouillon stérilisé, s'il s'agit de culture sur gélose ou sur pomme de terre), et portée sous le microscope, on « aperçoit des *filaments* extrêmement longs, cylindriques, non ramifiés, ondulés, tordus quelquefois les uns sur les autres et enchevêtrés comme des paquets de cordes. Ces filaments paraissent homogènes dans toute leur longueur, sans trace de séparation transversale, sauf sur les points où il existe des ruptures. » (Straus.)

L'apparence filamenteuse de la bactéridie est très saisissante déjà au bout de vingt-quatre heures dans les cultures en bouillon séjournant à l'étuve. Dès cette époque parfois les *spores* apparaissent, mais elles sont plus nettes et plus nombreuses au bout de quelques jours. A cette époque « beaucoup de filaments paraissent remplis de noyaux réfringents, un peu allongés; quelques-uns sont encore dans des filaments très nets, quelques autres forment des chaînes où on reconnaît la forme des filaments qui leur ont donné naissance, mais où le contour a disparu; d'autres enfin sont tout à fait libres et flottent dans le liquide. Ces noyaux sont les germes, les spores ou graines de la bactéridie. » (Chamberland, *Charbon et vaccination charbonneuse*.)

Examen avec coloration. — Les cultures de bactéridie charbonneuse se colorent bien par les différents procédés de coloration simple exposés au chapitre VI; les solutions hydroalcooliques de violet de gentiane, de fuchsine, de rubine, de bleu de méthyle donnent de belles colorations des lamelles chargées des produits de culture charbonneuse. Nous recommandons le bleu de Löffler et surtout la solution hydroalcoolique de bleu de méthylène très légère qui donne des préparations très fines.

Les méthodes de Gram et de Weigert réussissent bien, et surtout la méthode Gram-Kühne qui donne d'admirables préparations.

La constitution des *filaments* est bien mise en lumière par les couleurs. « On constate que les filaments sont formés par une gaine hyaline délicate, renfermant une rangée de masses protoplasmiques cubiques ou allongées; celles-ci sont séparées les unes des autres par des cloisons transversales et chacune d'elles représente une cellule végétative. » (Straus.)

Les spores restent incolores dans les filaments

quelle que soit la méthode de coloration employée, coloration simple ou méthodes de Gram.

On a proposé de faire une double coloration des filaments sporifères, dans laquelle le corps de la bactéridie et la spore prendraient alors une couleur différente, de façon à mettre en évidence sur les préparations colorées le germe de la bactéridie.

Le procédé consiste à traiter les lamelles par la méthode d'Ehrlich : la lamelle passée six à sept fois dans la flamme est mise pendant vingt-quatre à quarante-huit heures dans la solution rouge d'Erhlich (1); on décolore par le mélange d'alcool et d'acide nitrique au 1/10; on lave à l'eau et on colore à nouveau dans une solution hydroalcoolique de bleu de méthylène. Les filaments sont colorés en bleu, les spores apparaissent en rouge dans l'intérieur du filament.

Cette méthode est infidèle, et ne réussit que dans un petit nombre d'essais ; la meilleure manière d'oberver les spores est la préparation fraîche, sans coloration.

VI. — Caractères biologiques de la bactéridie et de la spore. — Bactéridie asporogéne.

La bactéridie charbonneuse ne donne des spores qu'en présence de l'air et dans les limites de température comprises entre 16° et 42°,5.

Dans le sang de l'animal charbonneux il n'y a pas d'oxygène libre; il ne se forme donc pas de spores, mais dans le sang qui vient au contact de l'air, sortant par les naseaux, le rectum, les éraillures de la peau du cadavre charbonneux, la bactéridie peut naturellement se sporuler.

____

(1) Il est bon de placer le verre de montre qui contient le bain colorant où plonge la lamelle à l'étuve à 30-35°.

On obtiendra une abondante formation de spores en étalant du sang charbonneux sur les parois d'un flacon flambé, fermé à la ouate et laissé quinze jours largement au contact de l'air dans une chambre *humide* à + 30°. Au contraire le sang desséché rapidement ne se prête pas à la formation des spores.

Dans les cultures de laboratoire mises à température convenable, la spore de la bactéridie se forme bien. Il est à noter que l'humeur aqueuse est un milieu très favorable : déjà au bout de douze heures, la sporulation s'effectue. C'est dans des cultures cellulaires·en humeur aqueuse que Koch étudia la formation des spores.

La spore a une résistance beaucoup plus grande que la bactéridie non sporulée. Celle-ci (sang charbonneux, culture asporogène qui sera étudiée ci-dessous) périt en quinze minutes à 65°. La spore en milieu humide résiste à 90° pendant quinze minutes : elle périt à 100° en milieu humide en moins de cinq minutes. Le chauffage à 65° pendant quinze à vingt minutes est donc le critérium de l'existence ou de la non existence de la spore charbonneuse.

M. Roux a montré que la spore charbonneuse en milieu humide et dans un tube scellé, c'est-à-dire complètement soustraite à l'action de l'air, pouvait résister à un chauffage à 70° pendant un temps considérable : cent soixante-cinq heures, dans quelques cas. Au contraire, la spore charbonneuse exposée à la même température, dans le même milieu humide, mais n'étant plus soustraite au contact de l'air, mourait beaucoup plus vite.

Bactéridie asporogène. — MM. Pasteur, Chamberland et Roux ont les premiers obtenu une bactéridie asporogène en culture. Ils exposaient les bouillons de culture à 42-43° : la bactéridie poussait, donnait des filaments, mais ces filaments étaient privés de spores : c'est par l'action atténuante de l'air sur le mycélium charbonneux de ces cultures privées de spores qu'ils obtinrent les vaccins charbonneux. Dans les filaments de la bactéridie ainsi traités on voit des corpuscules brillants dits *microspores, fausses spores* de Chauveau : ces corpuscules n'ont aucune des propriétés biologiques de la véritable spore.

Vient-on, au cours de l'expérience, à prélever quelques-uns de ces filaments asporogènes et à les semer dans du bouillon exposé à 30°, la culture nouvelle donne des spores : la bactéridie n'avait donc pas,. dans le procédé de MM. Pasteur, Roux et Chamberland, perdu sa faculté sporogène : cette propriété, elle ne la perd définitivement, il ne peut se créer en d'autres termes une race de bactéridies asporogènes que par la méthode des cultures en présence d'antiseptiques, méthode due à MM. Roux et Chamberland.

MM. Roux et Chamberland cultivent du sang charbonneux dans un bouillon contenant 1/2000 de bichromate de potasse. La bactéridie n'y donne pas de germes, et à dater du huitième jour perd à jamais la faculté sporogène : elle pourra désormais passer de bouillon - non antiseptisé — en bouillon, elle pourra passer d'animal à animal — car elle n'a pas perdu sa virulence : — elle restera toujours asporogène.

Il en est de même dans la méthode plus récemment imaginée par M. Roux (1890) et dont voici le principe général. Dans une série de tubes de bouillon contenant 2, 4, 6..., 20/10000 d'acide phénique, on ensemence la bactéridie; on met à l'étuve à + 33°, et on a soin de ne pas laisser de flocons se rassembler à la surface. du tube. Le tube contenant le bouillon phéniqué à 20/10000 reste stérile : les tubes, à partir le plus souvent du tube antiseptisé à 4/10000, donnent une culture sans spores : huit à dix jours sont nécessaires pour la réussite de l'expérience. A dater de ce moment, la bactéridie ainsi traitée a perdu sa faculté sporogène, qu'elle ne retrouve ni par les cultures en milieu ordinaire, ni par les inoculations en série. La race asporogène est virulente et contient des *microspores*.

Pour faire perdre à la bactéridie asporogène sa virulence, il faut la laisser en contact avec l'antiseptique un temps plus long : alors on obtient une bactéridie *asporogène et sans virulence*, qui n'a vraiment, au premier abord, aucun rapport avec la bactéridie virulente que nous sommes habitués à traiter dans le laboratoire.

Il n'est que juste d'ajouter que MM. Lehmann (1887) et Behring (1889) ont aussi rencontré la bactéridie asporogène, mais leurs travaux ne constituent pas une série de recherches voulues et à but bien déterminé, comme ceux de MM. Pasteur, Chamberland et Roux.

VII. — Résumé des caractères de la bactéridie charbonneuse.

La bactéridie charbonneuse est aérobie; elle est immobile dans les liquides organiques et dans les cultures. Dans l'organisme elle ne se présente que sous la forme bacillaire. Dans les cultures elle prend la forme filamenteuse et se sporule. Elle se cultive sur tous les milieux artificiels, et la température la plus favorable est de 30° à 35°. Elle fluidifie la gélatine, prend une apparence caractéristique dans le bouillon, moins caractéristique, mais encore assez spéciale, sur la gélatine

et la pomme de terre. Elle se colore par les méthodes de Gram.

II

SEPTICÉMIE DE PASTEUR

I

C'est dans une note lue à l'Académie des sciences,
en juillet 1875, que M. Pasteur annonça la découverte du *vibrion septique*.

La présence de cet organisme dans les cadavres
charbonneux avait jeté, jusque-là, une grande confusion dans les résultats des inoculations faites
avec le sang provenant de ces cadavres. M. Pasteur
dissipa toutes les obscurités, remettant chaque
chose à sa place, indiquant nettement le rôle de
la *bactéridie* et celui du *vibrion septique*.

Les affections que produit le vibrion septique
étaient connues depuis longtemps en pathologie
humaine et vétérinaire, encore qu'elles n'eussent
pu, jusqu'à M. Pasteur, être rapportées à leur
cause véritable. Les expérimentations sur les maladies conférées aux animaux par l'inoculation
des substances putrides avaient été nombreuses
depuis les premiers essais de Barthélemy et Du-
puis (d'Alfort) jusqu'aux expériences récentes de
Coze et Feltz, et Davaine.

Chez *l'homme* l'affection produite par le vibrion
septique est connue depuis Pirougoff sous le nom
d'*œdème malin* ; c'est aussi le vibrion septique qui
provoque cette terrible complication des plaies

accidentelles ou chirurgicales, désignée sous les noms de *gangrène foudroyante*, *gangrène gazeuse*, *gangrène traumatique envahissante*, *érysipèle traumatique*, complication qui, aujourd'hui, est devenue bien rare, grâce aux progrès de l'antisepsie chirurgicale. C'est à MM. Chauveau et Arloing qu'on doit la connaissance de la nature exacte de cette affection : ils l'ont étudiée en 1884 sous le nom de *septicémie gangréneuse*.

En vétérinaire, l'affection causée par le vibrion septique est la *gangrène traumatique* étudiée chez le *cheval* par Renault (d'Alfort).

Les Allemands, qui ont retrouvé le vibrion septique de Pasteur, ont pris soin de le débaptiser, et Koch lui a donné le nom de *bacille de l'œdème malin*.

II. — Septicémie expérimentale.

La septicémie de Pasteur peut être inoculée au *cobaye*, au *lapin*, au *mouton*, à la *chèvre* et au *cheval* : ce sont là les animaux les plus sensibles à son action. L'*âne*, la *poule*, le *pigeon*, ont une susceptibilité moindre, et au dernier rang viennent le *chien* et le *chat*, qui exigent des doses de virus plus fortes encore. Le *bœuf est absolument réfractaire* à l'inoculation, mais il est hors de doute que dans des conditions indéterminées jusqu'ici il contracte *spontanément* la septicémie (Nocard).

L'inoculation à la lancette échoue d'ordinaire ; le virus doit être *déposé dans le tissu conjonctif souscutané*. La raison de ce fait est simple : le vibrion de Pasteur est un anaérobie pur, que la *moindre trace d'oxygène* empêche de *vivre* et de se *développer*.

L'infection par la *voie digestive* échoue invariablement, à moins qu'il n'existe une plaie du tube digestif.

L'inoculation *intra-vasculaire à dose moyenne*
(une à trois gouttes chez le lapin, 1 à 5 centimètres
cubes chez le mouton, 10 à 15 centimètres cubes
chez l'âne) ne donne pas la mort, et l'animal inoculé acquiert l'immunité (Chauveau et Arloing).
A dose massive les résultats de l'inoculation intravasculaire sont différents, et la mort survient avec
des lésions généralisées dans les séreuses.

Les sources du vibrion septique sont nombreuses. Outre les cas naturels de septicémie, chez
l'homme et l'animal, qui peuvent fournir la matière de l'inoculation, le vibrion septique se trouve
dans le sol, ainsi que les expériences de M. Pasteur l'ont démontré, et dans le tube digestif des
animaux, d'où, en été surtout, il passe quelques
heures après la mort dans le sang des veines profondes de l'animal.

Le réactif expérimental le plus simple de la septicémie de Pasteur est le *cobaye* : 1/5 de goutte de
matière septique inoculée sous la peau de la cuisse
de l'animal le tue sûrement.

Les symptômes qui suivent l'inoculation sont
les suivants : blotti dans un coin, l'animal reste
immobile, son poil se hérisse, il pousse des cris
quand on le saisit : la mort survient en douze ou
quinze heures après l'inoculation.

M. Pasteur a parfaitement décrit les épouvan-
tables désordres que l'on constate à l'autopsie.
« Tous les muscles de l'abdomen et des quatre
pattes sont le siège de la plus vive inflammation;
çà et là, particulièrement aux aisselles, des poches
de gaz; foie et poumons décolorés, rate normale,
mais diffluente. » Ajoutons que les poils s'arrachent d'eux-mêmes sur toute la surface abdominale, que le péritoine contient de la sérosité en
assez grande abondance, et que lors de l'ouverture
du cadavre, si près de la mort qu'elle soit prati-

quée, il se dégage une odeur putride un peu spéciale.

III. — Recherche du vibrion septique dans l'organisme septicémique.

Le vibrion septique doit être étudié sans coloration et avec coloration : il prend bien les diverses couleurs d'aniline, le bleu de Löffler particulièrement, mais se colore mal par les méthodes de Gram.

Le vibrion septique sera recherché dans le *sang*, la *sérosité péritonéale* et le suc *musculaire*.

Sang. — Le sang prélevé dans le cœur de l'animal septicémique, aussitôt après la mort, contient peu de vibrions septiques, et on peut passer en revue plusieurs champs microscopiques sans en trouver un seul.

L'*examen sans coloration* est d'un haut intérêt : le vibrion septique prend dans le sang « un aspect tout particulier, une longueur démesurée, plus long souvent que le diamètre total du champ du microscope, et une translucidité telle qu'il échappe facilement à l'observation ; cependant quand on a réussi à l'apercevoir une première fois, on le retrouve aisément, rampant, flexueux (1), écartant les globules du sang comme un serpent écarte l'herbe dans les buissons. » (Pasteur.)

La *coloration* fixera le vibrion sur la lamelle ; et elle montrera que le long filament est composé de plusieurs segments *inégaux entre eux :* c'est là un caractère important. Dans la bactéridie les fila-

---

(1) L'air arrête les mouvements du vibrion septique. Il peut donc arriver que, dans une préparation, les vibrions soient immobiles sur les bords où ils subissent le contact de l'air ; au centre de la préparation au contraire, là où ils sont à l'abri de l'air, leurs mouvements persisteront.

ments se divisent en segments égaux ; dans le vibrion l'inégalité des diverses fractions qui composent le filament est des plus marquées.

Sérosité péritonéale. — Le moyen le plus simple et le meilleur d'examiner cette sérosité est de

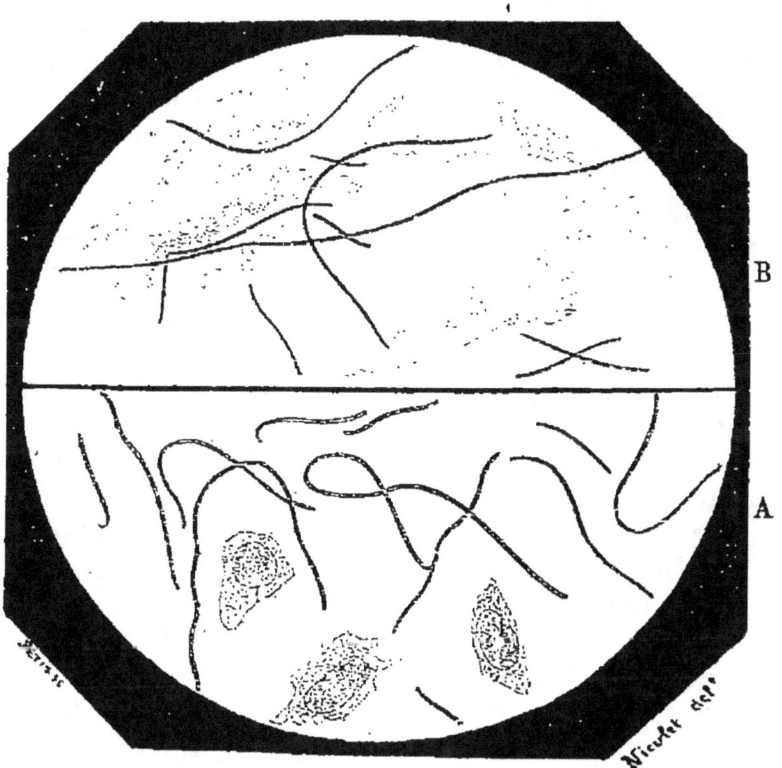

Fig. 67. — Septicémie de Pasteur.
A, culture.
B, surface du foie (Cobaye).

placer une lamelle sur la surface du foie, et de la colorer (de préférence au bleu de Löffler ou de Kühne) après dessiccation. Le vibrion septique se présente en quantité prodigieuse sur la lamelle : il y affecte les formes les plus variées au point de vue des dimensions : *courts articles*, isolés ou réunis deux à deux, *souvent disposés en lignes parallèles;* *longs filaments* composés de segments inégaux, *droits* ou *flexueux,* traversant parfois tout le champ du microscope. Ces préparations sont des plus intéressantes; elles sont de plus *typiques,* et caractérisent le vibrion septique.

Suc musculaire. — Si on vient à porter une goutte de ce liquide sans coloration sous le microscope, on voit des vibrions mobiles quelquefois très allongés, comme ceux de la sérosité péritonéale; mais le microbe affecte surtout ici les formes bizarres, en *olive* ou *en battant de cloche,* que nous étudierons à propos du charbon symptomatique.

IV. — Culture du vibrion septique.

Le vibrion septique est *absolument anaérobie*; il se cultive parfaitement dans le vide ou en présence de gaz inertes, dans le bouillon, la gélatine, la gélose et sur la pomme de terre. — Les premières cultures en ont été faites par MM. Pasteur, Chamberland et Joubert. M. Roux a consacré à cette culture quelques pages dans les *Annales Pasteur :* nous reproduirons sa description, à laquelle il n'y a rien à ajouter.

La semence peut être fournie par le *sang* ou le *liquide péritonéal.* Le *sang* contient peu de vibrions septiques au moment de la mort de l'animal, et son ensemencement à cette période serait souvent suivi d'un échec. On réussira en plaçant le sang, recueilli purement dans une pipette, pendant vingt-quatre heures à l'étuve : on s'assurera que le vibrion s'est développé dans ce sang en constatant après ce laps de temps que la colonne sanguine de l'effilure de la pipette est disloquée par de nombreuses bulles de gaz : le sang à ce moment donnera une excellente semence.

La sérosité péritonéale sera, pour servir de semence, recueillie purement avec une pipette promenée sur la surface du foie.

« Dans les *milieux liquides*, la culture se fait rapidement à une température de 38°. Le sérum étendu d'eau, le bouillon de poule, celui de veau légèrement alcalin conviennent très bien. Le développement se fait avec dégagement de gaz acide carbonique et hydrogène, et sans changer la réaction du milieu. Au bout de douze à vingt-quatre heures, le liquide est trouble, et, examiné au microscope, il montre de nombreux bacilles contournés et parfois comme ondulés ; d'autres sont droits. Bientôt la culture devient claire, tous les bacilles étant tombés sur le fond du tube. La plupart deviennent alors granuleux et se désagrègent. Quelques-uns épaississent, se dilatent en un point, le plus souvent à une extrémité ; c'est dans la partie renflée qu'apparaît la spore. Elle est brillante et réfringente ; lorsqu'elle se forme dans le corps du bâtonnet, celui-ci montre d'abord un espace clair. Cette spore se conserve longtemps dans les cultures en gardant sa virulence ; elle résiste à des températures de 75° à 80°. Dans les cultures, le vibrion septique paraît perdre sa propriété de se mouvoir.

» Le vibrion septique se développe dans la *gélatine* quand on l'ensemence par piqûre dans un tube de gélatine en se servant d'un des procédés que nous avons décrits. Tout le long de la piqûre il se fait une culture qui liquéfie la gélatine.

» Mais c'est surtout dans la *gélose nutritive*, à la température de 38° que le développement est rapide. En vingt-quatre heures toute la piqûre est bien dessinée comme une traînée blanchâtre festonnée sur les bords. Bientôt les gaz se dégagent et creusent des vacuoles dans le milieu solide. La traînée faite par la piqûre est coupée en divers endroits, et le dégagement des gaz sème l'organisme dans toute la masse de la gélose. Dans les milieux solides les bacilles restent plus courts que dans les liquides, ils ne prennent point des formes contournées et donnent des germes beaucoup plus lentement. »

On pourra faire également, par les procédés que nous avons indiqués au chapitre iv, des cultures de vibrion septique en *plaques* sur la gélatine ou la gélose. « Dans la gélatine, la colonie apparaît comme une petite tache nuageuse, blanchâtre, à contours mal définis, qui liquéfie le milieu autour d'elle. Dans la gélose la colonie s'étend moins, elle garde l'aspect de petites taches blanchâtres qui, au microscope, paraissent striées au centre, et arborescentes sur les bords. » (Roux, *Annales Pasteur*, 1887, p. 61.)

M. Roux a cultivé le vibrion septique sur la pomme de terre dans le vide par son procédé que nous avons décrit au chapitre iv. Les cultures sur pomme de terre dans le vide ne donnent, on le sait, aucune coloration.

V. — Résumé des caractères du vibrion septique.

Anaérobie pur, le vibrion septique présente dans les préparations fraîches et surtout dans le sang une *mobilité* et une *forme* toutes spéciales. Sur les préparations colorées, il se caractérise encore par ses dimensions, sa forme et l'inégalité des segments qui composent ses filaments droits ou courbes.

Il se cultive dans tous les milieux à l'abri de l'air.

III

MORVE

—

I. – Historique.

L'histoire microbiologique de la morve est due surtout à Löffler et Schütz (1883).

En même temps que ces deux auteurs, MM. Bouchard, Capitan et Charrin annonçaient à l'Académie des sciences qu'ils venaient d'isoler par la culture le microbe de la morve, et les expériences faites alors sous la direction de M. H. Bouley confirmaient cette assertion. Malheureusement, leur travail donnait des indications si incomplètes sur la morphologie du microbe et sur les moyens de l'isoler, qu'il n'eut pas le retentissement qu'eut très justement celui de MM. Löffler et Schütz.

II. — Morve spontanée.

La morve est une maladie commune à l'homme et aux animaux.

Chez l'homme la morve provient, dans l'immense majorité des cas, de source animale, et presque uniquement de contagion *équine*.

La contagion vient à l'homme de l'animal morveux vivant, du cadavre, des objets souillés tels que couvertures, harnais, fourrages, litières, etc.; elle se fait par inoculation, l'épiderme présentant une solution de continuité venant au contact de la matière virulente.

On admet encore, pour expliquer certaines formes de morve humaine, que la contagion peut se faire par la voie digestive, non pas à coup sûr par ingestion de produits morveux, mais parce que les doigts souillés de virus morveux sont portés par inattention aux lèvres, à la bouche.

La morve de l'homme débute par un accident local correspondant au point d'entrée du virus (*angioleucite farcineuse*), ou par des symptômes généraux ; elle évolue ensuite. sous le *type aigu* (*farcin aigu*, dont les symptômes se localisent sur la peau et le tissu cellulaire sous-cutané, et *morve aiguë*, localisée sur la muqueuse respiratoire et pituitaire) ; ou sous le *type chronique* (*morve farcineuse chronique* caractérisée par des abcès cutanés ulcéreux multiples, de l'enchifrènement et un jetage muqueux et sanguinolent).

La morve est d'ailleurs une maladie rare chez l'homme, et d'un diagnostic obscur dans la grande majorité des cas (1).

Morve spontanée des animaux. — Dans les conditions naturelles *les équidés prennent seuls la morve.*

La contagion naturelle se fait par des voies multiples : *a*) par le *tube digestif*, l'animal ingérant des aliments ou des boissons souillés par le virus morveux ; *b*) par le contact direct des matières virulentes (jetage ou pus) avec la muqueuse des premières voies respiratoires ; *c*) par inoculation au moyen des objets de pansage et des harnais souillés : cette inoculation peut se faire sur les muqueuses (*pituitaire, conjonctive, vagin*) et sur la peau.

Le cheval prend ordinairement la morve spontanée sous la forme *chronique* : il faut faire exception pour les animaux de sang, chez lesquels

(1) Pour les détails cliniques sur cette maladie chez l'homme, voir le mémoire magistral de Rayer et l'article de Brouardel dans le *Dictionnaire encyclopédique*.

l'affection revêt la *forme aiguë*; l'âne prend toujours la forme aiguë; le mulet prend ordinairement la morve subaiguë.

La *forme chronique* de l'affection correspond à deux types :

1. Le *farcin chronique* dont les lésions principales sont : les abcès cutanés ou *boutons*; les lymphangites spécifiques ou *cordes*, qui aboutissent, ainsi que les boutons, à l'ulcération, au *chancre*; les engorgements diffus des membres; les accidents testiculaires : sarcocèle, vaginalite;

2. La *morve chronique* caractérisée par les lésions suivantes : chancres nasaux avec adénite de l'auge; chancres laryngo-trachéaux; tubercules pulmonaires souvent accompagnés de foyers de pneumonie lobulaire, de pleurésie chronique; adénite des ganglions bronchiques; et parfois tubercules morveux du foie, de la rate, des ganglions mésentériques, des capsules surrénales, de l'ovaire, de l'utérus.

Dans les *formes aiguës* (farcin et morve aigus), les lésions sont semblables au fond, quoique, par suite de la rapidité de l'évolution, elles revêtent une forme différente, en apparence.

Sur l'animal vivant, la virulence morveuse existe dans le *jetage* ou dans le *pus* qui résulte de l'ulcération des boutons et des cordes.

Les *produits virulents du cadavre* sont toutes les lésions essentielles de la morve, c'est-à-dire le tubercule morveux et ses dérivés, chancres et abcès, dans quelque région qu'ils se rencontrent. Le *sang* n'est jamais virulent, même dans la morve aiguë, non plus que la *sueur*, la *salive pure* (c'est-à-dire celle qu'on recueille par une fistule du canal de Sténon) et le *suc musculaire*.

III. — Morve expérimentale.

Il y a plusieurs moyens de conférer la morve aux animaux; on peut y réussir soit par l'*inoculation* qui, *ici*, peut être *superficielle* ou *sous-cutanée*; soit par l'*ingestion* de matières morveuses.

Nous ne parlerons que du procédé *seul pratique de l'inoculation*.

Les animaux auxquels l'inoculation confère la morve sont : les *équidés*, le *cobaye*, le *lapin*, le *mulot* ou *campagnol*, et le *spermophile*.

Les animaux *réfractaires* sont les *bovidés* (aussi absolument rebelles à la morve expérimentale qu'à la morve spontanée), et les *suidés*. Le porc peut cependant contracter la morve, lorsqu'il se trouve dans un état de débilitation organique (Cadéac et Mallet).

Le *chien* se comporte d'une façon toute spéciale à l'égard de l'inoculation morveuse : nous reviendrons sur ce sujet tout à l'heure.

Quant à la *souris blanche*, au contraire de la souris des champs, elle est rebelle à l'inoculation morveuse. Leo cependant, dans le laboratoire de Koch, a pu triompher élégamment de son immunité en la nourrissant au préalable avec de la phloridzine, c'est-à-dire en la rendant diabétique.

Morve expérimentale de l'âne. — L'âne est le véritable réactif expérimental de la morve, qu'il prend toujours sous la forme aiguë. — La meilleure manière d'inoculer est de pratiquer des scarifications sur le front de l'animal et d'étaler la matière virulente par friction sur les plaies linéaires. Il se fait rapidement, à cet endroit, un travail ulcératif qui aboutit à un vaste chancre avec engorgement chaud et douloureux à la périphérie.

La fièvre s'allume dès le troisième jour, et l'animal succombe rapidement.

Les lésions trouvées à l'autopsie sont les suivantes : « *Le plus souvent*, la muqueuse des cavités nasales, du larynx, de la trachée, est le siège d'une éruption de petits boutons rougeâtres, qui n'ont n'ont pas eu le temps d'évoluer. *Toujours* le poumon est farci d'une multitude de lésions très différentes de celles qu'on observe dans la morve chronique; ce sont de véritables infarctus, de forme conique on pyramidale, dont la base correspond à la surface pleurale du poumon. L'aspect de la coupe en est grenu, homogène, d'un blanc sale; sa consistance est assez ferme. La pression en fait sourdre de petites gouttelettes de pus épais, blanchâtre, très virulent.

» Leur aspect pourrait les faire confondre avec des tumeurs.

» Le foie, les reins, la rate, la moelle des os, peuvent être parsemés de lésions moins volumineuses, dont la texture est en tout point semblable à celle des lésions pulmonaires. L'expérience prouve que sur cinquante inoculations effectuées chez l'âne avec du jetage morveux on du pus farcineux, quarante-neuf au moins sont suivies de succès. » (Nocard, Soc. centr. de méd. vét., 1887.)

Morve expérimentale du cobaye. — Le cobaye prend moins sûrement la morve expérimentale que l'âne; il peut être considéré cependant comme un bon réactif.

L'inoculation se fera, soit par scarifications sur le dos, soit à la seringue de Pravaz, à la base de la cuisse; cette dernière pratique est préférable aux scarifications.

A l'endroit scarifié il se fait, quand l'inoculation réussit, une plaie ulcéreuse, semblable à celle qui se produit chez l'âne dans les mêmes conditions.

Dans les cas où l'inoculation a été sous-cutanée, il se fait des abcès volumineux dans toute la chaîne des ganglions lymphatiques intercalés entre le centre et le point inoculé.

Dans les deux cas, l'animal maigrit et succombe au bout d'un temps variable du vingt-cinquième au cinquantième jour : il peut être sacrifié en tout cas du vingt-cinquième au trentième jour.

Souvent, pendant l'évolution de la morve, il se fait chez le cobaye mâle un sarcocèle morveux, qui rappelle la lésion qui se produit chez le cheval entier dans la morve spontanée.

Cette localisation a été bien étudiée par M. Straus. Elle débute du dixième au douzième jour chez le cobaye inoculé sous la peau, et augmente rapidement. « Les testicules prennent le volume d'une noisette ou même d'une petite noix; la peau du scrotum est tendue, rouge, luisante; souvent elle s'ouvre et donne issue à du pus morveux » (Straus). Löffler croyait à tort qu'il s'agissait d'une orchite ou d'une épididymite. La réalité c'est qu'il se fait une *vaginalite* morveuse, avec adhérences et collection purulente (Straus).

A l'autopsie, on trouve toujours dans la rate, et souvent aussi dans le foie et le poumon, une multitude de petits points blanchâtres qui ne sont autre chose que des tubercules miliaires de nature morveuse. De plus, les ganglions sous-lombaires sont le siège d'abcès volumineux, dont le pus est virulent.

Il est plus intéressant encore de donner la morve au cobaye — quand on dispose de produits purs — par inoculation *intrapéritonéale*. C'est là, ainsi que M. Straus l'a montré, un procédé d'élection.

Dans ce cas la maladie marche beaucoup plus vite : l'animal succombe en douze à quinze jours, parfois en quatre à huit jours, et la lésion testiculaire caractéristique s'accuse très nettement dès le deuxième ou le troisième jour : elle est à cette époque précoce la *signature* indéniable de la morve.

Morve expérimentale du chien. — « Si on inocule du jetage morveux ou du pus farcineux sur le front de cet animal, par le procédé des scarifications indiqué plus haut, on voit généralement, au bout de trois à quatre jours, les scarifications transformées en plaies ulcéreuses qu'entoure un engorgement chaud et douloureux. Ces ulcérations, après s'être étendues pendant huit, dix ou quinze jours, restent stationnaires durant une ou deux semaines, puis se cicatrisent et disparaissent. Contrairement à l'âne, il est exceptionnel que le chien succombe à la morve : son organisme résiste au virus et finit par en triompher. » (Nocard.)

Il est cependant un moyen de triompher de la résistance du chien, et de lui conférer même la maladie sous forme aiguë et généralisée, c'est de lui injecter des cultures de bacille morveux dans les veines à *doses massives* (Straus). Dans ce cas l'animal est, après un court laps de temps, pris de fièvre intense ; il maigrit ; sa peau se couvre de nodosités siégeant dans l'épaisseur du derme, et ces nodosités finissent par s'ulcérer en donnant lieu à un écoulement séro-sanguinolent, oléiforme, comme tout écoulement farcino-morveux. La mort survient en deux à quinze jours. A l'ouverture du corps on trouve que le foie, la rate et plus rarement — et aussi à un moindre degré — le poumon sont parsemés de fines granulations morveuses.

Morve expérimentale de la souris des champs (campagnol). — Löffler et Schütz ont montré que ce petit rongeur était extrêmement sensible à l'inoculation morveuse.

Il succombe en deux à huit jours après l'inoculation sous-cutanée avec des lésions viscérales étendues. Kitt a signalé que la rate était dans ces cas singulièrement augmentée de volume, *décuplée* même.

Morve expérimentale du lapin. — Le lapin est un mauvais terrain pour la morve expérimentale. On ne développe ordinairement chez lui par l'inoculation qu'un processus local à marche lente, rarement suivi de généralisation. On réussit mieux à infecter le lapin par des injections intraveineuses (Löffler).

Morve expérimentale du spermophile. — M. Kranzfeld a démontré que le spermophile était très sensible à la morve. Inoculé sous la peau il meurt en cinq à six jours avec des nodules morveux disséminés dans la rate, le foie, les poumons. Il est même possible de déceler par là culture dans quelques cas des bacilles morveux dans le sang du cœur.

M. Gamaleia (1889) a montré que le passage de spermophile à spermophile exaltait singulièrement la virulence de la morve, et que la maladie après plusieurs passages sur cet animal affectait non plus la forme nodulaire localisée, mais la forme *septicémique*.

Il a montré en outre que le bacille morveux ainsi exalté tuait le lapin par injection sous-cutanée, la maladie pouvant affecter — après plusieurs passages de lapin à lapin — la forme septicémique.

IV. — Le bacille de la morve. — Sa recherche dans l'organisme morveux, et les produits de sécrétion morbides.

Le bacille morveux se colore assez mal par les couleurs d'aniline. Deux méthodes lui conviennent bien, quel que soit le produit où on le cherche : sécrétion pathologique, pulpe organique, coupe histologique, culture; ces méthodes sont celles de Löffler et de Kühne [bleu de méthylène phéniqué]. Le lecteur se reportera au chapitre VI où

il trouvera tous les détails sur ces procédés. La
méthode de Gram et ses dérivés échouent absolument.

La morve équine spontanée se prête fort mal à
l'étude du bacille de Löffler et Schütz. Il est en
effet exceptionnel que l'examen, même le plus mi-

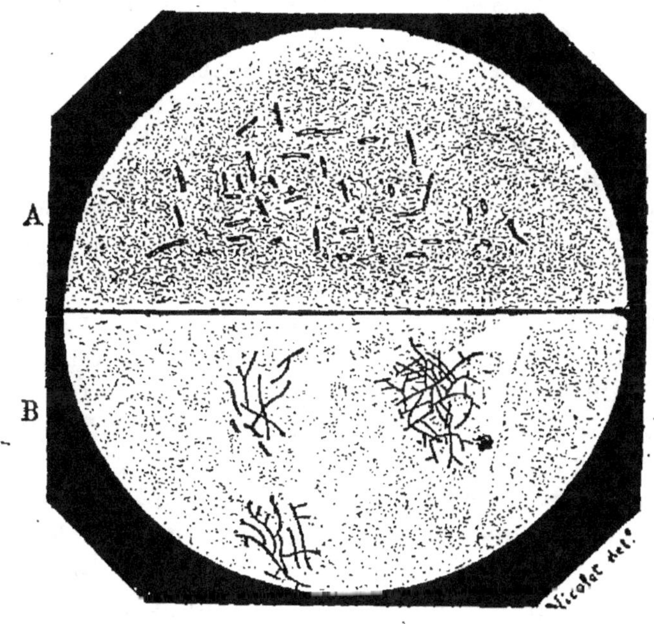

Fig. 68.

A, morve. Culture, Leitz, oc. 3, obj. 1/12.
B, farcin du bœuf. Pus. Verick, oc. 1, obj. 8.

nutieux, fasse découvrir ce bacille dans les lésions
morveuses aiguës ou chroniques du cheval, non
assurément que le bacille n'y existe, mais sans
doute « il perd très rapidement sa forme bacillaire, et se résout en granulations, sinon en
spores, qu'il est bien difficile de distinguer des
granulations protéiques nombreuses que l'on rencontre dans les préparations ».

C'est à la morve expérimentale *évoluant vite,*

aux cultures pures et *jeunes* qu'il faut s'adresser pour prendre une bonne idée du bacille ; dans le chancre frontal expérimental du chien, dans les abcès ganglionnaires et les lésions testiculaires et viscérales du cobaye inoculé, dans les lésions suraiguës de la morve de l'âne, on trouvera facilement l'organisme pathogène : le jetage, le pus seront examinés sur lamelles ; les organes morveux seront réduits en pulpes et aussi soumis aux coupes histologiques. Quant aux cultures, leur examen est simple.

Le bacille morveux est d'une extrême finesse, quoiqu'un peu plus gros que celui de la tuberculose. Il faut examiner les préparations avec l'éclairage Abbe et l'immersion homogène donnant un grossissement de 800 à 1000 diamètres : le bacille apparaît alors sous forme d'un petit bâtonnet à extrémité arrondie, coloré tantôt pleinement, tantôt inégalement avec alternance de zones claires et de zones foncées, ce qui lui donne un aspect granuleux remarquable, rappelant, mais d'une façon plus accentuée, celui du bacille de Koch.

L'examen des coupes est surtout délicat, et la méthode d'élection est la méthode de Kühne (au bleu de méthylène phéniqué) qui donne des résultats supérieurs à la méthode ancienne de Löffler.

V. — Culture du bacille de la morve.

Aérobie, le bacille de la morve ne se cultive qu'en présence de l'air.

La culture réussit mal à la température ordinaire, où elle pousse peu et lentement ; aussi la gélatine est-elle un milieu peu favorable ; le bacille morveux sera donc cultivé dans le bouillon, sur la gélose et la pomme de terre à la température de l'étuve (35° à 40°).

Il ne faut pas choisir pour semence, sauf un cas spécial dont nous parlerons ci-après, des produits impurs tels que le pus ou le jetage : c'est dans les lésions viscérales de la morve de l'âne ou du cobaye qu'il faut prendre la semence : la rate où pullulent les bacilles est très favorable.

Bouillon. — La culture se fait en vingt-quatre ou quarante-huit heures ; le bouillon se trouble sans apparence spéciale.

Gélose. — En vingt-quatre ou quarante-huit heures, la semence inoculée *en strie*, pullule sous forme d'une mince couche blanchâtre, à demi transparente, reflétant une teinte légèrement bleuâtre, qui va graduellement en augmentant d'épaisseur, et qui devient bientôt entièrement opaque.

Pomme de terre. — *La culture sur pomme de terre est une des caractéristiques du bacille de la morve.* Sur la pomme de terre mise à l'étuve il se forme aux points inoculés « une sorte d'enduit épais, humide, luisant, visqueux, reflétant après quelques jours une couleur fauve qui se fonce de plus en plus, et qui arrive bientôt à la teinte chocolat clair. De tous les *bacilles* actuellement connus, le bacille morveux prend seul cet aspect absolument caractéristique. » (Nocard.)

Cet aspect, suffisant à lui seul pour permettre d'affirmer que le produit ensemencé était morveux, permet de faire servir la pomme de terre au diagnostic des cas douteux de morve, diagnostic sur lequel nous reviendrons ci-dessous.

Les *cultures* de morve, quel que soit le milieu sur lequel elles ont été faites *se conservent peu.* Une culture qui n'est pas renouvelée a perdu au bout d'un mois environ et *souvent plus tôt* la faculté de repulluler.

VI. — Diagnostic expérimental et microbiologique d'un cas de morve.

Le diagnostic d'un cas de morve — autant que le beau procédé de l'injection de *malléine* ne lui est pas applicable, et tel est le cas pour la morve de l'homme par exemple — doit être demandé d'abord à l'expérimentation, puis aux cultures sur pomme de terre.

Les réactifs expérimentaux sont l'*âne*, le *chien*, le *cobaye*.

L'*âne* est le véritable réactif expérimental de la morve : succombe-t-il à l'inoculation d'un produit suspect, on peut affirmer, sans hésitation, que le produit était morveux; résiste-t-il, le produit n'était pas de nature morveuse.

Le chancre expérimental du *chien*, que nous avons décrit, indique sans hésitation la morve : mais l'inoculation avec le produit morveux le plus légitime ne réussit pas dans tous les cas. Il en est de même pour les expériences chez le *cobaye* : l'animal peut résister à l'inoculation morveuse. Si donc la réussite d'une inoculation chez le chien et le cobaye implique, sans aucun doute, la nature morveuse du produit inoculé, l'échec n'entraîne pas l'assurance que ce produit n'était pas morveux.

Si on dispose de produits purs l'injection intrapéritonéale au cobaye est une méthode d'élection; l'apparition du sarcocèle caractéristique jugera bientôt la question. Si le produit est impur, il faut renoncer à ce procédé : l'inoculation sous-cutanée du cobaye n'a pas alors une valeur décisive, et ne saurait trancher la question qu'en cas de réussite : elle ne vaut pas l'inoculation au chien.

La culture sur pomme de terre peut servir utilement au diagnostic, à défaut des procédés expérimentaux ou mieux concurremment avec eux.

Étant donné un produit suspect, délayez-le dans eau ou bouillon stériles, et ensemencez la pomme de terre avec cette dilution suivant les procédés décrits au chapitre iv. « Après quelques jours, il se développera un grand nombre de colonies d'aspect divers (le produit ensemencé étant naturellement impur), parmi lesquelles celles de couleur jaune brun » si le produit contenait le virus morveux : l'examen microscopique avec le procédé de Löffler complétera la démonstration de la nature morveuse du produit, démonstration bien simple, facile, et de plus demandant fort peu de temps.

VII. — Résumé des caractères du bacille de la morve.

D'une extrême finesse, aérobie, le bacille de la morve se cultive bien à une température de 35°-39° dans le bouillon, sur la gélose et sur la pomme de terre ; il *donne sur celle-ci une réaction chromogène caractéristique*. Le bacille de la morve prend mal les couleurs d'aniline ; il ne se colore pas par les méthodes de Gram ; le bleu de Löffler ou celui de Kühne le colorent bien ; il prend à la coloration un aspect granuleux très spécial.

IV

TÉTANOS

—

I. — Historique.

Les premières expériences démontrant la transmissibilité et la nature infectieuse du tétanos sont dues à Carle et Rattone (1884). Sur un sujet atteint de tétanos, tétanos dont le point de départ était une pustule d'acné, ils excisèrent la pustule, avec l'œdème environnant, broyèrent et injectèrent le suc ainsi obtenu dans la gaine du sciatique, les muscles du dos et le canal rachidien de lapins. Sur 12 des animaux ainsi inoculés le tétanos se déclara 11 fois.

Nicolaïer (de Göttingen) fournit en 1885 les premières indications certaines sur la nature microbienne du tétanos. Dans une série d'expériences sur la virulence de la terre, il remarqua que les animaux inoculés sous la peau prenaient parfois le tétanos : il en fut ainsi tout au moins pour les souris, les lapins et les cobayes ; le chien se montra réfractaire. Nicolaïer vit que le pus prélevé dans la plaie d'inoculation montrait, au milieu d'organismes étrangers, de fins et minces bacilles qui se distinguaient nettement des autres, et auxquels il attribua le rôle pathogène. Nicolaïer réussit des passages tétaniques de lapin à lapin avec le pus provenant du lieu d'inoculation première. Il tenta de cultiver l'organisme du tétanos, qu'il avait si bien entrevu, en piquant profondément dans le sérum le pus tétanigène des plaies d'inoculation.

Il obtint des cultures impures qui tuèrent jusqu'à la septième génération.

En 1886 Rosenbach trouvait le bacille de Nicolaïer dans la plaie d'un individu succombant au tétanos. Un fragment excisé au niveau de la plaie donna le tétanos aux animaux, et le pus des plaies d'inoculation de ceux-ci se montra tétanique pour de nouveaux animaux (souris, lapins, cobayes).

Rosenbach fit des tentatives de culture qui ne réussirent pas mieux que celles de Nicolaïer, et, le premier, signala la forme spéciale en *épingle* ou en *baguette de tambour* qu'affecte si souvent le bacille du tétanos. Cette forme il l'avait vue dans des cultures, cultures d'ailleurs impures.

C'est à M. Kitasato (1889) que devait revenir l'honneur d'isoler et de cultiver le bacille du tétanos si bien entrevu par Nicolaïer et Rosenbach, de faire en un mot la preuve de la nature microbienne de la maladie. Il n'a rien été ajouté de notable à ce que son mémoire nous a appris de la culture, de la morphologie et de l'action sur les animaux du bacille tétanique.

Il n'est que juste de citer au milieu des travaux qu'a suscités le beau mémoire de Kitasato, les études faites chez nous par MM. Sanchez Toledo et Veillon (1890), et MM. Vaillard et Vincent (1891).

Les mémoires que M. Vaillard a donnés sur le tétanos, en collaboration avec MM. Vincent et Rouget, constituent sur quelques points de l'histoire du tétanos l'un des documents les plus originaux et les plus intéressants qui aient été produits. Nous ferons à ces auteurs de nombreux emprunts.

II. — Tétanos spontané.

Le tétanos est une maladie commune à l'homme et aux animaux.

On a cité des faits, peut-être d'ailleurs contestables ou dont le mécanisme ne nous apparaît pas encore clairement (1) de tétanos sans plaie d'inoculation, sans porte d'entrée. Ces faits sont très rares : l'existence d'une plaie, si minime soit-elle, est une condition pathogénique presque absolue.

A. Chez l'*homme* le tétanos n'est pas rare : il succède à un traumatisme souvent très léger, et les plaies des extrémités sont tout particulièrement favorables à l'éclosion du tétanos. Le plus souvent on note que la plaie a été souillée par des parcelles de terre, du fumier, des poussières ; on note encore l'implantation dans la plaie de corps étrangers divers — éclats de bois, de verre, de métal, de pierre — ayant été en contact médiat ou immédiat avec le sol.

Le tétanos opératoire était assez fréquent autrefois ; il a presque disparu aujourd'hui. Le chirurgien le provoquait en opérant, sans les désinfecter, avec des instruments mis antérieurement en contact avec une plaie tétanigène. Un chirurgien belge, M. Thiriar, a publié l'histoire très typique à ce point de vue d'une série de tétanos opératoires.

Le tétanos chez l'homme débute ordinairement par la contracture des mâchoires (*trismus*) que suit bientôt la raideur de la nuque.

Les contractures se généralisent bientôt, et affectent la forme paroxytisque : pendant les accès le corps du sujet prend suivant la prédominance de la contracture dans tel ou tel groupe musculaire les attitudes connues sous le nom d'*opisthotonos* — tête renversée en arrière, corps tout entier formant un arc rigide qui ne repose sur le lit que par les deux extrémités, la tête et les pieds ; d'*empros-*

---

(1) Voir à ce sujet un article intéressant du mémoire de MM. Vaillant et Rouget (*Annales de l'Institut Pasteur*) sur le mécanisme possible de ce tétanos sans porte d'entrée.

thotonos — corps fléchi en avant, menton touchant la poitrine, colonne vertébrale décrivant une forte courbure antérieure pendant que le ventre se creuse ; ou enfin, beaucoup plus rarement de *pleurosthotonos*, — inflexion latérale droite ou gauche.

Pendant ces accès la température s'élève à 41 ou 42° ; le malade meurt dans l'asphyxie et l'hyperthermie (43° ou 44°) et la température s'élève encore après la mort. Le tétanos affecte une marche tantôt aiguë, et tantôt subaiguë.

A l'autopsie, en dehors des lésions qu'on trouve au lieu d'inoculation, aucune altération morbide digne de figurer comme lésion constante.

B. Le tétanos frappe toutes les *espèces animales* domestiques, mais il est particulièrement commun chez le cheval, l'âne, le mulet, la vache et les petits ruminants (mouton, chèvre). Il est beaucoup plus rare chez les carnassiers.

Comme chez l'homme il est traumatique, que le trauma soit *accidentel* ou *opératoire*.

Le tétanos peut compliquer les traumatismes *accidentels* les plus divers, mais il a une prédilection marquée pour certaines lésions : « les plaies des extrémités, les traumatismes du sabot chez le cheval, les écrasements de la patte chez le chien, et en général toutes les plaies étroites ou limitées, insignifiantes en apparence. Chez le *cheval* on redoute surtout le clou de rue, l'enclouure, les blessures de la couronne faites par le crampon de fer, les seimes suppurées, et les lésions du tissu velouté. » (Friedberger et Fröhner.)

Il semble que la plupart des faits de tétanos accidentel observés chez l'espèce bovine se rattachent à la parturition : chez la *vache* il apparaît ainsi après le part ou l'avortement.

Le tétanos des nouveau-nés *poulains* et surtout *agneaux*, chez lesquels il sévit ainsi quelquefois à l'état enzootique ou épizootique, a pour point de départ évident la plaie ombilicale.

Le tétanos *opératoire* est bien connu en vétérinaire : la castration produisait autrefois et produit trop souvent encore des séries tétaniques chez les cheval, le bouc, le taureau.

Le tétanos *débute* fréquemment par la région lésée soit accidentellement, soit opératoirement. Il se généralise ensuite.

La marche du tétanos est plus ou moins rapide. Le tétanos du cheval affecte assez communément une allure aiguë; celui du bœuf est moins rapide. La guérison est une terminaison plus fréquemment observée dans les espèces animales que chez l'homme.

A l'autopsie, hors les lésions qui sont le point de départ du tétanos, il n'existe pas d'altération constante.

III. — Tétanos expérimental.

Les animaux réceptifs pour le tétanos expérimental sont d'abord la *souris*, le *rat* et le *cobaye*, et le maximum de réceptivité appartient à la *souris*.

Le *lapin* exige en général une dose de virus (ou de poison) plus grande, mais inoculé avec des quantités suffisantes il succombe infailliblement.

Le *chien* est très résistant.

Quant aux *oiseaux*, le pigeon et surtout la poule supportent sans dommage des doses très fortes de virus.

Les animaux — et nous ne traiterons guère que de la souris, du rat, du cobaye et du lapin — peuvent être inoculés avec des produits variés :

1) Avec du *pus* ou des produits recueillis sur une plaie tétanigène. Ces matières, inoculées sous la peau, détermineront des phénomènes locaux et généraux identiques à ceux que nous allons retrou-

ver dans le paragraphe ci-dessous. Des passages pourront être tentés sur le lapin, le cobaye, etc., avec les produits de la plaie de l'animal expérimentalement tétanisé par ce procédé, mais trois passages au maximum seulement pourront être obtenus (Vaillard).

2) Avec de la *terre*. La terre est tétanigène comme l'a montré Nicolaïer, et les animaux inoculés sous la peau avec de la terre succombent fréquemment au tétanos (1).

Au lieu d'inoculation se produisent une tuméfaction, un empâtement, et de la douleur sur une zone plus ou moins étendue; puis survient le tétanos avec terminaison fatale en 24 ou 48 heures.

A l'autopsie on trouve tantôt un foyer purulent ou puriforme au point d'inoculation, tantôt une sorte d'eschare jaunâtre et sèche, parfois enfin un exsudat membraneux mince et cohérent. Les tissus voisins sont souvent le siège d'une infiltration œdémateuse. « Ces lésions sont tellement constantes qu'elles paraissent une condition pathogénique essentielle du tétanos. » (Vaillard.)

En prenant comme point de départ la plaie d'un animal tétanisé par inoculation de terre on pourra sur le lapin ou le cobaye faire quelques inoculations de passage, mais la série s'arrêtera au troisième ou quatrième passage, comme dans le procédé précédent (Vaillard).

3) Avec des *cultures* pures de tétanos — Quelle que soit la voie d'inoculation — *sous-cutanée, intramusculaire, intrapéritonéale, intraveineuse, sous la dure-mère*. — l'inoculation de cultures pures confère le tétanos aux animaux. Seule l'ingestion donne des résultats absolument négatifs. Mais

---

(1) On ne s'étonnera pas, quand on fera une série expérimentale d'inoculation de terre, de voir un certain nombre des inoculés succomber à la septicémie de Pasteur.

l'inoculation *sous-cutanée* est certainement la méthode d'élection.

Aux *souris* et aux *cobayes* il n'est pas nécessaire d'injecter plus d'un cinq-centième de centimètre cube de culture : le tétanos type survient après une incubation de douze à vingt heures, et la maladie évolue en trente-six ou quarante heures.

Aux *lapins* il faut des doses plus fortes, variant de 0cc,5 à 1cc,5. L'incubation est plus longue, de deux à trois jours en moyenne, mais pouvant aller jusqu'à six ou huit; l'évolution de la maladie est ensuite moins rapide : l'animal meurt en trois à dix jours.

« Ainsi que tous les auteurs l'ont signalé, le tétanos expérimental commence toujours dans les régions du corps les plus immédiatement voisines du point inoculé, puis il *s'étend* aux membres correspondants et enfin se *généralise*. Si l'inoculation est faite sous la peau de l'abdomen, le pleurosthotonos constitue le symptôme initial, auquel s'ajoute bientôt la rigidité du membre antérieur ou postérieur du même côté. Dans le cas d'une injection intramusculaire, les muscles d'abord contracturés sont ceux qui ont reçu le virus; mais si la dose employée est extrêmement faible, les symptômes tétaniques peuvent rester strictement limités au membre ou aux groupes de muscles intéressés par l'inoculation... L'injection sous la dure-mère, après trépanation, provoque un tétanos qui, d'abord céphalique (trismus, épisthotonos, occlusion des paupières, sorte de rictus), devient ensuite rapidement général; il est d'emblée général, lorsque l'inoculation est faite par la voie péritonéale ou sanguine.

» Suivant l'activité des cultures, la dose injectée ou la résistance des animaux, l'affection produite peut affecter la forme aiguë, rapidement mortelle,

ou prendre des allures traînantes, chroniques, et
après une durée de dix, vingt, trente jours même,
aboutir soit à la guérison, soit à la mort. Il existe
généralement une relation entre la durée de l'incubation et la gravité des accidents qui vont
suivre : plus la première est courte, plus aussi le
tétanos est intense et rapidement mortel; lorsque,
au contraire, l'apparition des accidents est tardive,
l'évolution de la maladie devient plus lente, et
n'entraîne la mort qu'après six, huit ou dix jours.
Il n'est point rare, lorsque la période d'incubation
dépasse quatre ou cinq jours chez le cobaye et
huit jours chez le lapin de voir les animaux
prendre un tétanos chronique dont ils guérissent. »
(Vaillard.)

A l'autopsie des animaux succombant au tétanos
inoculé sous la peau ou dans les muscles, on ne
remarque aucune lésion; tout au plus note-t-on
une légère hyperhémie ou un œdème léger circons-
crit au point d'inoculation.

4) Avec le *poison* tétanique. Nous parlerons ci-
dessous du poison tétanique. Disons seulement ici
que le produit de culture tétanique filtré confère
le tétanos aux animaux réceptifs comme les cultures non filtrées et par les mêmes procédés d'inoculation; la maladie ainsi inoculée présente trait
pour trait le tableau tracé ci-dessus, et l'autopsie
montre la même absence de lésions.

Le seul point à mettre en relief c'est qu'en opérant avec le poison tétanique la dose peut être in-
finitésimale : ainsi un cent-millième de centimètre
cube de poison tétanique inoculé sous la queue de
la souris donne le tétanos; un huit-centième, un
cinq-centième de centimètre cube tuent le cobaye
en cinquante à soixante heures; un millième de
centimètre cube le tue en trois jours (Vaillard).

IV. — Recherche du bacille tétanique dans l'organisme.

Le bacille tétanique sera recherché dans l'organisme des sujets succombant soit au tétanos accidentel, soit au tétanos expérimental.

a) Dans l'organisme des sujets succombant au tétanos accidentel il n'existe qu'en un seul endroit : *la plaie* qui a servi de porte d'entrée.

Dans cette plaie, au milieu des organismes variés de la suppuration, le bacille tétanique apparaît sous la double forme que les auteurs, depuis Nicolaïer et Rosenbach, lui ont reconnue :

Forme *asporulée*, c'est-à-dire bâtonnet mince, allongé, linéaire, quelquefois même légèrement filamenteux ;

Forme *sporulée*, forme en baguette de tambour. en épingle ; une des extrémités du bâtonnet s'est renflée et se présente accusée par son contour (*bacille en lanterne*).

La préparation de ces éléments tétaniques est des plus simples : les lamelles chargées du pus de la plaie seront traitées par les couleurs hydroalcooliques, par la méthode du rouge de Kühne ou de Ziehl, par le bleu de méthyle phéniqué, ou par la méthode de Gram et ses dérivés, que le bacille de Nicolaïer prend facilement.

b) Dans l'organisme des animaux inoculés soit avec de la terre tétanigène, soit avec les produits d'une plaie de sujet accidentellement tétanisé, le bacille du tétanos ne se montre en règle aussi que dans la plaie au milieu des organismes variés de la suppuration. Il se montre avec les formes étudiées ci-dessus.

c) Chez les animaux succombant à l'inoculation sous-cutanée, intramusculaire ou sous la dure-mère, de cultures pures, « il est extrêmement rare de trouver dans la région inoculée par l'examen microscopique, les bacilles du tétanos ou leurs spores, même chez les animaux qui succombent dans un délai très court n'excédant pas vingt-six heures. Lorsque la recherche est positive, c'est à peine si l'on en compte quelques unités sur un grand nombre de préparations. Mais si l'on *ensemence* un lambeau de tissu conjonctif prélevé au même point, on obtient toujours une culture du microbe ; il en est également ainsi dans les cas où la mort survient trois, quatre ou huit jours après l'inoculation. La recherche du bacille dans le sang ou les viscères par l'examen microscopique a toujours été négative, » et la recherche par la méthode des cultures donne en règle aussi avec le sang et les viscères, même très largement ensemencés, des résultats négatifs (Vaillard).

Il n'existe qu'un seul cas où les viscères — mais non le sang — se montrent fertiles chez l'animal inoculé, c'est quand l'inoculation a été faite dans les veines ou le péritoine à très larges doses : dans ces cas la moelle osseuse, le foie, la rate ou le cerveau copieusement ensemencés donnent une culture féconde (Vaillard).

Kitasato, qui le premier a fait remarquer l'absence de bacilles tétaniques — recherchés au microscope — à l'endroit de l'inoculation avec les cultures pures et dans tous les organes après la mort de l'animal, a montré qu'à aucun moment de l'évolution de la maladie expérimentale il n'existe de bacille tétanique dans les viscères des animaux inoculés, et que dans la plaie même ils disparaissent rapidement.

Il faut donc conclure que l'agent pathogène ne se dissémine pas dans l'organisme, qu'il n'envahit après l'inoculation sous-cutanée, intramusculaire, sous la dure-mère, ni le sang ni les viscères, et que, loin de se multiplier au point même d'inoculation, il y diminue dans des proportions telles qu'il faut, non le microscope, mais la culture pour le déceler après la mort (1).

V. — Culture du bacille tétanique. — Morphologie et colorations. — La spore tétanique.

Pour isoler le bacille tétanique des impuretés diverses qui l'accompagnent dans les circonstances où il s'offre à nous — plaie tétanique accidentelle chez l'homme ou chez l'animal, ou plaie d'inoculation par terre tétanique chez l'animal, — pour obtenir ce bacille *isolé* il faut recourir à la méthode de Kitasato, ou à celle de Vaillard qui n'est d'ailleurs qu'une modification légère de celle de l'auteur allemand.

En cultivant du pus tétanique sur du sérum coagulé ou sur gélose à une température de 36°-38° on obtient en vingt-quatre heures une

(1) La doctrine classique, édifiée par les travaux de Nicolaïer, Rosenbach, Bonome et Kitasato, reprise par M. Vaillard, est bien formelle : *le bacille tétanique reste localisé au point d'inoculation et ne se généralise pas.* Les quelques recherches que nous avons faites à divers reprises nous ont amené à partager complètement l'opinion des auteurs cités.

Quelques auteurs disent cependant avoir trouvé le bacille tétanique dans le sang ou dans certains organes. MM. Sanchez Toledo et Veillon ont eu des résultats presque toujours négatifs en inoculant le sang et les organes des animaux tétaniques *vivants* ou morts *depuis peu de temps*, mais ils ont vu que « lorsqu'on emploie du » sang ou des organes prélevés sur le cadavre d'animaux tétaniques » un temps plus ou moins long après la mort, on réussit presque » toujours à donner le tétanos aux animaux inoculés, et les résultats » positifs de ces inoculations sont d'autant plus nombreux que les » matières inoculées proviennent d'animaux morts depuis plus de » temps ». Il se passerait donc ici, suivant la remarque même des auteurs, quelque chose d'analogue à ce qu'on voit dans la septicémie de Pasteur. L'organisme pathogène ne parviendrait à pénétrer le sang qu'après la mort,

culture mélangée contenant entre autres le bacille
tétanique sporifère. On porte cette culture pendant
trois quarts d'heure à une heure dans un bain-
marie à la température de 80° : seules ou presque
seules les spores tétaniques résistent. Avec la
culture ainsi traitée on fait des plaques sur gélatine dans le vide ou en présence de l'hydrogène :
les colonies, reconnaissables à l'aspect que nous

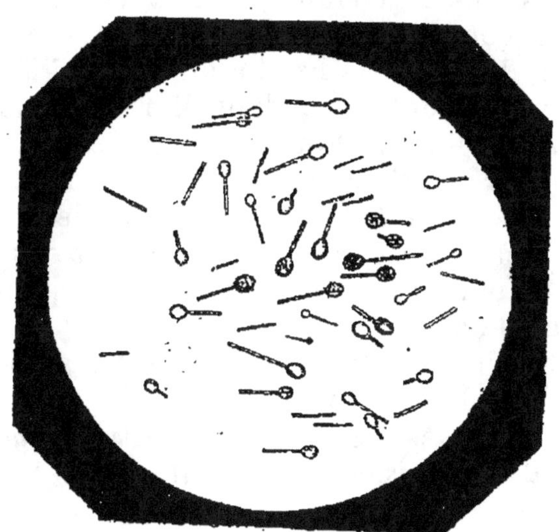

Fig. 69. — Tétanos. Culture.

décrirons ci-dessous, sont cueillies sur la plaque
et servent de point de départ aux cultures tétaniques pures (Kitasato).

Voici maintenant le procédé de M. Vaillard.

« Le pus ou le produit recélant le bacille du
tétanos est ensemencé dans du bouillon de bœuf
et cultivé à la température de 38°-39°. Rapidement
le bouillon se trouble ; après cinq à six jours il
contient de nombreux bacilles en épingle au
milieu d'autres microbes anaérobies, souvent
aussi sporulés. Une très petite quantité de cette

culture impure est soumise pendant une ou deux minutes et en vase clos à la température de 100° au bain-marie. Ce chauffage, insuffisant pour détruire les spores du tétanos, tue la plupart des germes étrangers qui lui sont associés. Mise en bouillon et dans le vide, cette semence donne une culture où le bacille du tétanos est de beaucoup prédominant, parfois même pur. En répétant deux ou trois fois le chauffage et la culture dans les mêmes conditions, il est possible, sans autre moyen, d'obtenir le bacille du tétanos à l'état de pureté. Souvent cependant il reste mélangé au vibrion septique. Pour le séparer il convient alors de recourir aux milieux solides, à la gélatine, en suivant l'un ou l'autre des procédés décrits par M. Roux pour l'isolement des anaérobies, ou encore celui qui a été recommandée par M. Vignal dans le même but. »

Le bacille du tétanos est *anaérobie* : il se cultive dans le vide ou en présence d'un gaz inerte. L'hydrogène est ici le gaz d'élection, *l'acide carbonique est nuisible à la culture* du bacille de Nicolaïer.

Il convient de noter toutefois que le bacille du tétanos peut, dans les cultures successives, s'accommoder d'un air à peine raréfié ; il ne demeure pas, une fois accommodé aux milieux artificiels, aussi strictement anaérobie que le vibrion de Pasteur.

Cultures en milieux liquides. — Le bouillon de bœuf peptonisé ou le bouillon de poule convient parfaitement au bacille tétanique. On l'y cultivera soit à l'aide du tube double ou simple de Pasteur, soit dans la pipette Pasteur d'après les procédés indiqués à la technique des cultures. Le tube sera rempli d'hydrogène, ou ce qui vaut mieux encore laissé vide : il nous a paru que les cultures dans le vide étaient plus abondantes et se développaient plus rapidement que les cultures en présence de l'hydrogène.

On peut encore cultiver le bacille tétanique déjà habitué aux milieux artificiels dans des appareils moins perfectionnés que les appareils cités ci-dessus. C'est ainsi qu'on obtient de bonnes cultures dans « des tubes *étroits*, bien remplis et hermétiquement clos, ou bien dans une pipette ordinaire simplement étranglée, au-dessus du niveau du liquide, et sans qu'il soit nécessaire de sceller l'extrémité ouverte ». (Vaillard.)

Dans le bouillon le bacille se développe rapidement à la température de 38°-40°. Après vingt-quatre heures le liquide de culture est déjà trouble et laisse dégager par l'agitation de fines bulles de gaz; la culture continue quelque temps ensuite, puis elle cesse et tombe au fond du vase où elle forme un dépôt.

Le bouillon de culture présente toujours une réaction *très alcaline*.

Une particularité très curieuse et sur laquelle tous les auteurs ont insisté c'est l'odeur spéciale des cultures tétaniques. Il est difficile de donner une idée de cette odeur très pénétrante et très désagréable : on la compare à celle du fromage avancé; on l'a comparée encore, moins justement il nous semble, à l'odeur de cornes ou de poils brûlés.

Culture dans les milieux solides. — a) *Géla-tine. — Ensemencement par piqûre.* — La gélatine à la température de 18° à 22° se prête bien à la culture du bacille tétanique. On usera de l'un des procédés décrits dans la première partie : les procédés simples et sans rigueur réussissent ici parfaitement. On peut même se contenter d'ensemencer dans un tube ordinaire de la gélatine privée d'air par l'ébullition, puis très rapidement refroidie et disposée en couche de 10 à 12 centi-mètres de hauteur.

Lorsqu'on ensemence un tube de gélatine par piqûre, « au bout de quatre à six jours à la température de 18° à 22° on voit apparaître, le long du trait, de petits points nuageux ; bientôt de fins rayons partent perpendiculairement du trait d'inoculation auquel ils forment un manchon de fines aiguilles ; plus tard la gélatine *se liquéfie*, la culture devient floconneuse, les nuages tombent lentement au fond du tube, et la gélatine complètement liquéfiée redevient claire. Assez souvent ces cultures donnent lieu à un développement de gaz ; ce phénomène se produit surtout lorsque la culture est très abondante et assez avancée ; mais cette formation de gaz est toujours peu considérable, et nullement comparable à celle qui se produit dans les cultures de vibrion septique. » (Sanchez Toledo et Veillon.)

Culture en plaques. — « Les colonies du bacille tétanique apparaissent du quatrième au sixième jour suivant la température à laquelle se fait la culture. Ce sont au début de petites sphères nuageuses dont le centre est occupé par un point blanchâtre ; la partie périphérique est formée de fins rayons, régulièrement disposés en auréole. Les jours suivants l'auréole s'agrandit en divergeant, et l'ensemble de ses prolongements enchevêtrés donne une image qui rappelle le mycélium des moisissures ; des bulles de gaz disloquent la gélatine au niveau des colonies, et, du dixième au quinzième jour, la liquéfaction commence. » (Vaillard.)

b) *Gélose.* — Le bacille tétanique croît parfaitement dans la gélose ensemencée par piqûre dans le vide ou sous un courant de gaz hydrogène et portée ensuite à l'étuve à 38°-40°. On usera donc de l'un quelconque des procédés que nous avons décrits pour l'ensemencement des anaérobies dans la gélose. Les procédés simples — celui au sulfo-indigotate de soude par exemple — réussissent également bien. Enfin ici comme pour la gélatine on peut se contenter d'ensemencer par piqûre profonde un tube rempli de gélose jusqu'à 10 ou 12 centimètres de hauteur : la gélose sera privée d'air par l'ébullition prolongée, rapidement refroidie, et le tube ensemencé sera simplement bouché à la ouate. Le bacille du tétanos poussera dans la profondeur.

Les caractères de la culture en gélose se rapprochent de ceux de la culture en gélatine, mais perdent de leur netteté. Il y a développement le long du trait d'inoculation, et la gélose, non liquéfiée, se fendille çà et là sous le dégagement de gaz.

c) *Sérum coagulé.* — Il se prête fort bien à la croissance du bacille tétanique dont la culture présente les mêmes caractères que sur gélose. On ensemencera le sérum par piqûre, versant ensuite, à l'exemple de M. Sanchez Toledo et Veillon, de la gélose en ébullition sur la surface du sérum : on fera vivement refroidir dans de la glace et l'on portera à l'étuve. Le sérum ne liquéfie pas ; il se fragmente par dégagement de gaz.

d) *Pomme de terre.* — Le bacille tétanique y croît au moins difficilement. On peut dire que la pomme de terre lui est tout à fait défavorable.

Les limites de développement du bacille tétanique dans les milieux artificiels sont comprises entre 14° et 41 dégrés.

Au-dessous de 14° il ne se développe pas ; au-dessus de 41° (à 42°-43°) il croît encore, mais avec des caractères anormaux.

Sa température d'élection est 38°-40° : à cette température le développement est abondant en vingt-quatre heures. A 20°-25° la culture germe en trois jours ; à 18°-20° elle ne se développe qu'au huitième jour (Kitasato).

Dans les cultures le bacille tétanique se présente sous deux formes : la forme *asporulée*, et la forme *sporulée*. Nous dirons ci-dessous à quel moment se forme la spore.

La forme *asporulée* se présente sans coloration comme un bacille fin, légèrement mobile à l'abri de l'air (au milieu de la préparation, ou dans toute l'étendue si la préparation est lutée). La longueur est de 3 à 5 μ environ. La forme asporulée présente encore une autre apparence : les bacilles peuvent en effet s'allonger et apparaître sous l'apparence de *filaments* grêles, ayant quelque analogie avec ceux du vibrion septique.

La forme asporulée prend toutes les couleurs d'aniline, et se colore pleinement par les couleurs hydroalcooliques, le rouge de Zielh, le bleu de Kühne et la méthode de Gram et ses dérivés.

La forme *sporulée* a valu au bacille du tétanos le nom de bacille en épingle, en baguette de tambour : la façon dont la spore apparaît quand on la traite par des procédés qui la laissent incolore, tout en imprégnant le bâtonnet même qui la supporte, autoriserait le nom plus significatif de *bacille en lanterne*, en *raquette*.

Sans coloration le bacille tétanique *sporifère* apparaît *immobile*, et sous l'aspect d'un bâtonnet grêle, court, portant à une extrémité une petite sphère arrondie dont le diamètre est de trois à quatre fois plus large que le bâtonnet. Cette spore d'un éclat brillant donne au bacille sporifère la forme d'une véritable épingle.

Par les couleurs hydroalcooliques, le rouge de Zielh, le bleu de Kühne et la méthode de Gram et ses dérivés, seuls la partie droite qui supporte la spore et les contours de celle-ci se colorent : le centre de la spore reste incolore, d'où l'aspect en lanterne, en *raquette*.

L'évolution morphologique du bacille tétanique en culture est la suivante : d'abord des bâtonnets courts ; puis ces bâtonnets ou quelques-uns d'entre eux s'allongent en filaments; à un troisième stade survient la sporulation. Enfin les vieilles cultures ne présentent guère que des spores.

La spore exige pour sa coloration la méthode d'Ehrlich, exposée dans une autre partie (Voy. *Charbon*).

L'époque de sporulation dans la culture dépend de la température à laquelle on fait croître le bacille tétanique.

« De 20° à 25° la formation des spores est tardive. Dans les premiers jours la culture est uniquement constituée par des bâtonnets réguliers, en général assez longs, parfois filamenteux et légèrement mobiles : on dirait du vibrion septique. Au dixième jour les bacilles sporulés sont extrêmement rares ; après vingt, trente jours, les bâtonnets sont encore presque aussi nombreux que les bacilles à spores terminales. A la température de 38°-39° la végétation du microbe et la formation des spores sont très rapides. » A 42°-43° la plupart des bacilles ne produisent plus de spores » ; ils apparaissent comme des bâtonnets granuleux et peu colorables, des filaments démesurément longs, ou des bacilles présentant des formes renflées, arrondies, en poires, en fuseaux, etc. (Vaillard.)

La spore tétanique est extrêmement résistante. Kitasato l'a vue résister une heure à la température (humide) de 80°. Elle est tuée par la vapeur d'eau à 100° en cinq minutes.

MM. Vaillard et Vincent assurent que la spore tétanique supporte six heures la température de + 80°, et une et même deux heures la température de + 90° sans périr ; ils disent que huit minutes d'exposition à 100° en milieu humide donnent seules la sécurité.

Kitasato a avancé que les cultures sporulées desséchées sur fil de soie conservent pendant des mois leur vitalité et leur virulence à l'air libre. MM. Vaillard et Vincent affirment au contraire que les spores desséchées à l'air libre sont très sensibles à l'action de la lumière diffuse ou de la radiation solaire, que dans ces conditions elles perdent leur virulence, ne donnent plus naissance qu'à des races asporogènes et meurent après un mois.

Il est de notion courante qu'une terre tétanigène garde sa virulence un temps indéfini. Il en est de même des instruments chirurgicaux souillés de germes tétaniques : nous avons eu au laboratoire d'Alfort des casseaux provenant de boucs tétanisés en série par ces instruments, casseaux dont un petit fragment excisé donna régulièrement le tétanos à des cobayes pendant des années.

VI. — Le poison tétanique. — Mécanisme de l'infection tétanique.

Nicolaïer, puis Rosenbach et Flügge ont émis l'idée d'un poison prenant naissance dans les cultures de tétanos.

Brieger avait, en opérant sur des cultures impures, extrait plusieurs composés dont les bases reçurent de lui les noms significatifs de *tétanine*, *tétanotoxine*, *spasmotoxine*. Les recherches de Brieger peuvent être considérées comme sujettes à de graves critiques. Il en est de même de celles

de Kitasato et Weill : leur *chlorhydrate de tétanine*,
leur *composé de tétanotoxine*, sont des produits
impurs.

M. Vaillard a donné sur ce sujet deux intéressants mémoires dont nous résumerons les points
principaux. Entrant dans la voie ouverte par
MM. Roux et Yersin pour la diphthérie il a, après
Knud Faber, Brieger et Fränkel, Tizzoni et Cattani,
étudié les principales propriétés du poison tétanique, et a cherché à montrer son analogie
frappante avec le poison diphthéritique, sa nature
diastasique probable.

Il est facile de démontrer qu'il existe dans les
cultures de tétanos une toxine. Il suffit de faire
une grande culture en bouillon (1) et de la filtrer
sur porcelaine. Le liquide filtré, exempt de tout
microbe tétanique, tue les animaux à des doses
infinitésimales, que nous avons notées ci-dessus,
et avec les symptômes tétaniques les plus nets.

Les caractères du poison tétanique sont les
suivants :

a) Il est modifié ou détruit par une température
qui n'excède pas 65°. Trente minutes de chauffage à
65° détruisent l'action de la toxine tétanique (2).

(1) On fera commodément une grande culture de tétanos en ensemençant un bouillon contenu dans un vase ou ballon quelconque
de dimension suffisante. L'ensemencement terminé on remplacera
le tampon d'ouate du vase par un petit appareil, bien stérilisé, composé d'un bouchon en caoutchouc portant deux tubes de verre, coudés
à angle droit l'un et l'autre. Par l'un de ces tubes, plongeant jusqu'au fond du vase et muni à son extrémité libre d'un tampon
d'ouate, on fera barboter dans le bouillon du gaz d'éclairage (ou de
l'hydrogène) auquel l'autre tube plus court, affleurant seulement le
bouchon dans le vase, donnera issue. Après une demi-heure de barbotage on scellera les deux tubes en verre, en commençant par
celui qui donne issue au gaz. A cet effet il sera bon d'avoir, au préalable, étranglé ces deux tubes près de leur extrémité libre.

(2) Il convient de noter que M. Vaillard, qui avait affirmé ce fait
dans son premier mémoire, a reconnu depuis qu'il n'était exact qu'en

b) Exposé à l'air en couche mince le liquide toxique perd notablement de son activité ; cette action de l'air est plus rapide et plus profonde lorsqu'elle s'exerce à la lumière solaire. Conservé au contraire en vase clos à l'abri de l'air et de la lumière, le liquide filtré garde pendant longtemps toute son activité.

c) A l'évaporation dans le vide le liquide toxique laisse un résidu brun amorphe, qui conserve l'odeur propre de la culture tétanique. Ce résidu est extrêmement toxique ; il est insoluble dans l'alcool et précipite par l'alcool de sa solution aqueuse.

d) La substance active contenue dans le résidu dialyse avec une certaine lenteur.

e) La toxine du tétanos a la propriété d'adhérer à certains précipités que l'on produit dans le liquide où elle est contenue. C'est ainsi que les précipités de phosphate de chaux ou d'alumine entraînent, mais en partie seulement, la substance active tétanique : ces précipités se montrent très toxiques.

De ce résumé il ressort que « la toxine du tétanos ne présente aucun des attributs propres aux ptomaïnes, aux alcaloïdes ; par l'ensemble de ses caractères elle se rapproche du poison diphthéritique dont MM. Roux et Yersin ont établi l'analogie frappante avec les diastases ou encore les venins. Comme les diastases le poison tétanique est détruit par la chaleur à des températures peu élevées, par l'action de l'air et de la lumière solaire ; il est précipitable par l'alcool ; il adhère à certains précipités. Comme les venins il agit à dose impondérable, et n'exerce aucun effet

partie. MM. Vaillard et Rouget admettent qu'on ne peut considérer l'action de la toxine comme réellement annihilée qu'après chauffage de la culture tétanique à + 80° pendant trois heures.

lorsqu'on l'introduit par les voies digestives. »
(Vaillard.)

VII. — Résumé.

Le bacille du tétanos est anaérobie. Il se colore
par les diverses couleurs d'aniline et prend le
Gram.

Les animaux d'élection pour l'expérience sont
la souris, le cobaye et à un moindre degré le lapin.

Le bacille du tétanos, soit spontané, soit expérimental, ne se trouve qu'au point d'inoculation :
il ne passe pas dans l'organisme. Il agit uniquement
ment sur l'organisme par des toxines (poison
tétanique).

V

TUBERCULOSE

—

1. — Historique.

A Villemin revient incontestablement l'honneur
d'avoir démontré la virulence de la tuberculose (1865). R. Koch, en 1882, découvrit le bacille de
la tuberculose dont il démontra le rôle pathogène
dans un mémoire qui restera comme une des plus
belles œuvres de la microbiologie contemporaine :
il n'est que juste de donner au bacille de la tuberculose le nom de *bacille de Koch.*

MM. Nocard et Roux, en 1887, firent faire à la
culture du bacille de Koch, jusque là assez impar-
faite, un pas décisif en introduisant l'emploi des
milieux glycérinés.

L'unicité de la tuberculose chez l'homme et chez

les espèces animales (mammifères et oiseaux) semblait bien établie, et toutes les tuberculoses — à quelque espèce qu'appartînt l'animal tuberculisé — semblaient relever du seul bacille de Koch, toujours identique à lui-même, lorsqu'en 1889 Rivolta émit l'idée que la tuberculose aviaire était fonction d'un bacille différant notablement par ses réactions expérimentales du bacille en cause dans la tuberculose des mammifères, dans la tuberculose humaine en particulier.

Maffuci, en 1890, entra dans la même voie, et confirma l'idée de Rivolta. Koch, au congrès de Berlin, n'hésite pas à considérer le bacille de la tuberculose des poules comme une espèce distincte, mais très proche des bacilles de la véritable tuberculose (humaine).

La doctrine de la *dualité* a trouvé sa formule la plus complète et la plus parfaite dans le très intéressant mémoire de MM. Straus et Gamaléia (Recherches expérimentales sur la tuberculose : *la Tuberculose humaine, sa distinction de la tuberculose des oiseaux. (Archives de méd. expérimentale,* 1891).

La division de cet article, modifié par l'apparition de la doctrine dualiste, sera la suivante :

I. — *La tuberculose spontanée de l'homme et des animaux.*

II. — *Morphologie et coloration du bacille de la tuberculose.*

III. — *Des milieux propres à la culture du bacille de la tuberculose.*

IV. — *La tuberculose humaine. — Cultures et réactions. expérimentales. — Tuberculose des autres mammifères.*

V. — *La tuberculose aviaire. — Cultures et réactions expérimentales.*

VI. — *Dualisme et unicisme.*

II. — Tuberculose spontanée.

L'*homme* est extrêmement sensible à la tuberculose spontanée, et la maladie affecte chez lui les allures les plus variées. L'organe préféré de la tuberculose humaine est assurément le poumon, où l'affection se montre sous diverses formes : phthisie aiguë (granuleuse ou pneumonique) et phthisie chronique. La tuberculose peut aussi se localiser chez l'homme, et souvent pendant un temps fort long, à d'autres organes (bouche, pharynx, larynx, intestin, testicule, cerveau, os, articulations, etc.). La terminaison habituelle de ces *tuberculoses locales* est la propagation au poumon.

Enfin il existe une forme aiguë de *tuberculose généralisée* qui conduit rapidement à une terminaison funeste, et dans laquelle tous les viscères sont couverts de granulations tuberculeuses : cette forme (granulie d'Empis) est tantôt primitive, et tantôt secondaire, terminant l'évolution d'une tuberculose locale quelconque.

La tuberculose a chez l'homme pour porte d'entrée principale les voies respiratoires, et c'est le crachat du phthisique, chargé de bacilles de Koch, qui constitue le plus grand danger de contagion tuberculeuse pour l'homme sain.

Dans quelques cas rares la tuberculose peut provenir d'une inoculation accidentelle.

Elle peut, plus fréquemment, être contractée par la voie digestive : c'est ainsi que l'usage du lait cru provenant d'une vache atteinte de mammite tuberculeuse offre pour des jeunes enfants un réel danger. Théoriquement on peut admettre que la viande d'animaux tuberculeux puisse offrir quelques dangers, mais seulement dans des circonstances absolument exceptionnelles. Enfin on a quelques raisons de penser que l'infection tuberculeuse peut se produire par infection à voie génitale.

Tuberculose spontanée des animaux. — Des espèces animales domestiques, les unes sont spontanément tuberculisables, avec un plus ou moins grand degré de fréquence, les autres sont plus ou moins réfractaires à la tuberculose spontanée.

Le *bœuf* est *au premier rang* des animaux spontanément tuberculisables ;

Le *porc* l'est à un degré beaucoup moindre que le bœuf ;

La tuberculose du *cheval* a été longtemps niée : la maladie est en effet rare chez lui ;

Le *chien* jouit lui aussi d'une faible réceptivité ; la tuberculose peut cependant se rencontrer chez cet animal ;

La tuberculose spontanée du *chat* est également rare ; une des figures de cet ouvrage atteste cependant que le chat peut aussi se tuberculiser ;

Les *oiseaux de basse-cour* deviennent fréquemment tuberculeux dans les conditions naturelles, et la maladie revêt toujours chez eux un caractère épizootique ;

Le *mouton* et la *chèvre* sont très rarement tuberculeux.

Chez le *bœuf* la tuberculose est surtout pulmonaire, ce qui indique que la porte d'entrée est *principalement respiratoire*. Les poumons, les plèvres, les ganglions bronchiques sont le siège principal des lésions tuberculeuses, qui, dépassant d'ailleurs le thorax, portent aussi sur les ganglions mésentériques, sous-lombaires et du bord convexe de l'intestin, sur le foie et sur les organes lymphoïdes de l'intestin (follicules clos et plaques de Peyer), sur la rate à un moindre degré, et rarement sur le rein.

La tuberculose peut dans quelques cas chez le

bœuf porter exclusivement sur les voies digestives
(ganglions mésentériques, intestins, foie, rate,
péritoine), les poumons restant absolument sains :
l'infection se fait dans ces cas par les voies digestives.

On observe encore chez le bœuf des tuberculoses
locales, telles que tuberculose de la mamelle, de
la moelle et du cerveau, des os, etc.

La tuberculose évolue chez le bœuf sous la
forme *chronique*.

Porc. — Chez le porc comme chez le bœuf la
tuberculose affecte les localisations les plus
diverses avec prédominance habituelle soit sur
l'appareil respiratoire, soit sur l'appareil digestif.

Il existe chez cet animal des formes à évolution
très rapide avec lésions généralisées.

On peut enfin chez lui comme chez le bœuf rencontrer des tuberculoses locales (mamelle, cerveau
et moelle, etc.).

Cheval. — La tuberculose équine se présente
sous deux types distincts :

« Le *premier type*, de beaucoup le plus fréquent,
se rattache à la tuberculose abdominale : hypertrophie énorme des ganglions mésentériques et
sous-lombaires, de la rate et du foie ; ulcérations
profondes et étendues des plaques de Peyer... Il
est hors de doute que, dans cette forme de la maladie, l'infection s'est faite par les voies digestives ;
ce qui le prouve encore, c'est le peu de gravité et
l'âge peu avancé des lésions pulmonaires qui sur-
viennent à la dernière période de l'affection...
Dans le *deuxième type*, la tuberculose paraît avoir
débuté d'emblée par le poumon ; au moins les
ganglions bronchiques et le poumon semblent-ils
seuls atteints. » (Nocard.) La lésion se présente sous
une forme singulière : « On croirait avoir affaire
à une néoplasie, à un sarcome, par exemple, qui

se serait généralisé à *toute la trame* du poumon. »

Chien. — La tuberculose du chien est beaucoup moins rare qu'on ne l'avait supposé tout d'abord. Bang et plus récemment Jensen en ont recueilli de nombreuses observations. Les lésions siègent dans le poumon et les ganglions bronchiques, sur les plèvres, ou sur les organes abdominaux.

C'est à l'alimentation par un lait suspect que devait être rapportée la tuberculose du jeune *chat* dont une figure de ce livre montre les lésions hépatiques.

Chez les *oiseaux de basse-cour*, la règle est que les lésions sont confluentes sur les organes annexes du tube digestif : le foie, la rate, l'intestin sont le plus souvent farcis de lésions tuberculeuses énormes et calcifiées. Il est exceptionnel que le poumon soit envahi; quand il l'est, c'est à la dernière période de la maladie, et les foyers sont beaucoup moins nombreux que ceux du foie et de la rate. L'infection se fait par les voies digestives, l'animal picorant des produits tuberculeux d'expectoration humaine, ou des produits d'excrétion intestinale tuberculeux rejetés par d'autres oiseaux de la même basse-cour atteints par la maladie; parfois aussi la tuberculose provient de ce que les animaux sont nourris avec des issues venant d'animaux tuberculeux.

La tuberculose affecte parfois chez les volailles une forme toute particulière : « L'animal est en bon état de chair; le foie, un peu volumineux et pâle, semble en voie d'infiltration graisseuse; on n'y trouve pas trace de ce piqueté blanchâtre qui caractérise le premier stade du développement des tubercules », et cependant ce foie est rempli de bacilles de Koch.

Produits virulents de l'organisme tuberculeux. — Toutes les *lésions tuberculeuses*, les *crachats* et le *jetage* de l'homme et des animaux tuberculeux sont virulents.

La virulence du *sang* est absolument exceptionnelle et passagère. — Nous tenons pour parfaitement démontré par les expériences de Nocard, expériences relatées au Congrès de la Tuberculose de 1888, que les *muscles* d'un animal tuberculeux ne sont virulents que dans des cas tout aussi exceptionnels que le sang, et d'une façon tout aussi passagère. — Le *lait* ne contient le bacille de Koch qu'autant qu'il provient d'une mamelle tuberculeuse, mais les lésions de la mamelle peuvent passer inaperçues au début, et chez tous les sujets tuberculeux le lait doit être considéré comme suspect.

III. — Morphologie et colorations du bacille de la tuberculose.

Quelle que soit la provenance du bacille, — tuberculose humaine ou aviaire — quel que soit le produit où il faille le déceler, culture, jetage, pus, crachats, pulpes tuberculeuses, coupes d'organes, etc... une même méthode technique de coloration lui est applicable, et la morphologie du micro-organisme ne diffère guère.

Depuis que Koch, par l'emploi du bleu de méthylène et de la vésuvine, eut démontré nettement l'existence des bacilles de la tuberculose, les procédés imaginés pour colorer ces bacilles se sont multipliés pour ainsi dire à l'infini. Peu de temps après la découverte de Koch, Ehrlich fit connaître un procédé auquel son nom est resté attaché.

Fränkel imagina un procédé de coloration rapide des crachats; Gibbes, Van Ermengem, Neelsen, Ziehl, Lubimoff ont indiqué de bonnes méthodes; enfin les techniques de Weigert et de Kühne conviennent aussi à la coloration du bacille de Koch.

Nous ne retiendrons que le procédé original d'Ehrlich et les excellents procédés de Kühne qui donnent au bacille tuberculeux une coloration que n'atteint aucun autre procédé. Ce que nous allons dire *s'applique aussi bien à l'examen des produits tuberculeux sur lamelles qu'aux coupes.*

a) *Méthode d'Ehrlich.* — Préparez le bain colorant suivant.

> Eau d'aniline......................... 9 parties.
> Alcool à 90°......................... 1 partie.
> Solution alcoolique saturée de fuchsine
> ou de violet...................... 1 —

Mélangez bien.

Le liquide sera filtré chaque fois qu'il en devra être fait usage.

Les lamelles doivent séjourner dans le bain pendant un temps assez long; mais il est facile d'abréger la durée du séjour en chauffant le bain colorant où plonge la lamelle sur la platine chauffante jusqu'à dégagement de vapeur. On cesse alors de chauffer, on laisse quelques minutes encore et l'imprégnation est suffisante.

Les coupes séjourneront douze à vingt-quatre heures.

Le deuxième temps de la préparation consiste à laver fortement la lamelle ou la coupe dans l'eau.

On plonge ensuite dans le bain ci-dessous :

> Alcool............................... 10
> Acide nitrique.......... 1

en ne laissant que quelques secondes.

On achève la décoloration par l'alcool absolu qu'on renouvelle aussi souvent qu'il est nécessaire.

La préparation est prête à être examinée, et

seuls les bacilles de la tuberculose s'y montreront
colorés en rouge ou en violet, ayant seuls·résisté
à la décoloration par le bain d'alcool et d'acide
nitrique.

Il est bon de colorer le fond, par la *vésuvine* par

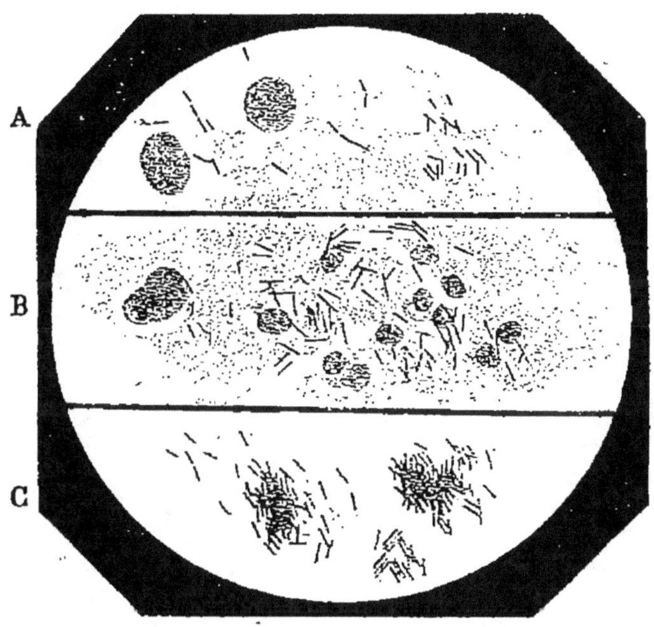

Fig. 70. — Tuberculose.

A, crachats de phthisique. Leitz, oc. 3, obj. 1/12.
B, tuberculose du cheval. Pulpe de ganglion. Même grossisse-
ment.
C, culture. Même grossissement.

exemple. On peut encore, lorsqu'il y·a lieu de
soupçonner l'existence dans la matière examinée
de microbes autres que le bacille de la tuberculose, faire une double coloration avec le bleu de
méthylène aqueux (si le bacille de Koch a été teint
en rouge), avec la fuchsine aqueuse si le bacille
de Koch a reçu la coloration violette.

La méthode d'Ehrlich est précieuse, car elle est

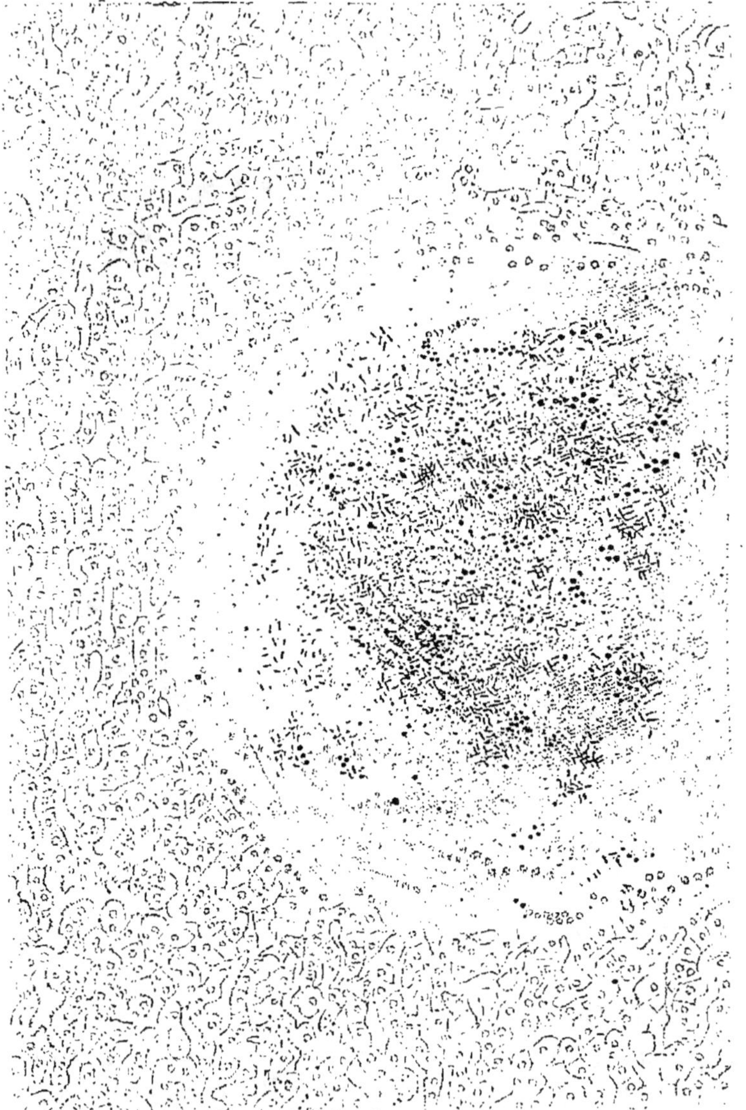

Fig. 71. — Foie de chat tuberculeux. Verick, oc. 2, obj. 2
(tube non tiré).

une méthode *diagnostique*, et lorsqu'on soupçonne

la nature tuberculeuse d'une lésion donnée, il faut d'abord soumettre les pièces à ce procédé : *tout bacille qui se décolore traité par la méthode d'Ehrlich n'est pas le bacille tuberculeux; seuls jusqu'ici les bacilles de Koch et de la lèpre se colorent par cette méthode.*

b) *Méthodes de Kühne.* — Le bain colorant est toujours dans cette méthode le bain de *fuchsine phéniquée* dont nous avons donné la formule au chapitre IV : Rouge de Ziehl ou de Kühne.

Des méthodes que Kühne a introduites dans la technique pour la coloration du bacille de la tuberculose nous retiendrons les deux suivantes, qui donnent pour les examens sur lamelles et les coupes les meilleurs résultats :

1) *Méthode de Koch-Ehrlich modifiée.* — *Coloration* de la lamelle ou de la coupe dans la fuchsine phéniquée (dix minutes);

Décoloration dans l'acide nitrique au tiers : une partie d'acide nitrique pour deux d'eau. Ne laisser au contact que quelques secondes. Compléter alors l'extraction par l'alcool jusqu'à ce que la préparation n'ait plus qu'une teinte légèrement rosée.

Laver à l'eau, sécher et monter dans le baume.

Veut-on avoir une coloration de fond ou une double coloration après le lavage à l'eau : déshydrater par une immersion de trois minutes dans l'alcool absolu, et recolorer par le vert de méthyle en solution dans l'huile d'aniline (Voy. la 1re partie). Cette recoloration dure cinq ou dix minutes. Le liquide sera étendu de sa moitié d'huile d'aniline pure.

Passer ensuite à l'essence, et au xylol pour enlever toute trace d'essence. Monter dans le baume.

« Si l'on préfère employer le bleu de méthylène pour la seconde coloration, on plonge les coupes au sortir de l'alcool dans une solution aqueuse

étendue et faiblement alcaline de bleu de méthylène où elles restent cinq à dix minutes. On déshydrate de nouveau par l'alcool et on passe dans
l'essence et le xylol. » (Kühne.)

2). *Méthode d'extraction par la fluorescéine alcoolique.* — Les préparations (lamelles ou coupes)
sont plongées dans le bain colorant pendant dix
minutes, puis après lavage à l'eau « plongées dans
un bain de fluorescéine alcoolique, puis passées
à l'alcool, l'essence, au xylol et incluses dans le
baume.

» Les résultats seront différents suivant que
l'extraction sera poussée plus ou moins loin. Dans
ce dernier cas, les noyaux resteront encore colorés; dans le premier les bacilles apparaîtront
colorés en rouge sur fond incolore, comme par la
méthode de Gram.

» En plongeant au sortir de l'alcool pendant cinq
minutes les coupes dans l'huile d'aniline chargée
de vert de méthyle on obtiendra facilement des
préparations très agréables à l'œil. » (Kühne.)

Le bacille de la tuberculose est d'une extrême
finesse; il nécessite pour être vu dans tous ses détails les forts grossissements des objectifs à immersion homogène et l'éclairage Abbe. Dans les
coupes, il sera de toute utilité de faire l'examen
d'abord a un faible grossissement : les amas bacillaires apparaissent comme des masses informes
rouges ou violettes au milieu du tissu ; leur topographie sera ainsi parfaitement saisie. L'emploi des
forts grossissements renseignera ensuite sur la
forme des bacilles formant les amas.

La longueur des bacilles de Koch est assez variable suivant les cas; leur apparence diffère également dans une même préparation ou d'un cas à
un autre : c'est ainsi que tantôt le bacille est co-

loré uniformément, tantôt au contraire il est parsemé de zones claires qui alternent avec les zones colorées, en d'autres termes il est *granuleux* : c'est là un caractère *fréquent en particulier dans les bacilles des crachats tuberculeux*, et qui le rapproche beaucoup du bacille de la morve, qui lui ressemble encore par sa finesse.

Dans les vieilles cultures et dans les cultures obtenues à 42-43° (tuberculose aviaire) on observe des formes dites *involutives* ou mieux *anormales*. Les bacilles s'allongent, s'élargissent en massue à leurs extrémités, poussent des bourgeons latéraux (Nocard et Roux, Metchnikoff).

M. Metchnikoff admet au bacille de la tuberculose l'existence d'une membrane d'enveloppe résistante.

De la *spore* du bacille de Koch nous savons peu de chose : tantôt le bacille apparaît homogène, se colorant également dans toutes ses parties, et celui-là est dit sans conteste non sporulé. Tantôt il est granuleux, coupé de parties claires et de parties colorées, mais ces granulations ne sont pas des spores. Celles-ci seraient plutôt les granulations fortement colorées qu'on trouve dans les cultures et aussi dans les crachats, mais on ne saurait vraiment se prononcer en toute certitude à ce sujet.

Le bacille tuberculeux en culture — qu'il soit dit sporulé ou non sporulé — ne résiste pas dix minutes à + 70° (Yersin, expériences faites avec des cultures de bacille aviaire).

Cinq minutes d'ébullition à 100° paraissent assurer pleinement sa destruction, même dans les crachats où il est protégé par les matières albuminoïdes qui l'englobent.

IV. — Des milieux propres à la culture du bacille de la tuberculose.

Quelle que soit sa provenance, le bacille de la tuberculose ne parvient à s'acclimater que sur certains milieux.

La température de l'étuve lui est nécessaire : la gélatine ne saurait donc être employée.

La vie à l'air lui est indispensable : il est strictement *aérobie*.

Les *milieux de culture* qui conviennent au bacille de la tuberculose sont :

Le *sérum* que Koch employa d'abord ;

Et les divers *milieux glycérinés* introduits dans la pratique par MM. Nocard et Roux, qui fournissent un terrain de culture remarquablement propice.

A l'exception du sérum, les milieux non glycérinés donnent en règle des résultats absolument négatifs.

L'addition de glucose aux milieux glycérinés à la dose de 1 à 2 p. 100 est d'un bon emploi.

On s'adressera donc pour la culture des bacilles de la tuberculose :

A la *gélose glycérinée* et glycosée-glycérinée, dont nous avons donné la formule au chapitre I ;

Au *bouillon pepto-glycériné*, et pepto-glyco-glycériné ;

Au *sérum* soit pur, soit additionné d'eau et de glycérine (Voy. chap. I) ;

Enfin à la pomme de terre, dont on fera un milieu favorable en l'immergeant après stérilisation, pendant deux ou trois jours, dans le mélange de sérum, d'eau et de glycérine. On extrait ensuite le liquide à l'aide de la pipette Chamberland.

V. — Tuberculose humaine. — Cultures et réaction expérimentales.

A) *Isolement du bacille tuberculeux. — Cultures sur sérum.* — Pour obtenir des cultures de tuberculose humaine il faut procéder suivant la méthode indiquée par Koch. On inocule des cobayes sous la peau avec des produits de tuberculose humaine (crachats de phthisiques, pus tuberculeux, etc.). Après deux ou trois semaines on sacrifie l'animal, on enlève la rate. On aspire la pulpe splénique dans des pipettes Pasteur, on la broie, on la triture dans l'effilure de la pipette avec un fil de platine fort, et on ensemence par friction avec un fil de platine résistant un certain nombre de tubes de sérum gélatinisé. Les tubes ensemencés sont portés à l'étuve à 37 degrés.

« Sur un certain nombre de ces tubes, particulièrement ceux contenant le sérum sucré (addition de 1 p. 100 de glycose avant la gélatinisation), on voit au bout de deux semaines, au niveau des parcelles de tissu ensemencé, ainsi que dans leur intervalle, apparaître un semis de petits grains blanchâtres arrondis. En prélevant un de ces grains et en l'écrasant sur la lamelle de verre, on constate qu'il possède une consistance assez ferme et qu'il s'étale avec une grande difficulté. A l'examen microscopique, après coloration, on s'assure qu'il s'agit de colonies du bacille de Koch.

» Au bout d'une nouvelle semaine, les grains augmentent de volume, deviennent un peu saillants, avec des bords irrégulièrement arrondis ou anfractueux. Ces grains sont secs, ternes, d'aspect écailleux. Dans les cultures initiales, provenant directement de l'animal, ces grains sont demeurés peu nombreux, isolés, et n'ont guère dépassé le volume d'un grain de mil.

» Les deuxièmes et même les troisièmes cultures sur sérum simple ou sucré n'ont pas été toutes fécondes; bon nombre de tubes ensemencés n'ont donné aucun développement, et les tubes fertiles continuent à ne fournir que des colonies petites et isolées. Ce n'est qu'à partir de la quatrième et surtout de la cinquième génération que la culture s'effectue d'une façon plus régulière, plus rapide et plus abondante. La culture devient alors confluente; toute la surface du sérum se recouvre d'une couche mince et sèche, parsemée de petites saillies comme *verruqueuses*. Cette couche, sous forme de pellicule sèche, s'étale à la surface du liquide amassé au fond du tube, sans jamais troubler ce liquide, et se continue même jusqu'à une certaine hauteur sur la paroi opposée du verre. » (Straus et Gamaléia.)

Le sérum est le seul milieu propre à l'isolement du bacille de la tuberculose humaine en passage direct sur le cobaye. Mais le bacille une fois acclimaté à ce milieu artificiel peut être cultivé avec succès sur les *milieux glycérinés* : gélose, bouillon et pomme de terre.

B) *Culture sur gélose glycérinée.* — L'ensemencement *direct* des produits de la tuberculose humaine sur gélose glycérinée (gélose pepto-glycérinée, gélose pepto-glyco-glycérinée) est négatif (Straus et Gamaléia), mais en transplantant sur ce milieu des cultures sur sérum de cinquième et sixième génération on obtient de belles cultures, qui peuvent être poursuivies en série indéfinie.

« Le développement commence toujours par de petits points isolés, de grandeur inégale, secs, écailleux, d'un blanc mat, terne. Un peu plus tard, les grains secs grandissent à leur pourtour par des expansions étalées, irrégulières, qui finissent par se rejoindre et par recouvrir toute la surface de la gélose. En même temps les grains deviennent plus saillants. La culture, arrivée alors dans toute sa plénitude, se présente comme un enduit continu, blanchâtre, hérissé d'une foule de petites saillies verruqueuses. La surface de la culture demeure toujours *sèche, mate et terne*.

» Ici aussi, comme dans les tubes de sérum, le développement se continue à la surface du liquide qui baigne le fond du tube, et monte sur la surface opposée du verre. Cet aspect ne change pas avec les générations successives de culture sur la gélose glycérinée.

» On voit que l'aspect des cultures du bacille de la tuberculose humaine sur gélose glycérinée se rapproche de celui des cultures sur sérum, avec cette différence que le développement sur le milieu glycériné est plus rapide et plus abondant. » (S. et G.)

C) *Cultures en bouillon pepto-glycériné (pepto-glyco-glycériné).*

Cette culture se fait aussi non directement, mais par transplantation d'une culture acclimatée sur sérum ou sur gélose glycérinée. Le bacille y pousse en formant des *grains* non miscibles au bouillon : il ne se produit donc pas de trouble.

« Le moyen qui nous a le mieux réussi a consisté à faire flotter à la surface du liquide des parcelles minces de culture provenant du milieu solide. On obtenait ainsi un développement extrêmement abondant sous forme d'une membrane blanche sèche et verruqueuse. Lorsqu'on brisait cette membrane et qu'on en submergeait les morceaux, ceux-ci continuaient à pousser en profondeur. » (S. et G.)

D) *Pomme de terre.* — On obtient, par transplantation sur la pomme de terre préparée comme nous l'avons dit, un développement de culture qui s'y présente sous la forme d'une couche granuleuse plus ou moins épaisse, grisâtre.

Réactions expérimentales du bacille de la tuberculose humaine. — Le bacille de la tuberculose humaine — à quelque source qu'il soit emprunté : produit tuberculeux humain tel que crachat, pus, etc., ou culture pure — réagit en règle sur le cobaye, le lapin et le chien ; il échoue sur les oiseaux.

1. *Cobaye.* — Le cobaye est le véritable réactif expérimental de la tuberculose humaine : c'est à l'inoculation de cet animal qu'il faut dans les cas douteux s'adresser pour lever toute hésitation sur la nature d'une lésion tuberculeuse.

Le cobaye peut être inoculé : *sous la peau* ; dans le *péritoine* ; dans le *poumon* ; dans les *veines*. L'inoculation sous-cutanée admet toutes matières d'inoculation pures ou impures, les crachats de phthisiques aussi bien que les cultures. Les autres modes d'inoculation, sous peine de voir l'animal périr rapidement d'affection étrangère, réclament des produits purs, c'est-à-dire des cultures ou des pulpes soigneusement broyées, et ne contenant que le bacille de la tuberculose.

Inoculation sous-cutanée (1). — Elle sera pratiquée à la cuisse de préférence. Les symptômes pendant la vie seront :

Un *amaigrissement* progressif, amenant les animaux à une cachexie extrême ;

<hr>

(1) La première inoculation de produits tuberculeux humains au cobaye a été faite par Villemin, le 19 décembre 1865. Dans le récit de son expérience (*Études sur la tuberculose*, p. 547), cet éminent expérimentateur a noté toutes] les lésions : ulcère local, amaigrissement ; tuberculose du poumon, des ganglions bronchiques, du foie, de la rate.

Il est aussi intéressant de noter que l'état du sang a attiré l'attention de Villemin : il l'a trouvé très leucocythémique. « On remarque » sur une coupe de foie des amas de globules blancs qui engorgent les » vaisseaux capillaires et dessinent leur trajet. »

Un *nodule local* qui s'abcédera, s'ulcérera, donnant issue à un pus tuberculeux ;

Enfin *l'attaque des ganglions* voisins accessibles au toucher.

La survie est assez variable : elle est de six semaines, deux mois au plus.

Les lésions viscérales sont, outre la tuberculose ganglionnaire partant de l'ulcère d'inoculation : la tuberculisation de la rate, qui est énorme jaunâtre, criblée de granulations et de foyers caséeux ; la tuberculisation du foie, qui présente le même aspect, mais atténué ; la tuberculisation du poumon, semé de tubercules plus petits, gris, transparents.

L'inoculation sous-cutanée des crachats est la véritable pierre de touche du diagnostic dans les cas suspects chez l'homme, alors que l'examen microscopique n'a rien révélé.

Inoculation intra-péritonéale. — « Les animaux maigrissent et meurent généralement au bout de deux à six semaines. A l'autopsie l'épiploon est rétracté vers l'estomac et transformé en un boudin épais, fibro-caséeux. La rate est énorme, jaune, remplie de tubercules, ainsi que le foie ; les poumons en contiennent également, mais moins abondants. Les ganglions rétro-péritonéaux et sous-cutanés sont tuméfiés et, par endroits, caséeux.

» Si l'on injecte dans le péritoine du cobaye de la culture de tuberculose humaine à dose très forte, l'animal meurt très vite ; à l'autopsie on constate la rétraction de l'épiploon et un épanchement séreux abondant dans les plèvres. Dans ce cas, comme Koch l'avait signalé déjà, la mort survient avant la production de tubercules visibles dans les organes. » (S. et G.)

Inoculation intrapulmonaire. — La mort survient en deux semaines.

On note à l'autopsie une importante *lésion locale* : un foyer de pneumonie caséeuse avec, au pourtour, un semis de fines granulations tuberculeuses. La rate, le foie, les ganglions présentent les lésions tuberculeuses signalées plus haut.

Inoculation intraveineuse. — « On injecte dans la jugulaire externe des cobayes une émulsion d'organes tuberculeux frais ou de cultures de tuberculose humaine sur sérum ou gélose glycérinée.

« Les animaux succombent rapidement de dix à vingt jours après l'inoculation. A l'autopsie une lésion se manifeste toujours : c'est une éruption de fines granulations tuberculeuses dans les divers organes. Si la mort a été relativement tardive, tous les ganglions lymphatiques sont hypertrophiés et souvent caséeux; la rate est grande, jaune, bosselée et remplie de granulations; le foie est jaunâtre, criblé de tubercules. Quand la mort est plus rapide, on constate une éruption presque confluente de très fines granulations dans le poumon; les ganglions sont engorgés, la rate est grande et jaune, mais sans tubercules apparents; quelques granulations sur le foie. » (S. et G.)

En résumé l'inoculation de la tuberculose humaine détermine chez le cobaye :

a) Une lésion tuberculeuse *locale* : abcès sous-cutané ; péritonite tuberculeuse ; pneumonie caséeuse, etc.

b) Une tuberculisation généralisée : splénique, hépatique, pulmonaire, ganglionnaire.

2. *Lapin.* — C'est à M. Villemin que revient le grand honneur d'avoir le premier donné la tuberculose de l'homme au lapin. C'est le 6 mars 1865 qu'il inocula pour la première fois à deux lapins, sous la peau, derrière l'oreille, de la matière tuber-

culeuse empruntée à l'homme : la lésion la plus saillante fut la tuberculisation du poumon chez un des lapins.

On peut inoculer au lapin comme au cobaye la tuberculose humaine *sous la peau*, dans le *péritoine*, dans les *veines*, dans le *poumon* et dans la *chambre antérieure* de l'œil.

Inoculation sous la peau (1). — « Le bacille humain, inoculé sous la peau du lapin, détermine un abcès tuberculeux local, la tuméfaction et la caséification des ganglions, et constamment une éruption graduellement envahissante de tubercules dans les organes internes. Les animaux meurent au bout d'un temps extrêmement variable. A l'autopsie, on trouve constamment des tubercules en très grand nombre dans les poumons. » (S. et G.)

« Il faut bien dire d'ailleurs que l'expérience ne réussit pas toujours, qu'on ne tuberculise pas infailliblement un lapin en lui injectant sous la peau des produits de tuberculose humaine — cultures ou produits tuberculeux directs — et que quand l'expérience réussit, l'évolution de la maladie est bizarre, et semble subordonnée à la susceptibilité individuelle. Ainsi on a vu des sujets chez lesquels l'inoculation *à la lancette* d'une petite quantité de matière tuberculeuse déterminait une tuberculose effroyable, tandis qu'à côté l'inoculation d'un produit très virulent produisait une maladie insidieuse et très lente. » (Nocard.)

Le lapin est donc loin d'être comme le cobaye un véritable réactif expérimental de la tuberculose humaine.

---

(1) Il est inutile de répéter que les inoculations sous la peau seules admettent des produits impurs, que toutes les autres exigent des produits purs : cultures ou pulpes tuberculeuses pures broyées.

Inoculation intra-péritonéale. — Elle ne détermine guère de tuberculose généralisée. La mort survient vite et l'amaigrissement est extrême : les lésions se bornent généralement à quelques dépôts fibro-caséeux dans le péritoine.

Inoculation dans les veines. — La maigreur est extrême, et la mort survient plus ou moins vite suivant la dose injectée.

La lésion trouvée à l'autopsie est toujours une éruption généralisée de tubercules (Koch).

« Quand la mort a été un peu tardive, cette éruption se répartit sur tous les organes, poumons, foie, rate. Quand la mort a été très rapide, l'éruption est surtout accusée sur le poumon. Il est évident que le poumon joue dans une certaine mesure le rôle d'un crible qui retiendrait les bacilles injectés dans les veines. » (S. et G.)

Inoculation dans le poumon. — Mêmes lésions que chez le cobaye, c'est-à-dire lésion locale — foyer de pneumonie caséeuse avec, au pourtour, semis, infiltrat tuberculeux. L'éruption tuberculeuse dans les autres viscères est proportionnée à la durée de la survie des animaux inoculés.

Inoculation dans la chambre antérieure de l'œil. — C'était le mode d'inoculation qu'avaient choisi Cohnheim et Baumgarten pour leurs recherches expérimentales. Il produit une *phthisie* de l'œil, avec attaque des ganglions correspondants. L'animal maigrit, et meurt avec des tubercules dans le poumon et la rate.

Chez le lapin l'inoculation du bacille humain produit donc :

a) Une lésion locale : sous-cutanée, pulmonaire, péritonéale, oculaire ;

b) Une généralisation tuberculeuse marquée surtout au *poumon.*

3. *Chien.* — Villemin — qui doutait de la réalité

de la tuberculose spontanée chez le chien —
réussit à lui conférer la tuberculose humaine par
inoculation sous-cutanée. Koch aussi tuberculisa
des chiens.

Maffucci tua les chiens par inoculation de culture
de tuberculose humaine dans les veines : la lésion
consistait en une éruption tuberculeuse généralisée.

Nous ne parlerons que de l'inoculation *intraveineuse* et *intrapéritonéale*.

« La culture humaine injectée dans la *veine* tue
régulièrement les chiens jeunes ou âgés, si l'on
emploie une dose d'un quart de centimètre cube,
ou au-dessus, d'une émulsion dense de la culture.
La mort a lieu au bout d'un mois ou deux. A l'autopsie, on trouve constamment une tuberculose
miliaire des poumons ; dans les cas prolongés,
il se produit même des cavernes. D'autres fois,
outre les tubercules pulmonaires, on constate des
lésions tuberculeuses du foie, avec ascite considérable. Dans quelques cas, il existait un foie gras
comme chez les phthisiques. » (Straus et Gamaléia.)

Dans le *péritoine* l'inoculation de culture tuberculeuse produit une maladie rappelant la péritonite
tuberculeuse de l'homme. Il y a épanchement
péritonéal abondant; les intestins sont agglutinés
par des néomembranes; le poumon contient des
tubercules (Koch).

4. *Équidés.* — Les *équidés* sont entièrement
réfractaires aux inoculations sous-cutanées : c'est
à peine si l'inoculation donne lieu à une légère
lésion locale. L'injection intravasculaire donne
une tuberculose pulmonaire semblable à la granulie de l'homme, mais il faut, pour être sûr de
saisir la lésion, sacrifier l'animal du vingt-cinquième
au trentième jour, car cette tuberculose expérimentale peut guérir naturellement.

5. *Oiseaux*. — Villemin, qui d'ailleurs ne tenta que deux inoculations — sur une poule et sur un pigeon — échoua complètement. Koch dit avoir conféré la tuberculose à des poules et des pigeons avec des produits tuberculeux et des cultures de son bacille. Les autres expérimentateurs, H. Martin, Straus et Würtz, Rivolta, Maffucci, Straus et Gamaléia ont toujours échoué, soit par ingestion, soit par inoculation sous-cutanée, intramusculaire, intrapéritonéale, intraveineuse : les expériences ont porté sur des poules et des pigeons.

Tuberculose des autres *mammifères : bœuf, porc, cheval.*

L'identité absolue entre la tuberculose humaine et la tuberculose des mammifères ne fait de doute pour aucun auteur à l'état actuel. Les cultures de tuberculose de porc, de cheval, que M. Nocard possède depuis de longues années déjà dans son laboratoire, sont identiques aux cultures de tuberculose humaine, par leur aspect sur les divers milieux et par leurs effets sur les divers animaux d'expérience.

VI. — Tuberculose aviaire. — Cultures et réactions expérimentales.

A) *Cultures*. — Pour isoler le bacille de la tuberculose aviaire il faut choisir une *tuberculose jeune, à bacilles vigoureux* : les premières cultures de MM. Nocard et Roux provenaient d'une tuberculose spontanée de faisan.

Dans les laboratoires on pourra s'adresser à des pulpes d'organes (rate, ganglions, moelle osseuse, foie) de lapins ou de volailles tués par l'injection intravasculaire du virus tuberculeux (voir ci-dessous) qui donnent d'excellentes semences échouant rarement. Cependant, même dans ces cas, il faudra s'attendre à des échecs : la mise en train de la culture du bacille de Koch reste toujours une opération délicate.

Les passages successifs au contraire, les séries de culture soit sur le milieu premier, soit sur un quelconque des autres milieux appropriés, deviennent aisés, et se font plus vite et plus abondamment : il semble qu'il y ait une sorte d'acclimatement du bacille à la culture artificielle. Quand le bacille s'est une première fois accommodé d'un milieu artificiel, il devient aisément cultivable sur tous les milieux propices.

Culture sur le sérum glycériné-peptonisé-glycosé. — Ce milieu est excellent pour la mise en train de la première culture ; il est inférieur à la gélose et au bouillon pour les cultures successives. — Au bout de quelques jours, à la température de l'étuve, la culture est « épaisse, saillante, mamelonnée, d'un blanc mat, et jaunit un peu avec le temps ; elle n'a rien d'analogue à la couche sèche, maigre, écailleuse, qui caractérise la culture de la tuberculose humaine sur sérum ordinaire. Si quelques bacilles tombent dans le liquide rassemblé au fond du tube, ils s'y développent en petits flocons qui augmentent bientôt de volume. »

Culture sur la gélose glycérinée-peptonisée-glycosée. — La culture sur gélose glycérinée peut se faire en *piqûre*, en *stric* et enfin en *plaque*.

« Lorsqu'on sème par *piqûre* un tube de gélose glycérinée, comme on le fait pour un tube de gélose, la culture se fait le long de la piqûre, *seulement dans les parties les plus superficielles, et il n'y a pas de développement dans la profondeur ;* à la surface la culture s'étale sous forme d'une plaque saillante, épaisse, blanche d'abord, puis jaunâtre, ensuite d'aspect mamelonné, à bords irrégulièrement dentelés. » (N. et R.)

La culture en *strie* sur la gélose glycérinée est infiniment plus favorable que la culture en piqûre. Inférieure peut-être au sérum pour la mise en train d'une première culture, « la gélose glycérinée convient surtout pour les séries de cultures successives, qui se font ainsi avec une régularité parfaite et dans un temps relativement court; en quinze jours le développement est plus abondant que sur le sérum après plusieurs semaines. Si la semence a été étalée en couche régulière à la surface de la gélose glycérinée, le développement se fait en une nappe blanchâtre, d'égale épaisseur, qui devient un peu jaunâtre à la longue. Lorsque la semence est irrégulièrement répartie, la couche présente des traînées plus épaisses aux points où la semence était plus abondante; si peu de bacilles ont été semés, ils se développent isolément en donnant de petits amas tuberculeux... L'aspect des cultures est *gras et humide, demi-transparent.* » (N. et R.)

La surface des cultures en nappe offre souvent un aspect *plissé* tout spécial.

La culture en *plaques* se fera dans des tubes de Roux, tubes de verre longs de 25 à 30 centimètres, larges de 2 à 3 centimètres, ainsi que nous l'avons dit dans la première partie.

Une petite quantité de gélose glycérinée est introduite au fond des tubes que l'on ferme avec un tampon de coton et que l'on stérilise à l'autoclave à 115°. Pour les utiliser il suffit de faire fondre la gélose et de l'ensemencer alors qu'elle est encore liquide. On agite vivement, et on couche le tube sur un plan horizontal; la gelée nutritive s'étale et se moule sur la paroi inférieure du tube. Elle est ainsi répartie sur une grande surface, et si l'ensemencement a été convenablement fait, les colonies qui se développeront seront parfaitement isolées. La couche solide doit être mince pour que l'on puisse facilement examiner les colonies au microscope à travers le verre. Le tube est fermé avec un capuchon de caoutchouc, et il peut rester à l'étuve aussi longtemps que l'on veut sans qu'il se dessèche.

« En deux ou trois semaines on obtient ainsi dans l'intérieur du milieu de belles colonies isolées du bacille de la tuberculose en partant de cultures pures, de façon à étudier leur aspect. Elles se présentent tout d'abord avec une forme arrondie ; elles sont transparentes au centre, et à contour net ; à mesure qu'elles grandissent, elles deviennent brunes et compactes. »

Culture du bacille de Koch dans le bouillon peptonisé-glycériné-glycosé. — C'est un excellent milieu où « le bacille de la tuberculose venant d'une culture sur terrain solide se développe abondamment dans l'espace de huit à dix jours. Il apparaît d'abord sous forme de petits flocons très ténus qui se rassemblent sur le fond du flacon à culture. Ces flocons se désagrègent facilement si on les agite. Ils s'accroissent rapidement et, si on les laisse en repos, au bout de quinze jours à trois semaines, le fond du vase est couvert de flocons volumineux, rappelant un peu ceux de la bactéridie charbonneuse, mais plus consistants et plus difficiles à désagréger.

» Si le bouillon glycériné est ensemencé avec de la matière tuberculeuse prise sur un animal, la croissance des bacilles est plus lente que si la semence avait été prélevée sur une culture dans un milieu glycériné. Dans ces conditions, il faut un mois pour avoir un développement sérieux. Cependant, en ajoutant au bouillon glycériné un peu de l'albumine de l'œuf, nous avons eu une culture manifeste, en partant de ta tuberculose du lapin, au bout de cinq jours ; le huitième jour, elle était tout à fait abondante.

» Les cultures successives dans les milieux liquides se font facilement et en conservant leurs caractères. Le développement, très appréciable le huitième ou le dixième jour, est considérable au bout de deux ou trois semaines. »

On obtient de belles cultures *en voile* en cultivant le bacille de la tuberculose aviaire en bouillon glycériné dans des vases à fond très plat et très large, de façon que la couche de liquide soit peu épaisse et que la culture soit en large surface. On fait dans ce cas l'ensemencement à la surface du liquide en déposant avec précaution un flocon emprunté à une culture antérieure. Les bacilles aviaires croissent plus vite et ont plus d'aptitude encore à former voile que les bacilles de la tuberculose humaine. La pellicule se forme vite, et après avoir couvert toute la surface du liquide, elle monte sur les parois du vase.

La culture en voile est de nécessité pour la préparation de la *tuberculine*.

Culture sur pomme de terre. — Le D\u1d63 Pawlowsky (de Saint-Pétersbourg) avait réussi à cultiver sur pomme de terre dans des tubes scellés des bacilles aviaires en provenance de la moelle des os d'un lapin inoculé avec une culture sur gélose glycérinée (1888). Ses essais avec les tuberculoses d'autre origine n'avaient pas réussi.

Il est aisé de cultiver le bacille aviaire sur pomme de terre par le procédé de préparation du milieu nutritif que nous avons indiqué au paragraphe III.

B) *Réactions expérimentales.* — Le bacille aviaire peut être inoculé avec succès, *en règle*, au cobaye, au lapin, aux oiseaux; il échoue sur le chien. Nous passerons en revue les caractères de la maladie expérimentale sur ces divers animaux suivant la voie d'inoculation.

1. *Cobaye*. — Inoculé au cobaye *sous la peau*, le bacille aviaire ne tue pas toujours, ainsi que Rivolta en avait fait la remarque, mais souvent l'animal succombe en deux à quatre semaines. Au lieu d'inoculation on trouve un abcès nodulaire, qui ne s'est ni ouvert ni ulcéré. Les lésions viscérales sont quelquefois nulles : ailleurs la rate est très grande, rouge, mais ne « présente pas la couleur jaunâtre qu'elle montre chez les animaux avec le bacille de la tuberculose humaine. A cela se bornent les lésions visibles à l'œil nu, et jamais nous n'avons trouvé dans ce cas de tubercules apparents dans les organes. Les bacilles sont très nombreux dans le pus au lieu d'inoculation ; ils existent aussi dans les ganglions. Souvent aussi on les trouve, mais en petit nombre, dans le frottis des organes internes : rate, foie, poumon. » (Straus et Gamaléia.)

Inoculé *sous le péritoine*, le bacille aviaire fait périr les cobayes en deux à quatre semaines. Exceptionnellement on trouve la tuméfaction et la rétraction de l'épiploon. Parfois la rate est énorme, rouge, et non jaunâtre, et c'est à cela que se bornent les lésions microscopiques apparentes : on ne voit pas de tubercules. Les lésions peuvent être absolument nulles, mais on trouve des bacilles dans la rate, le foie et les parois de l'intestin.

Inoculé *dans le poumon*, le bacille aviaire tue le cobaye en quinze jours; « mais le poumon, au point de la piqûre, ne présente qu'un noyau d'hyperhémie plus ou moins accusé, sans aucune lésion caséeuse, ni aucun tubercule apparent... La rate est grande et rouge, l'intestin hyperhémié ; nulle part de tubercules. Les bacilles sont pourtant dispersés

dans tous les organes, rate, foie, poumon. »
(S. et G.)

Inoculé *dans les veines*, le bacille aviaire tue en
dix jours environ. « A l'autopsie, rate énorme, rouge;
peu de tubercules apparents; nombreux bacilles
dans tous les organes. »

MM. Straus et Gamaléia, auxquels nous avons
emprunté presque toute la substance de ce paragraphe, résument ainsi les caractères de l'inoculation du bacille aviaire au cobaye : Pas d'éruption
généralisée de tubercules apparents. La lésion la
plus fréquente est l'hypertrophie de la rate, qui
est rouge. Parfois la mort survient sans aucune
lésion macroscopique. Parfois même les bacilles
font défaut dans tous les organes.

2. *Lapin*. — Inoculé au lapin *sous la peau*, le bacille aviaire donne lieu à un abcès local. Lorsque
le lapin meurt vite, on peut ne trouver aucune lésion apparente; si la mort est plus tardive, la rate
est volumineuse et renferme des bacilles. Enfin on
peut avoir des tubercules dans les poumons (Maffucci).

Inoculé *dans le péritoine*, le bacille aviaire tue avec
des lésions qui ne diffèrent guère de celles que détermine l'inoculation du bacille de la tuberculose
humaine.

Inoculé dans la *chambre antérieure* de l'œil, le
bacille aviaire détermine la fonte caséeuse de l'œil,
mais parfois l'animal conserve sa bonne santé, ne
maigrit pas et vit de longs mois. Vient-on à le sacrifier, on ne trouve aucune lésion apparente dans
les viscères, sauf, exceptionnellement, quelques
tubercules fibreux dans les poumons (S. et G.).
Mais la règle est qu'il meurt avec de la tuberculose
viscérale semblable à celle que provoque le bacille
humain (Nocard).

L'inoculation dans les *veines* du bacille aviaire

constitue le mode expérimental le plus intéressant.
On a donné à la forme morbide déterminée par
cette inoculation le nom de tuberculose type Yersin, M. Yersin l'ayant décrite dans son travail sur
le *tubercule expérimental. (Annales de l'Institut Pasteur*, t. II.)

Lorsqu'on inocule à des lapins par injection
intraveineuse de une à dix gouttes de culture de
tuberculose dans le milieu glycériné, les animaux
succombent fatalement et très vite avec des lésions
caractéristiques (Roux et Nocard).

» La durée moyenne de la maladie est (pour une
série de trente-deux lapins), de dix-sept à dix-huit
jours. Les limites extrêmes auxquelles on a observé la mort ont été le douzième et le vingt-sep-
tième jour.

» Les animaux ont constamment maigri, jusqu'à
perdre le quart ou le tiers de leur poids. Cet amaigrissement est surtout marqué pendant les derniers
jours, où les animaux restent couchés, tristes et
refusant toute nourriture.

» La température des lapins subit une élévation
notable dès la fin de la première semaine, et monte
rapidement pendant les derniers jours.

» La mort arrive à la suite d'une faiblesse crois-
sante. Elle est plus hâtive lorsque la température
extérieure est basse.

» A l'autopsie on ne trouve comme lésions macroscopiques qu'une rate très hypertrophiée, souvent énorme, et un gros foie. Nulle part aucun tubercule apparent. Quelquefois on observe de plus
un peu de péritonite séro-fibrineuse, de la dégénérescence graisseuse des muscles adducteurs de la
cuisse; mais c'est l'exception. » (Yersin.)

Le foie, la rate, la moelle des os renferment des
myriades de bacilles de la tuberculose.

En résumé la caractéristique de l'inoculation de

la tuberculose aviaire au lapin est donc, d'après MM. Straus et Gamaléia, l'absence de tubercules apparents dans les organes (S. et G.).

3. *Chien.* — L'injection intraveineuse même de fortes quantités de cultures aviaires *ne produit rien sur le chien.* Il en est de même pour l'inoculation intrapéritonéale (Straus et Gamaléia).

4. *Oiseaux.* — L'injection intraveineuse de cultures du bacille aviaire ou de pulpes tuberculeuses du type aviaire donne naissance à une forme morbide très spéciale — analogue à la tuberculose type Yersin du lapin — et qui rappelle entièrement, chez les volailles, cette forme de tuberculose spontanée où, le tubercule anatomique faisant en apparence tout à fait défaut, certains organes, comme le foie, sont farcis de bacilles.

Les symptômes sont marqués par un amaigrissement rapide et extraordinaire : les animaux perdent pendant l'évolution de la maladie la moitié ou le tiers de leur poids ; chez les coqs et les poules la crête pâlit, devient anémique, flasque, flétrie ; elle prend, à l'approche de la mort, une teinte violacée. Les animaux succombent en quinze à vingt jours.

A l'autopsie il n'y a pas ordinairement trace de tubercule macroscopique ; le foie est hypertrophié, la rate est énorme ; chez les volailles elle acquiert souvent un volume qui égale dix fois et plus le volume normal ; et ces deux organes ainsi que la moelle des os renferment des myriades de bacilles (Nocard et Roux).

VII. — Dualisme et unicisme.

Nous avons à l'historique parlé de la genèse de cette doctrine : dualité de la tuberculose, distinction entre la tuberculose aviaire et la tuberculose humaine. Elle est due, nous l'avons dit, à Rivolta.

Maffucci en Italie a confirmé les idées de Rivolta, et le dualisme a trouvé chez nous ses plus habiles défenseurs en MM. Straus et Gamaléia.

C'est au mémoire de ces auteurs que nous avons emprunté un grand nombre de détails concernant les réactions expérimentales des deux bacilles : c'est d'après eux encore que nous allons résumer l'ensemble de la doctrine dualiste.

« Semblables pour la forme et pour la réaction à l'égard des matières colorantes, le bacille de la tuberculose humaine et celui de la tuberculose des oiseaux sont néanmoins deux espèces tout à fait différentes.

» L'aspect des *cultures* sur milieux solides (sérum, gélose glycérinée) permet déjà de les distinguer facilement. Les cultures de tuberculose humaine sont sèches, écailleuses ou verruqueuses, ternes et dures ; celles de l'aviaire sont humides, grasses, plissées et molles.

» Le bacille humain ne se développe pas à 43°; celui de l'aviaire pousse rapidement et abondamment à cette température.

» Les différences sont encore plus prononcées pour les effets pathogènes des deux bacilles.

» Il est des animaux qui sont réfractaires à l'un de ces bacilles et très réceptifs pour l'autre. Ainsi le chien jouit d'une immunité très grande à l'égard de la tuberculose aviaire; il est facile de lui communiquer la tuberculose humaine. Les poules sont absolument réfractaires à la tuberculose humaine; elles succombent régulièrement à l'inoculation de la tuberculose aviaire.

» Chez les cobayes, offrant de la réceptivité pour les deux bacilles, les effets pathogènes développés par l'un ou l'autre bacille sont très différents. L'inoculation du bacille humain provoque constamment chez ces animaux l'apparition de tubercules dans le poumon, la rate et le foie. Le bacille aviaire les tue sans lésion apparente dans les organes internes. »

Les faits observés et exprimés par MM. Straus et Gamaléia après Rivolta et Maffucci sont exacts, et les caractères différentiels si tranchés qu'ils assignent aux deux variétés bacillaires sont incontestables comme types extrêmes. Mais n'y a-t-il pas de caractères de transition, et ne s'agit-il pas plutôt de races différenciées que d'espèces absolument distinctes?

Nous mettrons les pièces du procès en litige sous les yeux du lecteur.

M. Grancher, au deuxième Congrès de la tuberculose, ne s'est pas montré partisan de la doctrine dualiste; MM. Gilbert, Roger, Cadiot, d'abord partisans assez décidés du dualisme, sont revenus sur leur opinion première dans un mémoire ultérieur (*Bulletin médical* et *Congrès de la tuberculose*, 1891). MM. Courmont et Dor (*Congrès de la tuberculose*, 1891) ont fourni sur la question un excellent mémoire, et dans ses *Leçons sur la tuberculose*, publiées récemment, M. Arloing a partagé nettement l'opinion de ses élèves.

a) Il est accordé tout d'abord par tous que morphologie et réactions — si spéciales — de coloration sont communes aux deux bacilles.

b) Il n'est pas sans exemple de voir des cultures de tuberculose aviaire se rapprocher des caractères de la tuberculose humaine. M. Grancher a nettement affirmé posséder des échantillons identiques.

Nous nous rappelons pour notre part avoir, sur un des coqs qui servirent à la démonstration faite à Alfort aux membres du Congrès de la tuberculose (1888), — coq inoculé dans les veines avec une tuberculose aviaire de gélose glycérinée — obtenu une belle culture dont l'apparence terne, sèche, écailleuse, ne le cédait en rien à ce qu'on a décrit plus tard pour la tuberculose humaine.

c) La *poule* est-elle absolument réfractaire au bacille humain? « Il est des observations incontestables de transmission à la poule de la tuberculose des mammifères, même sans parler des cas où des poules paraissent avoir été contagionnées par des phthisiques (Nocard, Johne, Cagny). M. Koch lui-même a décrit des tubercules dans le foie et l'intestin de trois poules sur six de ces animaux qu'il avait inoculés sous la peau avec de la tuberculose de singe, donnant des cultures semblables aux cultures de bacilles humains. Bien que M. Koch se soit prononcé depuis pour la dualité des deux tuberculoses, rien dans ses paroles ne nous autorise à mettre en doute ce fait expérimental. » (Courmont et Dor.)

« La tuberculose humaine est peu pathogène pour les gallinacés, dit M. Roger exposant ses travaux en collaboration avec MM. Gilbert et Cadiot; néanmoins les inoculations ne sont pas toujours négatives. Trente-huit poules ont été mises en expérience : chez cinq nous avons obtenu la production de tubercules jeunes, très petits, transparents. C'étaient des lésions produites par le bacille humain, car dans un cas elles purent s'inoculer au cobaye, et ne purent se transmettre à une autre poule : le virus avait donc conservé ses propriétés originelles. Une autre fois le bacille se modifia plus profondément, et ses lésions purent se réinoculer d'une poule à une autre. »

Inoculant deux poules sous la peau de la cuisse droite, l'une avec deux centimètres cubes d'un extrait de poumon tuberculeux humain, l'autre avec une culture de bacille humain, MM. Courmont et Dor ont constaté — sacrifiant après trois mois

les poules qui *paraissaient en bonne santé* — les lésions suivantes :

Sur l'une, quelques tubercules du tissu conjonctif et du foie, avec, en outre, un *empâtement* bacillaire au point d'inoculation ;

Sur l'autre, avec la même lésion locale, des tubercules abondants du tissu conjonctif sous-cutané, une tuberculose du foie et de la rate, en
somme une *généralisation tuberculeuse*.

En triturant le foie de cette poule, MM. Courmont
et Dor obtinrent une émulsion tuberculeuse qu'ils
inoculèrent sous la peau de la cuisse d'une autre
poule.

L'animal sacrifié en assez bonne santé montra
une lésion locale, dix masses tuberculeuses grosses
comme un petit pois dans le foie, quatre masses
tuberculeuses semblables dans la rate, et des tubercules péritonéaux.

d) Chez le *cobaye* — disent MM. Cadiot, Gilbert
et Roger — l'inoculation de tuberculose aviaire
reste souvent négative ou ne donne naissance
qu'à des granulations discrètes localisées à quelques organes, tendant à subir la transformation
fibreuse et à rétrocéder. Il y a cependant des
exceptions : « C'est ainsi qu'avec un virus provenant du faisan, nous avons pu inoculer des
cobayes en série; un cobaye, sixième terme de la
série, a succombé le 5 janvier 1892, et à son autopsie nous avons trouvé d'innombrables granulations dans le foie et dans la rate. »

Inoculant avec une culture aviaire très atténuée
des *lapins* et *cobayes* par la voie sous-cutanée,
MM. Courmont et Dor échouèrent toujours, mais
quatre cobayes et trois lapins inoculés dans le péritoine avec cette même culture donnèrent de su-
perbes *généralisations tuberculeuses*.

La même culture atténuée donne dans les veines

du lapin, non le type Yersin, mais des tuberculoses articulaires.

« Au mois d'octobre 1890 nous obtenons de nouvelles cultures avec les tumeurs blanches de ces lapins... » Ces nouvelles cultures sont beaucoup plus virulentes que les précédentes : comment vont-elles se comporter ?

Quarante-huit cobayes sont inoculés sous la cuisse : six meurent avec le type Straus-Gamaléia ; mais quarante-deux, soit sept huitièmes, « ont présenté une *généralisation tuberculeuse impossible à distinguer d'une généralisation consécutive à la tuberculose humaine ou bovine*. Dès le quinzième jour les ganglions inguinaux étaient gros, durs, absolument caractéristiques... La mort survenait au bout de trois à quatre mois. »

Les *lapins* inoculés par la voie sous-cutanée sont restés indemnes ; mais cinquante-deux lapins inoculés dans les veines présentent les uns le type Yersin quand la mort était rapide, les autres, succombent moins rapidement, une *généralisation tuberculeuse aussi nette que possible*. Neuf lapins inoculés dans le péritoine ont eu aussi une généralisation tuberculeuse.

La production de lésions tuberculeuses apparentes n'est donc pas impossible à provoquer avec le bacille aviaire.

Les expériences antérieures de MM. Grancher et Ledoux-Lebard (*Médecine expérimentale*, 1891), entreprises dans un but de recherche tout différent, plaident dans le même sens que les faits de MM. Courmont et Dor.

Expérimentant sur des lapins avec des doses progressivement décroissantes de culture de bacille aviaire, ces auteurs ont vu qu'on tuait lentement et avec des lésions autres que dans le type Yersin. A la mort survenue après quatre-vingt-treize, cent quatre-vingt quinze et deux cent dix jours, on voyait une tuberculose pulmonaire plus ou moins limitée qui paraissait avoir joué le rôle principal dans l'évolution fatale.

Avec des doses progressivement croissantes sur un même lapin on tue l'animal et à l'autopsie on voit une tuberculose hépatique et des foyers caséeux du poumon. Un des lapins de cette série présentait même, outre une tuberculose miliaire disséminée, de gros tubercules cérébraux.

Avec des *virus aviaires atténués* par la chaleur, la dessiccation, la lumière, MM. Gaucher et Ledoux-Lebard donnent au lapin, outre une intéressante *paraplégie*, des tubercules apparents du foie et des poumons.

MM. Courmont et Dor ont fait la très intéressante remarque — malheureusement non appuyée sur un nombre suffisant d'expériences — que la culture de tuberculose aviaire qui tuberculisait, avec lésions apparentes, les cobayes (par inoculation sous-cutanée) et les lapins, après avoir passé une fois par l'organisme de la poule ne tuberculisait plus le cobaye par inoculation sous-cutanée.

e) Il est à remarquer que la *tuberculine* extraite des cultures aviaires a les mêmes réactions caractéristiques que la tuberculine extraite des cultures de tuberculose humaine (Roux, Nocard, Arloing, etc.).

f) La production de tubercules apparents n'est peut-être enfin pas un critérium différentiel suffisant.

M. Yersin, dans son étude sur le tubercule expérimental du lapin inoculé par voie sanguine, a montré que le phénomène caractéristique du tubercule — la lutte phagocytaire et la formation de la cellule géante — était des plus nettes dans cette tuberculose. Si le deuxième degré, la formation d'un tubercule macroscopique, n'est pas atteint, le premier l'est en tout cas.

M. Metchnikoff, dans ses remarquables études sur la *tuberculose du spermophile*, a montré que ce petit animal, inoculé dans le péritoine avec un centimètre cube d'une émulsion épaisse de culture aviaire, succombait sans un seul tubercule macroscopique, mais que le foie, la rate, les ganglions présentaient de nombreuses cellules géantes avec réaction phagocytaire très spéciale.

VI

LES PSEUDO-TUBERCULOSES

Le tubercule, d'après la belle définition de Metchnikoff (*L'Inflammation*, p. 191 et suiv.), « est composé d'une réunion de phagocytes d'origine mésodermique qui affluent vers les endroits où se trouvent les bacilles et les englobent. Les phagocytes restent sous forme de cellules *épithélioïdes*, ou se transforment en cellules géantes. Ces dernières peuvent se développer d'une façon différente qui aboutit toujours à la formation de grandes masses protoplasmiques renfermant plusieurs noyaux. Tantôt ces derniers se reproduisent par une sorte de bourgeonnement, comme chez les spermophiles ; tantôt, ce qui est le cas le plus fréquent, les noyaux dérivent des cellules fusionnées en *plasmodes*. »

Le tubercule n'est donc que l'expression *d'une lutte*, d'une *défense de l'organisme contre un parasite introduit dans* l'être vivant, et cette lutte ce sont les leucocytes mononucléaires — *macrophages* — qui en sont les acteurs.

On ne saurait donc s'étonner que le bacille de Koch ne soit pas le seul parasite dont l'introduction dans l'organisme provoque la réaction de défense phagocytaire aboutissant à la formation de tubercules.

Il existe une curieuse tuberculose, *Tuberculose des reins du chien et des poumons du chat* « produite par des nématodes, et étudiée dernièrement par MM. Ebstein et Nicolaïer. Il s'agit de la formation de véritables tubercules, composés par des cellules épithélioïdes seules (chien) ou associées avec des cellules géantes (chat) et développés autour des larves de nématodes. Les tubercules des chiens renfermaient chacun une larve vivante, entourée par une masse de cellules tuberculeuses. » (Metchnikoff, *loc. cit.*)

A côté de la tuberculose bacillaire de Koch, voilà donc une tuberculose *zooparasitaire*.

Ce n'est pas le seul exemple à donner, ainsi que nous allons le voir : microbes, parasites animaux, substances inanimées même, introduites dans l'organisme, peuvent déterminer la formation de tubercules.

A la seule tuberculose bacillaire de Koch est réservé actuellement le nom de *tuberculose vraie* ; les autres affections où se montre la réaction phagocytaire aboutissant au tubercule sont dites *pseudo-tuberculoses*.

I) M. H. Martin, dans une série de recherches bien connues sur le tubercule (1880), a montré que des substances inertes — poudre de cantharide, lycopode, poivre de Cayenne — aboutissent à la formation de tubercules histologiquement semblables à ceux de la vraie tuberculose, mais différant de ceux-ci en ce qu'ils ne sont pas *inoculables en série.*

Cette première variété de pseudo-tuberculose ne rentre pas dans notre cadre.

II) Certains parasites animaux déterminent aussi la formation de tubercules :

Ebstein et Nicolaïer ont décrit une tuberculose déterminée chez les chiens et les chats par des larves de nématodes : nous en avons parlé ci-dessus.

M. Laulanié (1884) a décrit une intéressante tuberculose vermineuse produite dans le poumon du chien par les œufs du *Strongylus filaria.*

Nous ne faisons que mentionner aussi cette seconde catégorie.

III) La variété de pseudo-tuberculose sur laquelle nous devons nous arrêter ici est la série d'affections diverses où l'éclosion des tubercules est provoquée par des parasites microbiens ou d'un ordre plus élevé (pseudo-tuberculoses mycosiques).

Nous étudierons dans ce chapitre :

La *tuberculose zooglœique* de Malassez et Vignal, à laquelle se rattachent entièrement les pseudo-tuberculoses de Charrin et Roger, et de Dor ;

Nous dirons quelques mots de l'intéressante *pseudo-tuberculose mycosique* décrite par M. Chantemesse et Widal.

· Enfin nous renverrons au chapitre des maladies propres aux animaux, la pseudo-tuberculose étudiée par M. Nocard sous le nom de *farcin du bœuf.*

VII

TUBERCULOSE ZOOGLŒIQUE

—

I. — Historique.

MM. Malassez et Vignal ont décrit, en 1883 et 1884, dans les *Archives de physiologie* une maladie tuberculiforme, à laquelle ils ont donné le nom de *tuberçulose zooglœique*.

Recherchant dans les diverses pièces de tuberculose qu'ils pouvaient se procurer le degré de constance du bacille de Koch, MM. Malassez et Vignal rencontrèrent un nodule tuberculeux sous-cutané que portait à l'avant-bras un enfant de quatre ans mort de *méningite tuberculeuse*. Ce nodule ne contenait, à l'examen microscopique, aucun bacille de Koch ; il fut inoculé à un premier groupe de cobayes par injection intrapéritonéale, et ces cobayes moururent rapidement avec des lésions tuberculiformes généralisées, caractérisées par un semis de granulations sur les organes abdominaux (ganglions mésentériques, mésentère, épiploon, foie, rate) ; les lésions tuberculeuses, dépassant la cavité abdominale, avaient aussi envahi la cage thoracique : poumons, ganglions bronchiques et rétro-sternaux, parfois même ganglions cervicaux.

« Dans les autres organes et tissus, disent MM. Malassez et Vignal, les lésions étaient rares ; ainsi nous n'avons trouvé qu'exceptionnellement des tubercules dans les os. »

Inoculées en série à d'autres groupes de cobayes, ces lésions de *premier passage* leur conférèrent une tuberculisation absolument identique, amenant la mortrapidement ; quand l'inoculation était sous-cutanée, il se produisait un nodule tuberculeux au point d'inoculation, la propagation se faisait

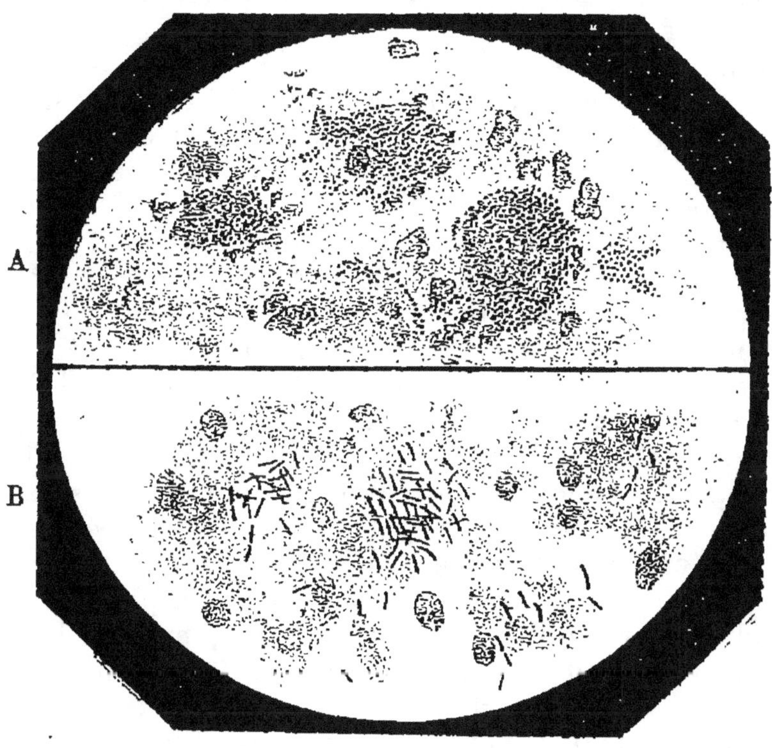

Fig. 72.

A, tuberculose zooglœique. Poumon de poule. Leitz, oc. 3, obj. 1/12.
B, tuberculose. Foie de faisan. Leitz, oc. 3, obj. 1/12.

aux ganglions voisins et enfin arrivait à la générali-sation.

Or ces lésions examinées au microscope par les procédés appropriés ne renfermaient pas le bacille de R. Koch, mais constamment des zooglées qu'un procédé de coloration spécial (bleu de méthylène aqueux à 1/10 additionné de solution de carbo-

18*

nate de soude, d'eau d'aniline et d'alcool) mit en pleine évidence.

Cette méthode permit à MM. Malassez et Vignal de démontrer que l'agent pathogène était un *microcoque*, dont la morphologie pouvait se résumer ainsi, en allant des formes les plus simples aux plus composées :

» 1° Microcoques plus ou moins allongés mesurant environ de 0,6 μ à 1 μ de long sur 0,3 μ de large ; tantôt isolés, tantôt réunis deux à deux en diplocoques ;

» 2° Courts chapelets rectilignes, ayant à des grossissements plus faibles un peu l'aspect de bacilles, et constitués par la réunion de trois, quatre, cinq microcoques semblables aux précédents ; ces chapelets sont parfois isolés, le plus souvent réunis par petits groupes ;

» 3° Chapelets plus ou moins longs, formant entre les éléments des sinuosités, des anses, des boucles ; on les trouve également isolés ou réunis plusieurs sur le même point;

» 4° Petites zooglœes formées de un ou plusieurs chapelets semblables aux précédents, mais lâchement contournées sur eux-mêmes, à la façon d'un écheveau mêlé ou d'un peloton peu serré ;

» 5° Zooglœes proprement dites, différant des précédentes par leur volume plus considérable, et parce que les chapelets qui les composent forment un pelotonnement plus serré et une masse plus homogène. »

Les zooglées de Malassez et Vignal ont été retrouvées par plusieurs savants.

En 1885, M. Nocard (1) reçut d'un vétérinaire de Laval, M. Sinoir, des poumons de poule farcis d'un nombre considérable de petites tumeurs,

____

(1) *Bulletin de la Société centrale de méd. vét.*, mai 1885.

d'apparence tuberculeuse, de la grosseur d'un grain de mil à un pois, de consistance ferme et dense, à peu près homogènes à la coupe, bien délimitées, et non enkystées.

Cette *tuberculose* atteignait successivement toutes les poules que le même propriétaire enfermait dans un local spécial en vue de l'engraissement ; elle respectaient celles qui restaient en liberté ; c'était donc bien une maladie infectieuse, *mais ce n'était pas la tuberculose.*

Déjà le premier examen à l'œil nu avait mis en garde M. Nocard contre l'idée de tuberculose : la tuberculose pulmonaire de la poule est rare, ultime, et reste toujours discrète.

L'examen bactériologique ne montra pas un seul bacille de Koch, mais les zooglœes de Malassez et Vignal, en quantité considérable. Les pièces étaient trop anciennes pour se prêter aux inoculations et aux cultures.

Ce fait est des plus intéressants ; *il nous montre la tuberculose zooglœique évoluant d'une façon spontanée.*

Plus tard M. Nocard et l'un de nous (M. Masselin) retrouvaient encore la tuberculose zooglœique et en faisaient une étude complète au moment même où parut le remarquable mémoire de MM. Grancher et Ledoux-Lebard (1889).

En octobre 1885, M. le docteur Terrier remettait à M. Chantemesse des tubes fermés à la lampe, qui contenaient des fragments d'ouate.

« Sur cette ouate M. Terrier avait fait passer une centaine de litres d'air puisé dans des salles où des malades atteints de tuberculose pulmonaire allaient se soumettre à des inhalations médicamenteuses. » (Chantemesse, *Annales Pasteur*, n° 3, 1887.)

M. Chantemesse inséra des fragments de cette

ouate dans le péritoine de cobayes, qui moururent avec un semis de granulations tuberculeuses sur les viscères abdominaux, et aussi, mais à un moindre degré, sur les organes thoraciques.

L'examen microscopique ne montra pas un seul bacille de Koch, mais les zooglœes de Malassez et Vignal.

M. Chantemesse ne put, malheureusement, faire d'inoculations de passage ni de cultures.

En 1888 MM. Charrin et Roger communiquaient à l'Académie des sciences l'histoire d'une pseudo-tuberculose bacillaire dont ils isolaient le microbe et réalisaient diverses formes expérimentales.

En 1888 M. Dor (de Lyon) constata chez des cobayes et des lapins des faits de pseudo-tuberculose qu'il rattacha à la pseudo-tuberculose de MM. Charrin et Roger.

En 1889 parut (*Archives de médecine expérimentale*) le travail de MM. Grancher et Ledoux-Lebard où la question est complètement étudiée.

Le point de départ de leur étude mérite d'être rapporté.

« Au mois d'avril 1888, dans le cours de recherches sur le pouvoir de filtration du sol, nous avons observé, disent-ils, un cas de tuberculose chez un cobaye mort quatre ou cinq jours après une inoculation pratiquée de la manière suivante : Trois cultures du bacille de Koch sur gélose glycérinée avaient été répandues à la surface d'une couche de terre de $0^m,15$ de hauteur, contenue dans un cylindre de verre de $0^m,10$ de diamètre. *La terre provenait du jardin de l'hôpital des Enfants.* On l'arrosait chaque jour avec de l'eau stérilisée... Le liquide (s'écoulant à la partie inférieure du cylindre) était recueilli dans un verre stérilisé. C'est avec un centimètre cube de liquide, le troisième jour après l'installation de l'appareil, que fut inoculé dans l'abdomen le cobaye dont il est question. »

MM. Grancher et Ledoux-Lebard nous paraissent avoir pleinement démontré que leur tuberculose zooglœique — qui est celle de MM. Malassez et Vignal, de Nocard, de Chantemesse — englobe les faits de Dor, Charrin et Roger, malgré les affirmations contraires de ces derniers auteurs. C'est aussi à la même conclusion qu'était arrivé M. Nocard.

Il faut aussi d'autre part rattacher à cette tuberculose zooglœique les faits d'Eberth : mycose du cobaye, et pseudo-tuberculose du lapin (1885) ; aussi probablement les faits de Manfredi « granulomes progressifs » (1888), et de Taguchi et Disse (1887) « syphilis des animaux », de telle sorte que le domaine de la tuberculose zooglœique de Malassez et Vignal se trouve singulièrement élargi aujourd'hui.

On remarquera avec intérêt la *provenance variée* des tuberculoses zooglœiques étudiées par tous ces auteurs :

Nodule sous-cutané chez un enfant (Malassez et Vignal); — poumon de poule et plus tard jetage de vache (Nocard) ; — ouate chargée des poussières d'une salle d'établissement thermal (Chantemesse); — terre de jardin (MM. Grancher et Ledoux-Lebard) ; — apparition spontanée chez les animaux : cobaye et lapin (Charrin et Roger ; Dor ; Eberth, etc.).

II. — Cultures et morphologie du microbe de la tuberculose zooglœique.

a) *Bouillons*. — Le bouillon se trouble rapidement : une pellicule se forme à sa surface; plus tard la culture tombe au fond du ballon.

b) Gélatine. — La gélatine n'est pas liquéfiée par la culture de la tuberculose zooglœique.

En *strie* la culture forme une couche « peu épaisse, légèrement adhérente à la gélatine », une traînée blanchâtre qui suit la ligne d'ensemencement.

En *piqûre*, la culture prend la forme « d'un clou dont la tête seule est bien développée, la tige étant représentée par une mince traînée de colonies le long du sillon profond ».

Sur les plaques la colonie prend l'aspect d'une goutte de cire blanche.

c) Sur *gélose* simple ou glycérinée la culture forme une nappe blanchâtre ou légèrement jaunâtre ; il en est de même sur le *sérum*.

d) Sur la *pomme de terre* enfin, il se fait une culture à teinte blanc jaunâtre.

D'après MM. Grancher et Ledoux-Lebard la température de 20° est plus favorable à la culture et à la longue conservation du microbe que la température de l'étuve (30 à 37°), qui ne permet la vie du microbe que pendant quatre à cinq semaines.

Les microbes de la tuberculose zooglœique prennent bien toutes les couleurs d'aniline. MM. Malassez et Vignal avaient imaginé pour les colorer un bleu spécial qui sera avantageusement remplacé par le bleu de Kühne.

Lorsqu'on examine de jeunes cultures, les microbes apparaissent sous forme de *bâtonnets* de 1 à 2 µ de long, arrondis à leurs extrémités, réunis en masses ou zooglées composées d'éléments innombrables, disposés parfois parallèlement les uns aux autres en rangées qui se croisent sous des angles variables. Immobiles dans la zooglœe même, les microbes qui sont entraînés dans le liquide sur les préparations faites dans une gouttelette colorée se montrent animés de mouvements.

Dans les cultures âgées, il se produit un changement remarquable : la longueur des bâtonnets diminue, et vient un moment où on n'a plus affaire qu'à des *microcoques ovoïdes et mobiles.*

« Plus tôt ou plus tard, suivant la culture, les bacilles deviennent de plus en plus rares, les microcoques ovoïdes de plus en plus nombreux. »

Les jeunes bacilles se colorent plus vigoureusement que ceux qui proviennent des cultures plus âgées.

III. — Inoculations aux animaux. — Lésions
expérimentales.

A) *Cobayes.* — Injectée dans le *péritoine* de ces animaux, la tuberculose zooglœique les tue en quatre à sept jours. On trouve à l'autopsie un épanchement péritonéal d'abondance variable ; des exsudats pseudo-membraneux autour du foie et de la rate ; un retrait de l'épiploon ramassé au niveau de la grande courbure de l'estomac. Le foie et la rate sont le siège d'une tuberculose miliaire. Plus rarement trouve-t-on quelques lésions pulmonaires.

L'injection *sous-cutanée* amène la mort en cinq à six jours avec une plaque caséeuse locale, une hypertrophie des ganglions de la région, une tuberculose du foie, de la rate et des poumons.

B) *Lapin.* — L'injection *intraveineuse* donne au lapin la mort en un à quatre jours; il n'y a pas d'autres lésions qu'une hypertrophie de la rate, et une congestion du foie.

En inoculant au lapin, non plus une culture jeune, mais une culture ancienne on provoque une maladie moins rapide à lésions plus généralisées. Inoculé dans les veines avec une culture de cinquante jours, le lapin meurt vers le vingtième jour avec une tuberculose du foie, de la rate, de l'intestin, qui présente tous les degrés du tubercule miliaire au tuberculeux caséeux.

Dans le péritoine, l'injection amène la mort en quatre ou cinq jours avec des granulations sur le foie et la rate. Celle-ci est en outre hypertrophiée. Il n'y a pas de péritonite.

C) L'inoculation sur les poules et les souris ne donne pas de résultats, mais les inoculations de MM. Grancher et Ledoux-Lebard ont été sur ce point en beaucoup trop petit nombre pour trancher la question. MM. Charrin et Roger ont vu au contraire la souris succomber en quelques jours avec des lésions tuberculeuses.

Lésions microscopiques. — La zooglœe. — Le foie du cobaye inoculé dans le péritoine se prête fort bien à l'étude des lésions. La meilleure manière de colorer les coupes est la méthode de Kühne au bleu de méthylène. On décèle par cette méthode trois sortes de lésions :

a) Des zooglées sans tubercules ;

b) Des dégénérations avec ou sans la présence des microbes ;

c) Des tubercules à zooglœes, à microbes disséminés, et enfin sans microbe.

a) La zooglœe se présente comme une tache d'un bleu foncé tranchant sur la teinte bleu clair du parenchyme sain. Dans le lobule hépatique la zooglœe peut occuper : les vaisseaux intralobulaires (*zooglœes vasculaire*) ; les trabécules (*zooglœes trabéculaires*) ; être enfin simultanément trabéculaire et vasculaire.

La zooglœe peut siéger dans les fissures, dans les ramifications portes ; enfin elle peut affecter la disposition en couronne avec centre incolore : c'est la disposition la plus commune, étudiée par Malassez et Vignal.

La zooglœe n'est qu'un amas de courts bacilles

ou de microcoques disposés bout à bout, et formant de longs filaments enchevêtrés.

MM. Malassez et Vignal expliquent la formation de la zooglœe en couronne par le fait que les microbes sont dans l'amas d'autant plus âgés qu'ils sont plus voisins du centre, et qu'avec l'âge ils deviennent de moins en moins propres à fixer les matières colorantes : de là la décoloration du centre de la zooglœe. .

b) La présence de la zooglœe entraîne les dégénérations cellulaires (dégénérescence vitreuse) qui sont constantes.

c) Les tubercules sont ici, à quelques nuances de détails près, semblables aux tubercules bacillaires de la tuberculose vraie. Ils sont du type lymphoïde.

On peut rencontrer des tubercules à *zooglœes vraies*, à microbes *isolés* ou *courtes chaînettes* ou ne contenant enfin *absolument aucun microbe.*

Il est très remarquable de voir que dans les inoculations en série sur les cobayes ou les lapins la forme zooglœique est essentiellement transitoire. A la première invasion le microbe pullule presque exclusivement sous forme de zooglœes. En quelques *passages* — passages effectués directement par inoculation de pulpes on ne trouve plus que des cônes de dégénération et des *tubercules* à microcoques ou à bacilles tantôt isolés, tantôt en courts chapelets. On arrive même aux tubercules sans microbes. L'inoculation en série donne les mêmes résultats.

La zooglœe est donc chose essentiellement transitoire. Et c'est là ce qui paraît avoir induit en erreur MM. Charrin et Roger qui, malgré les preuves bien établies, ont toujours contesté l'identité de leur pseudo-tuberculose avec celle de MM. Malassez et Vignal, s'appuyant surtout sur ce caractère que le bacille de leur pseudo-tuberculose ne peut être décélé dans les tissus.

MM. Grancher et Ledoux-Lebard ont montré qu'avec les cultures de Charrin et Roger, d'ailleurs absolument identiques aux leurs, on provoquait des lésions semblables à celles qu'ils déterminent avec leur bacille, et même, en faisant cultiver dans le milieu de Naegeli additionné de gélo-glycérinée, de très belles zooglœes.

VIII

PSEUDO-TUBERCULOSE MYCOSIQUE DES GAVEURS DE PIGEONS

Il existe à Paris des individus dont la profession est de gaver les pigeons. Chez eux il est de notion vulgaire, disent MM. Dieulafoy, Chantemesse et Widal (*Congrès de Berlin*, 1890) que le gavage occasionne à la longue une maladie chronique du poumon dont l'évolution est presque celle de la tuberculose.

Dans les crachats on ne trouve pas le bacille de Koch, mais le *mycelium* de l'*Aspergillus fumigatus*.

Or chez les pigeons vendus sur les marchés de Paris et venus du Mâconnais sévit ou sévissait une pseudo-tuberculose d'origine mycosique déterminant le plus souvent dans « la bouche une lésion localisée sous forme de nodule blanchâtre appelée vulgairement chancre.

» Cette lésion se généralise fréquemment au poumon, au foie, à l'œsophage, à l'intestin, aux reins sous forme de tubercules types qui sont infiltrés de mycélium d'*Aspergillus fumigatus*.

MM. Dieulafoy, Chantemesse et Widal ont pu
reproduire la maladie expérimentalement sur le
pigeon. Ils ont pu aussi donner la tuberculose
mycosique aspergillaire à un pigeon en lui inoculant le crachat d'un malade atteint de la pseudo-
tuberculose.

CHAPITRE II

MALADIES MICROBIENNES SPÉCIALES AUX ANIMAUX.

I

CHARBON BACTÉRIEN

(CHARBON SYMPTOMATIQUE, ESSENTIEL, DE CHABERT).

L'histoire du charbon symptomatique appartient tout entière à MM. Arloing, Cornevin, Thomas.

On trouvera dans divers articles de M. Roux (*Annales Pasteur*, 1887 et 1888) des détails précis sur la morphologie et la culture du bacille du charbon symptomatique, bacille que MM. Arloing, Cornevin, Thomas n'avaient pu suffisamment étudier à l'époque où ils le découvrirent. MM. Arloing, Cornevin et Thomas ont donné à cet agent pathogène le nom de *Bacterium Chauvæi* qu'il n'est que juste de lui conserver.

I. — Charbon symptomatique spontané.

L'affection ne s'observe que sur les *bovidés de six mois à quatre ans* ; en deçà et au delà de cette limite d'âge, les bovidés sont très exceptionnellement atteints.

Le *mouton* contracte aussi spontanément le charbon symptomatique, mais beaucoup moins fréquemment que le bœuf. La *chèvre*, qui peut recevoir la maladie expérimentalement, n'est jamais atteinte dans les conditions ordinaires de la vie.

Tous les autres animaux (*équidés, suidés, carnassiers, oiseaux*) sont absolument réfractaires au charbon symptomatique spontané.

C'est par *inoculation accidentelle* que les animaux contractent le charbon symptomatique; l'infection par la voie digestive est problématique et tout au moins exceptionnelle.

Le charbon symptomatique se caractérise essentiellement par *une ou plusieurs tumeurs* à siège variable. La tumeur, qui forme ainsi le symptôme primordial de l'affection, et qui se caractérise pendant la vie par son accroissement rapide, son insensibilité et sa sonorité à la percussion, est *noire à sa partie centrale,* moins colorée à la périphérie; elle est entourée, dans les régions riches en tissu conjonctif, d'un engorgement œdémateux à sérosité citrine, légèrement roussâtre. Au centre de la tumeur, les gaz ont disséqué les muscles, et formé de vastes poches intermusculaires qui peuvent parfois loger le poing.

Les ganglions correspondant à la région qui porte la tumeur sont hypertrophiés, ecchymotiques, infiltrés d'une sérosité jaunâtre.

Les organes thoraciques et abdominaux sont à peu près sains; cependant le péritoine contient une sérosité abondante.

Les produits virulents sont les *tissus de la tumeur,* la *pulpe ganglionnaire,* la *sérosité péritonéale* et la *bile.* Le *sang* n'est guère virulent; cependant au moment de la mort il contient un très petit nombre de microbes, et on peut les mettre en évidence en plaçant un tube de sang pendant vingt-quatre heures à l'étuve : les bacilles s'y multiplient rapidement.

Le *liquide amniotique* des femelles en gestation, qui succombent au charbon symptomatique, est virulent. L'*urine* ne l'est jamais.

II. — Charbon symptomatique expérimental.

Les animaux qui prennent le charbon symptomatique expérimental sont le *bœuf*, le *mouton*, la *chèvre*, le *cobaye*. Tous les autres sont réfractaires, et nous rappelons en particulier le fait pour le *lapin* (1), qui est au contraire un assez bon réactif du charbon bactéridien.

Il n'existe qu'un seul mode d'inoculation du

(1) On peut réussir à infecter le lapin par quelques artifices qui diminuent ou abolissent sa résistance. C'est ainsi qu'en inoculant le virus desséché préparé avec la tumeur charbonneuse d'un mouton dans les deux cuisses d'un lapin qui avait reçu dans les muscles six heures auparavant une injection de 20 gouttes d'acide lactique au 1/5, MM. Nocard et Roux ont pu tuer l'animal, qui succomba en cinquante-huit heures avec des tumeurs énormes.

M. Roger tue aussi le lapin en lui injectant de la *triméthylamine* en même temps que le virus du charbon symptomatique.

Le même auteur produit la mort de lapins auxquels il injecte en en même temps que les bacilles du charbon symptomatique des cultures vivantes ou stérilisées de *Microbacillus prodigiosus*. Il arrive au même résultat par l'injection de culture de staphylocoques pyogènes et de *Proteus vulgaris*.

Enfin, d'après le même auteur, les bacilles du charbon symptomatique introduits dans la chambre antérieure de l'œil, déterminent la mort de l'animal.

Dans tous ces faits il s'agit d'artifices triomphant de l'immunité du lapin par un mécanisme que nous expliquerons en traitant de la phagocytose et de l'immunité. Mais jamais, *dans les conditions naturelles*, le virus du charbon symptomatique n'est pas assez fort pour triompher de la résistance du lapin. M. Ruffer (*Annales Pasteur*, t. V), se croit autorisé par ses expériences à conclure que l'immunité du lapin est relative et non absolue. Il a tué en effet facilement des lapins en leur introduisant sous la peau des doses fortes (0,05 et plus) du 2e vaccin.

charbon symptomatique : c'est l'*inoculation sous-cutanée.*

C'est dans le tissu conjonctif sous-cutané que doit être porté le virus d'inoculation : les piqûres à la lancette échouent invariablement.

La dose de virus doit être assez élevée, et de plus elle varie suivant les régions : deux ou trois gouttes inoculées sous la peau de la cuisse, de l'épaule, du bras, etc., suffisent pour donner un charbon symptomatique mortel au bœuf, au mouton; elles sont insuffisantes dans les régions à tissu cellulaire dense : *extrémité des membres, oreille, queue.*

Le véritable réactif expérimental du charbon symptomatique est le *cobaye.* L'animal sera inoculé à la seringue de Pravaz, et l'injection sera poussée dans les *muscles de la cuisse.*

La matière virulente peut être empruntée à diverses sources :

a) La *culture* du bacille du charbon symptoma-tique. C'est là un moyen infidèle, la culture perdant rapidement ses propriétés.

b) Le *sang* prélevé purement dans le cœur d'un animal mort de charbon symptomatique et placé pendant vingt-quatre heures à l'étuve, de façon à obtenir le développement du bacille qu'il contient en petite quantité lors de la mort de l'animal; ce développement se traduit par l'apparition de bulles de gaz qui disloquent la colonne sanguine recueillie dans une pipette.

Le sang, même dans ce cas, constitue un virus peu favorable pour l'inoculation.

c) Les *tissus* de la tumeur : ces tissus peuvent être inoculés *à l'état frais* ou *à l'état sec,* c'est-à-dire alors sous forme de *poudre.*

Pour inoculer ces tissus à l'état frais, on prend sur un *cobaye,* un *mouton,* un *bœuf* venant de succomber, des fragments des muscles malades, en choisissant les parties les plus noires ; on triture ces fragments dans un mortier avec de l'eau stérilisée : on filtre à travers un linge ; le liquide sanguinolent qui passe constitue un excellent liquide d'inoculation.

La pulpe des muscles malades desséchée, c'est-à-dire la *poudre* de charbon symptomatique, constitue un virus d'inoculation encore supérieur : c'est à MM. Arloing, Cornevin, Thomas, qu'on doit la connaissance de cette préparation. Voici comment elle s'effectue :

On prend les parties les plus malades des muscles formant la tumeur symptomatique sur un bœuf ou un mouton ; on hache en petits morceaux et on pèse ; on ajoute de l'eau distillée en quantité répondant à peu près aux deux tiers du poids des muscles hachés ; on broie dans un mortier ; on filtre sur une toile épaisse, et on étale en couche mince sur un plateau de porcelaine le liquide rouge qui a passé. Ce plateau est placé à l'étuve à 35° : après évaporation du liquide, il reste sur le plateau une sorte de vernis brillant, de couleur rouge foncé que l'on réduira en poudre pour le conserver au sec dans un flacon. Cette poudre peut garder sa virulence pendant plus de deux ans.

Pour inoculer la poudre on en prend un demi-centigramme qu'on broie à sec dans un mortier, on ajoute quelques gouttes d'eau et on filtre sur la toile ; au liquide qui a passé on ajoute une goutte d'*acide lactique* ce qui assure le succès de l'inoculation.

La poudre de charbon symptomatique qui constitue une source de virus toujours prête, qui conserve son action pendant des années, est donc des plus précieuses : un laboratoire de microbiologie doit toujours en posséder une provision.

Lorsque l'injection virulente a été poussée dans la cuisse du cobaye, cette cuisse se gonfle après quelques heures et devient douloureuse au toucher ; l'animal ne marche plus que sur trois pattes ; bientôt la marche lui devient tout à fait impossible ; il se blottit dans un coin de sa cage, où il reste immobile, le poil hérissé, poussant des cris lorsqu'on veut le saisir ; il meurt dans les vingt-quatre ou quarante-huit heures.

Les deux *lésions* marquantes sur un cobaye mort de charbon symptomatique inoculé par le procédé décrit sont :

a) Un œdème rougeâtre du tissu conjonctif de la paroi abdominale, œdème qui s'étend sur toute la surface de celle-ci et remonte souvent jusqu'au thorax et à la naissance=des membres antérieurs ; cet œdème est d'autant plus marqué qu'on se rapproche davantage du point d'inoculation.

b) Les lésions de la cuisse inoculée, qui est gonflée, turgide. Les muscles y sont d'une couleur rouge sombre, et sur quelques points (ce sont les parties les plus malades) ont une teinte noire. Sur la cuisse malade les poils s'arrachent avec la plus grande facilité, et tombent souvent d'eux-mêmes. La peau y est doublée par un tissu conjonctif œdématié et d'une teinte rouge très marquée ; une abondante sérosité rougeâtre, sanguinolente, s'écoule dès que la peau est disséquée.

La cavité péritonéale contient un peu de liquide.

III. — Le bacille du charbon symptomatique. Sa recherche dans l'organisme.

Le bacille du charbon symptomatique prend bien les solutions hydroalcooliques des couleurs d'aniline : violet de gentiane, fuchsine, bleu de méthylène. Il se colore particulièrement bien par

19**

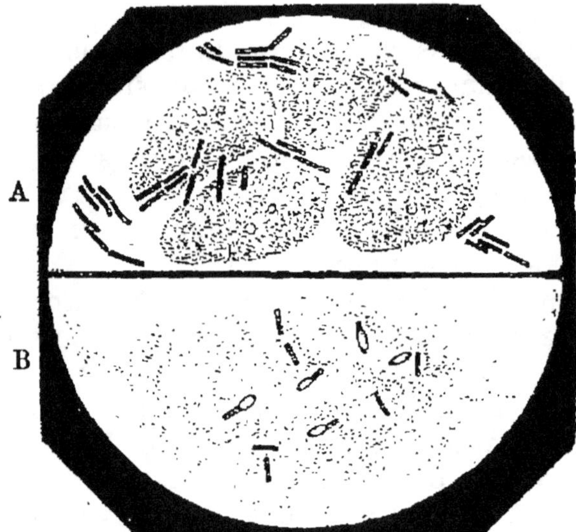

Fig. 73. — Charbon symptomatique,

A, surface du foie. Cobaye. Leitz, oc. 3, obj. 1/12.
B, pulpe musculaire. Cobaye. Même grossissement.

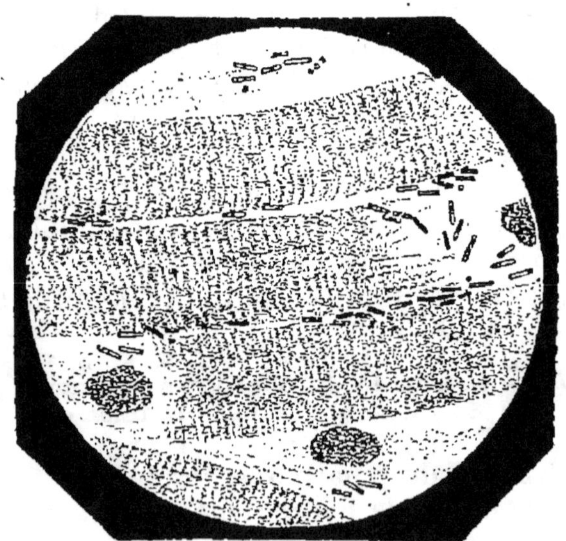

Fig. 74. — Charbon symptomatique.

Coupe de muscle. Cobaye. Leitz, oc. 3, obj. 1/12.

le bleu de Löffler et le bleu de Kühne. Il ne prend ni le Gram ni le Weigert ni le Gram-Kühne : par conséquent aucun des procédés de double coloration ne lui est applicable. Les coupes des tissus contenant ce microbe seront donc traitées par la méthode de Löffler et celle de Kühne (bleu de méthylène), qui, du reste, donnent d'excellents résultats.

Sang. — Le sang examiné immédiatement après la mort ne contient pas le bacille en quantité suffisante pour que l'examen microscopique puisse l'y déceler, il en sera tout autrement dans le sang qui, recueilli après la mort, aura séjourné vingt-quatre heures à l'étuve : traité par la coloration et de préférence par la coloration au bleu de Löffler, ce sang montrera, çà et là, quelques bacilles droits pleinement colorés, sans spores, un peu plus épais que le vibrion septique, toujours de longueur égale (de 8 à 10 μ), le plus souvent isolés, quelquefois articulés deux à deux.

MM. Arloing, Cornevin et Thomas décrivent ainsi l'examen du sang *sans coloration* dans le charbon symptomatique : « Ce sont des bactéries longues de $0^{mm},005$, $0^{mm},008$, larges de $0^{mm},001$, homogènes, douées d'une grande mobilité. Ce microbe monte et descend avec agilité dans la couche de liquide qui compose la préparation microscopique, s'infléchit en arc ou en S, pirouette sur lui-même de façon à se présenter dans le sens de sa longueur, ou obliquement, ou par l'une de ses extrémités. Il change donc d'aspect pour ainsi dire à vue d'œil. »

Nous croyons que cette description ne correspond pas à la réalité des faits : le bacille est si peu abondant dans le sang que l'examen immédiat sans coloration a peu de chance d'être heureux : en outre le bacille du charbon symptomatique *est à peine mobile.*

Tumeur musculaire. — C'est dans le muscle malade que le bacille du charbon symptomatique prend ses formes les plus intéressantes : il s'y sporule.

On fera deux sortes de préparations du muscle malade : l'*une* extemporanée, qui s'obtiendra en prenant un fragment de muscle au point le plus malade, le plus noir, et en frottant la surface de ce fragment sur des lamelles qu'on séchera et qu'on colorera ; l'*autre* qui sera la coupe histologique.

Les lamelles chargées du suc musculaire seront de préférence traitées par le bleu de Löffler. Sur un fond vert pâle, les bacilles pathogènes se détachent en bleu foncé : à côté des bâtonnets pleins, semblables à ceux que l'on rencontre dans le sang, et à ceux que nous signalerons tout à l'heure dans la sérosité péritonéale, on observe les formes curieuses que montre une de nos figures, et qui sont certainement le fait du développement de la spore dans le bacille : bacilles en *massue*, en *battant de cloche* ou en *raquette*, dont l'extrémité élargie reste incolore ; *bacilles en fuseau*, dont les deux extrémités sont colorées et le centre incolore ; *bacilles ovoïdes*, dont une extrémité est seule colorée, tout le reste ne prenant pas la couleur. Pour tous ces examens l'éclairage Abbe est nécessaire : le bacille peut être déjà bien vu à un grossissement de 500 diamètres ; mais pour en bien connaître les détails il faudra faire usage des forts grossissements des objectifs à immersion homogène.

Les coupes de muscles seront colorées au bleu de Löffler, ou mieux au bleu de Kühne ; elles permettront de saisir la topographie du bacille.

Les faisceaux musculaires sont cassés en travers ; ils sont pour la plupart vitreux, hyalins. Les ba-

cilles siègent dans le sarcolemme, au niveau des
cassures transversales, entre les faisceaux du tissu
conjonctif, et entre les faisceaux musculaires.

Sérosité péritonéale. — Le moyen le plus simple
et le meilleur consiste à disposer une lamelle sur
la face supérieure du foie, aussitôt après l'ouverture du cadavre. La lamelle séchée sera colorée au
bleu hydroalcoolique, au violet de gentiane hydroalcoolique, ou mieux au bleu de Löffler. Le bacille
du charbon symptomatique se présente en grande
quantité sur la lamelle : il a la forme de bâtonnets
droits, courts, égaux en longueur, colorés dans
toute leur étendue, isolés, ou réunis bout à bout
par deux ou par trois.

IV. — Culture du bacille du charbon symptomatique.

Cet organisme est *anaérobie*, il ne se cultive que
dans le vide ou en présence de gaz inertes.

Nous conseillons de faire la culture dans du
bouillon alcalin additionné d'un *peu* de *gélatine* et
de *sucre* (*aa*, 1 p. 100) : c'est un milieu qui paraît
favorable ; les tubes ensemencés seront placés à
l'étuve à 35-39 degrés.

Ce qui réussit mieux encore, c'est de prendre
comme milieu de culture le sérum liquide pur ou
coupé d'eau. Le développement du microbe se fait
facilement dans ce liquide.

Pour semence, on peut choisir le *sang* préalablement placé à l'étuve pendant vingt-quatre heures,
ou la *sérosité péritonéale pure* recueillie dans une
pipette à la surface du foie aussitôt après la
mort, avec toutes les précautions de pureté pos-
sibles.

Au bout de vingt-quatre à quarante-huit heures
le liquide est troublé et floconneux ; des gaz
se dégagent à sa surface. La réaction du milieu

ne change pas ou devient parfois légèrement acide.

L'examen de la culture à l'état frais, sans coloration, montre des bacilles de longueur inégale, réfringents, *à peine mobiles;* quelques-uns paraissent sporulés à leur extrémité.

Les cultures seront facilement colorées par les procédés indiqués.

Le bacille du charbon symptomatique se développe bien aussi dans le *lait*, qu'il ne coagule pas.

On le cultivera encore aisément dans la *gélose* à 38 degrés.

Les cultures se conservent mieux dans le sérum; elles perdent assez rapidement leur virulence.

V. — Résumé des caractères du bacille du charbon symptomatique.

Anaérobie, le bacille du charbon symptomatique se montre sous la forme d'un bâtonnet à peine mobile dans l'organisme et les cultures. Il se colore bien par les couleurs d'aniline, ne prend ni le Gram ni le Weigert. Dans les muscles il se sporule, et prend à cet état des formes singulières assez caractéristiques.

Il se cultive à l'abri de l'air dans le bouillon, le lait, la gélose, le sérum liquide.

II

CHOLÉRA DES POULES

Connue le plus ordinairement sous le nom de choléra des poules, l'affection dont nous allons

traiter a encore reçu les noms de : *maladie épizootique, typhus contagieux, affection typhique, septicémie des volailles.* Renault (d'Alfort) lui avait donné
le nom de typhus charbonneux, croyant à l'identité de cette maladie et du charbon.

I. — Historique.

Le choléra des poules fut étudié d'abord en
France par Renault et Delafond : Renault, nous
l'avons dit, l'identifiait avec le charbon. Delafond
au contraire sut l'en distinguer nettement.

En 1869 un vétérinaire alsacien, Moritz, signala
dans le sang des poules mortes du choléra des
granulations auxquelles il attribua le rôle essentiel
dans la production de la maladie.

Vers 1878, M. Perroncito figura le microbe du
choléra des poules, mais d'une façon inexacte : il
inocula avec succès la maladie aux sujets sains.

Peu après, en 1879, Toussaint fit des tentatives
de culture, mais ces tentatives restèrent incomplètes.

C'est à M. Pasteur que revient l'honneur d'avoir
donné la démonstration de la nature microbienne
du choléra des poules. Il recueillit purement le
microbe dans le sang des sujets morts, et réussit
à le cultiver artificiellement dans des bouillons de
poules stérilisés. Une goutte de ces cultures inoculée dans le muscle pectoral de sujets sains leur
donnait infailliblement la mort après avoir produit chez eux les symptômes inhérents à la maladie : c'était démontrer irréfutablement que le microbe était bien la cause essentielle de l'affection.

Non content de cette découverte, M. Pasteur
réussit à atténuer la virulence des cultures par
l'action de l'oxygène de l'air, et trouva ainsi un
véritable vaccin qui, inoculé aux animaux suscep-

tibles de contracter naturellement la maladie, leur confère l'immunité, c'est-à-dire leur donne un choléra atténué en quelque sorte, dont ils guérissent et qui les met à l'abri des atteintes ultérieures du virus le plus virulent.

C'était la première fois qu'on réussissait ainsi à modifier un virus, toujours mortel, au point de pouvoir l'inoculer sans danger aux animaux les plus susceptibles, et, chose merveilleuse, ce virus ainsi atténué devenait le meilleur préservatif contre l'action du virus le plus meurtrier.

Après cette découverte, on pouvait légitimement espérer que la plupart des maladies contagieuses seraient tôt ou tard atténuées, et ainsi transformées en leur propre vaccin ; les vaccinations contre le sang de rate, contre le rouget du porc, contre le charbon symptomatique, qui évitent tant de pertes à l'agriculture, prouvent combien était féconde la voie ouverte par l'illustre savant.

II. — Choléra des poules spontané.

Les animaux qui contractent le choléra des poules spontanément sont les *oiseaux*, et particulièrement *les oiseaux de basse-cour* : *pigeons, poules, canards, oies, dindons, pintades, faisans,* etc.

Le *lapin*, qui offre, nous le verrons plus loin, un terrain plus favorable encore que les oiseaux à l'évolution du choléra des poules, contracte rarement la maladie dans les conditions ordinaires de la vie : cela résulte de ce que, dans nos régions surtout, les lapins sont élevés à part, séquestrés et isolés des autres animaux de la basse-cour.

Les *oiseaux*, les *lapins* sont les *seuls* animaux domestiques susceptibles de prendre spontanément le choléra des poules.

C'est par les voies digestives que les oiseaux contractent la maladie. Les matières excrémentitielles, le jetage des narines et du bec des sujets malades, contiennent en quantité le virus du choléra. Ces matières souillent le sol de la basse-cour, et se mêlent aux aliments picorés par les sujets sains : tel est le mode d'infection le plus ordinaire.

Les *lésions* principales constatées à l'autopsie sont les suivantes :

Les *muqueuses* superficielles présentent une teinte asphyxique très marquée : le bec du sujet est souillé d'une bave visqueuse.

Les *poumons* sont congestionnés ; le *péricarde* contient une sérosité jaune foncé souvent prise en une masse gélatiniforme, tremblotante ; les *lésions intestinales* sont d'autant plus marquées que la mort a plus tardé : la muqueuse intestinale est congestionnée, hémorrhagique, et le canal intestinal contient une *bouillie grisâtre, mousseuse, striée de sang*.

Le *sang* est *noir, asphyxique*.

Le *sang*, les pulpes organiques, la bave, le contenu intestinal sont virulents.

III. — Choléra des poules expérimental.

Le choléra des poules s'inocule facilement aux *oiseaux* : l'infection expérimentale peut se faire par la *voie digestive* ; elle se fait plus simplement par *inoculation sous-cutanée*.

Pour infecter le sujet par les *voies digestives*, il suffit de mêler à ses aliments les matières virulentes : bave, diarrhée, liquide péricardique, pulpe organique d'animaux morts du choléra des poules, ou liquide de culture.

L'inoculation sous-cutanée se fera à la seringue

de Pravaz dans la région pectorale; on injecte dans le muscle pectoral, suivant la méthode de Pasteur, quelques gouttes de sang, de liquide péricardique, de pulpe de foie ou de rate broyée et diluée, provenant d'un animal mort du choléra des poules ; on pourra injecter aussi une culture virulente.

La mort survient en moins de vingt-quatre heures après l'inoculation ; elle est d'autant plus rapide que la dose de virus inoculée a été plus forte.

Les *symptômes* de la maladie expérimentale reproduisent ceux de la maladie naturelle.

Hors les cas foudroyants, où les symptômes sont nuls, tant la rapidité d'évolution est grande, la maladie se marque par les phénomènes suivants : tristesse, abattement de l'animal qui reste couché, se met en boule, les plumes hérissées, ne répondant plus aux excitations, et tombant bientôt dans le coma; teinte asphyxique de la crête et des muqueuses superficielles; coliques, diarrhée striée de sang, jetage visqueux par le bec et par les narines.

Les lésions trouvées à l'autopsie des oiseaux morts du choléra des poules expérimental reproduisent entièrement celles que nous avons décrites plus haut en traitant de la maladie spontanée. Sur les sujets qui succombent à l'infection par la voie digestive, infection qui reproduit le mode de contagion naturel, il n'y a rien que ces lésions ; mais, sur les sujets inoculés dans le muscle pectoral, vient s'ajouter une lésion des plus intéressantes, lésion signalée et décrite par M. Pasteur : le *séquestre du muscle pectoral* qui a reçu l'injection virulente. *Cette lésion est d'autant plus prononcée que la survie a été plus longue.*

Au point inoculé, le tissu sous-cutané est infiltré

d'un œdème gélatineux ; cet œdème recouvre une tumeur jaunâtre, lardacée, s'incisant avec difficulté : cette tumeur est produite par la nécrose du muscle pectoral.

Le *lapin* est un animal très favorable à l'expérimentation : quelques gouttes de virus inoculées sous la peau de la cuisse le tuent rapidement.

L'inoculation pratiquée sur le *cobaye* est des plus intéressantes. Inoculé dans le *péritoine*, le cobaye *succombe* ; inoculé dans le tissu conjonctif, il résiste, mais l'inoculation donne lieu à un phénomène que M. Pasteur a décrit.

« Chez les cobayes, dit-il, d'un certain âge surtout, on n'observe souvent qu'une lésion locale au point d'inoculation, qui se termine par un abcès plus ou moins volumineux. Après s'être ouvert spontanément, l'abcès se referme et guérit sans que l'animal ait cessé de manger et d'avoir toutes les apparences de la santé. Ces abcès se prolongent quelquefois pendant plusieurs semaines avant de s'abcéder ; ils sont entourés d'une membrane pyogénique et remplis de pus crémeux où le microbe fourmille à côté des globules de pus. C'est la vie du microbe inoculé qui fait l'abcès, lequel devient, pour le petit organisme, comme un vase fermé où il est facile d'aller le puiser, même sans sacrifier l'animal. Il s'y conserve, mêlé au pus, dans un grand état de pureté et sans perdre sa vitalité. La preuve en est que si on inocule à des poules un peu du contenu de l'abcès, ces poules meurent rapidement, tandis que le cochon d'Inde qui a fourni le virus se guérit sans la moindre souffrance. On assiste donc ici à une évolution localisée d'un organisme microscopique, qui provoque la formation du pus et d'un abcès fermé, sans amener des désordres intérieurs, ni la mort de l'animal sur lequel on le rencontre, et toujours prêt, néanmoins, à porter la mort chez d'autres espèces auxquelles on l'inocule, toujours prêt à faire périr l'animal sur lequel il existe à l'état d'abcès, si telles circonstances plus ou moins fortuites venaient à le faire passer dans le sang ou dans les organes splanchniques. Des poules

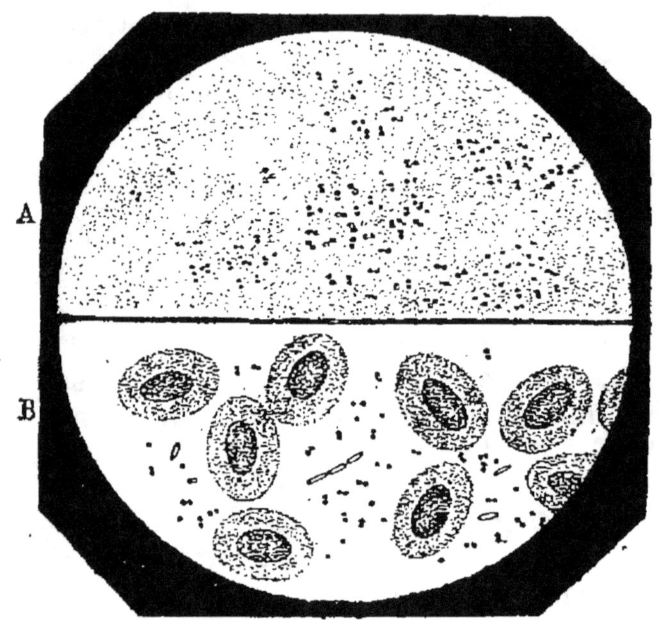

Fig. 75. — Choléra des poules.

A, culture dans le bouillon. Leitz, oc. 3, obj. 1/12.
B, sang de pigeon. Même grossissement.

ou des lapins qui vivraient en compagnie de cobayes portant de tels abcès pourraient tout à coup devenir malades et périr sans que la santé des cochons d'Inde parût le moins du monde altérée. Pour cela, il suffirait que les abcès des cochons d'Inde, venant à s'ouvrir, répandissent un peu de leur contenu sur les aliments des poules et des lapins. Un observateur témoin de ces faits, et ignorant la filiation dont je parle, serait dans l'étonnement de voir décimer des poules et des lapins sans cause apparente, et croirait à la spontanéité du mal, car il serait loin de supposer que celui-ci a pris son origine dans les cochons d'Inde, tous en bonne santé, surtout s'il savait que les cochons d'Inde, eux aussi, sont sujets à la même affection. Combien de mystères, dans l'histoire des contagions, recevront un jour des solutions plus simples encore que celles dont je viens de parler ! »

Pour faire périr le cobaye inoculé et porteur d'un abcès sous-cutané, il suffit de gratter fortement avec un scalpel les parois de la membrane qui tapisse la cavité de cet abcès : le microbe passe dans le sang, et cette nouvelle inoculation donne la maladie mortelle au sujet.

Le *moineau* présente une particularité intéressante : le microbe du choléra des poules augmente de virulence en passant dans son organisme en séries. Inocule-t-on à un de ces petits animaux un virus vaccinal qui ne tue pas la poule, l'animal meurt ; il suffit de prendre son sang, de l'inoculer àun second moineau, et d'effectuer ainsi cinq ou six passages pour que le virus renforcé soit inoculé avec succès à la poule.

IV. — Le microbe du choléra des poules. — Sa recherche dans les liquides et tissus de l'organisme.

Le microbe du choléra des poules se trouve dans le sang, dans le liquide péricardique, dans les matières excrémentitielles et la bave des oiseaux, dans les pulpes organiques ; il infiltre le muscle pectoral du pigeon inoculé ; il pullule dans l'abcès sous-cutané expérimental du cobaye.

L'examen se fera sans coloration et avec coloration : ce microbe prend bien les couleurs d'aniline, et les diverses solutions hydroalcooliques de violet de gentiane, de fuchsine, de rouge diamant, de bleu de méthyle ainsi que le bleu de Löffler et le bleu de Kühne donnent de bons résultats; mais les méthodes de Gram et ses dérivées échouent complètement.

La recherche capitale, celle qui est indispensable au diagnostic et suffit presque à l'établir, est la recherche dans le sang.

1. EXAMEN DU SANG SANS COLORATION. — On recueillera purement le sang contenu dans le cœur; on en placera une goutte sur une lamelle et on l'examinera sans coloration (Verick : oculaire 1, objectif 8).

Sous le microscope on distinguera d'abord les globules sanguins, affectant la forme de disques ovoïdes, s'il s'agit du sang de poule ; puis dans le sérum, on apercevra une quantité de petits points, réfringents, mobiles, tournant sur leur axe : c'est le microbe du choléra des poules.

Sans coloration, il donne l'illusion d'un micrococcus ou d'un diplococcus, suivant qu'il se présente à l'œil par un de ses pôles ou dans le sens de sa longueur : mais en apportant une grande attention, on verra qu'il n'est réfringent que dans sa partie centrale, nettement limitée sur les côtés par deux lignes fines, grisâtres, se confondant et s'épaississant à leurs extrémités pour former les deux pôles du microbe. On a ainsi sous les yeux une bactérie courte, aux extrémités rondes et légèrement aplaties.

2. EXAMEN DU SANG AVEC COLORATION. — Sur les préparations colorées, examinées à un fort grossissement, à l'aide de la lentille à immersion, on voit, si la coloration a été faite par exemple au violet de gentiane en solution hydroalcoolique

légère, les globules ovoïdes du sang des oiseaux colorés en violet pâle, leurs noyaux en violet foncé ; quant aux bacilles du choléra des poules ils apparaissent sous la forme d'un grain fortement coloré en violet foncé, s'ils se présentent par une de leurs extrémités ; s'ils se présentent dans leur longueur, on *voit leurs deux pôles fortement colorés, réunis par deux lignes colorées légèrement en violet, tandis que la partie centrale est complètement incolore.* C'est cette forme particulière que nous qualifions de *bacille à espace clair.*

On peut aussi employer la méthode de Löffler, ou mieux celle de Kühne, au bleu de méthylène. On obtient ainsi des préparations bleues d'une finesse remarquable.

Les *coupes* d'organes seront traitées par la méthode de Löffler ; celle du muscle pectoral qui a reçu l'inoculation, et subit par suite la nécrose sont particulièrement intéressantes.

V. — Cultures du bacille du choléra des poules.

Le microbe du choléra des poules est *aérobie* : il ne pousse qu'en présence de l'air.

Il pousse bien dans les bouillons, sur la gélatine et la gélose, mais non sur la pomme de terre.

La meilleure semence est le *sang* pris purement dans le cœur.

1. CULTURES DANS LES BOUILLONS. — Le microbe du choléra des poules se développe bien *dans les bouillons de poule et de veau,* neutres ou un peu alcalins.

Les matras ensemencés sont placés à l'étuve, à une température voisine de 37°. Du jour au lendemain, le bouillon est trouble, d'aspect louche, ce qui indique que l'agent s'y est développé. Mais peu à peu, le bouillon redevient transparent et la culture se dépose au fond du ballon.

Les cultures de choléra des poules perdent leur virulence au contact de l'air : au bout de soixante jours elles sont absolument inoffensives pour les animaux. C'est d'ailleurs en exposant à l'air libre des cultures pendant un temps donné que M. Pasteur est parvenu à trouver le vaccin du choléra des poules.

Pour conserver des cultures virulentes, il est donc nécessaire de les soustraire à l'action de l'air.

On arrive aisément à ce résultat en recueillant ces cultures dans des pipettes que l'on ferme ensuite à la lampe à leurs deux extrémités. Ces pipettes contiennent toujours une ou deux bulles d'air à la faveur desquelles la culture continue à pousser; mais les microbes ne tardent pas à s'être emparés de l'oxygène de ces bulles d'air. A ce moment la culture s'arrête, et comme alors, il ne reste plus d'oxygène dans les tubes ainsi fermés, le microbe y conserve sa virulence pendant très longtemps.

2. Cultures sur gélatine. — Ces cultures se font par *piqûres* ou en *strie*. Par piqûre, l'ensemencement donne au bout de quelques jours une culture *blanche s'étalant et s'épaississant légèrement* à la surface de la gélatine, et formant autour du trajet de l'aiguille une multitude de petites colonies, ovales, blanches, nettement séparées les unes des autres. La culture est d'autant moins abondante qu'elle atteint davantage les couches profondes de la gélatine.

En *strie* la culture donne une fine ligne *blanchâtre*, légèrement *bleue* par transparence. Les cultures ne liquéfient pas la gélatine.

En deux ou trois semaines, la culture prend au contact de l'air une teinte grise, avec un reflet vert sale, qui va se fonçant graduellement.

3. CULTURES SUR LA GÉLOSE. — Le microbe du choléra des poules pousse sur la gélose : on le sèmera en stries. La culture sera ensuite placée à l'étuve à 37°. Au bout de douze heures environ la culture a pris la même apparence que sur la gélatine. Si on sème dans la gélose une gouttelette provenant d'une culture dans un bouillon, on obtient un développement extrêmement riche, formé de colonies rondes ovoïdes ou allongées, opalescentes et bleuâtres par transparence.

L'examen des cultures sans coloration montrera le microbe sous la forme d'un micrococcus ou d'un diplococcus mobile; ce microbe sera d'autant plus fin que la culture sera plus ancienne. — Coloré, le microbe prendra nettement la forme d'un microcoque ou d'un diplocoque.

<h3 style="text-align:center">VI. — Résumé des caractères du bacille du choléra des poules.</h3>

Aérobie, mobile, le microbe du choléra des poules est d'une extrême finesse. Il apparaît sans coloration sous la forme d'un diplocoque ou d'un microcoque.

Sa véritable forme, révélée par la coloration dans le sang, est celle d'un petit bâtonnet qui prend fortement la couleur aux deux extrémités, mais reste fortement incolore au centre.

Il pousse bien dans les bouillons, la gélatine, la gélose, mais non sur la pomme de terre.

Il se colore facilement par les couleurs d'aniline, mais ne prend pas le Gram ni les méthodes qui en dérivent.

———

III

MALADIES ÉPIZOOTIQUES DU PORC
(LES ROUGETS)

Jusqu'à ces dernières années on avait confondu sous le nom de *mal de rouge* ou *rouget* toutes les maladies du porc qui se ressemblent par leur grande contagiosité, la soudaineté de leur apparition, leur terminaison le plus souvent fatale, et surtout par le développement de taches rouges violacées, plus ou moins étendues dans les régions où la peau est mince, et les poils fins et rares.

« Longtemps on a cru que ces affections étaient de nature charbonneuse (feu sacré, feu saint Antoine, érysipèle charbonneux, gastro-entérite charbonneuse); la découverte de la bactéridie du charbon toujours absente dans le sang des porcs morts du *rouget*, les résultats négatifs de l'inoculation expémentale du charbon au porc firent rejeter cette opinion. » (Nocard.)

Les travaux des bactériologistes ont jeté la lumière sur ce groupe clinique disparate des *rougets* du porc, et l'ont scindé en trois entités morbides dont deux aujourd'hui tout au moins sont établies hors de toute contestation.

A. La première de ces entités, la plus anciennement établie c'est le *Rouget* proprement dit : les noms de Pasteur et Thuillier sont liés à la découverte de ce type morbide.

B. La deuxième maladie du groupe est la *Pneumo-entérite infectieuse*.

Bien étudiée au point de vue symptomatique et anatomique sous le nom de *Pneumo-enteritis infec-*

tious of the Pig par M. Klein (1877) qui fit seulement erreur sur l'agent pathogène, cette maladie a été en Amérique l'objet d'un remarquable travail de M. Salmon (1885-1886) qui lui imposa le nom de *Hog-cholera*, nom que nous lui avions nous-même gardé dans la précédente édition de ce manuel. M. Salmon sut isoler et décrire nettement l'agent pathogène.

MM. Cornil et Chantemesse ont étudié la maladie de Salmon à Gentilly en 1887 et en ont donné une description complète à tous les points de vue dans le *Journal de l'anatomie* (1888). Ils ont adopté le nom proposé par Klein : pneumo-entérite infectieuse. MM. Rietsch et Jobert observaient la même année à Marseille une épizootie incontestablement de même nature, encore que M. Rietsch ait cru avoir affaire à une maladie différente de celle de Salmon.

En Danemarck et en Suède la même maladie connue sous le nom de *diphthérie du porc* ou encore de *Svinpest*, a été l'objet de belles études de MM. Bang et Selander. M. Selander est encore revenu sur l'étude de l'agent pathogène de la Svinpest plus récemment (Voy. *Annales Pasteur*, 1890).

C. Enfin il semble qu'il existe un troisième type d'ailleurs non observé en France jusqu'ici : *Swine plaque* de Salmon et Smith, *Schweine Seuche* de Löffler et Schutz (1882 et 1885). Ce type est d'ailleurs moins solidement établi que le *rouget* et la *pneumo-entérite infectieuse*.

A. — ROUGET.

I. — Rouget spontané.

Le rouget est une maladie spéciale au porc; elle n'atteint et ne tue que cet animal dans les conditions naturelles. Le porcelet présente une grande résistance à la maladie qui tue surtout les porcs adultes et les vieux porcs.

C'est par les *voies digestives* que le porc s'inocule le rouget en absorbant avec ses aliments les matières diarrhéiques virulentes rejetées par les porcs malades.

Les lésions trouvées à l'autopsie portent sur :

a) *La peau*, qui est parsemée de taches rouge sombre, violacées, noirâtres, siégeant principalement au pourtour des oreilles, sur le ventre, à la face interne des membres, et à la région vulvo-anale.

b) *Les organes lymphoïdes :* ganglions inguinaux, pelviens, sous-lombaires, mésentériques, bronchiques, etc., qui sont rouges, congestionnés ;

c) *La rate*, qui est volumineuse et assez diffluente ;

d) *Le foie*, qui est augmenté de volume ;

e) *Le sang* qui est noir, asphyxique.

Les produits virulents du cadavre sont : au premier rang la rate, les ganglions lymphatiques, la moelle osseuse ; le foie est virulent, mais à un moindre degré ; il en est de même du sang, dont la virulence, comparée à celle de la rate, des ganglions, de la moelle est assez faible.

II. — Rouget expérimental.

Les animaux qui prennent expérimentalement le rouget sont : le *porc*, le *lapin*, la *souris* et le *pigeon*.

Le cobaye est absolument réfractaire.

Le porc n'est pas un bon réactif expérimental du rouget : l'*inoculation sous-cutanée*, même avec les produits les plus virulents, peut échouer ; l'infection par le tube digestif (ingestion des viscères d'un porc ayant succombé au rouget) est plus certaine, mais non absolument sûre.

Le pigeon, la souris, le lapin sont beaucoup

plus sensibles que le porc à l'*inoculation* du rouget.

La matière d'inoculation sera puisée dans la rate, les ganglions, la moelle osseuse d'un animal mort du rouget. L'inoculation sera pratiquée à la seringue de Pravaz dans le tissu cellulaire sous-cutané du lapin et de la souris, dans le muscle pectoral

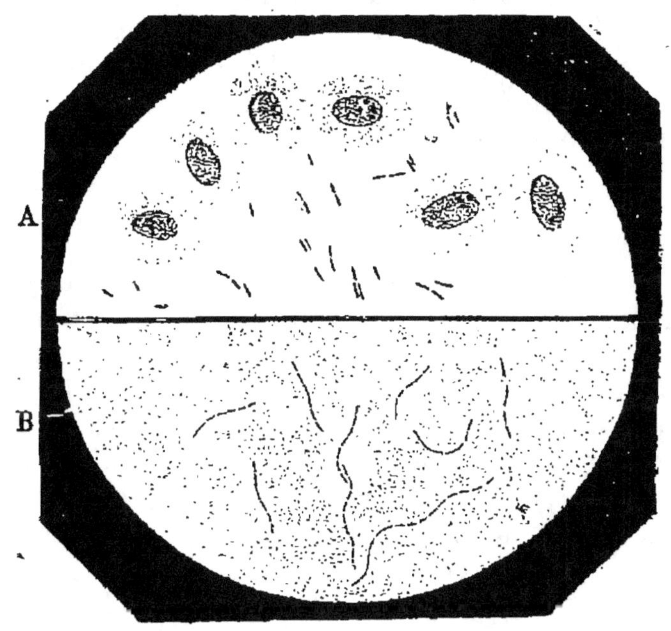

Fig. 76. — Rouget du porc.

A, sang de pigeon. Leitz, oc. 3, obj. 1/12.
B, culture dans le bouillon (dans le vide). Même grossissement

du pigeon : l'inoculation intrapéritonéale réussit fort bien aussi sur ce dernier animal.

Le virus du rouget passant en séries sur le lapin augmente de virulence pour cette espèce animale, mais s'affaiblit pour le porc : un virus de huitième ou neuvième passage du lapin n'est plus capable de tuer le porc, et ne lui confère qu'une immunité peu solide.

20*

Le virus du rouget passant en séries sur le pigeon augmente de virulence *d'une façon absolue* : un virus de troisième ou quatrième passage tue sûrement le porc.

Le lapin succombe à l'inoculation du rouget en trois à cinq jours ; le pigeon en quatre à sept jours ; la souris en trois à quatre jours.

Les lésions sont viscérales et portent surtout sur la rate, qui est hypertrophiée (et souvent d'une façon considérable chez le pigeon), le foie, qui est congestionné, les ganglions.

III. — Le bacille du rouget.

En examinant sans coloration le sang des porcs succombant au rouget, Thuillier découvrit, au milieu des globules sanguins, un petit organisme qu'il décrivit comme un microbe en 8 de chiffre.

Certains auteurs allemands ont inféré de cette description que Thuillier n'avait pas vu le bacille du rouget, qui a la forme d'un très fin bâtonnet, et non la forme en 8 de chiffre. L'observation de Thuillier était cependant rigoureusement exacte, mais ses examens étaient faits sans coloration et avec des instruments beaucoup moins perfectionnés que ceux que nous possédons aujourd'hui, c'est-à-dire dans des conditions de difficulté telles qu'il faut s'étonner, non pas qu'il n'ait pas saisi la forme réelle du bacille, mais bien qu'il ait pu en faire la découverte.

Toutes les recherches du bacille du rouget doivent être faites aujourd'hui sur des préparations colorées.

La technique des colorations est simple : le bacille du rouget prend parfaitement les teintures hydroalcooliques de violet de gentiane, de fuchsine, de bleu de méthylène, le bleu de Löffler et le bleu de Kühne ; ce qui lui convient le mieux, c'est la solution hydroalcoolique légère de rouge diamant ou le rouge de Zielh-Kühne employé comme nous l'avons indiqué. Il se colore parfaitement par les procédés de Gram et dérivés.

On devra le rechercher dans le sang, la rate, les ganglions, la moelle osseuse, le foie.

SANG. — Le sang contient peu de bacilles du rouget ; les préparations n'en renferment qu'un petit nombre épars, ou parfois rassemblés en petits amas ; il nous est arrivée plus d'une fois de trouver ces amas dans les globules blancs. Les préparations de sang seront faites en simple ou double coloration.

LA RATE, LES GANGLIONS, LA MOELLE OSSEUSE sont les organes d'élection du bacille ; la rate en renferme des quantités considérables. On la préparera sur lamelles et en coupes avec la coloration simple ou double.

LE FOIE et le rein donnent aussi de bons résultats ; sur les coupes le bacille se montre en petits amas.

Dans tous ces organes le bacille du rouget apparaît comme un fin bâtonnet de dimensions analogues à celles du bacille de la tuberculose, qui réclame, pour être bien vu, les forts grossissements de l'immersion homogène (1600 à 1800 diamètres) et l'éclairage Abbe.

IV. — Culture du bacille du rouget.

Le bacille du rouget est aérobie, mais il se plaît mieux encore à l'abri de l'air : *il est plus anaérobie qu'aérobie.*

Il pousse à la température ordinaire du laboratoire et à celle de l'étuve.

La *semence* à choisir est le sang, la pulpe de rate la pulpe ganglionnaire ou la moelle osseuse.

CULTURE DANS LE BOUILLON. — Elle se fait soit *en présence de l'air*, soit *à l'abri de l'air*. Le bouillon additionné de 1 p. 100 de gélatine et de 1 à 2 p. 100 de peptone convient surtout pour cette culture. Après quarante-huit heures de séjour à l'étuve à la température de 35 à 39°, le bouillon, soit dans le matras, soit dans le tube à vide, est troublé; le développement de la culture n'a du reste rien de caractéristique.

CULTURE DANS LA GÉLATINE. — Le rouget du porc donne dans la gélatine ensemencée par *piqûre* une belle culture, *absolument caractéristique*. C'est dans les couches profondes, *peu aérées*, que la culture se développe surtout. Au bout de quelque jours, la culture se montre sous forme de petites houppettes rayonnant autour du trajet de l'aiguille qui a fait l'ensemencement en piqûre : l'ensemble « rappelle assez bien la forme d'une petite brosse à bouteilles ». Cet aspect n'est bien net que dans les premiers temps ; après vingt à vingt-cinq jours il s'efface, et la culture, perdant sa netteté, semble diffuser dans l'ensemble de la gélatine.

La septicémie des souris cultivée en piqûre sur la gélatine donne une culture assez semblable à celle du rouget, mais toutefois plus *floue*.

Le bacille du rouget du porc ne se cultive pas sur la *pomme de terre* en présence de l'air; à l'abri de l'air, la culture est peu abondante, pénible et semble creuser les couches superficielles de la pomme de terre.

Le microbe cultivé a le même aspect à peu près que dans l'organisme ; cependant il prend dans les milieux artificiels une forme allongée que jamais il n'a sur l'animal.

Les cultures faites dans le vide ou en présence d'un gaz inerte, conservent mieux leur virulence que les cultures faites à l'air. Les cultures dans la gélatine se conservent longtemps. Nous avons pu, avec M. Nocard, nous assurer qu'une culture sur gélatine datant de huit mois avait encore la faculté de repulluler après transplantation, et pouvait tuer le pigeon. Une culture de neuf mois au contraire a pu être transplantée, mais n'a donné qu'une culture défectueuse et semblait avoir perdu sa virulence : éprouvée sur le pigeon, elle ne donna pas la mort, mais l'animal succomba quelque temps après à l'inoculation d'une culture virulente.

<h3 style="text-align:center">V. — Résumé des caractères du bacille du rouget du porc.</h3>

Aérobie et anaérobie à la fois, mais se plaisant mieux à l'abri de l'air, le bacille du rouget est un organisme très fin qui prend facilement les couleurs d'aniline, et se colore par les méthodes de Gram et dérivées. Il pousse dans le bouillon, la gélatine, et donne dans les tubes de gélatine ensemencée par piqûre une culture tout à fait caractéristique.

B. — PNEUMO-ENTÉRITE INFECTIEUSE.

I. — Pneumo-entérite spontanée.

Le *porc* est le seul animal qui, dans l'état actuel de nos connaissances, prenne spontanément la maladie, et il est hors de doute que l'infection se fait par la *voie digestive*, l'animal sain absorbant avec ses aliments les produits virulents rejetés par les animaux malades avec leurs excréments.

Les lésions trouvées à l'autopsie diffèrent suivant que l'animal a succombé à la forme chronique atténuée, ou à la forme aiguë virulente de la maladie.

Dans les cas rares où la maladie a évolué rapidement, on trouve de la congestion et des *ecchymoses* sous-cutanées ou intermusculaires, péritonéales, pleurales, péricardiques et du myocarde. Dans le tube digestif il y a congestion de la muqueuse stomacale et intestinale, avec érosions ou même véritables ulcérations surtout au niveau des follicules clos ou des plaques de Peyer du gros intestin. Les ganglions mésentériques sont volumineux; les poumons normaux ou plus souvent parsemés de nodules hépatisés.

Quand la marche est lente, ce qui est le cas ordinaire, les lésions s'accentuent et sont les suivantes :

Intestins. — Les lésions portent surtout sur les éléments lymphoïdes du *gros intestin* et du cæcum; elles peuvent envahir aussi les follicules clos et les plaques du petit intestin, surtout au voisinage de la valvule iléo-cæcale.

« La muqueuse du cæcum est tomenteuse, couverte partout ou par places d'une fausse membrane fibrineuse, gris jaunâtre, adhérente, ou bien elle présente des ulcérations plus ou moins étendues et profondes. Les ulcérations sont aussi tapissées d'une fausse membrane ou d'un détritus jaune verdâtre, ou brunâtre ou noirâtre, pultacé, gangreneux. Les ulcérations présentent un diamètre de un à deux ou cinq centimètres; leur bord est élevé; elles sont circulaires, plus ou moins rapprochées. Nous n'avons jamais observé de perforations, ce qui est en rapport avec un épaississement très intense de toutes les parois du gros intestin et du tissu conjonctif sous-péritonéal. Ces ulcérations de la muqueuse se continuent parfois dans toute la longueur du gros intestin, dont les anses sont adhérentes par du tissu conjonctif de nouvelle formation si la maladie a duré longtemps. » (Cornil et Chantemesse, *loco citato*).

L'épaississement et l'induration sont des phénomènes caractéristiques de la lésion intestinale de la pneumo-entérite, et la chose est remarquable sur la grande plaque de l'iléon lorsqu'elle est envahie.

L'étendue et la profondeur des lésions sont d'ailleurs très variables. A côté des cas à lésions très étendues, il en est d'autres où l'on trouve à peine quelques ulcérations du cæcum avec léger épaississement de la muqueuse à leur niveau.

Ganglions. — Il est de règle que les ganglions mésentériques et ceux de la voûte sous-lombaire soient altérés ; ils sont tuméfiés, congestionnés, ou gorgés d'un suc blanchâtre, ou bien encore semés d'îlots jaunes, secs, *caséeux*, analogues à des foyers scrofuleux, mais pullulant, des bacilles décrits par Salmon.

Poumons. — Le plus souvent il y a non une pneumonie lobaire fibrineuse, mais « des noyaux de broncho-pneumonie tantôt disséminés en plus ou moins grand nombre dans les deux poumons, tantôt limités et petits : ou bien des nodules durs, rouge violacé, dus à une inflammation congestive à tendance hémorrhagique. Dans tous les faits on rencontre dans les bronches un mucus plus ou moins abondant qui contient les microbes spécifiques. » (Cornil et Chantemesse.)

Les ganglions bronchiques et médiastinaux sont d'ordinaire tuméfiés et indurés comme ceux du mésentère.

Le *foie*, la *rate* et les *reins* sont congestionnés.

Les *éléments virulents* par excellence sont les exsudats, le mucus bronchique, les matières diarrhéiques et l'urine. Le foie, les reins, la rate, la moelle des os sont beaucoup moins virulents. Quant au sang il renferme très peu des éléments pathogènes.

II. — Pneumo-entérite expérimentale.

La pneumo-entérite peut être conférée expérimentalement aux animaux, soit par les *voies digestives*, soit par *inoculation sous-cutanée*, soit par *injection intraveineuse*.

On infecte les animaux par le tube digestif en mêlant à leurs aliments les produits virulents du cadavre, ou des cultures pures du bacille.

L'inoculation sous-cutanée se fait avec le sang, la pulpe splénique ou ganglionnaire diluée et broyée des animaux infectés, ou avec le produit d'une culture pure.

Il en est de même de l'injection intraveineuse.

Les animaux susceptibles de prendre le choléra du porc expérimentalement sont : le *porc*, la *souris*, le *lapin*, le *cobaye* et, à un moindre degré, le *pigeon*.

La *poule*, le *mouton*, le *veau* sont réfractaires.

Le *porc* n'est pas *très sensible* à l'*inoculation sous-cutanée* : il résiste facilement à de très hautes doses de culture virulente ; l'inoculation des produits cadavériques virulents réussit mieux.

L'*infection par la voie digestive* est la véritable manière de conférer au porc le hog-choléra, et les cultures sont, ici encore, moins actives que les viscères d'animaux morts de l'affection : 90 p. 100 des animaux infectés par ce mode expérimental succombent, au dire de Salmon, avec des symptômes et des lésions typiques.

A l'autopsie les lésions se présentent sous deux formes principales :

a) Tantôt les lésions sont presque limitées au canal intestinal, et portent sur le côlon, l'estomac, quelquefois l'iléon, très rarement le jéjunum ; elles consistent en une nécrose plus ou moins complète de la muqueuse ;

b) Dans l'autre forme, qui amène la mort en six à quinze jours, on trouve les lésions hémorrhagiques que nous avons décrites à propos de la maladie spontanée; le foie, les reins, la rate, les ganglions lymphatiques sont tuméfiés, noirs; le poumon est atteint aussi. La muqueuse intestinale et celle de l'estomac sont congestionnées; on trouve sous la muqueuse des suffusions sanguines.

Il existe cependant un moyen sûr de tuer le porc par inoculation sous-cutanée, ou intraveineuse, et ce moyen, indiqué par M. Selander (*Annales Pasteur*, 1890) c'est de l'inoculer avec un virus exalté par passages sur le lapin et le pigeon, virus dont nous reparlerons ci-dessous.

En inoculant sous la peau, dans une veine, du sang d'un pigeon de passage (en prenant un animal de passage assez élevé), on tue le porc infailliblement avec les lésions caractéristiques.

Une *culture* jeune, faite avec le sang d'un pigeon de passage, tue aussi le porc lorsqu'on lui fait ingérer une bonne dose (500 c. c.) de cette culture.

Les *souris* succombent à l'inoculation sous-cutanée et à l'infection par la voie digestive; on trouve constamment l'hypertrophie de la rate et de nombreux foyers de nécrose de coagulation dans le foie; au point inoculé existe une légère lésion locale.

Les *lapins* inoculés sous la peau de la cuisse succombent en trois à huit jours, suivant la dose inoculée, avec une violente congestion pulmonaire, l'hypertrophie de la rate, et de nombreux et remarquables foyers de nécrose de coagulation (taches blanchâtres) à la surface du foie et de la rate; au point inoculé il existe une masse blanchâtre, crémeuse, produit d'une nécrose de coagulation.

Les *cobayes* inoculés sous la peau meurent en un délai qui varie de trois à huit jours suivant la dose; la lésion locale, les lésions viscérales sont les mêmes que chez les lapins.

Le *pigeon* résiste à toutes les tentatives d'inoculation par les voies digestives : inoculé dans le muscle pectoral avec une forte dose, *qui ne doit pas être inférieure* à quinze gouttes de culture, il succombe en vingt-quatre à quarante-huit heures; la lésion locale est dans ces cas à peine marquée. Il en est tout autrement si l'animal inoculé avec une dose plus faible survit plus longtemps, ou si on le sacrifie après quelques jours, avant qu'il ait pu se rétablir. Dans ce cas la lésion du muscle pectoral est des plus intéressantes; elle rappelle, en l'accentuant, celle qu'on trouve dans le choléra des poules : la majeure partie du pectoral inoculé est blanchâtre, exsangue, les fibres en sont friables et s'écrasent facilement sous la pince. Le tissu musculaire entourant la partie ainsi nécrosée est gorgé de sang.

Ajoutons que chez le lapin, le cobaye et le pigeon, *l'inoculation intrapéritonéale*, à dose suffisante, réussit parfaitement et tue ces animaux.

Tels sont les faits expérimentaux que l'on observe quand on fait usage de produits d'inoculation ordinaire fournis par les tissus et organes du porc ayant succombé à la maladie naturelle, des animaux d'expérience ou enfin de cultures. Le lapin succombe, mais dans un délai assez long; le pigeon est à la *limite* des animaux sensibles.

Les résultats expérimentaux changent lorsqu'on s'adresse à du virus exalté et inoculé suivant la méthode de Selander : le lapin succombe rapidement en faisant une maladie de forme toute particulière, et le pigeon est tué infailliblement en peu de temps.

On exalte le virus en le faisant passer de lapin à lapin par inoculation sous-cutanée, et en employant comme matière d'inoculation la *rate* des sujets de passage. Le virus ainsi renforcé est inoculé sous la peau des pigeons, et le sang de ces pigeons sert de matière de première inoculation pour une série de passages sur le pigeon. Dans les passages la matière d'inoculation est toujours le sang et le mode est l'inoculation sous-cutanée.

Après quelques passages le sang du pigeon — extrêmement riche en microbes — forme un virus d'une puissance extrême. Inoculé sous la peau des pigeons il les tue en dix ou douze heures à la dose de 0,05 c. cubes. Une quantité beaucoup moindre : 0,25, 0,0025 et 0,00025 de sang de dixième passage a même tué en douze heures des pigeons entre les mains de M. Selander.

« Ce virus (sang de pigeon de passage) si meurtrier pour les pigeons l'est encore davantage pour les lapins. Il les tue en douze ou quinze heures à la dose de 0,01 à 0,25 sous la peau. Mais, si l'injection est faite dans les veines, la mort est plus rapide encore. Les lapins qui reçoivent *dans une veine* de l'oreille 0,05, et même moins, de sang virulent succombent en cinq heures. » (Selander.) Il convient d'ajouter que le lapin succombe dans ce cas avec des symptômes tout spéciaux : *paralysies, convulsions réitérées, accès tétaniformes*, sur lesquels nous reviendrons.

Le sang du lapin succombant au virus exalté devient lui-même un virus puissant : il est rempli des microbes spécifiques.

Nous avons vu plus haut que le virus exalté tue les porcs facilement.

L'expérimentateur se trouve donc, grâce aux travaux de M. Selander, en possession d'un virus tuant vite et sûrement, alors que les inoculations avec les produits organiques ordinaires laissaient souvent le pigeon indemne, tuaient malaisément le porc et ne faisaient succomber le lapin qu'avec un retard assez long.

Quant à la culture avec les produits virulents ordinaires, elle ne constituait qu'une bien médiocre matière d'inoculation, surtout pour le porc.

La culture faite avec le virus exalté est virulente aussi, au moins pendant un temps assez long, pour tous les animaux d'expérience.

III. — Le bacille de la pneumo-entérite du porc. — Sa recherche dans les liquides et les tissus organiques.

Sur le porc qui vient de succomber à la pneumo-entérite infectieuse, l'agent pathogène est abondant dans le suc obtenu par raclage des lésions *intestinales, ganglionnaires* et *pulmonaires* ; le foie, les reins, la rate, la moelle des os en contiennent une quantité beaucoup moindre ; le *sang* en renferme si peu, que l'examen microscopique est impuissant à le décéler et qu'il faut semer de notables quantités de sang pour obtenir une culture.

Sur le porc qui vient de succomber à la maladie de forme aiguë, sur celui qui succombe à l'infection par les voies digestives avec lésions hémorrhagiques généralisées, le bacille se trouve à peu près partout, mais surtout dans la rate, où il est plus abondant que partout ailleurs ; le sang en contient assez peu comparativement à la rate.

Sur les porcs qui succombent à l'infection par les voies digestives, mais sur lesquels la lésion est bornée au canal intestinal, le bacille est si rare au contraire dans la rate et les autres organes, que la culture seule peut l'y déceler.

C'est la rate qui est le siège de prédilection du bacille dans le choléra du porc expérimental de la souris, du lapin, du cobaye, du pigeon ; mais on le trouvera aussi dans le foie, les ganglions, le sang, etc.

La culture sera cependant, pour le déceler dans le foie, les ganglions, et surtout le sang, un moyen plus fidèle que l'examen microscopique.

Il n'en va pas de même quand on recherche le bacille sur les animaux succombant au virus exalté de M. Selander. Sur les pigeons et les lapins ainsi inoculés les bacilles sont en quantité véritablement colossale dans le sang : ils sont « trente ou quarante fois plus nombreux que les globules ».

L'étude du bacille du hog-choléra peut se faire sans coloration et avec coloration : l'examen avec coloration est préférable pour les pulpes et les liquides organiques.

Le microbe prend bien les couleurs d'aniline, mais ne se colore pas par la méthode de Gram et ses dérivés; nous conseillons surtout la solution hydroalcoolique *faible* de violet de gentiane, qui donne d'excellents résultats.

Le bacille du choléra du porc apparaît dans les préparations colorées sous forme d'un petit organisme ovale, un peu plus long que large, « de 1, 2 à 1,5 μ de long sur 0,6 μ de large », dit Salmon. Cet auteur a écrit encore que le centre du bacille était plus pâle que les contours. C'est exact, mais il faut, pour obtenir cette apparence, une solution colorante faible et un lavage complet de la lamelle : l'aspect signalé par Salmon apparaît nettement surtout avec le bleu de méthylène.

Dans les liquides organiques le bacille du hog-choléra se montre immobile.

Les coupes de tissu seront colorées suivant la méthode de Löffler ou celle de Kühne (bleu de méthylène), les méthodes de double coloration échouant, comme nous l'avons dit.

21*

M. Metchnikoff, dans un récent article des *Annales Pasteur* (1891), a consacré quelques lignes à la morphologie du microbe de la pneumo-entérite, qu'il range dans le genre *coccobacillus*, et qu'il propose de désigner sous le nom spécifique de *coccobacillus suinum*. « Il se caractérise, dit-il,

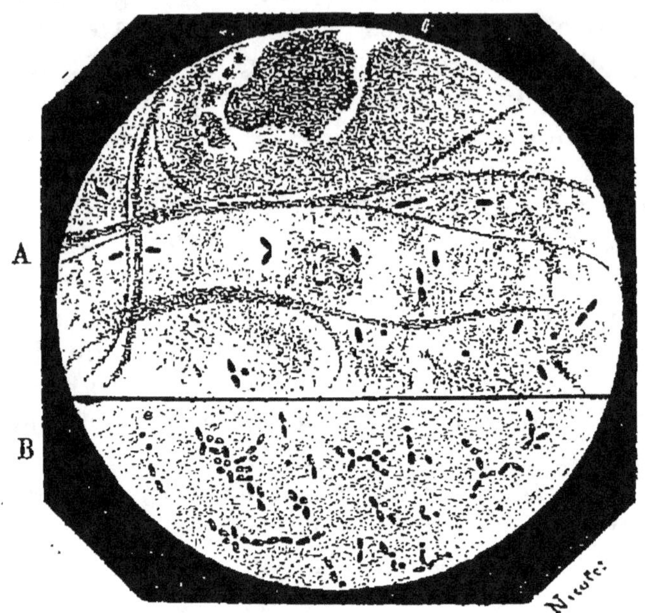

Fig. 77. — Choléra du porc.

A, pulpe de rate. Lapin. Leitz, oc. 3, obj. 1/12.
B, culture. Même grossissement.

par un pléomorphisme des plus prononcés. Les bacilles à bouts arrondis se transforment en *filaments* plus ou moins longs, mais peuvent aussi donner naissance à de véritables coccus. La forme véritablement sphérique de ces derniers est surtout apparente chez les individus dont une moitié seulement a retenu la couleur (bleu de méthylène) tandis que l'autre moitié est restée presque incolore.

» Mais ce n'est pas seulement l'alternance des

filaments avec des bacilles et des coccus qui s'observe dans l'évolution du microbe du hog-choléra. Dans des conditions de culture particulières (culture dans le liquide d'œdème provoqué par arrêt de la circulation sanguine sur l'oreille de lapins vaccinés contre le hog-choléra), ce microbe prend la forme de véritables streptocoques. On observe alors des chapelets plus ou moins longs composés de cellules ovales ou le plus souvent rondes....

» La variabilité du microbe du hog-choléra se manifeste encore sous d'autres rapports. Dans les cultures faites dans le bouillon, le coccobacille est *extrêmement mobile* ; dans les cultures préparées dans du sang ou dans le sérum sanguin, ainsi que dans l'organisme animal, ce même microbe est entièrement privé de mouvements. »

IV. — Cultures du bacille du choléra du porc.

Le bacille de Salmon est aérobie et aussi parfaitement anaérobie : nos essais de culture dans le vide (dans le bouillon) ont été peu nombreux, mais probants : le bacille de Salmon, ainsi cultivé, a bien poussé en vingt-quatre heures à l'étuve, a tué le cobaye et, transplanté sur la gélatine en strie, y a présenté ses caractères typiques. Il pousse bien dans les bouillons, sur la gélatine, la gélose et la pomme de terre.

La *semence* sera prise dans la rate ou le sang. Lorsque celui-ci contient peu de microbes, on pourra cependant en faire une semence favorable en le recueillant dans des effilures de pipettes que l'on mettra vingt-quatre heures à l'étuve à + 37°, suivant un procédé que nous avons indiqué déjà pour le vibrion septique et le charbon symptomatique.

21.

a) Culture dans les bouillons. — Les bouillons neutres, peptonisés ou non, conviennent bien au bacille du hog-choléra; le bouillon légèrement acide même n'arrête pas son développement. En vingt-quatre ou trente-six heures le bouillon ensemencé, mis à l'étuve à 37°-39°, se trouble sans apparence spéciale.

b) Culture sur la gélatine. — La culture sur gélatine se fera soit en *strie*, soit par *piqûre*.

« Ensemencé en *strie*, le bacille de Salmon donne des colonies d'aspect pâle, à bords nettement définis, mais irréguliers; avec une légère saillie vers le centre. » Tantôt les colonies restent espacées lorsque la semence était peu riche en microbes, tantôt elles se réunissent sur toute la longueur de la strie d'ensemencement.

La culture sur la gélatine en strie présente trois caractères assez nets, que nous avons toujours retrouvés et qui nous semblent dignes d'être mentionnés. Ce sont : la *teinte bleue* de la colonie examinée par transparence à ses débuts; le *trouble* de la gélatine, qui semble comme nuageuse dans toute la profondeur du milieu recouvert par la couche de culture : cet aspect ne se rencontre que lorsque la culture date de quelques jours; enfin l'*épaississement* de la strie de culture, qui devient saillante, blanche et crémeuse dans les cultures anciennes.

Parfois encore les bords de la culture sont dentelés ; cette apparence ne se rencontre pas toujours.

Jamais le bacille du choléra du porc ne liquéfie la gélatine sur laquelle il se développe.

Ensemencé par *piqûre* le microbe du choléra du porc se développe, le long du trajet de l'aiguille, sous forme de colonies blanches, irrégulières, arrondies, hérissées d'aspérités, d'aspect cristallin ; à la surface de la gélatine, il se forme une couche épaisse, blanche, crémeuse, qui gagne rapidement les bords du tube, et qui souvent dessine à la périphérie une sorte de fin réseau en forme de dentelle.

Enfin dans les vieilles cultures sur gélatine on voit souvent se former au voisinage de la culture d'élégantes cristallisations salines (Nocard).

c) CULTURE SUR LA GÉLOSE. — Sur la gélose ensemencée en strie et mise à l'étuve, se développe rapidement une couche blanchâtre.

d) La POMME DE TERRE donne une culture très intéressante et assez typique du bacille du hog-choléra.

Sur tout le trajet de la strie d'ensemencement il se forme une culture brun clair d'abord, prenant une teinte brun foncé lorsqu'elle vieillit, teinte qui rappelle de loin celle de la culture de la morve; les bords de la culture sont *nets et saillants*.

L'*examen microscopique* des cultures est des plus faciles, et doit se faire sans coloration et avec coloration. L'examen à l'état frais permettra de constater un carcatère fort important : la *mobilité du bacille*.

L'examen avec coloration ne présente rien de particulier.

Les cultures du microbe du hog-choléra conservent très longtemps leur végétabilité et leur virulence (plus d'un an).

Résistance du microbe à la chaleur. — Salmon avait fait une première étude de la résistance du microbe du hog-choléra à la chaleur. M. Selander l'a reprise sur des bases nouvelles et plus rigoureuses.

« Dans des tubes effilés stériles on aspire du sang du cœur d'un animal qui vient de succomber (*à l'inoculation du virus exalté*, cas où le microbe

21**

est extrêmement abondant dans le sang). On scelle les tubes à la lampe, aux deux extrémités, et on les immerge dans un bain-marie réglé à la température que l'on désire expérimenter. »

En opérant ainsi et en ensemençant ensuite le sang chauffé, soit par petites quantités, soit en fractionnant par grandes quantités dans une série de ballons, soit enfin en inoculant, on voit que « pour tuer sûrement *toutes* les bactéries, il faut prolonger pendant quarante minutes le chauffage à 54° ». Ajoutons que « les bactéries cultivées dans le bouillon présentent à peu près la même résistance à la chaleur que celles contenues dans le sang ».

V. — Toxine du microbe de la pneumo-entérite infectieuse.

Du sang virulent chauffé quarante minutes à 54° ne contient plus un seul microbe ; à plus forte raison en est-il ainsi quand on chauffe ce sang à 57°-60° pendant une heure, et cependant, injecté sous la peau à la dose de 8 centimètres cubes ou dans les veines à la dose de 3°°,5, ce sang tue les animaux. Il les tue plus vite en injection intra-veineuse et avec des symptômes très frappants.

« Après l'injection intraveineuse de sang toxique chauffé — dit M. Selander, à qui nous devons la connaissance de tous ces faits — les lapins ne paraissent pas malades pendant une demi-heure environ, puis les mouvements respiratoires deviennent plus fréquents, et peuvent s'élever jusqu'à 120 et plus à la minute ; ils atteignent même 170-180 chez les animaux qui doivent mourir. La *paralysie* débute par les pattes postérieures et par les muscles adducteurs, elle s'étend ensuite aux membres antérieurs et aux muscles du cou ;

ceux du tronc sont les derniers atteints. Alors apparaissent presque toujours des *convulsions* qui vont parfois jusqu'au *tétanos* complet. Ces accès convulsifs se manifestent surtout quand on oblige l'animal à un effort, quand on le touche, ou quand on fait un bruit violent dans son voisinage. La mort peut survenir daus un de ces accès, et avant d'expirer l'animal jette des cris aigus. Lorsque les animaux survivent la sécrétion urinaire est augmentée pendant quelques heures. »

La conclusion est que le sang virulent où a vécu le microbe de la pneumo-entérite recèle une matière toxique, une *toxine*.

Il faut remarquer le rôle que joue cette toxine dans l'évolution de la maladie chez l'animal en expérience. « Les lapins qui reçoivent des doses minimes de virus très virulent (sang de passage *non chauffé*) dans les veines présentent des symptômes *en tout semblables* à ceux qui suivent l'injection de doses toxiques de *sang privé de bactéries*. Lorsque le poison n'amène la mort qu'après plusieurs jours, les signes de cet empoisonnement chronique sont les mêmes que ceux de la maladie prolongée qui est produite par l'inoculation de petites doses de virus ou d'un virus affaibli. De sorte que, d'après nous, dans les cas aigus de la maladie qui nous occupe, la mort survient par une véritable intoxication. Nous regardons comme trop exclusive l'opinion de M. Salmon qui veut que l'action des ptomaïnes soit secondaire, et que le rôle principal appartienne aux obstructions des veines par des amas de bacilles qui amènent l'arrêt de la circulation et la destruction des tissus. »

Les principales propriétés de la toxine du hog-choléra sont les suivantes :

Elle passe en partie à travers le filtre de porcelaine;

Elle n'est pas détruite par un chauffage à 57°
pendant une heure ;

Elle est altérée à partir de 60°, et détruite à 100° ;

Elle se rapproche en un mot des *diastases*.

Il faut ajouter que le pouvoir toxique des cultures dans le bouillon est beaucoup plus faible
que celui du sang des animaux qui ont succombé
à la maladie. C'est dans la vie parasitaire et non
dans la vie saprophytique que le microbe du hog-
choléra élabore surtout son poison.

VI. — Résumé.

En résumé, le bacille du choléra du porc est
aérobie et *anaérobie* ; il est *mobile* ; il pousse dans
tous les milieux de culture en prenant sur la gélatine, *qu'il ne liquéfie pas*, et sur la pomme de
terre, des apparences assez spéciales. Il se colore
bien par les différentes couleurs d'aniline, mais
ne prend pas le Gram ni les méthodes dérivées.

C. — SWINE PLAGUE DES AMÉRICAINS.
SCHWEINE SEUCHE DE LŒFFLER
ET SCHUTZ.

On peut résumer nos connaissances encore bien
incomplètes sur cette maladie non observée en
France et sur son microbe, de la façon suivante :

L'évolution en est plus rapide que celle de la
pneumo-entérite ;

Elle donne lieu à de la broncho-pneumonie
suppurée, de la pleurésie, de la péricardite mem-
braneuse et peu ou pas de lésions intestinales.

Le microbe est une bactérie ovoïde, à espace
clair, assez analogue au microbe du hog-choléra,
mais immobile, et tuant à très faible dose, en

moins de vingt-quatre heures, le lapin et le cobaye.

En terminant cette étude de deux maladies épizootiques du porc si longtemps confondues, le rouget et la pneumo-entérite, nous voulons faire ressortir une dernière fois leurs caractères différentiels.

Sans insister sur les caractères *cliniques*, qui ont pourtant une grande valeur — marche beaucoup plus rapide du rouget qui tue quelquefois en douze à vingt-quatre heures, alors que la pneumo-entérite ne tue guère avant huit jours — ni sur les caractères anatomiques, pourtant si tranchés dans l'un et l'autre cas — lésions surtout hémorrhagiques et congestives avec hypertrophie de la rate dans le rouget; lésions ulcératives du gros intestin dans le hog-choléra — nous rappellerons que les cultures et la morphologie sont radicalement différentes pour les agents pathogènes de ces deux maladies.

Mais, même privé du secours du microscope et de la culture, on peut résoudre le diagnostic différentiel par les inoculations d'épreuve.

S'il s'agit de rouget, le pigeon inoculé avec les matières virulentes d'autopsie (rate, foie, ganglions) mourra *certainement* en trois à cinq jours ; le lapin mourra *le plus souvent* en quatre à huit jours ; le cobaye *ne mourra pas*.

S'agit-il de pneumo-entérite, l'inoculation des mêmes matières tuera sûrement le cobaye et le lapin en trois à huit jours, mais le pigeon résistera aux inoculations de *dose moyenne*.

IV

FARCIN DU BŒUF

Les anciens auteurs, Hurtrel d'Arboval, Gellé, Cruzel, ont décrit « sous le nom de *farcin du bœuf* une maladie chronique caractérisée par l'inflammation suppurative des vaisseaux et des ganglions lymphatiques superficiels, entraînant rarement la mort, mais se traduisant à la longue par l'amaigrissement et des symptômes de phthisie tuberculeuse ».

Cette maladie, assez rare en France à l'heure actuelle, existe à la Guadeloupe, où elle est fréquente et ordinairement mortelle à plus ou moins longue échéance (Couzin).

Sur quelques pièces anatomiques (pus et fragments de tissus malades) que M. Couzin lui adressa de la Guadeloupe, M. Nocard a, dans ces derniers temps, fait une étude microbiologique de cette curieuse affection : les résultats en ont été publiés par lui dans le *Recueil de médecine vétérinaire* du 15 février 1888 et dans les *Annales de l'Institut Pasteur* (juin 1888) : c'est à ces deux sources que nous emprunterons *presque textuellement* le court exposé suivant.

I. — Farcin du bœuf spontané.

La maladie n'atteint que les bovidés. A la Guadeloupe elle se caractérise par les lésions suivantes :

Adénites et lymphangites superficielles portant surtout sur les ganglions brachiaux préscapulaires, prépectoraux ; le ganglion atteint se tuméfie, s'abcède ; il contient un pus crémeux, parfois caséeux et grumeleux.

Lésions viscérales du poumon, du foie, de la rate, des ganglions profonds. Ces organes sont farcis de pseudo-tubercules à partie centrale caséeuse ou purulente.

Le pus des ganglions superficiels et profonds, le pus collecté dans les viscères sont le siège du virus.

II. — Farcin du bœuf expérimental.

Le farcin du bœuf peut être inoculé au *cobaye*, au *bœuf*, au *mouton*. *Le véritable réactif expérimental est le cobaye.*

Les animaux réfractaires sont : le *lapin*, le *chien*, le *cheval* et l'*âne*.

Les inoculations se feront avec le pus pris sur l'animal malade, ou avec le liquide de culture.

Il y a plusieurs modes d'inoculation expérimentale du farcin, et ces divers modes donnent des résultats différents.

a) *Inoculation hypodermique.* — Chez le *cobaye*, au point d'inoculation, il se forme un abcès volumineux ; en quelques jours les vaisseaux et les ganglions lymphatiques de la région s'indurent et deviennent le siège d'un énorme phlegmon, dont l'ulcération verse au dehors plusieurs centimètres cubes de pus ; à ce moment l'animal, très amaigri, semble devoir bientôt succomber ; mais au contraire il revient peu à peu à son état normal, il engraisse et ne conserve plus, de la lésion si grave qu'il avait présentée, qu'une induration des lymphatiques et des ganglions atteints.

Chez le *mouton* et la *vache*, l'inoculation donne un abcès peu volumineux qui s'ulcère de temps à autre, s'indure et semble disparaître ; mais, plusieurs semaines, plusieurs mois après, un nouvel abcès se montre au voisinage. Une longue observation, qui n'a pu encore être faite, montrerait seule l'avenir de l'affection inoculée.

Chez les animaux réfractaires (lapin, chien, cheval, âne), un abcès se forme, peu volumineux, au point inoculé, s'ouvre, se vide et se cicatrice promptement.

b) *Inoculation intrapéritonéale.* — Ce mode d'ino-

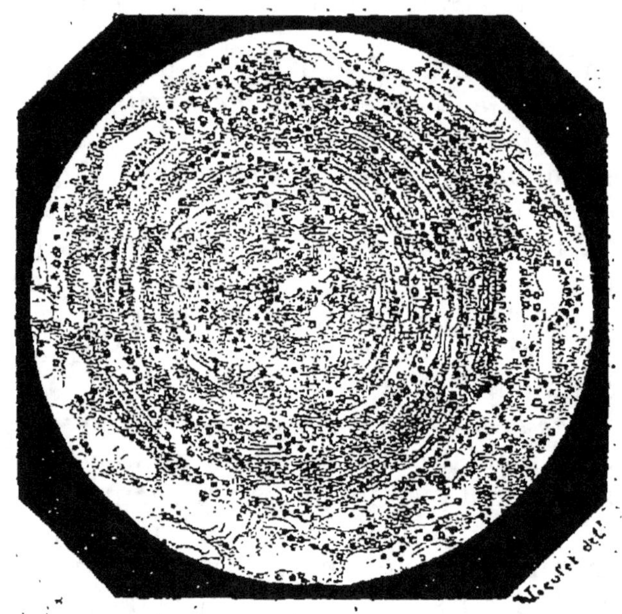

Fig. 78. — Farcin du bœuf. Poumon de mouton. Verick, oc. 3, obj. 2.

culation provoque constamment chez le *cobaye*, dans un délai variable de neuf à vingt jours, des lésions qui simulent à s'y méprendre celles de la tuberculose miliaire. A l'ouverture des cobayes inoculés par le péritoine, la séreuse se montre littéralement farcie de nodules tuberculiformes ; ces nodules sont surtout confluents dans l'épiploon, qui est transformé en une sorte de boudin volumineux, mamelonné : la pression en fait sourdre quelques gouttelettes de matière puriforme, épaisse, difficile à dissocier.

Les viscères de la cavité abdominale (foie, rate, reins, intestins) paraissent également farcis de pseudo-tubercules ; mais un examen attentif permet de s'assurer que leur enveloppe péritonéale est seule atteinte ; leur parenchyme est tout à fait intact.

Les organes de la cavité thoracique ne sont jamais envahis.

c) *Injection intraveineuse.* — Les injections intraveineuses donnent chez le *cobaye* et chez le *mouton* des lésions simulant encore mieux la *tuberculose miliaire généralisée*; à l'autopsie du sujet d'expériences on trouve tous les viscères, mais surtout le *poumon*, le *foie* et la *rate*, infiltrés d'un nombre considérable de petits nodules tuberculiformes.

Chez la *vache*, l'injection intraveineuse provoque des lésions analogues, également généralisées à tous les parenchymes ; mais les animaux résistent si longtemps qu'ils ont dû être sacrifiés, et qu'il n'est pas encore possible de savoir si ces lésions auraient naturellement provoqué la mort.

III. — Le microorganisme du farcin du bœuf (1). — Sa recherche dans l'organisme.

Deux méthodes conviennent bien pour la recherche du microbe du farcin de bœuf, qu'il s'agisse

(1) Le farcin du bœuf constitue une véritable pseudo-tuberculose. L'organisme pathogène n'est pas un bacille, mais un streptothrix.

« La première espèce de microbe se rattachant au type du *Str. Forsterii* a été découverte par M. Nocard qui l'a décrit dans les *Annales* comme la cause du farcin du bœuf. Ce savant l'a décrit comme un bacille dont les filaments seraient faussement ramifiés comme ceux du *Cladothrix*. Depuis, M. Metchnikoff a exposé, dans son cours de l'Institut Pasteur, que le microbe du farcin n'est pas un *Cladothrix*, mais bien un Streptothrix. Sur nos cultures... nous avons constaté à notre tour la véritable ramification des filaments que Nocard lui-même a d'ailleurs figurée sur ses photographies. Les spores se forment comme... dans l'*Oospora Guignardi* : c'est

de produits pathologiques examinés sur lamelles,
de coupes de tissu, de produits de culture : la méthode de Weigert et le Gram-Kühne.

Dans le pus examiné par ces méthodes, au
milieu des globules colorés en rose par l'éosine ou
le carmin, apparaît en quantité considérable un
microbe spécial différent de tous ceux décrits
jusqu'ici. C'est un fin et long bacille, se présentant
sous forme de petits amas enchevêtrés d'une façon
inextricable, la partie centrale figurant un noyau
opaque, d'où rayonnent à la partie périphérique
une myriade de fins prolongements, dont la
plupart semblent ramifiés ; on dirait une tête de
chou-fleur, un fagot épineux ou encore une
semence de bardane. Sous le rapport des dimensions, ce bacille peut être comparé à celui du
rouget du porc.

Les nodules tuberculiformes des viscères présentent dans leur partie centrale une grande
quantité de ces mêmes amas bacillaires en forme
de broussailles.

IV. — Culture du microorganisme du farcin du bœuf.

La culture de ce microbe se fait aisément dans
tous les milieux liquides ou solides, maintenus au
contact de l'air, à une température variant entre
30 et 40°. Les tubes de gélatine-peptone ensemencés
ne donnent pas trace de culture à la température
de la chambre ; si on les met à l'étuve, la semence
y pullule en quelques jours.

Le pus recueilli purement au centre d'un abcès
ou d'un pseudo-tubercule convient à merveille

donc un champignon hyphomycète qui devra s'appeler *Oospora farcinica.* » (Sauvageau et Radais, *Annales de l'Inst. Pasteur*, 1892.)

Sous le bénéfice de cette modification d'espèce, nous laissons la description morphologique telle qu'elle était dans notre première édition.

pour l'ensemencement ; il ne renferme pas d'autre microbe que le bacille décrit plus haut.

Sur la *gélose*, le microbe se développe en petits amas irrégulièrement arrondis, saillants, opaques, plus épais sur les bords, d'une teinte blanc jaunâtre, à surface mamelonnée, terne et comme poussiéreuse ; à la longue, ces plaques, d'aspect lichénoïde, se réunissent et se confondent, en donnant à l'ensemble de la culture l'apparence d'une membrane épaisse et grossièrement plissée.

Sur la *pomme de terre*, la culture se fait rapidement sous forme de plaques écailleuses, très saillantes, très sèches, de couleur jaune pâle, dont les bords, comme taillés à pic, semblent se soulever au-dessus du niveau du substratum.

Sur le *sérum gélatinisé*, la culture est moins rapide ; mais elle a le même aspect que sur la gélose, à cela près qu'elle est plus humide.

Dans les différents *bouillons*, c'est encore sous forme d'amas irréguliers que se multiplie le bacille, amas blanchâtres, dont la plupart tombent au fond du ballon, dont quelques-uns restent flottants à la surface, où ils s'étalent en une sorte de pellicule arrondie, lenticulaire, de couleur gris sale, avec un reflet verdâtre, d'aspect poussiéreux, qui ne se laisse pas mouiller par le liquide. C'est surtout dans les bouillons additionnés de glycérine et de peptone que la culture revêt cet aspect ; on dirait alors des feuilles de nénuphar s'étalant à la surface d'un étang, ou mieux encore du bouillon gras dont les *yeux* se seraient figés par le refroidissement.

La culture réussit encore, moins abondante et moins rapide, dans les milieux dont la réaction est légèrement acide ; elle ne paraît pas modifier la réaction des bouillons neutres ou alcalins, alors même qu'on y a ajouté du sucre.

Ensemencé dans du lait, le microbe s'y développe avec les mêmes caractères sans en provoquer la coagulation, sans en modifier la réaction.

L'organisme est exclusivement aérobie; toutes les tentatives de culture dans le vide ou en présence de l'acide carbonique ont échoué.

Quel que soit le milieu de culture, l'examen microscopique montre que le microbe s'y est reproduit en affectant la même disposition qu'il présente dans les tissus vivants; ce sont toujours les mêmes amas filamenteux, enchevêtrés d'une façon inextricable, dont la nature bacillaire n'est appréciable que sur les bords, où les irradiations ont encore l'aspect rameux signalé plus haut.

Les colonies anciennes paraissent riches en spores, celles surtout qui se sont développées à la surface des liquides glycérinés; les spores, extrêmement petites, résistent à l'imprégnation par les matières colorantes : elles apparaissent sous forme de lacunes ovoïdes incolores, à l'extrémité des segment bacillaires.

Les cultures conservent longtemps leur virulence et leur végétabilité; après quatre mois de séjour à l'étuve à 40°, elles poussent avec la même vigueur dans les différents milieux, et les cobayes qu'elles servent à inoculer meurent aussi rapidement qu'au début.

MAMMITES DES VACHES ET DES BREBIS

V

MAMMITE CONTAGIEUSE DES VACHES LAITIÈRES

I. — Historique.

En 1884, MM. Nocard et Mollereau faisaient connaître à la Société centrale de médecine vétérinaire une *mammite chronique* s'observant assez fréquemment chez les vaches en lactation, et qui, « par la profonde altération du lait qu'elle entraîne, et surtout par la faculté qu'elle possède de se transmettre des vaches malades aux vaches saines, devient une véritable calamité pour les établissements où l'on entretient un grand nombre de femelles pour la production industrielle du lait destiné à la consommation ».

En 1887, MM. Nocard et Mollereau donnaient, dans les *Annales de l'Institut Pasteur* (n° 3, mars 1887), une description complète de l'affection et de son microbe pathogène. Nous empruntons presque textuellement la substance de notre article au mémoire de ces auteurs.

II. — Contagion de la mammite de Nocard et Mollereau. Lésions de la mamelle. — Altérations du lait.

Ainsi que l'indique son nom, cette mammite s'observe chez les vaches en lactation; elle est très contagieuse ; une vache malade, introduite dans une étable jusque-là indemne, contamine bientôt un grand nombre d'autres vaches.

La contagion se fait par contact médiat, et l'agent virulent est le lait, qui contient toujours une grande quantité de microbes pathogènes.

« C'est la main de la personne chargée de la traite qui transporte les germes du contage du trayon malade au trayon sain. Non seulement le trayeur néglige de se laver les mains lorsqu'il passe d'une vache à la suivante, mais encore c'est l'habitude générale dans toute les vacheries de malaxer le trayon avant de commencer la traite, en l'imprégnant à diverses reprises du lait qu'on vient de recueillir ; il est facile de comprendre que, si ce lait renferme les microbes de la mammite, la petite couche qui, après la traite, reste adhérente au tégument peut devenir le point de départ de l'infection de la mamelle. »

La mammite contagieuse des vaches laitières présente deux symptômes cardinaux :

1° La *lésion de la mamelle* ;

2° L'*altération du lait*.

1° De la lésion de la mamelle nous ne dirions qu'un mot : c'est une induration, un *noyau induré* qui, paraissant d'abord à la partie inférieure de l'un des quartiers, au-dessus de la base du trayon, s'étend lentement, mais d'une façon continue, et finit par envahir plusieurs quartiers.

2° L'altération du lait est des plus importantes. Pour la bien étudier, il convient de recueillir purement le lait des glandes malades dans des tubes à essai stériles, suivant le procédé de Duclaux que nous avons indiqué déjà ailleurs (Voy. ch. III).

« Les tubes ainsi recueillis sont maintenus debout pendant vingt-quatre heures à la température de la chambre. Après ce temps, il s'est déposé dans la moitié ou le tiers de la hauteur de la colonne liquide une substance opaque, de couleur blanc sale, homogène ou grumeleuse suivant que la maladie est récente ou plus ancienne ; au-dessus le liquide s'est éclairci, prenant l'aspect d'un sérum opalescent, d'une teinte blanc jaunâtre, ou jaune sale, ou légèrement rougeâtre, suivant l'âge de la lésion. Enfin, à la surface, s'est amassée la matière grasse plus ou moins diminuée de quantité. La réaction du lait, même au moment de la traite, est ordinairement acide, et l'acidité augmente de jour en jour, très rapidement si le lait recueilli est conservé à l'étuve. Plus le lait paraît modifié dans ses caractères physiques, plus l'acidité est prononcée.

» Lorsque la lésion est récente, il est possible que le lait présente au moment de la traite tous les caractères du lait normal; mais il tourne, c'est-à-dire se coagule et devient acide, avec une grande rapidité, et, si l'on commet l'imprudence de le mélanger au lait fourni par les vaches saines, la masse tout entière s'altère au point de ne pouvoir être utilisée. »

III. — Le microbe de la mammite de Nocard et Mollereau. — Caractères dans le lait, dans les tissus malades. — Coloration.

» Si l'on porte sous le microscope et qu'on examine sans coloration une goutte du lait altéré recueilli purement, on constate qu'il renferme un nombre considérable de leucocytes, parfois agglutinés par un réseau très serré de filaments muqueux et fibrineux : en prolongeant l'examen, on peut distinguer, au centre de ces masses cellulaires, un enchevêtrement de véritables chapelets, ou de chaînettes extrêmement fines, dont chaque grain arrondi ou ovoïde mesure à peine un µ. de diamètre.

» L'emploi des couleurs dérivées de l'aniline rend plus nette la constatation de cet élément anormal.

» Le lait étalé en couche sur une lamelle séchée à l'air libre, puis fixé par l'action rapide de la flamme de la lampe à alcool, la lamelle est déposée à la surface d'une solution aqueuse de bleu de méthylène, de violet de gentiane ou de fuchsine (rubine ou rouge diamant); puis, après un temps variable, elle est lavée à l'eau distillée, séchée à une douce température, éclaircie à l'essence de girofle, puis au xylol, montée enfin dans le baume ou la résine dammar.

» Examinée à un grossissement d'au moins trois cents diamètres, la préparation montre un nombre considérable de chapelets ou de chaînettes (*Streptococcus*), parfois extrêmement longues, enchevêtrées en tous sens, et formant un réseau dont les mailles enferment un grand nombre de leucocytes, réunis d'autre part par des filaments plus ou moins abondants de matière muqueuse ou fibrineuse.

» En règle générale, les chaînettes sont d'autant plus longues, et les grains qui les composent paraissent fixer la matière colorante avec d'autant plus de rapidité et d'énergie, que la lésion de la mamelle est plus récente. Quand la lésion est déjà ancienne, les chaînettes sont moins longues, réduites à un assemblage de six, huit ou dix grains, et on ne trouve plus trace de matière mucofibrineuse, en sorte que les éléments anatomiques semblent libres dans le sérum, et se répartissent plus uniformément sur la lamelle.

» La méthode d'Ehrlich échoue absolument. La méthode de Gram donne également des résultats peu satisfaisants : pour peu que l'action de l'alcool soit prolongée, le microbe se décolore pour prendre rapidement la couleur complémentaire. »

L'examen des coupes des tissus malades se fera par les procédés de Malassez ou de Löffler. Le procédé de Gram ne donne aucun bon résultat; le procédé de Weigert réussit beaucoup mieux.

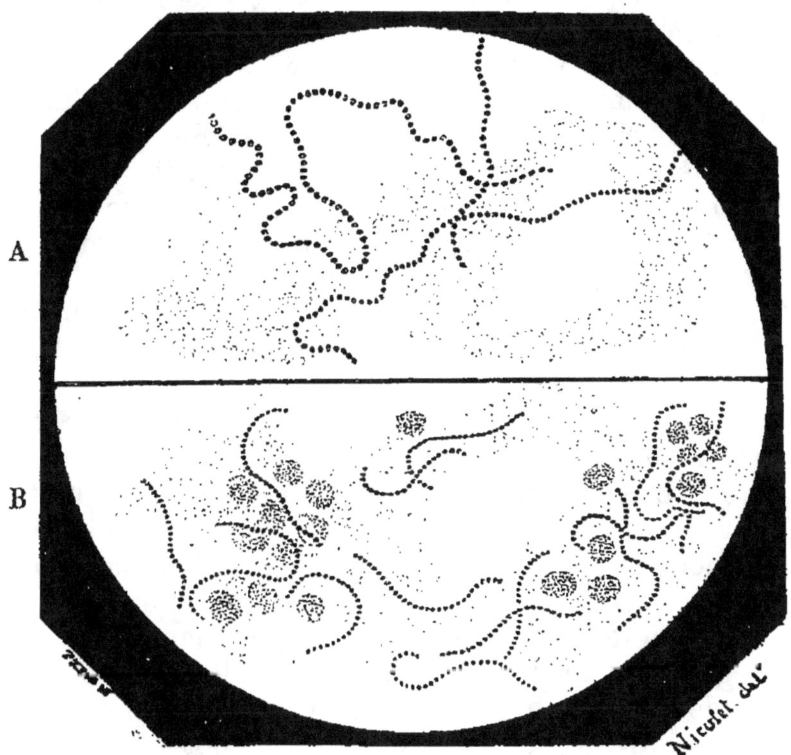

Fig. 79. — Mammite des vaches laitières.

A, culture. Leitz, oc. 3, obj. 1/12.
B, lait. Même grossissement.

« On peut aussi obtenir de bonnes préparations en employant le violet 6B en solution aqueuse, ou le violet de gentiane en solution alcaline, et en substituant à la solution iodo-iodurée de Gram l'action de la liqueur de Van Swieten avant la décoloration par l'alcool. »

IV. — Cultures du microbe de la mammite contagieuse.

Le microbe de Nocard et Mollereau est aérobie, et aussi parfaitement anaérobie ; il se cultive bien en présence ou à l'abri de l'air, et la température la plus favorable est celle de 37 degrés.

1º CULTURES DANS LES MILIEUX LIQUIDES. — « Il est facile d'obtenir une culture artificielle du streptococcus que renferme le lait malade; il suffit d'en semer une trace dans le lait pur, ou, ce qui est plus démonstratif, dans du bouillon de poule, de veau, de porc, etc.

» Si le bouillon est neutre ou légèrement alcalin, déjà, après vingt-quatre heures de séjour à l'étuve, le ballon renferme une quantité prodigieuse de chaînettes semblables à celles qui existent dans le lait, mais beaucoup plus longues.

» L'aspect de la culture est un peu différent suivant que la mamelle dont provient ce lait ensemencé est malade depuis plus ou moins longtemps.

» Ordinairement, le microbe forme au fond du ballon de culture un léger dépôt blanchâtre, uniquement formé de chaînettes ; si le ballon est immobile, le bouillon conserve sa limpidité ; la moindre agitation soulève ce dépôt et le dissémine dans la masse du liquide, qui devient louche et perd sa transparence.

» Parfois le microbe forme de légers flocons d'apparence soyeuse, très analogues à ceux que donne la culture de la bactéridie charbonneuse : mais ces flocons sont plus fragiles ; ils se dissocient facilement par l'agitation, et leurs débris troublent uniformément la transparence du bouillon jusque-là limpide.

» Ces milieux liquides semblent plus favorables à la culture du microbe lorsqu'on leur ajoute une petite quantité, 2 à 5 p. 100 de sucre (glycose, lactose, sucre de canne, mannite) ou surtout de glycérine. Au contraire, les bouillons additionnés de chlorure de sodium ou de peptone, — excellents pour la culture de beaucoup d'autres microbes, — constituent de mauvais milieux pour la culture du streptococcus de la mammite.

» Le bouillon, neutre ou légèrement alcalin lorsqu'on l'ensemence, est déjà nettement *acide* après vingt-quatre ou quarante-huit heures, et l'acidité augmente à mesure que la culture s'accroît : elle est toujours plus intense lorsque la culture a été faite dans le lait ou des milieux sucrés ; elle est beaucoup plus lente à apparaître, et toujours moins intense lorsque le milieu nutritif a été additionné d'une quantité notable de sérum pur.

» Pendant plusieurs jours, la culture continue avec la même intensité, et l'on voit graduellement le dépôt augmenter d'épaisseur ; puis elle se ralentit pour cesser bientôt complètement ; le dépôt se tasse et constitue, à la longue, une pellicule assez solide formée d'une myriade de chapelets enchevêtrés en tous sens et comme feutrés.

» Si l'on a soin d'ensemencer chaque jour un nouveau ballon de culture avec la culture de la veille, on peut l'entretenir indéfiniment avec tous les caractères qu'elle offrait au début ; mais si l'on attend quelques semaines pour faire une nouvelle culture, il peut se faire que le liquide ensemencé demeure stérile : l'organisme a perdu la faculté de se reproduire ; toutes choses égales d'ailleurs, il reste vivant beaucoup plus longtemps dans les ballons qui sont conservés à l'abri de la lumière. »

Tout ce que nous venons de dire des cultures à l'air s'applique aux *cultures dans le vide*.

« En ajoutant au liquide de culture une petite quantité de carbonate de chaux pulvérisé, on lui conserve sa réaction alcaline, et l'on obtient une culture beaucoup plus abondante. De plus, même alors que la pullulation du microbe a depuis long-temps cessé, ce microbe est resté vivant avec toutes ses propriétés, et lorsqu'on le sème dans un milieu favorable, il pousse aussi vigoureusement que tout d'abord.

» Nous avons pu obtenir de belles cultures en puisant la semence dans des cultures vieilles de quatre, six et huit mois, lorsqu'au liquide de culture nous avions eu le soin d'ajouter un peu de carbonate de chaux. »

2° CULTURES DANS LES MILIEUX SOLIDES. — a) *Géla-tine*. — « Inoculé par piqûre dans la gélatine-peptone, dès le troisième jour l'organisme accuse son développement par une mince pellicule arron-die, peu étendue à la surface, et par un léger trouble tout le long du trajet de l'aiguille; bientôt on y voit apparaître un grand nombre de petits points blanchâtres, opaques, granuleux, dont l'entassement forme au centre de la gélatine une ligne épaisse à bords dentelés. Une seule fois nous avons vu s'irradier de cette ligne centrale dans l'épaisseur de la gélatine une multitude d'arbori-sations délicates, ramifiées en tous sens.

» Inoculé par stries à la surface de la gélatine-peptone, il apparaît, le long de la strie, de chaque côté, sur une petite étendue en surface, une infi-nité de petites colonies arrondies, translucides, reflétant une teinte blanchâtre, qui se confondent parfois en une mince pellicule dont les bords, nettement délimités, paraissent plus épais et plus opaques.

» Les cultures sur plaques dans la gélatine-peptone donnent, à la température de 16 à 18 de-grés, des colonies que l'on commence à percevoir dès le troisième ou le quatrième jour ; elles se développent indifféremment dans les couches superficielles ou dans les couches profondes de la gélatine, sous forme de petites masses rondes. légèrement granuleuses, très nettement délimitées sur leur contour. D'abord transparentes, elles prennent bientôt, lorsqu'on les examine au microscope (Verick : obj. 2; ocul. 2.), une teinte jaune clair qui brunit peu à peu, à mesure qu'elles grandissent et qu'elles vieillissent. Leur développement n'est jamais très considérable; au bout de cinq à six semaines, celles qui ont poussé à la surface de la gélatine forment une saillie très appréciable ; elles ont alors à l'œil nu une couleur blanchâtre ; au microscope elles semblent brunes et opaques; mais elles restent toujours bien délimitées et leur contour accusé par une ligne très nette. »

Le streptococcus de la mammite contagieuse *ne liquéfie pas la gélatine.*

b) *Gélose.* — On peut encore semer le microbe en stries sur la gélose et même sur le sérum gélatinisé, mais la culture, qui prend sur ces milieux les mêmes caractères physiques qu'elle a sur la gélatine, est beaucoup moins abondante.

c) *Pomme de terre*, etc. — Les cultures sur milieux opaques ne donnent pas de bons résultats.

Le streptococcus de la mammite contagieuse en culture affecte la même forme (si ce n'est toutefois que le chapelet est beaucoup plus long dans les milieux liquides artificiels que dans le lait de la mamelle), et a les mêmes réactions de coloration que le streptococcus examiné dans le lait altéré provenant de la mamelle malade.

V. — Mammite expérimentale.

L'injection de la culture pure du streptococcus de la mammite contagieuse dans la mamelle saine des *vaches* et des *chèvres* a reproduit la maladie de la *vache*.

La culture injectée doit être de fraîche date, aussi peu acide que possible : la préférence doit donc être donnée, pour l'expérimentation, aux cultures faites en présence du carbonate de chaux.

Tous les essais expérimentaux d'infection par les voies digestives avec le lait altéré, tenté sur des chiens, des lapins en bas âge, n'ont donné aucun résultat.

Les injections intrapéritonales et intraveineuses de cultures pratiquées sur de jeunes chiens, des petits chats, des chevreaux, des cobayes, des lapins n'ont donné aucun résultat.

VI. — Résumé.

Le microbe de la mammite contagieuse des vaches laitières affecte dans le lait et dans les cultures la forme d'un streptococcus. Il est aéro-anaérobie. Il pousse surtout dans les bouillons sucrés dépourvus de sel et de peptone ; il pousse également, mais moins abondamment, dans la gélatine qu'il ne liquéfie pas, et sur la gélose et le sérum ; par inoculation expérimentale il reproduit la maladie chez la vache et la chèvre ; les autres animaux sont réfractaires. Il se colore dans les solutions aqueuses ou hydroalcooliques de fuchsine, de diamant, etc. ; dans le bleu de Löffler, dans celui de Malassez. Il prend mal le Gram, mais se colore facilement par le procédé de Weigert.

VI

MAMMITE GANGRENEUSE DES BREBIS LAITIÈRES

(ARAIGNÉE. — MAL DE PIS).

I

« Il existe chez les brebis une variété de mammite qui affecte le caractère gangreneux, et qui marche avec une telle rapidité que la mort survient le plus souvent en vingt-quatre, trente-six ou quarante-huit heures.

» Cette maladie, peu connue des vétérinaires, est désignée par les bergers sous le nom de *mal de pis*, ou d'araignée, parce que, dit Hurtrel d'Arboval, on *s'était faussement imaginé que la piqûre d'un insecte de ce nom en était la cause.* » (Ed. Nocard, *Annales de l'Institut Pasteur*, 1887, n° 9.)

C'est à M. Nocard que revient le mérite d'avoir établi la nature réelle de l'affection, et d'en avoir décrit le microbe pathogène.

II. — Mammite gangreneuse spontanée. — Lésions. — Mode de contagion.

L'araignée peut frapper d'une façon générale toutes les brebis laitières, mais atteint tout particulièrement les brebis exploitées industriellement en vue de la fabrication des fromages.

« C'est ainsi que la plupart des troupeaux de brebis laitières entretenues dans le Larzac pour la production du roquefort, éprouvent chaque année, durant l'époque de la traite, des pertes considérables du fait de l'araignée. »

La maladie, mortelle pour les sujets atteints, à de très rares exceptions près, marche avec une grande rapidité; elle dure le plus généralement de vingt-quatre à quarante-huit heures. Dans certains

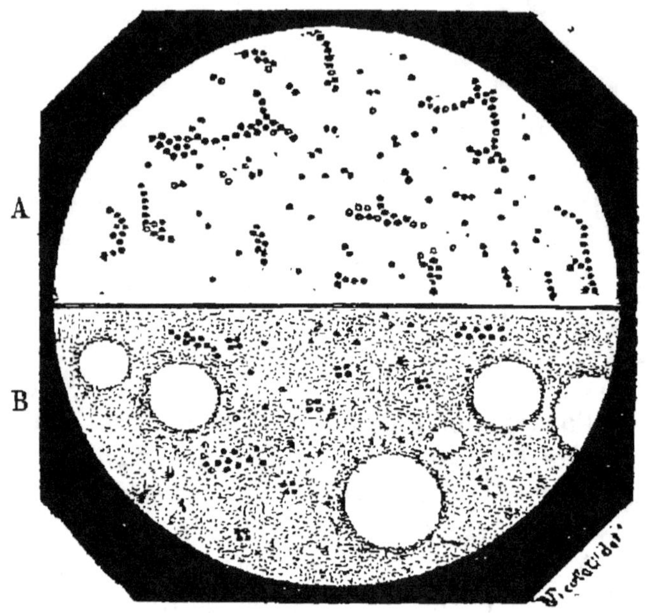

Fig. 80. — Araignée.

A, culture. Leitz, oc. 3, obj. 1/12.
B, lait. Même grossissement.

cas, cette période moyenne est abrégée de quelques heures ou au contraire augmentée de un, deux, trois et même quatre jours : mais ce ne sont là que des cas exceptionnels.

A l'autopsie des animaux, on constate « une infiltration considérable du tissu cellulaire souscutané, de toute la région inférieure du tronc, du périnée, et de la face inférieure des cuisses; le liquide œdémateux a une teinte rouge accusée; il est inodore. Les deux mamelles, triplées de volume, ont sur la coupe une teinte violacée due à l'infiltration par la sérosité de tous leurs éléments conjonctifs : les lobules de la glande sont isolés comme par une véritable dissection hydrotomique. La cavité péritonéale renferme une petite quantité de sérosité roussâtre. Tout le réseau sanguin de l'intestin et du mésentère apparaît sous forme d'une riche arborisation noirâtre, qui semble due à une congestion intense. La muqueuse intestinale est normale. La rate est petite, ratatinée, noirâtre; son tissu est friable.

» Les poumons sont volumineux, gorgés de sang; mais ils ne présentent aucune lésion appréciable. Les cavités du cœur et tous les gros vaisseaux renferment des caillots noirs, très fermes. »

Le lait et la sérosité de l'œdème sont les produits virulents.

Le mode de contagion de la maladie n'est pas encore entièrement connu, bien que l'on sache aujourd'hui que les canaux excréteurs de la glande mammaire sont la porte d'entrée du contage.

« Mais comment se fait cette pénétration? Est-ce par la main de la personne chargée de la traite? C'est probable, mais il est difficile d'en donner la preuve. J'ai plusieurs fois badigeonné le pis de brebis laitières, à l'aide d'un pinceau imprégné de culture virulente, sans que la maladie apparût. Au contraire, l'injection de quelques gouttes de la même culture dans le trayon des mêmes femelles, injection pratiquée à l'aide d'une fine canule mousse, incapable de produire la moindre éraillure de la muqueuse, provoquait le développement d'une mammite rapidement mortelle. » (Nocard.)

III. — Mammite gangreneuse expérimentale.

« L'*araignée* est une maladie éminemment inoculable.

» Si l'on injecte dans les conduits galactophores d'une *brebis* saine quelques gouttes de la *sérosité* de l'œdème, ou du *lait* fourni par la mamelle atteinte, ou une *culture* pure virulente, on provoque à coup sûr la reproduction exacte de la mammite spontanée. »

Mais l'espèce ovine semble seule apte à contracter la maladie expérimentale, comme elle est seule à présenter la maladie spontanée.

« L'injection d'un centimètre cube de culture virulente dans les tissus galactophores d'une chèvre laitière ne produit absolument aucun trouble, dans la santé de la bête ; le lait n'en subit aucune altération ; quarante-huit heures après l'injection, il ne renferme plus trace de microbe ; son ensemencement ne donne pas de culture.

» L'injection dans le parenchyme de la glande, à l'aide de l'aiguille de la seringue de Pravaz, donne lieu à une tumeur chaude, douloureuse, un peu œdémateuse, qui reste localisée et finit par disparaître, en douze ou quinze jours, sans laisser d'autre trace qu'une légère induration ; à aucun moment, le lait sécrété par la mamelle inoculée ne semble altéré ; les bouillons dans lesquels on l'ensemence restent stériles. »

« L'injection de cinq gouttes de culture virulente sous la peau d'un chevreau de six semaines ne donne lieu qu'à une tuméfaction œdémateuse, chaude et douloureuse, qui se résorbe rapidement sans laisser de trace.

» Le cheval, le veau, le porc, le chien, le chat, le cobaye, jeunes ou adultes, me semblent guère souffrir de l'injection sous-cutanée de fortes doses de cultures virulentes ; il se produit au niveau de l'injection un peu d'œdème et de sensibilité, parfois une petite tumeur inflammatoire ; mais le tout disparaît très vite.

» Le lapin supporte moins bien l'action du microbe. En général, il se forme, au point de l'inoculation, une tuméfaction chaude, douloureuse, qui graduellement augmente, gênant le fonctionnement de la région, et qui, après cinq à six jours, se résout en un abcès chaud, dont le pus, de bonne apparence, fourmille littéralement du micrococcus de l'araignée ; mais l'animal ne paraît pas beaucoup souffrir ; il continue à manger comme précédemment.

» Le microbe de l'araignée semble donc se comporter, à l'égard du lapin, comme celui du choléra des poules à l'égard du cobaye.

» Une fois seulement un lapin a succombé, quatre jours après l'inoculation de cinq gouttes de culture virulente ; son autopsie a montré des lésions analogues à celles que présentent les moutons qui meurent de l'araignée. » (Nocard.)

IV. — Le microbe pathogène de l'araignée. — Caractères morphologiques. — Coloration.

Le microbe pathogène *ne se rencontre que dans le lait, et dans la sérosité de l'œdème.*

« Le lait le charrie dès le premier jour en quantités considérables. »

La sérosité de l'œdème le renferme également, mais en petite quantité. Il est plus rare encore dans la sérosité péritonéale.

L'examen à l'état frais n'est pas aisé, à cause des dimensions si petites de l'organisme.

La coloration donne de meilleurs résultats ; elle

est très simple; les solutions hydroalcooliques des couleurs d'aniline (rouges, bleues, violettes), le bleu de Löffler réussissent bien; les procédés de Gram et Weigert donnent de bons résultats.

Le *microcoque de l'araignée* est un des plus petits qui se puissent voir, « plus petit que chacun des deux grains qui semblent former le microbe du choléra des poules ».

« Dans le lait des brebis malades, comme dans la sérosité de l'œdème, comme dans les différents milieux de cultures solides ou liquides, il reste à l'état de microcoques, isolés ou associés quatre à quatre, ou agglomérés en zooglées peu volumineuses : il ne prend pas volontiers la forme en chaînettes ou en chapelet. »

Le microcoque de l'araignée est aérobie et aussi anaérobie.

V. — Cultures du microbe de l'araignée.

« Sa culture est des plus faciles : tous les milieux connus semblent lui convenir, pourvu qu'ils soient neutres ou alcalins. »

L'ensemencement sera fait avec du lait, de la sérosité de l'œdème, ou le pus de l'abcès du lapin, *recueillis purement.*

1° CULTURE DANS LES MILIEUX LIQUIDES A L'AIR ET DANS LE VIDE. — « *Dans les différents bouillons* le microbe se multiplie avec une prodigieuse rapidité; en moins de vingt-quatre heures le liquide est trouble, presque lactescent; après quarante-huit heures, le fond du vase est couvert d'une épaisse couche blanchâtre, pulvérente, résultant de l'accumulation d'un nombre infini de micrococcus. Dès le premier jour aussi, le bouillon, neutre ou alcalin au moment de l'ensemencement, est devenu franchement acide, moins acide cependant que s'il avait été ensemencé avec le streptococcus de la mammite des vaches. »

« Si l'on a soin de faire chaque jour une nouvelle culture, en prenant comme semence une gouttelette de la culture de la veille, le microbe conserve à peu près intacte sa puissance de pullulation comme sa virulence; mais si on laisse la culture à l'étuve sans la renouveler, le micrococcus perd rapidement la propriété de se reproduire. Pour lui, comme pour le streptococcus de la mammite des vaches, il semble bien que l'acidité qu'il provoque dans le bouillon soit la cause de la mort, car si l'on s'oppose à cette acidification, en ajoutant au liquide un peu de carbonate de chaux stérilisé, la culture se prolonge, et le microbe conserve longtemps la propriété de se reproduire. » (Nocard.)

La culture évolue plus abondamment et plus rapidement encore dans les bouillons sucrés, mais l'acidité du liquide apparaît plus vite et plus intense que dans les bouillons non sucrés. Très rapidement aussi la culture s'arrête et l'organisme meurt, à moins que l'on n'ait soin d'ajouter au liquide une petite quantité de carbonate de chaux stérilisé.

Les cultures dans le bouillon à l'abri de l'air, c'est-à-dire *dans le vide* ou en présence de gaz inertes, présentent les mêmes caractères.

« Ensemencé dans du *lait* de vache ou de chèvre, le microbe s'y multiplie avec une grande vigueur; en moins de vingt-quatre heures le lait est coagulé en masse, et le coagulum a une fermeté extrême. La rétraction du coagulum en exprime peu à peu le petit-lait, sous forme d'un liquide incolore et transparent. Coagulum et petit-lait sont très acides et renferment en abondance le microbe ensemencé. »

Dans le vide, le coagulum du lait ensemencé avec

le microbe de l'araignée s'opère aussi vigoureusement que dans les cultures faites en présence de l'air.

2° CULTURE SUR MILIEUX SOLIDES TRANSPARENTS ET DEMI-TRANSPARENTS. — Inoculé en piqûre sur la *gélatine-peptone*, le microbe se développe rapidement le long de la piqûre ; puis dès le deuxième jour, à 20°, il commence à liquéfier. La culture change alors d'aspect : « Rapidement la liquéfaction augmente en profondeur et en surface, en sorte qu'au cinquième jour elle a envahi une grande hauteur de la gélatine, dessinant dans l'axe de la piqûre une sorte de cône renversé ou de bonnet de coton, au sommet duquel s'accumule la plus grande partie des microbes formés. Dans toute la partie liquide, la gélatine a perdu sa transparence ; elle est trouble, un peu acide et fourmille de microbes.

» Après huit ou dix jours, toute la partie supérieure de la gélatine est liquéfiée, et la liquéfaction continue lentement en dessinant un cône à large base. »

Si l'inoculation est faite en strie, il se forme rapidement un large sillon blanchâtre autour duquel liquéfie la gélatine.

On peut également faire des cultures en piqûre *sur gélatine, dans le vide* ou en présence d'un gaz inerte.

« La culture s'effectue le long du trajet de l'aiguille, mais reste maigre et discrète ; la liquéfaction du milieu solide ne commence guère avant huit ou dix jours, et ne progresse que très lentement. »

La culture sur plaques, d'après la méthode de Koch, donne aussi d'excellents résultats. « Dès le deuxième jour, la gélatine est farcie de colonies régulièrement arrondies, blanchâtres, qui se développent aussi bien à la surface que dans la profondeur ; seulement celles de la surface grandissent plus vite et provoquent rapidement autour d'elles la liquéfaction du milieu ; la surface en acquiert un aspect chagriné tout spécial. Au microscope, la colonie superficielle apparaît comme une tache régulièrement arrondie, brunâtre, homogène, entourée d'une sorte d'auréole à demi transparente.

» Cette action liquéfiante, si puissante, du microcoque de l'araignée s'exerce également, mais à un moindre degré, sur le sérum du sang gélatinisé. »

Sur la *gélose* en piqûre, le microbe produit le long du trajet de l'aiguille une culture dense, blanchâtre, à bords festonnés. En *strie* sur la gélose, mode de culture préférable au précédent, le microbe forme une pellicule épaisse, d'abord blanche, puis légèrement jaunâtre : cette pellicule s'étale de plus en plus sur la surface de la gélose.

3° CULTURE SUR MILIEUX OPAQUES. — La pomme de terre constitue pour le micrococcus de l'araignée un milieu de culture moins favorable que les milieux liquides ou solides transparents : la culture en effet n'y est jamais très abondante. « Elle y affecte la forme d'une mince couche grisâtre, visqueuse, qui s'étale lentement en surface, dont les bords, largement festonnés, paraissent plus épais que la partie centrale ; là aussi, la culture prend peu à peu une teinte jaune, plus accusée que sur la gélose, mais il est à noter que la zone périphérique de la culture, celle qui est de date récente, a toujours cette teinte grisâtre ou blanc sale qu'on observait au début. » (Nocard.)

VI. — Résumé.

Le microbe de l'araignée est un micrococcus aéro-anaérobie ne tuant que les brebis, soit spon-

tanément, soit expérimentalement, et produisant
un abcès clos chez le lapin inoculé. Il se colore
par les solutions hydroalcooliques connues, le
bleu Löffler, le bleu Malassez; il prend les doubles
colorations de Gram et de Weigert. Il se cultive
dans tous les bouillons; surtout dans les bouillons
sucrés; il y perd vite sa virulence à cause de l'acidité qu'il produit. Il liquéfie la gélatine, il se développe sur la gélose et la pomme de terre.

VII

MAMMITES AIGUES DE LA VACHE

M. Lucet a, dans les *Annales Pasteur* de 1889,
donné une intéressante étude de huit cas de mammite aiguë observés chez les vaches. Quelques-uns
de ces cas se sont terminés par la mort de l'animal.
Dans le lait fourni par la mamelle ou la partie de
mamelle malade, M. Lucet a isolé des organismes
variés, microcoques ou bacilles, qui, de la litière,
ont envahi le trayon, puis la profondeur de la
glande. — La gravité de la mammite et sa terminaison dépendent exclusivement de la nature du
microbe ou des microbes, — d'ailleurs nullement
spécifiques — qui ont envahi l'organe. — M. Lucet
n'a fait aucune tentative d'inoculation de ses
cultures sur les vaches. On ne saurait y voir des
mammites vraiment spéciales telles que les deux
espèces morbides décrites ci-dessus.

VIII

MALADIES ÉPIZOOTIQUES DU LAPIN.

Nous avons décrit dans un article précédent une maladie épizootique qui frappant ordinairement les oiseaux de basse-cour peut attaquer le lapin : le *choléra des poules*.

Voici maintenant une catégorie d'affections qui, dans les conditions ordinaires, peuvent sévir épizootiquement sur le lapin, et décimer les basses-cours. Ces affections sont actuellement au nombre de trois : l'une a été décrite par nous, en 1889, sous le nom de *septicémie spontanée des lapins*; les deux autres ont été étudiées par M. Lucet (in *Annales Pasteur*, t. III et VI).

Ebeth et Mandry ont étudié une *septicémie spontanée des lapins* qui, à quelques nuances de morphologie près, semble analogue à la nôtre par ses caractères de culture, de réactions expérimentales, etc.

Tout ce groupe de maladies épizootiques du lapin n'a aucun caractère de similitude avec ce qu'on connaît, depuis le travail de Koch, sous le nom de septicémie du lapin.

Koch (1878) a déterminé sur le lapin, par inoculation de macéré de viande putréfiée, une septicémie expérimentale, qui semble être celle que Davaine avait déjà produite sur le même animal par l'inoculation du sang du bœuf putréfié.

La septicémie de Koch est purement expérimentale : elle n'est jusqu'ici qu'une maladie de laboratoire.

SEPTICÉMIE SPONTANÉE DU LAPIN,
DE THOINOT ET MASSELIN

C'est au mois de mars 1888 que nous avons eu pour la première fois l'occasion d'observer et d'étudier cette maladie. Nous l'avons décrite à titre de communication inédite dans la première édition de notre ouvrage.

Elle sévissait alors, à l'École d'Alfort, sur les lapins élevés pour les expériences.

Plus de cinquante sujets furent infectés et moururent dans un délai relativement court.

I. — Animaux atteints par la contagion naturelle. — Mode d'introduction du virus. — Principaux symptômes. — Lésions. — Produits virulents du cadavre.

Le lapin prend la maladie par contagion naturelle, suivant le mode médiat. Les sujets malades rendent des excréments qui souillent le plancher des niches, qui se mêlent à la nourriture des animaux sains, et ces derniers absorbent ainsi la matière virulente : l'infection naturelle a donc lieu par les voies digestives.

Le lapin infecté devient d'abord nonchalant : il mange peu ; il reste dans un repos presque continuel. Bientôt il s'isole des autres. Il se tapit alors dans un coin de sa niche, et reste ainsi pelotonné, ramassé sur lui-même, le cou rétracté, le poil hérissé, les yeux fixes, à demi fermés, les oreilles tombantes. A cette période, l'appétit a complètement disparu ; la respiration est fortement accélérée ; le flanc bat très vite. Les excréments deviennent quelquefois liquides, et sont rendus sous forme de diarrhée. L'animal est plongé dans la torpeur et ne se déplace que par la force. Enfin, dans les derniers moments de vie, il prend la position décubitale et meurt le plus généralement sans convulsion aucune.

La maladie, dont la durée moyenne est de vingt-quatre heures environ, marche quelquefois avec une rapidité véritablement foudoyante. Dans quelques cas, au contraire, elle dure un peu plus longtemps et se prolonge un, deux ou trois jours, suivant la résistance des sujets. Mais son issue, quelle que soit sa durée, est toujours fatale.

A l'autopsie, on constate les lésions particulières aux septicémies ; il n'existe aucune formation de pus.

La face interne de la peau est fortement injectée et paraît rougeâtre ; les vaisseaux qui la sillonnent sont gorgées d'un sang boueux, noir, de teinte asphyxique.

Les muscles qui recouvrent le thorax, ainsi que ceux de l'abdomen, sont couleur de lie de vin et comme imprégnés d'un liquide particulier qui leur donne au toucher une sensation de friabilité visqueuse.

Si on incise l'abdomen sur la ligne blanche, et qu'en écartant les deux bords de l'incision on regarde dans la cavité abdominale, on voit que l'intestin nage, pour ainsi dire, dans une sérosité abondante, louche, rosée, sanguinolente, albumineuse. Dans d'autres cas, s'il y a peu de liquide, l'épanchement est jaune citron, albumineux, souvent purulent.

Les intestins sont toujours rougeâtres, congestionnés sur une grande partie de leur étendu ; leur muqueuse est hyperhémiée, épaissie en certains endroits, et enduite d'un liquide rouge brun, mousseux, quelquefois sanieux.

Les vaisseaux du mésentère et de l'épiploon sont distendus par la grande quantité de sang qu'il contiennent.

La rate et le foie ne présentent pas de lésions macroscopiques bien sensibles, si ce n'est une légère augmentation de volume et une teinte générale plus foncée qu'elle ne l'est normalement.

Dans la cavité thoracique, on voit de la pleurésie plus ou moins accusée ; le poumon, souvent très congestionné, ecchymosé, semble nager dans un épanchement rougeâtre, albumineux. Le péricarde est toujours rempli d'un liquide, rarement sanguinolent, le plus souvent au contraire incolore, légèrement louche mais toujours albumineux.

Dans la vessie, l'urine, s'il y en a, est très fortement albumineuse.

Telles sont les principales lésions macroscopiques que l'on constate sur les sujets succombant à l'infection naturelle.

Les produits virulents du cadavre sont : le contenu de l'intestin, les différents épanchements que nous avons signalés ci-dessus : sérosité péritonéale, liquide péricardique, épanchement pleural. Le sang, les pulpes de rate et de foie sont aussi virulents, mais à un plus faible degré : il contiennent peu de microbes : il faut, avant de les inoculer, les exposer à l'étuve (37°).

II. — Animaux d'expérimentation ; choix des sujets à inoculer. — Matières d'inoculation. — Symptômes et durée de la maladie expérimentale. — Lésions.

La maladie est transmissible par inoculation au *lapin*, au *cobaye*, et à tous les *oiseaux* : *poule, pintade, faisan, dindon, oie, canard, pigeon* et *moineau*.

Les inoculations se font soit avec les produits virulents des cadavres *recueillis purement*, soit avec les cultures.

Nous conseillerons surtout d'inoculer le sang ou les pulpes de rate et de foie recueillis purement ;

mais lorsque ces matières proviennent de lapins ou de cobayes, il faut, avant de les inoculer, adopter la technique suivante, car, généralement, et surtout quand les animaux sont morts rapidement, elles contiennent peu de microbes :

Le sang (ou les pulpes) est recueilli purement dans une pipette Pasteur dont on ferme l'extrémité effilée à la lampe ; cette pipette est placée à l'étuve Pasteur (37°) pendant quinze heures en moyenne. Grâce à la température de l'étuve, les quelques microbes contenus dans le sang évoluent dans celui-ci, qui devient pour eux un véritable milieu de culture liquide. Au bout de douze heures ils accusent leur multiplication par un fort dégagement de gaz acide carbonique, formant de petites bulles gazeuses, très visibles à travers les minces parois de la pipette, dans le sein du liquide.

A. — Inoculation au lapin. — L'inoculation se fait à l'aide de la seringue de Pravaz dans le péritoine, dans les veines ou bien, simplement, dans le tissu conjonctif sous-cutané du plat de la cuisse.

L'infection peut se faire par les voies digestives en mêlant la matière virulente aux aliments de l'animal.

La durée de la maladie expérimentale, qui est en moyenne de vingt heures, dépend non seulement de la quantité et de la qualité du virus employé, mais aussi du mode d'inoculation. C'est ainsi qu'inoculés dans le péritoine, les lapins meurent plus vite que si la matière virulente a été introduite dans le tissu conjonctif sous-cutané.

Les symptômes et les lésions de la maladie sont identiques à ceux que nous avons décrits plus haut.

B. — Inoculation au cobaye. — Le *cochon d'Inde prend bien la maladie expérimentale*, et en meurt aussi vite que le lapin.

C'est là un fait important, et *qui sépare la mala-*

die qui nous occupe de la *septicémie expérimentale du lapin* de Koch, et du *choléra des poules* de Pasteur.

La matière virulente sera inoculée dans le péritoine ou bien dans le tissu conjonctif sous-cutané : la région du plat de la cuisse, dans ce dernier cas, sera choisie de préférence.

Deux gouttes de sang traité comme nous l'avons dit plus haut, ou deux gouttes de culture, suffiront à tuer le sujet en moins de vingt heures.

Nous recommandons, pour l'étude, d'inoculer deux cobayes, l'un dans le péritoine, l'autre dans le tissu conjonctif sous-cutané. Le premier mourra plus vite que le second et, à l'autopsie, on constatera toutes les lésions septiques que l'on rencontre chez le lapin ; mais, comme nous le verrons plus tard, les préparations ne montrent dans ce cas que peu de microbes, car le cobaye inoculé dans le péritoine meurt *plutôt des suites de l'intoxication due aux produits sécrétés par les microbes qu'il ne succombe aux lésions anatomiques causées par eux.*

Sur le cobaye tué par l'inoculation intrapéritonéale, les lésions sont les mêmes que celles que nous avons décrites chez le lapin mort par suite d'infection naturelle.

Voici les lésions que l'on remarque chez le sujet tué par l'inoculation sous-cutanée.

Le point d'inoculation, la région de la cuisse et de l'aine correspondant à l'introduction de la matière virulente, sont tuméfiés, œdémateux ; le membre entier est rétracté.

La face interne de la peau est rouge ; les vaisseaux qui la sillonnent sont gorgés de sang.

Le tissu conjonctif sous-cutané est envahi par un œdème gélatineux, comparable à celui que l'on voit sur le cobaye mort du charbon bactéridien. Cet œdème est souvent généralisé, mais toujours plus abondant au point d'inoculation que partout ailleurs. Dans cette région, correspondant au plat de la cuisse et à l'aine, il est toujours sanguinolent.

Tous les muscles superficiels ou profonds sont de teinte lie de vin. Au toucher, ils donnent une sensation molle et visqueuse.

La cavité abdominale contient toujours un épanchement plus ou moins abondant, dont les qualités physiques varient : quelquefois il est jaune orangé, peu abondant, albumineux ; dans certains cas il est abondant et sanguinolent. Les vaisseaux des séreuses sont remplis d'un sang noir et coagulé.

Les intestins, dilatés par les gaz, présentent en certains points de véritables ecchymoses à contours irréguliers.

Le poumon, toujours quelque peu congestionné, nage dans un épanchement pleural, souvent sanguinolent.

Le péricarde est distendu par un liquide séreux, albumineux, incolore et légèrement louche.

La vessie renferme souvent de l'urine, qui toujours est albumineuse.

C. — Inoculation au pigeon, a la poule ou a tout autre oiseau. — Le virus peut ici être inoculé dans les veines, dans le péritoine; mais nous l'inoculons de préférence dans un des muscles pectoraux. On peut aussi infecter l'animal par les voies digestives en mélangeant la matière virulente aux aliments.

Les symptômes que l'on observe chez les pigeons, les poules inoculés, sont en tout semblables à ceux du choléra des poules.

Quelques heures après l'inoculation, l'oiseau devient triste, nonchalant, ses déplacements sont moins fréquents; il s'isole des autres, se ramasse en boule, les plumes hérissées, les ailes traînantes, le cou rétracté, les yeux presque entièrement fermés.

A cette période, l'appétit, d'abord irrégulier, a disparu complètement. Des symptômes asphyxiques apparaissent alors : les muqueuses apparentes, de roses qu'elles étaient, deviennent ternes, puis bleues. Le sujet tombe ensuite dans un coma profond ; il est souvent pris de coliques. Bientôt il est complètement incapable de se tenir sur ses pattes, et finit par mourir dans un coma profond, le plus souvent sans convulsions.

La maladie marche avec une grande rapidité. Nous avons vu des sujets mourir en moins de quinze heures : les lésions sont alors peu accusées. Mais si, au contraire, l'animal résiste un jour ou deux, ce qui arrive lorsqu'on inocule le virus atténué, il se produit au point d'inoculation un véritable séquestre comparable à celui qui se forme dans le cas de choléra des poules expérimental, et dans le hog-choléra expérimental des oiseaux.

Le muscle pectoral dans lequel a été faite l'inoculation est tuméfié ; à son niveau, le tissu conjonctif sous-cutané est infiltré d'une sérosité souvent sanguinolente ; la face interne de la peau est rouge et les vaisseaux qui la sillonnent sont distendus par le sang.

Le point inoculé est le siège d'une tumeur, de volume variable, comparable le plus souvent à celui d'une noix. Elle est dure, jaune à sa surface ; elle crie sous l'instrument tranchant ; sur la coupe, on voit qu'elle se continue dans le muscle, en formant des prolongements jaunes, fibreux, irréguliers, à bords finement dentelés.

La cavité péritonéale contient souvent un épanchement séreux, rarement sanguinolent.

La rate est hypertrophiée ; sa forme, modifiée par la tuméfaction, rappelle celle d'un haricot ; quelquefois même elle est comparable à une olive. Son tissu est toujours très friable.

Le foie ne présente rien de particulier, si ce n'est une légère augmentation de volume, une extrême friabilité et une teinte cuite particulière.

Le poumon, congestionné, nage dans un épanchement pleural peu abondant, jaune citron ou sanguinolent.

Le péricarde contient toujours un liquide ordinairement incolore, transparent, toujours albumineux.

Telles sont les principales lésions que l'on rencontre et qui, comme on le voit, sont en tous points identiques à celles du choléra des poules.

Le sang et les pulpes des organes parenchymateux constituent par exellence les matières virulentes du cadavre. Mais en somme, tout dans le cadavre est virulent, le microbe évoluant partout où il y a du sang : la moelle osseuse elle-même est virulente. Les épanchements pleural, péricardique et péritonéal, le sont également.

III. — Le microbe pathogène ; sa recherche dans les liquides, les sécrétions pathologiques et les tissus organiques. — Examen microbiologique avec et sans coloration.

La forme et l'habitat préféré du microbe pathogène semblent changer, suivant l'espèce sur laquelle il évolue : c'est ainsi que chez le lapin et le cobaye il prend presque exclusivement la forme d'un micrococcus ou d'un diplococcus, tandis que chez les oiseaux on le voit de préférence affecter la forme d'un bacille à espace clair, semblable à celui du choléra des poules, que l'on rencontre particulièrement dans le sang et les organes parenchymateux de la cavité abdominale. Nous allons donc, pour la clarté du sujet, l'étudier d'abord sur le lapin et le cobaye, ensuite sur le pigeon.

1. ÉTUDE DU MICROBE SUR LE LAPIN OU SUR LE

COBAYE. — Dans ces deux espèces, le microbe évoluant de la même façon, produit à peu de chose près les mêmes lésions septiques : ce que nous dirons du lapin s'appliquera donc également au cobaye.

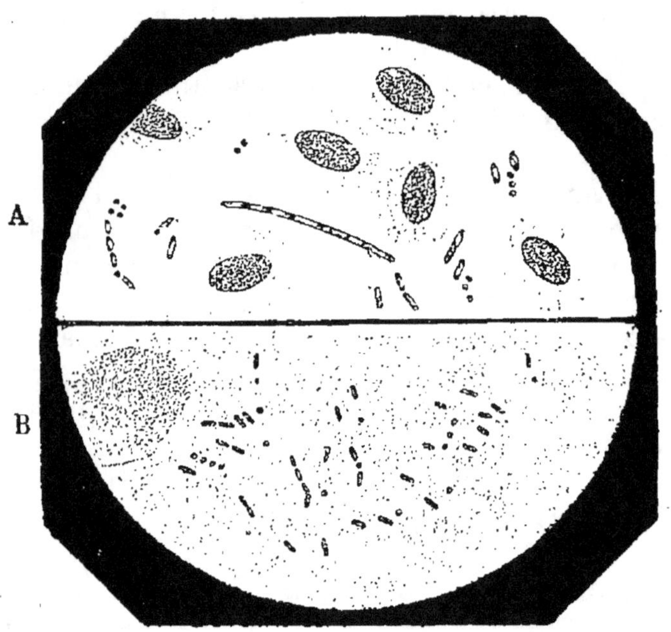

Fig. 81. — Septicémie spontanée du lapin.

A, moineau. Pulpe de rate. Leitz, oc. 3, obj. 1/12.
B, Surface du foie. Cobaye. Même grossissement.

On recueillera purement sur le cadavre de la sérosité péritonéale, pleurale ou péricardique, que l'on examinera sans coloration (Vérick : oculaire 1, object. 8). On verra dans la préparation une quantité infinie de petits points isolés ou réunis deux à deux, mobiles, se mouvant autour de leur axe dans le liquide séreux, rempli de débris de cellules, et souvent de globules du sang. Ces petits points ne sont autre chose que les microbes de la septicémie.

Après cet examen sommaire, on colorera sur lamelles ces différents liquides, ou mieux, on appliquera simplement des lamelles sur la surface du foie. On colorera ensuite dans les différentes solutions hydroalcooliques connues, violettes, rouges ou bleues ; cinq minutes de contact suffisent pour obtenir la coloration. On examinera alors au microscope, à l'éclairage Abbe et avec l'objectif à immersion. On se rendra ainsi compte de la forme en diplococcus des microbes et de leur grande abondance.

On examinera ensuite le sang, dans lequel, si l'autopsie a été faite aussitôt après la mort, on verra peu de microbes.

La quantité de microorganismes rencontrés dans les préparations dépendra de la durée de la maladie et du moment plus ou moins tardif auquel on a fait l'autopsie.

Dans les cas foudroyants, on verra peu de microbes, car ils ont à peine eu le temps d'évoluer et le sujet a succombé à l'intoxication par leurs produits de sécrétion. Il en est tout autrement quand la maladie a duré plus longtemps et que l'autopsie n'est pas faite aussitôt après la mort.

Les procédés de double coloration de Gram ou de Weigert ne donnent ici aucun résultat.

Il est avantageux d'employer le bleu de Löffler ou de Kühne : on obtient ainsi de très fines préparations.

2. ÉTUDE DU MICROBE SUR LE PIGEON. — Quelles que soient les espèces volatiles inoculées, le microbe évolue de la même façon dans les unes comme dans les autres : il y prend la même forme ; aussi ce que nous allons dire ici pour le pigeon s'appliquera à tous les autres oiseaux.

A l'examen du sang sans coloration, on verra les globules ovoïdes, à noyau, nager dans le sérum, puis une multitude de points réfringents, unis deux à deux et mobiles, donnant l'illusion de diplococcus, semblables à ceux du choléra des poules.

On fera ensuite des préparations de sang sur lamelles que l'on colorera dans les solutions hydroalcooliques diverses. Nous conseillons de préférence une solution faible de violet de gentiane qui donne de belles préparations, dans lesquelles les globules seront colorés en violet pâle, leurs noyaux en teinte plus foncée; entre les globules, on aperçoit une grande quantité de *bacilles à espace clair identiques à ceux du choléra des poules*, dont les deux pôles seront fortement colorés en violet, et reliés entre eux par deux lignes fines, légèrement teintées, circonscrivant l'espace clair. Les bacilles apparaissent ainsi lorsque leur grand axe est parallèle au diamètre du champ microscopique; si au contraire il lui est perpendiculaire, le microbe vu seulement par un pôle apparaît comme un point rond, fortement coloré.

Dans le sang, les bacilles sont le plus souvent isolés, quelquefois réunis deux par deux. Dans les pulpes de rate ou de foie, on les verra souvent former de véritables rubans contenant trois, quatre cinq ou six bacilles placés les uns au bout des autres.

On retrouvera les bacilles non seulement dans les épanchements pathologiques contenus dans la cavité abdominale, pleurale, ou dans le péricarde, mais aussi dans l'œdème superficiel avoisinant le point d'inoculation, ainsi que dans la moelle des os.

On examinera ensuite la tumeur qui s'est formée au point d'inoculation. Dans ce but, on l'incisera d'un seul coup avec un bistouri bien propre passé plusieurs fois au travers de la flamme de la lampe à alcool ou d'un bec Bunsen. On grattera alors l'une des surfaces de section et l'on obtiendra une pulpe jaunâtre que l'on écrasera entre deux lamelles, placées ensuite dans les solutions colorantes. On y verra une grande quantité de bacilles.

On colorera ensuite des coupes de rate, de foie et de la tumeur. Dans ce but, on se servira de la méthode de Löffler. On sera frappé de la quantité prodigieuse de bacilles contenus dans le foie ou la rate : ils y forment de véritablas amas à bords irréguliers occupant quelquefois tout le champ microscopique.

Les coupes de la tumeur sont également très intéressantes à étudier. On les traitera par la méthode de Löffler ou celle de Malassez. Les faisceaux striés, teintés en bleu pâle, sont cassés en certains endroits, en voie de dégénérescence : les stries sont par places à peine visibles, tandis que le sarcolemme, rempli de cellules embryonnaires, contient une grande quantité de microbes pathogènes. Il se produit ici, *exactement*, ce qui se passe dans le cas de choléra des poules. Nous ne nous étendrons pas davantage sur l'étude histologique de ce séquestre ; nous tenons simplement à faire remarquer son analogie avec celui du choléra des poules.

IV. — Cultures.

Le microbe pathogène de la septicémie spontanée du lapin est aéro-anaérobie. Quels que soient les différents milieux de culture dans lesquels on le place, il y prend toujours la forme d'un diplococcus très fin, mobile, morphologiquement semblable à celui du choléra des poules.

A. — CULTURES DANS LES BOUILLONS. — Ce micro-organisme *pousse rapidement et abondamment* dans tous les bouillons simples, peptonisés ou sucrés, *à l'air ou dans le vide.*

Pour ensemencer, on choisit le sang de lapin ou de cobaye, recueilli purement, qu'on expose à l'étuve pendant quinze heures environ avant de l'ensemencer. Le sang de pigeon peut être semé aussitôt qu'il est recueilli. On peut également se servir des pulpes de foie ou de rate.

Les ballons ensemencés sont placés à l'étuve (37°). Douze heures après, le bouillon est trouble et contient une grande quantité de diplococcus très mobiles. Si on abandonne la culture à elle-même, les microbes se déposent au fond du ballon sous forme d'une sorte de poudre blanche ; le bouillon reprend alors sa transparence.

Les cultures ainsi exposées à l'air perdent petit à petit leurs qualités virulentes. C'est ainsi qu'une culture de vingt jours est incapable de tuer.

Aussi, pour conserver des cultures virulentes, faut-il les recueillir dans des pipettes que l'on fermera ensuite aux deux extrémités : grâce à la petite quantité d'air contenu dans ces pipettes, les microbes continueront à pousser, jusqu'à ce qu'ils aient absorbé l'oxygène entier contenu dans le petit volume d'air emprisonné dans la pipette : alors la culture s'arrêtera, mais conservera sa virulence pendant plusieurs mois, car elle ne sera plus en contact avec l'air.

Les cultures dans le vide poussent un peu moins rapidement ; le bouillon n'est sensiblement troublé qu'après deux ou trois jours d'étuve. La culture tombe ensuite au fond du tube et le bouillon redevient limpide.

B. — CULTURE SUR GÉLATINE. — Le microbe *pousse très bien dans la gélatine.* En strie, il donne en quatre ou cinq jours une traînée blanche, luisante, dentelée sur les bords et épaisse. En piqûre, on voit apparaître une tache blanche, visqueuse sur la surface de la gélatine, tandis que tout autour de la piqûre se forment de petites colonies blanches, rondes, qui, isolées au début, ne tardent pas à se réunir.

La gélatine ne liquéfie jamais.

C. — CULTURE SUR GÉLOSE. — La gélose est aussi un milieu favorable à l'évolution du bacille. L'aspect de la culture est semblable à celui qu'elle prend sur gélatine.

D. — CULTURE SUR MILIEUX OPAQUES. — Le microbe ne paraît pas pousser sur la pomme de terre. Nous en avons fait plusieurs essais qui n'ont jamais donné de résultat.

V. — Résumé.

Le microorganisme de la septicémie spontanée du lapin est un aérobie facultatif qui prend chez le lapin, le cobaye et dans les milieux de culture, l'aspect d'un diplococcus mobile, tandis que chez les oiseaux il prend toujours la forme d'un bacille à espace clair. Il pousse abondamment à l'air et dans le vide, dans tous les bouillons, sur la gélatine qu'il ne liquéfie pas, sur la gélose simple ou glycérinée ; il ne pousse pas sur la pomme de terre.

Il tue le lapin, le cobaye et tous les oiseaux.

Il se colore dans les solutions hydroalcooliques faibles, par la méthode de Löffler, ou celle de Malassez, mais ne se colore pas par les doubles colorations de Gram ou de Weigert.

PREMIÈRE SEPTICÉMIE DU LAPIN, DE M. LUCET (1889)

Cette maladie, de très courte durée, se transmet par ingestion.

On observe de l'inappétence, de l'essoufflement, de la maigreur, de la somnolence, du coma, puis la mort sans convulsions.

Les lésions sont de nature septique.

M. Lucet a isolé du sang, de la rate, du rein, du foie, etc., des sujets morts des suites de l'infection naturelle et expérimentale un coccus en micrococcus et en diplococcus.

Aéro-anaérobie, ce germe pousse bien dans les bouillons et la gélose ; il ne donne aucune trace de culture en gélatine ou sur pomme de terre.

Par inoculation, les cultures virulentes reproduisent la maladie chez les lapins et les cobayes.

Les poules sont réfractaires.

DEUXIÈME SEPTICÉMIE DU LAPIN DE M. LUCET (1892)

L'agent infectieux s'introduit dans l'organisme soit par une plaie tégumentaire, soit par une excoriation de la muqueuse pharyngo-laryngienne.

La maladie se dévoile par l'apparition soudaine d'une tumeur entourée d'un œdème périphérique, soit dans la région de la gorge, soit sous la peau, dans une partie quelconque du corps, là où existe une plaie.

Lorsque la tumeur est dans la région intra-maxillaire, l'œdème périphérique gagne le cou et la tête, ce qui donne au lapin malade un aspect particulier.

La respiration devient laborieuse, le sujet tousse, les ailes du nez sont souillées d'un jetage nasal inodore.

L'animal tombe dans le coma ; il ne mange plus ; une diarrhée abondante l'épuise. Il meurt dans le coma quatre jours environ après l'infection.

On observe quelquefois des cas chroniques :

la tumeur s'ouvre ; il s'en échappe un pus séreux
et inodore.

Autopsie. — La tumeur constitue un véritable
phlegmon contenant du pus gris, séreux, inodore.
L'abcès est entouré d'un exsudat gélatiniforme ;
les ganglions voisins subissent la fonte purulente.

Le foie, la rate sont hypertrophiés ; les reins
remplis d'infarctus.

On rencontre de la péritonite et de la pleuro-
pneumonie quelquefois fibrino-purulente.

La péricardite séreuse est de règle.

Microbiologie. — Le sang et tous les organes
renferment un bacille auquel M. Lucet a donné le
nom de *Bacillus septicus cuniculi*.

Mobile, aéro-anaérobie, ne prenant pas le Gram,
il ne pousse ni sur la pomme de terre, ni sur les
milieux glycérinés ; il se développe bien dans les
bouillons, la gélose et sur la gélatine qu'il ne liquéfie pas et où il donne une culture gris jaunâtre.

Les cultures pures du bacille par inoculation
sous-cutanée, intraveineuse ou intrapéritonéale,
reproduisent, chez les lapins d'expérience, la maladie spontanée.

Elles tuent le cobaye par injections intrapéritonéales ; mais, inoculées seulement sous la peau,
elles déterminent un abcès qui s'ouvre à l'extérieur
et se cicatrise ensuite.

Les injections sous-cutanées de ce bacille ne
tuent ni les poules ni les pigeons.

IX

PNEUMONIE INFECTIEUSE DU CHEVAL

L'étude bactériologique de la pneumonie infectieuse du cheval appartient à Schütz, qui, dans un

mémoire publié en 1887 (*Arch. f. Thierh.*), a donné
de ce sujet l'étude la plus complète qui ait paru.
Quelles que soient les objections et les contestations
dont le travail de Schütz ait pu être l'objet, même
en Allemagne (Baumgarten, Dieckeroff, Lüstig,
Tetzner, etc.), l'étude de Schütz nous paraît mériter
d'être exposée en entier ici ; il a isolé à l'état de
pureté un microbe, a étudié les réactions de culture, de coloration et d'expériences sur les animaux
de laboratoire, et, par inoculation de ses cultures
pures, il a déterminé la maladie même chez le cheval ; enfin on a pu, avec le microbe isolé par ce
savant, tenter des essais de vaccination qui paraissent avoir donné les meilleurs résultats (Hell).

Nous exposerons méthodiquement les recherches
de Schütz, empruntant d'abord quelques mots sur
les symptômes et les lésions de la pneumonie infectieuse du cheval au remarquable Précis de M. Le-
clainche.

I. — Évolution et anatomie pathologique de la maladie spontanée.

La pneumonie infectieuse, due exclusivement
à l'infection et presque toujours imputable à la contagion, sévit enzootiquement sur les chevaux de
troupe, des dépôts de remonte, les infirmeries et en
général dans toutes les agglomérations. Le mécanisme de la transmission est incomplètement
connu : le jetage paraît particulièrement dangereux.
Le séjour dans des locaux préalablement infectés
suffit à provoquer le développement de la maladie.

Les premiers symptômes annoncent nettement
une maladie infectieuse : suppression de l'appétit,
respiration accélérée, battements du cœur violents,
teinte terreuse des muqueuses, température élevée.

Puis viennent la toux, variable de caractère et
d'intensité ; le jetage, parfois nul, parfois rouillé,

parfois muqueux, les signes physiques de pleuro-pneumonie.

La maladie se termine par asphyxie, par suppuration, par gangrène. Tantôt rapide, évoluant en deux ou trois jours; la pneumonie peut se prolonger douze à quinze jours; elle n'est pas d'ailleurs toujours et fatalement grave : il est des formes bénignes et curables.

L'étude anatomo-pathologique montre une infection généralisée se traduisant à la fois par des altérations pulmonaires constantes, des altérations pleurales très fréquentes et des altérations variables des divers parenchymes.

Atteint primitivement soit sous la forme lobulaire, soit sous la forme lobaire, d'un seul ou des deux côtés, le poumon arrive à présenter une consistance semblable à celle de l'hépatisation de la pneumonie franche, mais la surface de coupe est ponctuée d'une multitude de taches hémorrhagiques, isolées ou réunies en plaques irrégulières d'étendue variable, diversement colorées depuis le rouge brun jusqu'au gris jaunâtre.

La suppuration diffuse, la gangrène plus ou moins étendue sont l'aboutissant anatomique fréquent de cette pneumonie.

La pleurite est double; un exsudat fibrineux abondant tapisse la séreuse. Tantôt la pleurésie est sèche, tantôt il se fait un exsudat abondant.

Les ganglions bronchiques sont tuméfiés; le myocarde est atteint; des noyaux hémorrhagiques se montrent dans le foie, les reins et la rate, le péricarde contient un peu de liquide.

II. — Caractères et morphologie du microbe de Schütz.

Dans les foyers jaunâtres de l'hépatisation pneumonique du cheval, dans l'exsudat pleural, dans les bronches, Schütz a rencontré une bactérie ovale, tantôt isolée, tantôt se présentant en groupe de deux ou en courtes chaînettes.

Il est difficile, sur les produits pleuropneumoniques du cheval, de décéler une capsule, une aréole à ce microbe par la coloration : il n'en est pas de même dans le sang de la souris, etc., infectée expérimentalement.

Tantôt libres, ou tantôt inclus, parfois en très grand nombre dans les cellules de l'exsudat, les microcoques de Schütz se colorent par toutes les couleurs : la méthode de Gram les décolore.

Le microbe de Schütz se cultive dans les bouillons, la gélatine et la gélose.

a) Gélatine.'—Inoculé par piqûre dans la gélatine, le microbe s'y développe à la *température ordinaire*.

La gélatine n'est jamais liquéfiée. Le développement se fait plus abondamment à la surface que le long de la piqûre.

Il se produit sous forme de petites touffes arrondies, de couleur blanche, qui grossissent graduellement et se réunissent pour former des traînées.

b) Dans les bouillons, mis à l'étuve, il se produit au bout de vingt-quatre heures des flocons blancs qui demeurent au fond du ballon : le reste du milieu garde sa limpidité.

c) Enfin sur gélose, inoculée en strie, on voit se développer de petites touffes grises, arrondies à la surface.

III. — Réactions expérimentales du microbe de Schütz.

La *souris* est le véritable réactif. Inoculée sous la peau avec des produits pneumoniques, de la culture ou du sang de passage, elle périt en vingt-quatre à quarante-huit heures avec les symptômes suivants : l'animal devient triste, se couche sur le dos, les yeux se ferment et la mort survient.

Les lésions sont les suivantes :

Au point d'inoculation, amas gris sale, purulent ; les ganglions voisins sont tuméfiés.

La *rate* est grosse et tendue ; les reins gros et de teinte gris brun ; le foie rouge et tuméfié ; les poumons rouges et œdématiés.

Il y a des microbes spécifiques dans tous les organes et surtout dans le sang ; ils affectent la forme ordinaire, mais la coloration leur décèle une capsule très nette.

Il est à noter que les ganglions lymphatiques en contiennent un grand nombre et que les cellules de la rate en ont incorporé en quantité.

Schütz a noté que les passages sur souris paraissent renforcer la virulence.

Le *lapin* est loin d'être un réactif aussi fidèle. Inoculé sous la peau (Schütz inoculait à l'oreille) *il ne meurt pas toujours*, et meurt le plus souvent avec un long retard. L'amaigrissement dans ce cas est considérable.

Il y a, comme chez la souris, lésion locale ; hypertrophie de la rate et du foie, hépatisation pulmonaire. Les organes et le sang renferment en quantité très variable, suivant les cas, les bactéries qui se montrent capsulées à la coloration.

Le *cobaye* résiste dans la majorité des cas.

Il en est de même du *pigeon*.

Le porc et la poule paraissent absolument réfractaires.

La plus intéressante des réactions expérimentales est celle que détermine l'inoculation au *cheval* de la culture pure.

Avec une culture provenant du sang d'une souris inoculée antérieurement Schütz inocule le cheval dans les poumons.

La mort survient en quelques jours et le tableau clinique qui se déroule est absolument celui de la maladie spontanée : aspect particulier des muqueuses, toux, dyspnée, jetage *microbien*, symptômes physiques de pleuropneumonie.

La pulvérisation intratrachéale, après trachéotomie, de cultures virulentes donne les mêmes résultats.

Il résulterait des travaux plus récents de Fiedeler que l'*injection trachéale* détermine une affection fébrile et dyspnéique non mortelle. En répétant les injections de trois en trois jours, on arrive à ne plus déterminer à la quatrième injection, aucune réaction et l'animal semble avoir acquis l'immunité.

L'*inoculation sous-cutanée* produit une tumeur douloureuse, étendue, s'abcédant en partie, et se résolvant en quelques jours : la réceptivité pour une nouvelle inoculation se trouverait diminuée.

IV. — Spécificité du microbe de Schütz.

Schütz, après cette transmission concluante de la maladie du cheval par l'inoculation des cultures pures, a cherché à différencier son microbe de celui de Talamon-Fränkel, et du microbe de Friedländer.

En traitant de la pneumonie de l'homme nous parlerons de ces microorganismes : disons brièvement ici quels sont les caractères différentiels assignés par Schütz, au moins entre le microbe de la pneumonie du cheval et le microbe de Talamon-Fränkel, agent de la pneumonie humaine sous toutes ses formes.

Le microbe de Talamon-Fränkel est un diplocoque ovale, en grain d'orge, en fer de lance ; il est encapsulé, il prend la méthode de Gram ; il ne cultive pas à la température de la chambre ; il tue les lapins et les souris.

Le microbe de Schütz a presque la même forme ;
il est aussi encapsulé, mais il n'est pas lancéolé.
Il ne prend pas la couleur de Gram ; pousse à la
température de la chambre ; tue les souris, mais
le lapin résiste souvent.

X

GOURME

La gourme, maladie propre aux équidés, frappe
surtout les jeunes sujets de un à cinq ans : au
delà elle est rare. Elle se caractérise, au point de
vue clinique, par le jetage d'abord séreux et jaunâtre, puis épais et purulent, les lymphangites
et les abcès ganglionnaires de l'auge. La laryngite, la trachéo-bronchite, les pleuropneumo-
nies gourmeuses, les abcès métastatiques viscé-
raux, etc., peuvent se montrer dans quelque cas.

C'est à Schütz (1887-1888) que nous devons la
connaissance de l'agent qu'on s'accorde à reconnaître comme le facteur de la gourme.

Sand et Jensen (1888) dans un travail presque
contemporain arrivèrent aux mêmes résultats
généraux que Schütz. Poëls, en 1888, aussi, a bien
étudié la microbie de la gourme. Lüpke (de Stutt-
gart), dans un intéressant rapport, a condensé toutes
nos connaissances bactériologiques sur la gourme.

**II. — Caractères et morphologie du streptocoque de la
gourme.**

Dans les abcès gourmeux du cheval, Schütz a
rencontré des microscoque en chaînettes, mêlés

en quantité considérable aux globules du pus.

Droites ou ondulées, ces chaînettes occupent et dépassent quelquefois le champ du microscope.

Les individus qui composent la chaînette affectent une forme ovale à grand axe transversal. A côté des longues chaînettes on trouve des chaî-nettes plus courtes, composées de trois ou quatre microcoques seulement, et des microcoques isolés, dont quelques-uns sont contenus dans les globules du pus.

Les microcoques se segmentent suivant leur diamètre transversal: pour accomplir la segmenta-tion ils passent successivement par la forme ar-rondie, puis s'allongent considérablement. La seg-mentation s'opère souvent d'une façon tellement régulière que des séries entières paraissent, à un moment donné, formées de diplocoques. Immédia-tement après la segmentation, les individus repren-nent leur forme ovale.

Les *streptocoques* de la gourme prennent tous les couleurs d'aniline et aussi le *Gram*.

Cultures. — Le streptocoque de la gourme est aérobie et aussi anaérobie : les cultures faites au laboratoire d'Alfort nous permettent d'affirmer ce point.

Bouillon. — C'est un excellent milieu, surtout lorsqu'il est glycériné (Nocard). Le streptocoque y forme une belle culture avec dépôt neigeux sur le fond du vase.

Gélatine. — Schütz a toujours échoué dans ses cultures sur *gélatine*, à la température de la chambre.

Poëls n'a pu obtenir aucune culture en strie sur gélatine. La piqûre lui aurait donné des colonies isolées.

Sand et Jensen ont également réussi la culture par piqûre dans la gélatine ; ils ont remarqué que si les colonies se développent le long de la piqûre dans la profondeur du milieu, le développement à la surface est nul ou à peu près. En plaques la culture s'est montrée des plus médiocres.

D'ailleurs, ils avouent que des séries d'inoculation sur gélatine — et il en était de même sur gélose — ont échoué.

Schütz a attribué la non-germination du streptocoque sur gélatine et agar à une question d'alcalinité. Ne faut-il pas y voir plutôt une prédilection du streptocoque pour les milieux peu aérés ? il ne pousse pas sur gélatine en stries mais *peut* pousser dans la profondeur du milieu, le long de la piqûre, c'est-à-dire là où il est déjà quelque peu soustrait au contact de l'air ? Le caractère certainement anaérobie du streptocoque plaide en faveur de cette explication.

Gélose. — Schütz n'a jamais réussi à obtenir des cultures sur gélose.

Poëls n'a pu faire développer le streptocoque de la gourme en surface sur le milieu.

Sand et Jensen ont réussi dans quelques cas les cultures en surface sur agar (plaques ou stries).

Ils les décrivent sous la forme de colonies lenticulaires du volume d'une tête d'épingle, arrondies quand on les voit de face, fusiformes quand elles se montrent de profil.

Les colonies superficielles sont formées d'un noyau foncé entouré d'une auréole grisâtre semi-transparente.

Les colonies profondes sont *plus vigoureuses* ; d'abord nettement délimitées, elles poussent en deux ou trois jours des prolongements sur lesquels peuvent se greffer aussi de nouvelles branches.

La piqûre sur agar donne lieu à une belle culture.

La culture sur gélose — nous l'avons dit ci-dessus

— n'est pas d'ailleurs toujours positive, et l'hypothèse que nous avons émise ci-dessus à propos de la gélatine lui est sans doute applicable.

Sérum. — Il constitue un excellent milieu. Le streptocoque s'y développe, puis forme de nombreuses gouttelettes grises, transparentes, devenant bientôt confluentes et constituant alors une couche assez épaisse et résistante, sorte de membrane louche à reflets irisés (Schütz).

Schütz et Poëls ont fait remarquer que les micrococoques développés sur sérum montrent à la coloration une *capsule* très nette.

III. — Réactions expérimentales du streptocoque de la gourme.

Le réactif par excellence est la *souris blanche.* Inoculée sous la peau, soit avec des produits gourmeux, soit avec des cultures, elle réagit d'une façon toute spéciale (Schütz, Poëls, Sand et Jensen, etc.). Ce qu'on observe ordinairement c'est un abcès au point d'inoculation, avec sphacèle de la peau alentour ; les lymphatiques partent du point d'inoculation, se prennent, et les ganglions de l'aine (inoculation sur le dos ou à la cuisse) se tuméfient et s'abcèdent. On rencontre encore dans les cas de longue durée des abcès des poumons, du foie, de la rate, des reins.

Le streptocoque est en culture pure dans toutes ces lésions; on le trouve également toujours, au moins par les cultures, dans le sang de la circulation générale.

Dans quelques cas (inoculations à doses fortes) la souris meurt presque sans lésion, de septicémie gourmeuse.

Le *cobaye* paraît réfractaire à l'inoculation sous-cutanée (Schütz, Sand et Jensen).

Le *lapin* s'est montré réfractaire aux inoculations de Schütz. Sand et Jensen lui ont conféré un érysipèle local par injection sous la peau de l'oreille, et une septicémie mortelle par injection intraveineuse.

L'inoculation au *cheval* de cultures pures a été tentée avec un plein succès par Schütz et les autres auteurs.

Les *inoculations sous-cutanées* forment des abcès gourmeux renfermant les bourbillons nécrosiques qu'on rencontre dans les lésions gourmeuses naturelles.

L'*introduction dans les fosses nasales*, la muqueuse étant intacte (Schütz) a donné une affection reproduisant trait pour trait la gourme spontanée, jetage, abcès des ganglions de l'auge, etc.

Le *frottement de la muqueuse nasale* avec une brosse chargée du virus cultivé a réussi également entre les mains de Sand et Jensen : l'inhalation échouait au contraire.

L'injection intraveineuse pratiquée sur le cheval (Sand et Jensen) est des plus intéressantes.

Le vaisseau se thrombosait au point d'inoculation ; il se faisait là un abcès qui s'ouvrait à l'extérieur, et cette lésion isolée paraissait conférer l'immunité au cheval que le frottement de la muqueuse nasale avec une culture virulente ne paraissait plus pouvoir rendre gourmeux.

Nous avons pu répéter au laboratoire de M. Nocard tous les faits annoncés par Schütz et en vérifier le bien fondé.

CHAPITRE III

I

CHOLÉRA ASIATIQUE

—

I. — Définition. — Historique.

Le choléra asiatique est une affection endémo-épidémique de l'Indoustan, qui, partant de son foyer originel, a parcouru épidémiquement à maintes reprises l'Orient et l'Occident.

C'est une affection exclusive à l'homme ; il n'existe chez les animaux aucune affection identique, et les dénominations imposées à plusieurs maladies infectieuses animales, telles que *choléra des poules*, *choléra du porc*, impliquent, non pas une identité de nature, mais une analogie plus ou moins lointaine dans les symptômes et les lésions intestinales (1).

L'histoire bactériologique du choléra asiatique

(1) Nous traiterons ci-dessous de l'intéressante affection des oiseaux de basse-cour décrite par M. Gamaleia et relevant du *Vibrio Metchnikovi*. Nous verrons que l'assimilation tentée par cet auteur de son vibrion avec le spirille de Koch n'est nullement justifiée.

a été tracée magistralement par R. Koch, dont les travaux ont mis hors de doute la nature microbienne de l'affection.

II. — Lésions et modes de propagation du choléra asiatique.

Le choléra asiatique évolue sur l'homme avec une rapidité très variable.

Quelques malades succombent en peu d'heures à une attaque foudroyante ; d'autres sont tués moins vite, et succombent à un moment variable de la première période (période algide) ; d'autres enfin succombent plus tard encore, dans la deuxième période (période de réaction).

Les lésions du choléra asiatique sont surtout, sont presque exclusivement intestinales, mais elles diffèrent beaucoup suivant l'époque à laquelle a succombé le malade, et c'est là, au point de vue bactériologique, un point capital.

Dans le choléra foudroyant, il existe à peine quelque altération de l'intestin, marquée par de la tuméfaction et une coloration rosée de la muqueuse ; mais le canal intestinal est rempli d'un liquide blanchâtre, louche, inodore, tenant en suspension de petits flocons muqueux, ou grains riziformes.

Si le malade succombe plus tard, à un moment quelconque de la période algide, la muqueuse intestinale est plus altérée : elle est congestionnée surtout au niveau de l'iléon, et prend en ce point une coloration intense (hortensia), tout à fait spéciale ; les follicules clos de l'intestin grêle surtout dans la dernière portion, présentent l'aspect connu sous le nom de psorentérie ; le liquide à flocons muqueux, à grains riziformes, dont nous parlions plus haut, emplit l'intestin.

Le sang est poisseux, et prend un aspect tout à fait caractéristique.

Si le malade meurt à la période de réaction, après une évolution déjà longue de l'affection, on ne trouve plus dans l'intestin de liquide riziforme ; le sang a repris ses caractères normaux, mais de nombreuses congestions et inflammations viscérales se sont développées (congestion pulmonaire, bronchite, pleurésie, etc., etc.).

C'est par les selles des malades que le germe cholérique est rejeté au dehors : ces selles souillent les linges, les effets des malades, etc,; elles peuvent soit directement, soit indirectement, être projetées dans les rivières et cours d'eau.

C'est en portant à sa bouche ses mains souillées au contact des linges et des effets imprégnés par les selles cholériques, c'est en buvant l'eau qui a reçu les déjections cholériques, que l'individu sain contracte le choléra.

L'air ne joue qu'un rôle tout à fait effacé, ou même nul, dans la propagation de l'affection.

III. — Le bacille du choléra asiatique. — Sa coloration. Sa culture et ses caractères biologiques.

Le bacille découvert par Koch est connu sous le nom de *komma bacille*, *bacille-virgule*, ce qui peint une de ses apparences morphologiques, et aussi sous celui de *spirille* du choléra asiatique, ce qui rappelle une autre apparence du même organisme.

L'examen est facile avec et sans coloration.

Examiné sans coloration, le bacille du choléra asiatique se montre *très mobile*, quelle que soit sa provenance.

« Les individus adultes dans les préparations fraîches, incolores, sont nettement recourbés ; tantôt ils sont en arc de rayon très grand, tantôt ils constituent un demi-cercle très nettement dessiné. » (Flügge.) Les individus jeunes sont peu recourbés, ou droits.

La **coloration** du bacille-virgule est des plus simples ; toutes les solutions hydroalcooliques des couleurs d'aniline et le bleu de Löffler réussissent

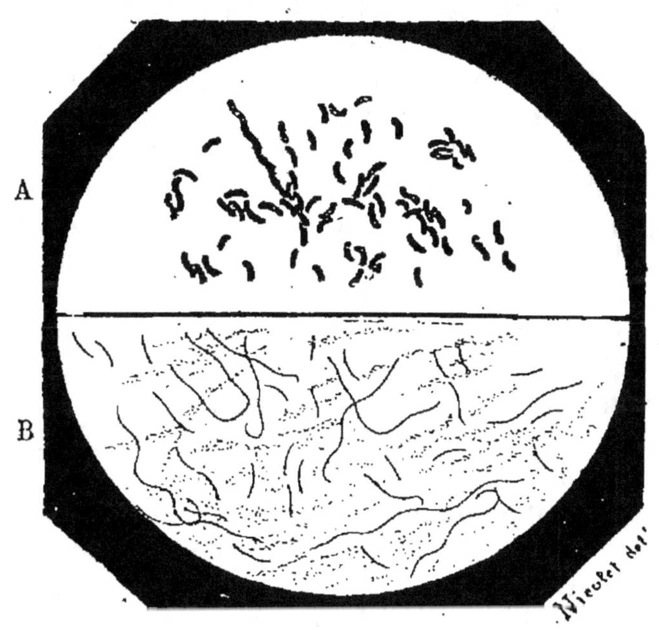

Fig. 82.

A, choléra asiatique. Selle cholérique.
B, choléra asiatique. Culture. Leitz, oc. 3, obj. 1/12.

bien, mais la méthode Gram et ses dérivés échouent.

Coloré, le bacille du choléra se montre sous divers aspects ; long de 1 μ, 5 à 2 μ, 5, large de 0 μ, 5, tantôt il apparaîtra sous forme d'un bâtonnet droit, tantôt il prendra un aspect recourbé figurant une *parenthèse*, un demi-cercle ; parfois deux bâtonnets ainsi recourbés se juxtaposent bout à bout, et le bacille prend alors la forme d'un S ;

si plusieurs bacilles courbes se placent ainsi les uns au bout des autres, l'S s'allonge et l'on a le *spirille cholérique*.

La forme réelle du microorganisme paraît donc être la forme *courbe*, et l'aspect rectiligne (*aussi et plus fréquent dans les préparations colorées que la forme courbe*) résulte sans doute d'une disposition spéciale sous le microscope, la partie moyenne du bacille étant seule à la vue, les deux extrémités échappant à l'œil de l'observateur.

Dans les *cultures anciennes*, des formes nouvelles apparaissent, *formes d'involution*, dont une des plus fréquentes est la dilatation énorme d'une des extrémités du bacille (*corps mûriforme* de Ferran); d'autres formes bizarres, telles que la forme sphérique, etc., peuvent encore se montrer dans ce cas.

Une des particularités les plus intéressantes dans la morphologie du bacille du choléra, c'est la présence de *cils*, auxquels le microorganisme doit sa mobilité.

Ces cils sont nettement décelés par les méthodes que nous avons décrites dans les généralités (Voy. Ire partie : *Technique des colorations*).

Il existe une méthode plus simple encore de les mettre en évidence. Elle est due à M. Straus. Prélevez dans une culture en bouillon datant de vingt-quatre heures une goutte que vous déposerez sur une lame, et ajoutez à cette goutte une trace du mélange colorant suivant : liqueur de Zielh délayée dans trois à quatre parties d'eau. Recouvrez d'une lamelle et examinez avec un grossissement convenable : vous verrez que le microorganisme est terminé par un appendice révélé seulement par une succession de points colorés : la membrane d'enveloppe et les parties intermédiaires aux points colorés, ne prennent pas la teinte colorante, c'est cet appendice, ce *cil* qui, agissant à la façon d'une hélice fait progresser le vibrion cholérique et lui donne son extrême mobilité.

Culture. — Le bacille-virgule est aérobie, mais aussi anaérobie (Hueppe). C'est d'ailleurs en anaérobie qu'il vit et se multiplie dans l'intestin, et c'est dans cet état qu'il fabrique les toxines les plus énergiques (1).

La température qui convient le mieux à son développement est comprise entre 30° et 40°. Au-dessous de 17°, il ne pousse pas, mais garde sa vitalité. Il résiste à une température très basse — 10° par exemple. Il est au contraire facilement tué à + 60° et même à + 56°.

La *culture* du bacille du choléra réussit sur tous les milieux artificiels : bouillons, lait, gélatine, gélose, sérum, pomme de terre, etc. La *gélatine* donne des cultures caractéristiques du plus haut intérêt.

La condition essentielle de réussite est la *neutralité* parfaite des milieux, ou mieux une légère alcalinité.

a) *Bouillons.* — Le bacille cholérique se développe parfaitement en vingt-quatre heures dans le bouillon. Il y forme le plus ordinairement en vingt-quatre heures un *voile gris* au-dessous duquel le bouillon reste indéfiniment transparent.

Une culture fort intéressante est la *culture en lame creuse* dans une goutte de bouillon, à la température de l'étuve. C'est dans cette culture que le bacille se développe le mieux en longs spirilles qui peuvent avoir jusqu'à 20 et 30 circonvolutions (Flügge).

---

(1) Wood a établi que les microbes facultativement anaérobies sont dans l'anaérobiose plus sensibles aux agents extérieurs, et Hueppe a bâti sur cette loi une théorie du choléra destinée à étayer les vues de Pettenkoffer, mais qui ne nous paraît pas rigoureusement répondre aux faits d'observation.

b) *Lait.* — Le bacille du choléra pousse bien dans le lait, *dont il ne change ni la couleur ni la réaction*, auquel il ne fait pas subir de *coagulation*.

c) *Gélatine.* — C'est le milieu de culture le plus utile, en ce qu'il donne des réactions caractéristiques (1).

Le bacille-virgule sera ensemencé dans la gélatine *par piqûre*, et aussi cultivé sur la gélatine en *plaques*.

1. *Ensemencement par piqûre.* — Le développement est relativement lent et l'aspect caractéristique n'apparaît qu'au bout de trois ou quatre jours. A ce moment on constate que la surface de la gélatine s'est creusée, s'est déprimée à la partie supérieure du trajet de la piqûre, ce qui donne l'illusion d'une bulle d'air emprisonnée ; autour de cette partie déprimée, la culture d'aspect blanchâtre floconneux a pris l'aspect d'un entonnoir : la gélatine est liquéfiée dans toute cette partie ; sur le reste du trajet de la piqûre, au-dessous de cette sorte d'entonnoir, la liquéfaction commence à se prononcer ; elle se fait de haut en bas sur tout ce trajet dans les jours suivants; puis la liquéfaction progresse, et l'aspect caractéristique se perd; au bout de sept à huit jours la gélatine est liquéfiée dans les deux tiers supérieurs, elle contient un grand nombre de flocons blanchâtres ; la liquéfaction ne devient complète qu'au bout d'un temps plus long.

(1) Karlinski a indiqué une formule de gélatine nutritive qui convient bien à la culture soit par piqûres soit en plaques : c'est la *gélatine au pancréas* dont voici la formule :

Pancréas	500	grammes.
Eau	1000	—
Peptone	50	—
Sel	5	—
Gélatine	500	—

Il n'existe actuellement aucun microbe liquéfiant la gélatine sous cet aspect tout spécial.

2. *Culture sur plaques*. — La colonie du bacille-virgule prend sur la plaque de gélatine un aspect également caractéristique. Tout d'abord la colonie se développe sous la forme d'un petit disque blanc jaunâtre, à contours irréguliers, ondulés. Mais dès le troisième ou quatrième jour la colonie s'est élargie, et, liquéfiant la gélatine, elle a pris une figure toute particulière.

Examinée à un faible grossissement, elle montre un *centre granuleux*, autour de ce centre un *cercle granuleux, ondulé, sinueux*; enfin au delà un *deuxième cercle clair* non granuleux ; la gélatine est liquéfiée dans tout l'espace inclus dans le premier cercle.

La liquéfaction augmentant, la colonie perd bientôt son aspect caractéristique.

d) *Gélose*. — Le bacille du choléra asiatique se développe bien sur la gélose; en vingt-quatre heures, à l'étuve, la culture est abondante ; elle est blanche, sans caractère spécial.

e) *Pomme de terre*. — Sur la pomme de terre ensemencée, et *placée à l'étuve*, apparaît en vingt-quatre heures une culture épaisse, de couleur brun clair, café au lait.

f) *Sérum*. — Le bacille cholérique pousse sur sérum gélatinisé qu'il *liquéfie* rapidement en lui donnant une teinte brune.

En résumé, le bacille du choléra asiasique possède un aspect morphologique assez spécial, mais qui ne lui est pas exclusif, ainsi que nous le verrons tout à l'heure ; il a des réactions de culture sur gélatine qui lui sont, à l'heure actuelle, absolument particulières et le caractérisent pleinement.

Réaction chimique des cultures du bacille-virgule (*Cholera-Roth*).

Si on ajoute, *même dès les premières heures qui suivent l'ensemencement*, à une culture *pure* de bacille du choléra dans du bouillon 5 à 10 p. 100 d'acide chlorhydrique *pur*, on observe au bout de quelques minutes une *coloration rose violet*, dont l'intensité croît rapidement pendant une demiheure ; la couleur persiste un jour puis dégénère en une teinte brunâtre.

Même résultat s'obtient avec l'acide azotique et l'acide sulfurique. D'une façon générale il convient de dire que les acides souillés de produits *nitreux* donnent la réaction non seulement avec le bacille-virgule, mais avec les bacilles de Muller, de Deneke, de Finkler, le colibacille, le *Bacillus pyogenes fœtidus*.

L'acide chlorhydrique *pur* ne réagit que sur le bacille-virgule, et aussi sur le bacille de Finkler, mais dans ce dernier cas la réaction est moins prompte et ne se produit que si l'on agit sur une culture mise à l'étuve depuis quatre jours à 37°.

La réaction produite par l'acide chlorhydrique pur est donc caractéristique du bacille-virgule : connu sous le nom de *Cholera-Roth*, elle a été découverte par Poelh en 1886 puis étudié par O. Bujwid (*Zeitschr. f. Hyg.*, 1887, et *Ann. Pasteur*, 1888), Brieger, Dunham et Jadassohn.

Le *rouge* est une combinaison d'indol et d'acide azoteux (1).

(1) La couleur rouge de réaction est une combinaison d'indol et d'acide azoteux plus hâtive et plus abondante avec le bacille du choléra qu'avec d'autres organismes très analogues de formes et de propriétés biologiques, parce que le bacille du choléra développe à la fois dans les cultures l'indol et l'acide azoteux nécessaires à la formation du Cholera-Roth.

Il existe des microorganismes qui ne développent que l'indol dans leurs cultures, et qui dès lors ne donnent la réaction rouge

Nous avons parlé ci-dessus des limites de température entre lesquelles le bacille-virgule peut se développer, de sa résistance au froid, du degré de chaleur auquel il cesse de vivre.

Koch a établi que le bacille-virgule ne se multiplie que par segmentation et qu'on ne trouve pas ici de spores résistantes : il a établi en loi que la dessiccation le tuait rapidement.

Sur des fils de soie cependant, Kitasato a vu le

qu'avec un *acide souillé de produits nitreux*. Le bacille de Finkler donne à la fois indol et acide azoteux : il a donc la même réaction du Cholera-Roth que celui du choléra, mais ici la question de temps doit intervenir; la réaction ne se produit que beaucoup plus tard dans les cultures du bacille de Finkler.

Le bacille du choléra est jusqu'ici le seul qui puisse *dans les premières heures* après l'ensemencement, donner la réaction du Cholera-Roth.

L'acide chlorhydrique *pur* — sans acide azoteux — ne donne la réaction rouge qu'avec le bacille du choléra, et celui de Finkler.

L'acide oxalique *pur*, qui ne contient pas d'acide azoteux, donne la réaction du Cholera-Roth avec le bacille du choléra, et celui de Finkler; avec les autres microorganismes, il ne donne rien (Bujwid).Les acides bromhydrique, phosphorique, tartrique, lactique, réussissent de même, mais non les acides acétique et formique.

L'acide sulfurique — qui *contient ordinairement de l'acide azoteux* — donne la réaction non seulement avec les bacilles du choléra et de Finkler, mais aussi avec les bacilles de Miller, de Deneke, de Escherich, le *Pyogenes fœtidus*, etc.

Dunham et Jadassohn ont démontré que la réaction du Cholera-Roth était dans les cultures du bacille-virgule d'autant plus accusée et plus rapide que le milieu nutritif contenait de la peptone.

Dans les milieux nutritifs albumineux ne contenant pas de peptones (albumine de l'œuf ou sérum du sang) la réaction s'obtient, mais plus faible et plus tardive.

Dans le lait elle ne se produit pas.

Dans les cultures anaérobies — où le bacille-virgule pousse bien — la réaction fait défaut.

M. Netter (*Soc. méd. des hôpit.*, 1892) a cherché à utiliser cette propriété du Cholera-Roth pour un diagnostic clinique rapide : il recherche la réaction dans les selles en y ajoutant quelques gouttes d'acide sulfurique ou chlorhydrique. Sans vouloir attribuer une valeur absolue à cette expérience il déclare qu'il n'a pas rencontré la réaction ainsi produite en dehors des selles du choléra vrai.

bacille-virgule vivre treize et trente-huit jours. Sur une culture en gélose, Koch lui-même a trouvé son bacille vivant après deux ans.

Les conditions de la vie du bacille-virgule dans l'eau ont été recherchées par quelques expérimentateurs, et ces recherches, étant donné ce que nous savons du mode de propagation du choléra, devaient présenter le plus haut intérêt. Koch avait trouvé le bacille-virgule dans l'eau d'un réservoir (Tank) de Calcutta, alimentant un groupe d'Hindous atteints par le choléra; MM. Nicati et Rietsch ont trouvé également ce bacille dans l'eau du port de Marseille, pendant l'épidémie cholérique qui frappa cette ville.

Divers expérimentateurs ont cherché la durée de vie de ce bacille-virgule dans des eaux de qualité variée, pure ou impure à divers degrés : il faut citer ici les travaux de Babès, Wolfhügel et Riedel, Frankland, Hueppe et surtout ceux de Hochstetter, Straus et Du Barry.

Hochstetter opérait en ensemençant dans de la gélatine nutritive l'eau où il avait exposé le bacille-virgule : la gélatine était étalée en plaques. Il a trouvé que dans l'eau de Seltz le bacille-virgule périssait en trois heures, en vingt-quatre heures dans l'eau distillée, et résistait trois cent quatre-vingt-douze jours dans l'eau d'alimentation de Berlin (*stérilisée*).

MM. Straus et Du Barry ont opéré d'une façon beaucoup plus parfaite : l'eau à éprouver, au *préalable stérilisée* est contenue dans un vase; elle est ensemencée avec le bacille-virgule : puis, au moment voulu, on ajoute un peu de bouillon concentré de façon à faire du tout un milieu de culture qui se peuple, à l'étuve, s'il reste quelque chose de vivant. Ils ont trouvé, opérant ainsi, que le bacille-virgule vit quatorze jours dans l'eau distillée, trente jours dans l'eau de l'Ourcq et trente-neuf jours dans l'eau de la Vanne.

Le bacille du choléra peut vivre longtemps dans des produits servant à l'alimentation : dans le lait par exemple, et surtout le beurre, où Heim l'a vu garder sa vitalité pendant quarante-huit jours.

Les toxines du bacille-virgile. — L'évolution du choléra dans les cas typiques présente l'aspect d'une véritable intoxication, et certains poisons, le tartre stibié, par exemple, produisent des symptômes de tous points analogues (choléra stibié).

Nous dirons aussi plus loin que le bacille-virgule reste localisé dans l'intestin des cholériques et qu'on est donc en droit de penser que le malade succombe, non à une généralisation microbienne, mais à une intoxication par le poison sécrété par les organismes habitant le seul intestin.

La toxine cholérique est peu connue. La première notion certaine en est due à M. Pouchet (1884), qui a démontré la présence d'alcaloïdes toxiques dans les selles choloriques. De celles-ci il a extrait par le chloroforme une substance huileuse liquide d'un pouvoir toxique intense.

M. Villiers a extrait des organes des cholériques un alcaloïde toxique pour le cobaye. Nicati et Rietsch, en traitant des cultures de bacille-virgule, ont séparé un extrait alcoolique dont l'inoculation faisait périr les lapins et les souris avec crampes et abaissement de température. Citons encore les recherches de Brieger qui, ici comme dans beaucoup d'autres cas, a isolé un certain nombre de substances soi-disant définies chimiquement : corps convulsivants, poison hypothermisant, etc., etc. Brieger et Fraenkel ont isolé plus récemment une toxalbumine. M. Gamaléia croit avoir isolé deux poisons cholériques. Cette énumération montre à quel point peu précis en sont encore nos connaissances de la nature du ou des poisons cholériques.

IV. — Localisations du bacille-virgule dans l'organisme des cholériques. — Diagnostic bactériologique d'un cas de choléra. — Recherches dans l'eau, les linges, etc.

Le bacille-virgule recherché sur le cadavre n'existe que dans l'intestin chez le cholérique : il a été vainement cherché dans les autres parties de l'organisme.

Les cas les plus favorables à sa recherche sont les cas foudroyants dont nous parlions ci-dessus : le liquide à grains riziformes, incolore et sans odeur, qui remplit l'intestin, est souvent alors une culture pure de bacilles-virgules.

Lorsque la survie a été plus longue, quand le malade succombe, par exemple, dans la période algide, le liquide intestinal contient encore le bacille-virgule en grande quantité, mais non plus à l'état de pureté : d'autres microbes vulgaires, et en particulier le colibacille, viennent se mêler au liquide où ils ne tarderont pas à dominer : à cette époque les coupes intestinales montrent que le bacille-virgule a pénétré dans la muqueuse à la faveur de la desquamation épithéliale.

A la période de réaction, l'intestin ne contient plus guère que des microorganismes étrangers : le bacille-virgule a disparu. Les microorganismes qui pullulent alors dans l'intestin, et le colibacille est un des plus ordinaires, jouent sans doute le rôle principal dans les congestions et inflammations viscérales diverses auxquelles succombe le malade dans cette période de réaction typhoïde : dans la première période, au contraire, il ne saurait faire doute que c'est le poison sécrété par les bacilles-virgules qui intoxique le malade.

La diarrhée, qui n'est autre chose chez le cholérique que l'expulsion pendant la vie de ce contenu intestinal que nous venons de décrire au point de vue microbique sur le cadavre, contient donc presque exclusivement le bacille-virgule au début : dans les cas foudroyants la recherche est aisée : le liquide qui forme les selles est pour ainsi dire une culture pure du bacille de Koch. Plus l'évolution sera longue et plus les microbes étrangers apparaîtront et augmenteront de quantité jusqu'à masquer le bacille pathogène dans la diarrhée; enfin à la période de réaction le bacille aura complètement disparu.

Le diagnostic d'un cas de choléra pendant la vie du malade s'établit par deux ordres de recherches qu'on doit toujours pratiquer concurremment :

a) L'examen microscopique des déjections;

b) Les isolements du bacille-virgule par la méthode des plaques.

a) L'examen microscopique se fera en étalant une goutte de liquide intestinal sur la lamelle, ou mieux en mouillant la lamelle par friction avec un peloton de mucus (grain riziforme). On séchera et on colorera. Dans les cas foudroyants et dans les cas encore récents (période algide), cet examen sur lamelles pourra donner des résultats très nets.

On a proposé, dans les cas où le bacille-virgule se trouve associé à un plus ou moins grand nombre de germes étrangers (cas déjà anciens), de mettre à profit la propriété que possède le bacille-virgule de se décolorer par la méthode de Gram et ses dérivées pour en rendre la recherche plus aisée. La lamelle chargée du produit intestinal sera traitée par la méthode de Gram, puis, après décoloration, passée dans une solution hydroalcoolique de fuchsine. Les microbes intestinaux vulgaires garderont *pour la plupart* la coloration première, c'est-à-dire le violet, les bacilles-virgules décolorés prendront au contraire la deuxième couleur; le rouge, et seront d'une distinction plus aisée.

La méthode de recherches sur lamelles, très suffisante dans les cas nets et typiques, perd de sa valeur et ne donne pas toujours de résultats caractéristiques dans les cas où le bacille-virgule est mélangé à trop d'organismes étrangers. De toutes façons il faut s'adresser à :

b) La méthode de cultures en plaques, que nous avons suffisamment décrite pour n'y plus revenir. Le microbe isolé, on complétera le diagnostic par les ensemencements en piqûre sur gélatine, la série des cultures ordinaires, la recherche du *Cholera-Roth*, et les inoculations dont nous traiterons ci-dessous.

Il existe des méthodes qu'on pourrait appeler *méthodes préparatoires*, destinées à faire pulluler le bacille et à rendre sa recherche plus facile par les méthodes ordinaires. Voici deux de ces méthodes dont on pourra user avec avantage : la méthode de Van Ermengen et celle de Schottelius.

1. La *méthode de Van Ermengen* a pour but de faire développer le bacille-virgule, en si petite quantité qu'il soit dans les selles, de façon que la recherche en soit rendue aisée.

« On place dans une des cloches disposées en chambre humide servant à la culture sur pomme de terre, etc., et au besoin dans une soucoupe ou une assiette plate recouverte d'une cloche, un morceau de toile replié en huit doubles, ou une feuille de papier à filtrer qu'on imbibe d'eau. On y étend quelques centimètres cubes de la matière intestinale, et on laisse le tout exposé pendant quelques heures à une température assez élevée. S'il existe dans le liquide intestinal des microbes cholériques, même en quantité infiniment petite proportionnellement aux autres microorganismes, ils ne tarderont pas, grâce à leur multiplication extrêmement rapide, à s'accumuler à la surface du linge et à le recouvrir entièrement. Leur nombre en douze heures sera assez grand pour que les autres bactéries soient pour ainsi dire perdues dans leur masse.

» On peut aussi mélanger les liquides diarrhéiques avec de la gélatine nutritive diluée à 1/10, ou du bouillon stérilisé, de façon à obtenir un milieu de culture liquide qui favorisera davantage encore l'accumulation des virgules à leur surface. Grâce à leurs mouvements propres, et à leur avidité pour l'oxygène libre, elles ne tarderont pas à y former une abondante végétation. J'ai employé ce procédé avec les meilleurs résultats dans les conditions suivantes : je délaye une centaine de centimètres cubes de la matière intestinale dans une quantité double ou triple de bouillon de bœuf salé et légèrement alcalinisé ; le mélange est versé dans un vase à fond plat, de manière que le liquide soit en couche peu épaisse, de 3 à 4 centimètres de haut, et largement exposé à l'air. On a soin, en outre, de placer le récipient dans un incubateur à 37° pendant douze à vingt-quatre heures, ou, à défaut de cet appareil, au voisinage d'un foyer. »

Le bacille-virgule ainsi rendu abondant et prédominant sur tous les autres organismes concomitants sera plus aisément décelé par l'examen microscopique et la série des épreuves de culture.

2. La *méthode de Schottelius* consiste tout simplement à ensemencer un bouillon avec les matières diarrhéiques. Les bacilles-virgules, s'il en existe, poussent et viennent à la surface du liquide là où l'oxygène est en plus grande quantité. C'est à la

surface du liquide de culture qu'on puisera — au bout de vingt-quatre heures à l'étuve — pour l'examen microscopique ou pour la confection des plaques d'isolement.

La *recherche du bacille-virgule sur les linges* ou draps souillés par les matières fécales se fait en traitant directement les matières déposées sur le linge comme on traite les selles mêmes : il n'y a pas lieu d'insister sur ce point.

V. — Choléra expérimental.

Le cobaye seul peut être tué par le bacille-virgule, et les modes d'inoculation sont au nombre de trois.

1. *La voie duodénale*. — C'est la méthode, d'ailleurs d'une application assez peu aisée en pratique, de Nicati et Rietsch (1884 et 1885) de Ceci, de Van Ermengen et de Koch lui-même. Nicati et Rietsch liaient au préalable le cholédoque ; Van Ermengen opère sans cette précaution. Même avec une dose minime on *peut* réussir et les animaux meurent rapidement avec les lésions spécifiques de l'intestin.

2. *La voie stomacale*. — C'est la méthode d'élection de Koch; elle donne des résultats constants, lorsqu'on emploie un dispositif particulier.

Il faut d'abord alcaliniser le contenu stomacal de l'animal, en lui injectant à la sonde une solution de carbonate de soude à 5 p. 100 , après vingt minutes on injecte dans l'estomac la culture du bacille-virgule, et immédiatement on fait pénétrer dans la cavité péritonéale, à l'aide de la seringue de Pravaz, une quantité de teinture d'opium qu'il faut porter à un centimètre cube par 200 grammes du poids de l'animal.

« Après que l'on a administré cette dose d'opium,

il survient une somnolence qui dure une demi-
heure à une heure ; ensuite l'animal redevient tout
à fait bien portant. Le soir du jour même, ou le
jour suivant, les animaux perdent l'appétit, ils
ont un aspect maladif, peu à peu on voit apparaître une faiblesse des extrémités postérieures
ressemblant à de la paralysie. La respiration devient rare et se ralentit. Ensuite les phénomènes
graves de collapsus apparaissent ; il se produit un
refroidissement sensible, notammment à la tête et
aux extrémités ; enfin la mort survient.

» A l'autopsie on trouve l'intestin grêle fortement tuméfié et rempli par un liquide incolore,
aqueux, floconneux. L'estomac et le cæcum ne contiennent pas, comme d'ordinaire, des masses solides, mais une grande quantité de liquide.

» Le contenu de l'intestin grêle est composé
presque exclusivement par une culture pure de
bacilles-virgules. » (Flügge.)

Doyen a montré qu'on pouvait obtenir les
mêmes succès en injectant, au lieu de teinture
d'opium, de l'alcool sans opium.

3. *La voie péritonéale.* — Les cobayes inoculés
par cette voie meurent rapidement : le symptôme
dominant est l'abaissement de température qui
peut être considérable. A l'autopsie on trouve un
abondant exsudat liquide péritonéal contenant
peu de bacilles-virgules, une coloration hortensia
de l'intestin qui ne montre à l'intérieur que peu de
bacilles cholériques. La vessie est affaissée et très
petite.

VI. — Variétés du bacille-virgule.

La description du bacille-virgule que nous avons
donnée est la description classique, celle qu'ont consacrée les travaux de Koch. Mais il semble certain
que le bacille-virgule ne répond pas toujours, par-

tout et dans toutes les épidémies, et de tous points, à la conception adoptée depuis Koch et qu'il faille admettre aujourd'hui pour ce bacille un pléomorphisme très large. Cunningham, dans l'Inde, a classé et décrit dix variétés de bacille-virgule se distinguant chacune par quelques traits du bacille type de Koch.

L'épidémie de 1892, à Paris et dans la banlieue, a montré un bacille-virgule plus gros, plus court, plus trapu que celui de Koch, et possédant *en outre la propriété de coaguler le lait*, propriété que ne possède pas la virgule type de Koch. La coagulation du lait se produit avec rapidité par le bacille en provenance directe de l'organisme cholérique : elle tarde davantage quand le bacille a vieilli dans le laboratoire, et a subi des passages sur nos milieux de culture usuels (Netter).

Cette propriété de coaguler le lait, cette forme un peu différente du bacille type qui ont été rencontrées dans la banlieue de Paris et à Paris en 1892, un bacille-virgule isolé dans les cas de choléra, à Saïgon, par le Dr Calmette, les possède également (1). Sans entrer plus avant dans le détail, nous avons tenu à noter l'existence de ces variétés sur la signification exacte desquelles les études ultérieures se prononceront.

L'épidémie récente a aussi remis en question bien des points qu'on croyait élucider, et ébranlé la foi de certains auteurs entre la relation de cause à effet entre le vibrion de Koch et le choléra humain. Nous ne croyons pas devoir, au moins quant à présent, entrer dans des considérations de cet ordre.

(1) Le choléra de 1892, en France, s'est comporté de la façon la plus évidente avec des caractères épidémiques spéciaux. L'avenir seul pourra dire si cette marche spéciale était fonction d'une race spéciale de bacille-virgule.

II

MICROORGANISMES DE FINKLER, DE DENEKE, DE MILLER

(BACILLES PSEUDO-CHOLÉRIQUES).

En 1884, dans une *épidémie chotériforme* sévissant à Bonn, Finkler trouva un bacille se rapprochant par sa forme du bacille de Koch.

Les points de ressemblance entre l'un et l'autre bacille sont les suivants : forme courbe, liquéfaction de la gélatine, production du *Cholera-Roth*.

Les points de dissemblance sont les suivants : le bacille de Finkler est plus épais ; il coagule le lait ; si l'acide chlorhydrique pur produit dans des cultures liquides du bacille de Finkler la réaction du *Cholera-Roth*, ce n'est que lorsque la culture est vieille de plusieurs jours et non dès les premières heures de l'ensemencement comme avec le bacille-virgule (Voy. ci-dessus).

Enfin la liquéfaction de la gélatine ensemencée en piqûre par le microbe de Finkler est voisine mais pas du tout identique à la liquéfaction produite par la virgule de Koch.

« Les bacilles de Finkler cultivés dans les mêmes conditions que les bacilles de Koch, ont pour résultat de former, déjà, après quarante-huit heures, un canal assez gros ressemblant à un sac rempli par un liquide trouble.

» Après vingt-quatre heures encore, la liquéfaction atteint les parois du tube ; la partie supérieure de la gélatine est presque entièrement liquéfiée, et la partie profonde du canal s'est élargie en proportion. » (Flügge.)

Nous avons noté tous les éléments du parallèle entre le bacille de Koch et celui de Finkler. Le dernier mot sur la signification de cet organisme, et sur ses rapports avec celui de Koch ne nous semble pas d'ailleurs dit encore.

Deneke a trouvé dans le vieux fromage un organisme en virgule (*Spirillum tyrogenum*) dont il convient de dire un mot, au moins quant à sa réaction sur la gélatine ensemencée par piqûre.

« La liquéfaction de la gélatine est beaucoup plus énergique que par le bacille du choléra, mais pas aussi forte que par le bacille de Finkler...

» Il se produit à cet endroit (sur le trajet de la piqûre) un canal en forme de sac occupé par la gélatine liquéfiée. De ce point la liquéfaction s'étend alors, ultérieurement, à toute la gélatine. » (Flügge.)

III

LES DIARRHÉES CHOLÉRIFORMES

En tout temps, dans la saison estivale surtout, il existe dans nos contrées des diarrhées rappelant cliniquement, d'une façon plus ou moins complète, le choléra vrai : à ces cas on a donné le nom de *choléra nostras*.

Dans les épidémies de choléra — et celle de 1892 a été très significative à cet égard — il existe à côté des cas de choléra vrai, cas où le bacille-virgule est constamment décelé, des cas à allure clinique très voisine — *quoique non absolument identique en tous points* — cas terminés quelquefois par la mort, où le bacille-virgule est absent.

MM. Gilbert et Girode ont montré que le colibacille est vraisemblablement la cause de *quelques-
unes* des formes du choléra nostras. Dans les cas
pseudo-cholériques juxtaposés aux cas de choléra
vrai de 1892, M. Netter a trouvé *constamment* le colibacille et des espèces bactériennes variées (bacille
encapsulé de Friedlaender, streptocoque pyogène, etc.). M. Renon, dans deux cas pseudo-cholériques observés à Necker, a fait la même remarque
pour le colibacille (*Annales Pasteur*, 1892). Les recherches de M. Girode aboutissent pour la même épidémie aux mêmes résultats (*Soc. de biologie*, 1892).

IV

VIBRIO METCHNIKOVI — SEPTICÉMIE VIBRIONNIENNE

M. Gamaléia, dans une série de mémoires insérés
dans les tomes II et III des *Annales Pasteur*, a décrit
une maladie sévissant épizootiquement sur les
poules. Il découvrit cette maladie au marché
d'Odessa, et proposa d'en baptiser l'agent pathogène du nom de *Vibrio Metchnikovi*. Par la plupart de ses caractères extérieurs, l'agent de la
septicémie vibrionienne se rapproche du bacille-
virgule du choléra humain, et une assimilation
complète a même été tentée. C'est ce qui nous
amène à placer ici l'étude succincte de cette intéressante affection.

I

La maladie spontanée fait surtout ses ravages
en été : elle frappe les sujets jeunes de préférence
aux sujets adultes.

Les symptômes, brièvement résumés, sont les suivants :

« Les oiseaux malades sont immobiles et comme endormis, avec le plumage hérissé ; ils ont la diarrhée. » La durée est de quarante-huit heures et souvent plus longue encore. La température est au-dessous de la normale (41°-38°).

A l'autopsie, « le phénomène le plus constant est une hyperhémie de tout le canal digestif, depuis le gosier, qui est rempli d'un liquide séreux. Les intestins grêles contiennent un liquide abondant, d'une couleur gris jaunâtre avec une quantité plus ou moins grande de sang. Les autres organes ont l'aspect normal. » La rate est toujours petite et pâle.

II

Le microorganisme retiré de l'intestin des animaux malades — le sang ne contient pas, en effet, le microorganisme chez les poules adultes, il le contient chez les poulets et aussi chez les pigeons qu'on a infectés expérimentalement — a la forme d'un bacille large, court et courbé, avec les bouts arrondis ; il se forme parfois des spirales de cinq à dix tours.

Le *Vibrio Metchnikovi* se cultive facilement dans tous les milieux usuels.

Dans le *bouillon de veau* simple ou peptonisé, (1) mis à l'étuve, il pousse abondamment « et six à

---

(1) M. Gamaléia a indiqué comme un excellent milieu de culture pour le *Vibrio Metchnikovi* le *bouillon de pieds de veau*. En voici la formule :

Les pieds de veau sont hachés avec trois fois leur poids d'eau ; on met dans l'autoclave et on chauffe à 115° pendant deux heures. Puis on passe sur un linge, on ajoute encore le même volume d'eau, 1 p. 100 de peptone, 1,2 p. 100 de sel, on neutralise par la potasse, on chauffe une demi-heure dans la marmite de Papin à 120° et on filtre sur papier.

sept heures après l'ensemencement, on peut déjà voir à l'œil nu un trouble uniforme qui se résout en ondes soyeuses quand on agite. Le lendemain la surface du liquide se couvre d'un mince voile blanc. Ce voile reste mince et fragile le jour suivant où il se forme au-dessous de lui une couche dense opaque et grise. » Le vibrion se montre très mobile, quand on examine la culture sans coloration. Il faut noter aussi que l'acide sulfurique, l'acide chlorhydrique donnent la réaction du *Cholera-Roth* dans les cultures liquides.

« Dans la *gélatine* ensemencée par *piqûre*, le deuxième ou troisième jour, on voit une bulle de gaz qui devient plus grande les jours suivants et qui se prolonge en bas par un cylindre de gélatine liquéfiée dont l'axe central est occupé par une bandelette blanche contournée en spirale. Plus tard la bulle disparaît en s'ouvrant de plus en plus au som : met : le cylindre liquéfié s'élargit pour occuper toute la largeur de l'éprouvette. Il se termine en bas par une surface horizontale et son fond est occupé par des masses granuleuses et blanches.

» Dans les *cultures en plaques* on trouve, le troisième jour, un aspect typique et saisissable à l'œil nu. Les colonies isolées ont la forme d'une rondelle liquéfiée transparente munie d'un point blanc au centre. Examinées au microscope, ces colonies se divisent en trois zones dont l'extérieure figurée par la gélatine liquéfiée est très pâle avec une structure homogène, l'intermédiaire a des contours ondulés et un aspect granuleux, tandis que le centre est brun et opaque. »

Le *Vibrio Metchnikovi* pousse abondamment sur *gélose* sous forme de couches blanches, plus fortes au centre ; sur *pomme de terre* il croît en masses de couleur café au lait, avec teinte plus foncée au centre.

Le lait ensemencé se coagule au bout d'une semaine environ; dans ce lait acide la bactérie périt rapidement.

« Les cultures dans les œufs sont typiques. Dix jours après l'ensemencement on trouve, en brisant la coque, que le blanc est tout à fait dissous et transformé en un liquide jaunâtre et louche, tandis que le jaune, qui a conservé sa forme et sa consistance, est devenu d'un noir parfait. »

Le *Vibrio Metchnikovi* pousse mal ou pas à l'abri de l'air.

III

Le *Vibrio Metchnikovi* est inoculable à divers espèces animales. L'une des plus favorables est le *pigeon* : quelques gouttes de culture inoculées sous la peau ou dans le muscle le tuent en huit à douze heures : à l'autopsie on remarque toujours une localisation intestinale — intestin cholérique — le sang contient des vibrions. Les passages de pigeon à pigeon donnent un virus renforcé.

L'infection par le tube digestif ne réussit pas chez le pigeon.

Les *poulets* auxquels on fait ingérer des matières virulentes (culture de vibrions ou sang de pigeon de passage) succombent, alors qu'il faut une forte dose de virus pour les tuer par inoculation sous-cutanée ou intramusculaire.

Les *poules adultes* résistent à toute infection par le tube digestif, et pour leur conférer la septicémie vibrionienne par la voie sous-cutanée ou intra-musculaire il faut des doses massives ; les lésions constatées à l'autopsie sont celles que nous avons décrites pour le pigeon.

Les *lapins* sont réfractaires, sauf à un mode d'inoculation dont nous parlerons ci-dessous : l'inoculation intrapulmonaire.

Le *cobaye*, au contraire, est un excellent terrain pour l'expérimentation : il s'infecte par *toutes* les voies d'inoculation (inoculation sous-cutanée, intramusculaire, intrapéritonéale) y compris la voie digestive, et cela sans aucune préparation, sans alcalinisation préalable de l'estomac.

Inégaux quant à leur réaction devant les divers modes d'inoculation passés en revue ci-dessus, tantôt doués d'une grande réceptivité — pigeons, cobayes — tantôt plus ou moins réfractaires, — poules, lapins — les animaux d'expérience sont tous sensibles et tous succombent quand on fait l'inoculation intrapulmonaire.

Les poules adultes et les lapins, que nous avons vus ci-dessus peu sensibles, sont tués rapidement.

Les lésions observées sont en général les suivantes : rate exsangue, hyperhémie en foyers du poumon, exsudat séreux pleurétique et — lésion intéressante par-dessus tout — intestin cholérique avec exsudat abondant ; il y a toujours des microbes dans le sang.

Le lapin inoculé par cette voie fournit même un virus de très grande exaltation. Il suffit d'inoculer en série les lapins avec l'exsudat pleural des lapins de la série précédente : on arrive à donner la mort avec des doses minimes et dans un temps qui peut être très court : trois à cinq heures. Le sang fourmille de vibrions.

M. Gamaléia a étudié le premier le poison de la septicémie vibrionnienne et plusieurs auteurs après lui sont entrés dans la même voie.

Le liquide de culture stérilisé à 120° est toxique pour les cobayes, les poules, les pigeons, les chiens, les moutons.

Le cobaye est le plus sensible : il suffit d'une dose de 1 centimètre cube par 100 grammes du poids de l'animal pour le tuer en douze à vingt heures : au point inoculé existe un œdème gélatineux hémorrhagique; l'intestin est hyperhémié et rempli de liquide plus ou moins sanguinolent.

Le pigeon est déjà moins sensible : il faut 6 centimètres cubes de liquide toxique par 100 grammes du poids de l'animal pour amener sa mort, avec lésions intestinales, etc.

Les lapins sont peu sensibles au liquide toxique. Il est à remarquer que chez les cobayes et les pigeons il n'y a pas d'accoutumance aux doses toxiques non mortelles et que les effets toxiques ne s'accumulent pas.

M. Gamaleia dans la série des mémoires qu'il a produits sur la septicémie vibrionienne, a toujours cherché à affirmer l'identité du *Vibrio Metchnikovi* avec le vibrion cholérique de Koch. Cette assimilation ne paraît pas exacte. Pfeiffer, dans une étude faite en 1889 (*Zeitschr. f. Hyg.*), a montré que si les caractères morphologiques et de culture ne fournissent que peu d'éléments de différenciation — et pourtant on voit déjà que le *Vibrio Metchnikovi* est plus court, plus épais, plus courbé que le vibrion de Koch, que sa croissance en gélatine est ordinairement plus rapide, et se rapproche plus du mode de culture du bacille de Finkler que du vibrion de Koch — les réactions expérimentales sur l'animal font aisément la distinction. Le choléra asiatique est sans action sur le pigeon, qui est un bon terrain pour la septicénie vibrionienne; le cobaye, qui ne subit l'inoculation du vibrion de Koch avec succès que dans les circonstances spéciales que nous avons dites, est éminemment sensible à toute tentative faite par les modes les plus variés avec le *Vibrio Metchnikovi*. Enfin les cobayes vaccinés contre la septicénie vibrionienne meurent quand ils sont

inoculés convenablement avec le vibrion cholérique.

———

V

DIPHTHÉRIE

—

I. — Définition. — Historique.

La diphthérie humaine se caractérise anatomi-
quement et cliniquement par une fausse membrane
qui siège le plus souvent sur les amygdales et la
luette (*diphthérie pharyngée, angine diphthéritique*).
La fausse membrane peut occuper encore les diverses sections des voies respiratoires : larynx
(*croup* ou *diphthérie laryngée*); fosses nasales (*coryza
diphthéritique*); trachée, bronches et bronchioles
(*trachéite, bronchite et broncho-pneumonie diphthéritiques*); on la rencontre encore sur les muqueuses de
la bouche, du vagin, sur la conjonctive, et sur les
surfaces dénudées de la peau (*diphthérie cutanée*).
Affection des plus graves, la diphthérie peut tuer
mécaniquement (c'est le cas dans la diphthérie laryngée ou croup), mais elle tue plus souvent par
intoxication : le malade est comme empoisonné par
l'affection. Enfin une des caractéristiques ma-
jeures de la diphthérie, c'est, quelle qu'ait été sa
forme clinique, grave ou bénigne, quelle qu'ait été
sa localisation, d'être souvent suivie de *phénomènes paralytiques* dont l'ensemble est bien connu
sous le nom de *paralysie diphthéritique*. Cette paralysie, parfois localisée au voile du palais, peut
s'étendre, se diffuser, atteindre les membres in-
férieurs, supérieurs, les muscles respirateurs,

le cœur, tuant alors par asphyxie et syncope.

Klebs, en 1883, « a le premier signalé un bacille spécial à la diphthérie ; il a décrit sa disposition dans les fausses membranes, à la surface des muqueuses malades ». M. Löffler, en 1884, étudiant vingt-cinq cas de diphthérie, retrouvait le bacille de Klebs à l'examen microscopique dans la plupart de ces cas : « Dans six cas il a isolé et cultivé ce bacille à l'état de pureté. Il a pu reproduire sur les pigeons, les poules, les lapins et les cobayes, la fausse membrane diphthéritique en badigeonnant avec des cultures pures la muqueuse excoriée de la conjonctive, de la trachée, du pharynx et du vagin. Il a étudié, en outre, sur un certain nombre d'espèces animales, les effets de l'inoculation sous-cutanée ou intraveineuse de ce bacille. » Mais M. Löffler ne se crut pas autorisé à conclure de ses travaux à l'action spécifique du bacille de Klebs : il faisait valoir, entre autres arguments, l'absence de paralysie chez les animaux qui ont résisté aux inoculations, et surtout la présence d'un *bacille identique à celui de la diphthérie* dans la bouche d'un enfant *sain*.

En 1887, Löffler revenait sur son travail de 1884 et rapportait que, dans dix nouveaux cas de diphthérie, il avait trouvé le bacille de Klebs. Il avançait en outre que dans les fausses membranes il existe un microbe très voisin de celui de Klebs, mais qui en diffère surtout en ce qu'il n'a aucune action nocive sur les animaux ».

En 1886, d'Espine (de Genève), dans un intéressant travail, montrait qu'à côté des angines diphthéritiques vraies à bacille de Löffler il existe des angines à *enduit blanc* non diphthéritiques, sans bacille de Löffler.

En 1888, Hoffmann (de Vienne) confirmait les résultats de Löffler, mais doutait, lui aussi, de la spécificité du bacille de Klebs, car dans les fausses membranes de diphthérie, à côté du bacille de Klebs, il trouvait—comme aussi d'ailleurs dans les angines scarlatineuses et rubéoliques — un bacille analogue mais sans virulence.

M. Zarniko, en 1889, donnait aussi un intéressant travail sur le bacille de Klebs.

C'est à MM. Roux et Yersin qu'il était réservé de fournir une démonstration nette et saisissante du rôle du bacille de Klebs, et d'éclairer vivement par leur beau mémoire (*Annales Pasteur*, 1888) la pathogénie jusqu'à eux si obscure de la diphthérie.

Comme M. Löffler ils ont trouvé le bacille dans la fausse membrane, l'ont isolé en cultures pures, et comme lui ont reproduit la fausse membrane chez les animaux ; mais, plus habiles expérimentateurs, ils ont donné aux sujets d'expérience les *paralysies caractéristiques* ; enfin ils ont mis en évidence le poison diphthéritique, et ont montré que ce poison injecté aux animaux, seul et sans l'intervention de microbes vivants, ou les tue rapidement par intoxication, ou leur confère des *paralysies*.

Dans deux mémoires suivants, en 1889 et 1890, ils sont revenus sur leur premier travail, sont entrés plus avant encore dans l'étude du poison diphthéritique, ont étudié le bacille pseudo-diphthéritique, fixé divers points de la biologie du bacille de Klebs et posé les règles du diagnostic de la diphthérie par les procédés de la bactériologie.

L'histoire microbienne de la diphthérie est donc contenue presque tout entière dans les trois mémoires de MM. Roux et Yersin.

Nous citerons encore en France la thèse de M. Morel, les études de M. Martin, les travaux de MM. Würtz et Bourges sur l'angine scarlatineuse diphthéritique et pseudo-diphthéritique, le mémoire de M. Barbier sur les associations microbiennes de la diphthérie, etc., etc. A l'étranger, mentionnons les travaux de MM. Escherich (1890), Babès (1890), Klein, Prudden et Norttorup (*Am. Journal of med. Sc.*, 1889) qui ne croient pas à la spécificité du bacille de Löffler, la diphthérie étant pour eux fonction d'un streptocoque.

Le poison diphthéritique enfin a été, après MM. Roux et Yersin, l'objet des études de Brieger et Fränkel, Wassermann et Proskauer, et tout récemment de M. Guinochet.

II. — Cultures et morphologie du bacille de Klebs.

Le bacille de Klebs est aérobie et aussi anaérobie. Il se développe sur les divers milieux de culture à la température d'étuve 33-37°. Au dessus de 40°, au-dessous de 20°, il ne pousse pas. Dans le bouillon peptone ou simple légèrement alcalin, à la température de l'étuve, le bacille se développe rapidement : en vingt-quatre heures la culture est déjà apparente, elle se fait « sous forme de petits grumeaux qui se fixent sur la paroi du vase ». Bientôt se forme un léger voile, puis les microbes se rassemblent en une couche blanche très épaisse au fond du vase. Le bouillon qui surnage reste limpide.

La culture en milieu liquide donne lieu à un intéressant changement dans la réaction de ce milieu. « Après quelques jours de culture le bouillon primitivement alcalin est devenu *acide* ; cette acidité persiste assez longtemps, puis elle est remplacée par une réaction alcaline si l'air a libre accès dans la culture. A l'abri de l'air, *dans le vide*, le bacille se cultive facilement, mais moins énergiquement cependant qu'à l'air. Dans ce cas, le bouillon devient également acide, et *conserve cette réaction.* »

Les bouillons glycérinés — et en règle générale les milieux glycérinés — sont peu favorables au bacille de Klebs. Le milieu prend une acidité exagérée et le microorganisme perd rapidement sa vitalité.

La *gélatine* n'entre pas beaucoup dans la pratique usuelle des cultures de diphthérie. Si le bacille de Klebs s'y développe, ainsi que Klein l'a démontré,

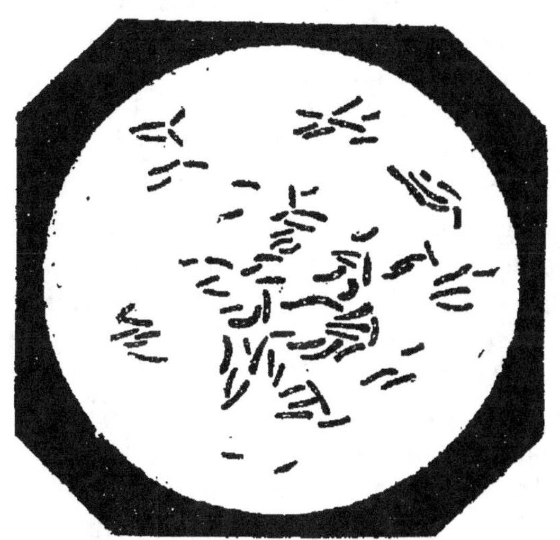

Fig. 83. — Bacille de la diphthérie.

il ne se développe qu'avec une extrême lenteur à 20-22° (Löffler) : les colonies se présentent sous forme de points blanchâtres, arrondis.

Sur *gélose* les colonies de diphthérie prennent un aspect caractéristique. Au bout de trente à quarante-huit heures à 33° il se forme « de petites taches blanches, plus épaisses au centre ».

De tous les milieux, le *sérum* gélatinisé est celui qui donne les résultats les plus nets. Le développement est plus rapide et plus caractéristique que sur gélose. Le long de la strie d'ensemencement

apparaissent rapidement à la température de 33-37°,
— avant la fin même du premier jour — des colonies « sous forme de petites taches arrondies, blanc
grisâtre, dont le centre est plus épais que la périphérie. Elles poussent énergiquement et forment
bientôt de petites plaques rondes, grisâtres et saillantes, là où elles restent isolées. »

Aucun des autres microorganismes variés qu'on
trouve dans les fausses membranes diphthéritiques
ne se développe avec pareille rapidité, et c'est sur
cette propriété, mise en lumière par Löffler, puis
par MM. Roux et Yersin, que se base la méthode
du diagnostic de la diphthérie par la bactériologie
au lit du malade, méthode sur laquelle nous reviendrons longuement ci-dessous.

Sur le *sérum glycériné* le microbe perd rapidement sa vitalité, le milieu devenant acide.

Sur *pomme de terre* le bacille de Klebs ne donne
pas de culture.

Examiné sans coloration le bacille de la diphthérie est immobile.

La coloration de cet organisme est des plus simples. Il prend toutes les couleurs d'aniline, le bleu
de Loffler, et se colore remarquablement par la
méthode de Gram et ses dérivés qui sont ici des
procédés d'élection.

MM. Roux et Yersin ont indiqué une méthode de
coloration qui donne les meilleurs résultats. Ces
auteurs conseillent un *bleu composé* de violet dahlia
et de vert de méthyle. « On mélange *une* partie
d'une solution aqueuse à 1 p. 100 de violet à *trois*
parties d'une solution aqueuse de vert à 1 p. 100
et on ajoute assez d'eau pour avoir une belle teinte
bleue, pas trop foncée. Cette liqueur se conserve
limpide pendant très longtemps ; elle ne donne
pas de précipité. »

Le bacille de Klebs en provenance d'une culture

jeune sur *sérum* apparaît sous la forme d'un bâtonnet à extrémités un peu effilées et arrondies, de longueur égale à celle du bacille de Koch, mais environ deux fois plus épais. Quelle que soit la méthode employée pour colorer le bacille de Klebs jeune, cultivé sur sérum, il se colore pleinement et uniformément. On voit très souvent au microscope les bacilles se disposer en groupes, en *broussailles*, d'un aspect assez spécial.

Dans les cultures plus anciennes la coloration du bacille n'est plus uniforme : quelques parties prenant la couleur et d'autres non : il devient d'aspect granuleux à la façon du bacille de Koch et du bacille de la morve.

Il semble que dans le *bouillon* les formes bacillaires soient plus grosses et moins régulières ; les extrémités surtout se renflent (spores de Klebs, qui sont en réalité de *fausses spores*).

« Dans les cultures anciennes, soit sur milieu solide, soit dans un milieu liquide, les bacilles ont presque tous perdu la propriété de prendre les matières colorantes. Quelques-uns, qui présentent des formes renflées, arrondies ou en poire, se teignent encore fortement. » (Roux et Yersin.) La méthode de Gram et ses dérivées ont ici méthodes d'élection.

Nous décrirons ailleurs l'aspect du bacille dans les fausses membranes.

III. — Diphthérie expérimentale.

On peut, avec les cultures de diphthérie, faire, ainsi que l'ont montré MM. Roux et Yersin, trois séries d'expériences démonstratives :

A) En portant les cultures pures au contact des muqueuses excoriées chez certains animaux on produit la fausse membrane diphthéritique ;

B) L'inoculation sous-cutanée, l'injection intraveineuse, l'injection intrapéritonéale de cultures pures tue les sujets d'expérience ;

C) Les inoculations expérimentales de cultures pures peuvent reproduire la paralysie diphthérique.

A) En *excoriant*, avec un fil de platine chargé de la culture, soit la muqueuse du pharynx, soit la conjonctive chez les lapins, les cobayes, les pigeons, les poules, on reproduit la fausse membrane diphthéritique.

Une curieuse expérience consiste à trachéotomiser un lapin, et à porter un fil de platine, chargé de la culture, sur la muqueuse trachéale. La fausse membrane se développe en cette région, et l'issue fatale est la règle avec des symptômes mécaniques qui rappellent le croup chez l'homme.

« On produit de très belles fausses membranes chez le lapin en appliquant un petit vésicatoire à la face interne de l'oreille, et en ensemençant sur la surface dépouillée d'épiderme un peu de bacille diphthéritique ; en quelques heures les fausses membranes sont bien développées. Il faut empêcher la plaie de devenir sèche et pour cela enfermer l'oreille dans un petit sac de caoutchouc sans comprimer les vaisseaux de la base. Le tissu de l'oreille devient rapidement œdémateux. On peut arrêter le développement de la membrane croupale en découvrant l'oreille ; la plaie se dessèche alors rapidement à l'air libre. »

B) « L'introduction dans le muscle pectoral et le tissu sous-cutané de *pigeons* de un centimètre cube d'une culture » tue l'animal en moins de soixante heures. Inoculé avec un cinquième de centimètre cube et avec des doses inférieures, le pigeon résiste ordinairement.

A l'autopsie des pigeons qui ont succombé on trouve « au point d'inoculation, sous la peau et dans le muscle, un petit enduit grisâtre et un œdème gélatineux. Le muscle qui a reçu une partie du liquide est gonflé et ses fibres ont une teinte jaune. On ne rencontre aucune lésion apparente des organes internes, si ce n'est de la congestion. Les vaisseaux sont dilatés et contiennent un sang noir coagulé. »

Le *cobaye* est, de tous les sujets de laboratoire, le meilleur réactif expérimental de la diphthérie : il succombe à l'inoculation *sous-cutanée* de petites doses, et présente à l'autopsie les lésions suivantes : enduit membraneux grisâtre limité au point d'inoculation, œdème gélatineux plus ou moins étendu, congestion des ganglions et des organes internes, surtout des capsules surrénales, épanchement séreux dans les plèvres, splénisation pulmonaire.

Dans les cas où le cobaye ne succombe pas à l'inoculation sous-cutanée il se fait un œdème marqué, puis une eschare au point inoculé.

Chez l'homme succombant à la diphthérie le bacille ne peut être retrouvé que dans les fausses membranes, qui seules peuvent donner des cultures : le sang et les organes ne contiennent jamais l'agent pathogène ; le même fait, si intéressant et si important, se retrouve dans la diphthérie expérimentale.

Chez les cobayes inoculés sous la peau, le bacille ne pullule qu'au point d'inoculation, dans l'œdème gélatineux qui se développe en cet endroit. « Après quatre heures, l'œdème est manifeste au point d'inoculation : les bacilles augmentent dans cet œdème local jusqu'à la sixième ou huitième heure ; un certain nombre sont enfermés dans les cellules ; mais bientôt leur nombre va en décroissant, et au moment de la mort de l'animal, il y a moins de microbes au lieu de l'injection qu'il n'y en avait six ou huit heures après qu'elle venait d'être faite. Le sang et les pulpes organiques ne contiennent pas le bacille ou le contiennent exceptionnellement, et restent absolument stériles à l'ensemencement.

Ainsi donc développement du bacille au point seul d'inoculation, et encore même semble-t-il qu'en ce point son développement soit bientôt entravé. Aussi les passages de cobaye à cobaye sont-ils très difficiles, et ne peuvent aller au delà du deuxième passage.

Le cobaye succombe aussi à l'*inoculation péritonéale*, mais moins rapidement qu'à l'inoculation sous-cutanée. Le liquide péritonéal et lui seul contient le bacille.

Les *lapins* inoculés *sous la peau* avec une dose suffisante de virus (plus de un centimètre cube de culture) meurent d'autant plus vite que la dose a été plus forte. « Après l'introduction du bacille de la diphthérie sous la peau d'un lapin, on observe bientôt un œdème considérable : l'animal devient triste, ne mange plus et meurt sans convulsions. dans l'attitude où il se trouve. L'autopsie montre au point d'inoculation un œdème étendu, infiltrant un tissu induré, avec piqueté hémorrhagique ; un gonflement des ganglions de l'aine et de l'aisselle ; une congestion de l'épiploon et du mésentère avec petites ecchymoses le long des vaisseaux. Le foie friable présente une teinte jaune, et il est le siège d'une dégénérescence graisseuse. L'épanchement pleurétique est exceptionnel et les poumons sont presque toujours sains. »

Chez les *lapins inoculés dans les veines* avec le virus de culture pure, la mort est la règle en moins de soixante heures.

« Les lésions que l'on trouve à l'autopsie sont une congestion générale des organes abdominaux, une dilatation des vaisseaux, le gonflement des ganglions, une néphrite aiguë, et très souvent une dégénérescence graisseuse du foie qui présente cette teinte jaune dont nous avons déjà parlé. »

A l'examen microscopique du sang et des organes des lapins qui succombent à l'injection intraveineuse on ne trouve pas de microbes. « Il faut semer de grandes quantités de sang ou de pulpe de rate pour obtenir de temps en temps une culture. A aucun moment, avant la mort de l'animal, on ne peut surprendre une culture notable dans le sang ou les organes. »

Le *chien* est sensible à l'inoculation des cultures de diphthérie (Roux et Yersin).

» Un chien vigoureux, de 8 kilogrammes, succomba en trois jours à la suite de l'inoculation faite sous la peau du thorax d'une culture récente sur sérum. Il se produisit un gonflement œdémateux au point de l'injection ; l'animal tomba bientôt dans la stupeur, devint incapable de faire un mouvement et mourut après une *paralysie complète.* Un autre chien inoculé, avec la même culture dans la trachée, n'éprouva aucune difficulté à respirer, mais il eut un gonflement du cou suivi d'une prostration complète. A l'autopsie on ne trouva pas de fausses membranes dans la trachée. Ces deux animaux *présentèrent avant leur mort un ictère très intense.* Les bacilles étaient peu abondants dans l'œdème rouge qui existait chez le premier chien au point d'inoculation ; il n'y en avait pas dans le sang.

Le *chat,* d'après Klein, prend facilement la diphthérie. Les vaches aussi, d'après le même auteur, seraient sensibles à l'action du virus de la diphthérie. Après l'inoculation il apparaîtrait sur le pis des pustules contenant le bacille ; celui-ci peut passer dans le lait, d'où contagion possible — plutôt théorique, semble-t-il d'ailleurs, — par le lait.

Les *petits oiseaux* sont extrêmement sensibles à l'action du microbe de la diphthérie (Roux et Yersin).

Les *rats* et les *souris* sont réfractaires et résistent à l'inoculation de doses mêmes considérables de culture diphthéritique.

La reproduction expérimentale de la paralysie diphthéritique par l'inoculation de cultures pures est un fait d'un intérêt capital.

M. Löffler n'avait pu constater ces paralysies chez les sujets auxquels il inoculait le bacille qu'il avait cultivé. MM. Roux et Yersin ont été plus heureux. « Des paralysies, écrivent-ils, s'observent chez les animaux inoculés de la diphthérie, soit dans la trachée, soit sous la peau. C'est même un phénomène très fréquent lorsque les animaux ne succombent pas à une intoxication trop rapide. »

Le premier cas de paralysie diphthéritique expérimentale fut observé par eux sur un pigeon qui, inoculé dans le pharynx, avait eu de belles fausses membranes et paraissait guéri.

Les lapins qui résistent aux accidents immédiats de la diphthérie inoculée dans la trachée présentent le plus souvent ces symptômes paralytiques, auxquels ils finissent par succomber.

La terminaison ordinaire chez le lapin inoculé dans les veines avec un centimètre cube de culture pure est la mort dans un délai de quatre jours, ainsi que nous l'avons dit plus haut, et l'accident terminal est une paralysie généralisée.

« Lorsque la mort ne survient pas dans un délai aussi court, la paralysie est plus facile à observer. »

Elle débute d'ordinaire par le train postérieur, et parfois elle est si rapidement progressive qu'en un ou deux jours elle a envahi tout le corps, et que l'animal meurt par arrêt de la respiration et du cœur. « D'autres fois la paralysie reste limitée pendant un certain temps aux pattes postérieures ; elle commence par une faiblesse des muscles qui donne à la démarche une allure particulière, puis elle devient plus complète, et les mouvements du train antérieur sont seuls conservés. La maladie est presque toujours envahissante ; la paralysie gagne le cou et les membres antérieurs. Il n'est pas rare de voir la mort survenir subitement sans convulsions, surprenant l'animal dans l'attitude où on venait de le voir quelques instants auparavant. Un groupe de muscles peut être frappé tout d'abord ; ainsi on voit des lapins dont les pattes de derrière sont écartées du corps, comme si l'action des abducteurs était supprimée. Quand ils marchent, leurs membres postérieurs ne se détendent plus, ils avancent l'un après l'autre sans se détacher du sol. Lorsque les pattes du devant sont atteintes à leur tour, l'allure devient comme rampante. Bien que la paraplégie soit le début le plus fréquent, la paralysie peut aussi porter sur les muscles du cou, de façon que la tête ne peut se soulever du sol, et aussi sur les muscles du larynx, ce qui donne la raucité à la voix. »

Nous avons vu ci-dessus que les *chiens* inoculés avec des cultures de diphthérie sous la peau ou dans la trachée mouraient avec des phénomènes de paralysie très marquée.

IV. — Caractères biologiques du bacille diphthéritique. — Vitalité dans les cultures et les fausses membranes. — Virulence, vitalité et atténuation. — Bacille diphthéritique.

1. *Vitalité dans les milieux de culture.* — « Le bacille diphthéritique se conserve très longtemps vivant dans les cultures ; il n'est pas rare de trouver des colonies actives sur des tubes de sérum restés pendant plus de six mois à la température de la

chambre. Des cultures en bouillon pourraient encore être rajeunies après un séjour de cinq mois à 33° et de deux mois à 39°. Enfermées en tubes clos, sans air et à l'abri de la lumière, elles conservent plus longtemps encore leur vitalité et leur virulence. Les bacilles contenus dans de semblables tubes, datant de treize mois, nous ont donné des cultures actives. Il ne se forme pas cependant de germes dans ces vieilles cultures ; les microbes ont des formes renflées ou allongées ; ils se colorent mal ou ne se colorent plus, mais ils périssent comme les bacilles jeunes quand on les chauffe à 58 degrés. »

La température de 58°, maintenue quelques minutes, est en effet la température de destruction pour les germes diphthéritiques en culture humide, non desséchée.

Les bacilles desséchés en provenance de sérum se comportent de la façon suivante : Conservés à 33° à l'abri de la lumière ils sont morts après trois mois ; conservés à la température de la chambre, à l'abri de la lumière, ils meurent après quatre mois. Il suffit de quatre jours à la température de 45° pour stériliser entièrement ces germes.

Notons que si à l'état humide le virus diphthéritique ne résiste pas à la température de 58° maintenue pendant quelques minutes, le virus sec supporte sans peine une température de 98° maintenue pendant plus d'une heure.

2. *Vitalité dans les fausses membranes.* — MM. Roux et Yersin rapportent dans leur troisième mémoire les deux expériences suivantes, qui éclairent vivement cette intéressante question.

a) « Une fausse membrane extraite de la trachée d'un enfant, au moment de la trachéotomie, est ensemencée sur sérum puis *enveloppée dans un linge.* Quand elle est *sèche,* on plie le linge dans du papier et on place le tout dans une *armoire fermée* à la température de la chambre. Sur le sérum il s'est développé dès le lendemain de nombreuses colonies spécifiques. Trois mois après on fait un nouvel ensemencement avec un fragment de la membrane sèche : après vingt-quatre heures de séjour à l'étuve, la surface du sérum porte beaucoup de colonies de bacilles diphtéritiques. Après cinq mois de dessiccation, la fausse membrane donne encore des colonies sur sérum : elles croissent un peu plus lentement et sont moins nombreuses, mais elles sont formées par de beaux bacilles. »

b) « Une autre fausse membrane, séchée de la même façon sur le linge et également très riche en bacilles diphthéritiques a été conservée, *suspendue à l'air* et exposée au *soleil* et à la *pluie* pendant les mois d'avril et mai 1890. Les ensemencements qui ont été faits avec cette membrane, restée aux intempéries pendant un mois et demi, n'ont donné aucune colonie diphthéritique. »

C'est donc surtout, et les exemples cités par les auteurs en maints cas confirment l'étude expérimentale, à l'abri du soleil et de l'humidité, dans un lieu où l'air ne se renouvelle pas, que le germe diphthéritique garde le plus longtemps sa vitalité.

3. *Virulence variable du bacille de Klebs.* — *Bacille atténué.* — *Bacille pseudo-diphthéritique.* — La virulence des bacilles de Klebs que fournissent les divers cas de diphthérie humaine est loin d'être toujours identique.

La virulence d'un bacille de Klebs donné s'établira par le critérium expérimental suivant. On fait une culture dans le bouillon, et après vingt-quatre ou trente heures de séjour à l'étuve on prélève un centimètre cube qu'on inocule sous la peau d'un cobaye. La réaction sur l'animal donnera le degré de virulence. Un bacille très virulent tue en vingt-quatre à trente heures et quelquefois moins. A mesure que la virulence faiblit le délai de survie s'allonge et l'animal peut arriver à ne périr qu'en huit à dix jours. A un degré plus faible encore, l'animal ne succombe pas : il n'y a qu'une lésion locale, un œdème suivi d'eschare, l'œdème peut même ne pas être suivi d'eschare ; enfin l'œdème peut même ne pas se produire ; l'inoculation est absolument inoffensive : *la virulence est nulle.*

On peut dire d'une façon générale que :

a) La virulence des bacilles de Klebs est grande quand on s'adresse à des diphthéries très graves : ces cas ne comportent que peu de bacilles non virulents ;

b) Dans les diphthéries bénignes, à côté des bacilles de grande virulence, il existe des bacilles de virulence moyenne, et des bacilles non virulents, ne donnant que de l'œdème aux cobayes, ou mieux restant sans action sur ces animaux.

c) Enfin, dans la bouche de personnes saines, dans diverses angines non diphthéritiques, on trouve un bacille absolument analogue au bacille diphthéritique par son aspect au miscroscope, l'apparence de ses colonies, mais sans aucune virulence ; analogue en un mot au bacille diphthéritique non virulent des angines diphthéritiques bénignes ; ce bacille porte le nom de *pseudo-diphthéritique.*

a) *Bacille virulent. — Son atténuation.* — Les caractères expérimentaux du bacille virulent ont été étudiés ci-dessus. La question de son atténuation régulière n'est pas encore résolue. Nous allons exposer les quelques données que nous possédons à ce sujet, et qui sont presque exclusivement dues à MM. Roux et Yersin.

Quand on inocule à des cobayes des cultures de diphthérie conservées « pendant longtemps à la température de la chambre ou à l'étuve, ils ne succombent pas, bien que les cultures employées se soient montrées *très actives*, quand elles étaient plus jeunes ». « Les bacilles qu'elles contiennent ne sont cependant pas morts : il suffit de les porter dans du bouillon pour qu'ils pullulent à nouveau. Il semble donc qu'avec le temps leur virulence a diminué. Cette conclusion est erronée : elle dépasse l'expérience qui prouve seulement qu'une vieille culture inoculée directement n'a pas tué les cobayes, ce qui n'autorise pas à dire qu'elle est atténuée. En effet une culture est *atténuée quand, ensemencée, elle donne une culture nouvelle atténuée comme elle.* Le caractère de l'atténuation véritable, c'est d'être *héréditaire*. Il suffit de semer à nouveau les vieilles cultures de diphthérie pour voir qu'elles ne sont pas dans ce cas. La culture *renouvelée* tue les cobayes, et nous voyons sortir de notre culture âgée, inactive, un bacille mortel. Si les bacilles anciens ne tuent pas, c'est qu'ils ne germent pas sous la peau des cobayes : il suffit de les rajeunir pour leur rendre leur virulence.

L'atténuation d'un bacille diphthéritique virulent peut s'obtenir artificiellement dans le laboratoire. Voici un moyen employé par MM. Roux et Yersin : Il consiste à cultiver le bacille que l'on veut atténuer dans un ballon de Fernbach, c'est-à-dire un ballon à deux tubulures latérales. Le ballon est mis à l'étuve à 39°,5 et par les tubulures latérales ou fait passer un courant d'air aspiré par une trompe à eau. Dans ces conditions, il arrive un moment où la culture d'abord très virulente s'atténue, tue les cobayes avec retard, ne leur donne plus qu'un œdème plus ou moins marqué ou même reste tout à fait inoffensive.

« Les bacilles diphthéritiques finissent donc par périr quand ils sont cultivés à la température de

39°,5-40° dans un courant d'air ; avant leur mort ils perdent leur virulence. Cette atténuation est tantôt rapide, tantôt lente ; parfois elle paraît se faire brusquement, quelque temps à peine avant la mort des bacilles. On n'obtient pas de virulences intermédiaires aussi régulières que dans l'atténuation du charbon. »

Un autre moyen d'atténuer un bacille virulent est la dessiccation combinée à l'action de l'air. Nous avons dit ci-dessus « que le virus diphthéritique desséché se conserve pendant très longtemps, et qu'une fausse membrane sèche donne après cinq mois un grand nombre de colonies si on l'ensemence sur sérum. *Mais ces colonies ne sont plus virulentes.* »

Il est donc possible, en partant d'un bacille virulent, d'obtenir un bacille dépourvu de virulence « tout à fait semblable aux bacilles atténuées que l'on trouve dans les angines diphthéritiques bénignes ou dans la bouche de certaines personnes en bonne santé (bacille pseudo-diphthéritique) ».

Le bacille atténué peut-il reprendre sa virulence et comment ? Pour la diphthérie comme pour le charbon, la virulence ne peut être récupérée, *quand elle est descendue trop bas.* Tous les efforts tentés par MM. Roux et Yersin pour renforcer la virulence d'un bacille de Klebs ayant perdu toute action sur le cobaye ont échoué. Leurs tentatives « ont été plus heureuses en prenant comme point de départ un bacille qui avait encore une légère action sur le cobaye. Le renforcement a été obtenu en *associant ce virus non mortel au streptocoque de l'érysipèle et en inoculant le mélange aux cobayes.* Cette expérience ne réussit pas toujours. Elle nécessite l'emploi d'un microbe de l'érysipèle extrêmement actif ».

Le bacille de Klebs artificiellement atténué

présente tous les caractères spéciaux qui sont le propre des bacilles naturellement atténués (angines diphthéritiques bénignes) ou du bacille pseudo-diphthéritique : Il pousse plus abondamment en milieu liquide, rend le bouillon plus rapidement alcalin et croît peu dans le vide.

b) *Bacille non virulent.* — Nous avons dit où se trouve, chez le diphthéritique, cette variété de bacille de Klebs, naturellement dépourvue de virulence. Elle est le propre des angines diphthéritiques bénignes, ou de l'époque de terminaison favorable des angines graves. Nous avons défini ses caractères expérimentaux, dit qu'ils pouvaient varier d'une action encore légère sur le cobaye (œdème, avec quelquefois petite eschare) à une action absolument nulle. Les caractères un peu spéciaux de culture sont ceux assignés au bacille artificiellement atténué, ou au bacille pseudo-diphthéritique. Il est actuellement impossible de réveiller la virulence de cette variété quand elle a disparu en totalité.

c) *Bacille pseudo-diphthéritique.* — « Löffler, le premier, a signalé dans les fausses membranes croupales un bacille tout à fait semblable au bacille diphthéritique, mais qui en diffère en ce *qu'il n'a aucune action nocive sur les animaux.* M. G. Hoffman a rencontré ce même bacille dans la diphthérie, et aussi dans les angines scarlatineuses et rubéoliques. Après ces auteurs, beaucoup d'expérimentateurs ont trouvé ce microbe soit dans la bouche des diphthéritiques, mélangé au microbe spécifique soit dans la bouche de personnes bien portantes. »

Le bacille pseudo-diphthéritique a été trouvée par MM. Roux et Yersin quinze fois sur quarante-cinq sujets entrés à l'hôpital des Enfants pour des affections très diverses, mais autres que la diphthérie. Vingt-six fois ils l'ont rencontré sur cinquante-neuf examens faits dans une école d'un village du Calvados, au bord de la mer, village où depuis longtemps aucun cas de diphthérie n'avait été relevé. Ces chiffres, sans valeur absolue, montrent néanmoins que le bacille pseudo-diphthéritique est très répandu et qu'on peut le considérer comme un *hôte fréquent de la bouche* chez les personnes saines.

Il se rencontre aussi — comme Hoffmann l'avait signalé — dans les angines non diphthéritiques. « Les enfants malades d'angine simple l'ont donné deux fois. Sept rubéoleux l'ont fourni cinq fois. »

Les caractères morphologiques et de culture du bacille pseudo-diphthéritique sont, à quelques nuances près, ceux du bacille diphthéritique virulent : identité des colonies sur sérum ; croissance à 33-35° en bouillon avec dépôt sur la paroi des vases de culture ; coloration, soit uniforme, soit granuleuse suivant les cas, par le bleu de Löffler, de Kühne, ou le Gram. Enfin mort à 58° en moins de dix minutes.

Les nuances qui séparent les bacilles virulents du pseudo-diphthéritique sont les suivantes :

« Le pseudo-diphthéritique est souvent plus court dans les colonies sur sérum ; ses cultures dans le bouillon sont plus abondantes ; elle se continuent à une température de 20-22°, à laquelle le bacille vrai croît très lentement. Quand on fait par comparaison des cultures des deux bacilles dans du bouillon, elles deviennent acides puis alcalines ; les changements de réaction se produisent beaucoup plus vite dans celles du bacille pseudo-diphthéritique. Comme le diphthéritique vrai, le pseudo-diphthéritique pousse dans le vide, mais moins abondamment, ce qui est l'inverse de ce qui se passe dans les cultures à l'air. »

Les réactions sur le cobaye forment la véritable

différence entre le pseudo-diphthéritique et le diphthéritique spécifique : « L'inoculation de ces bacilles pseudo-diphthéritique *n'a jamais-donné la mort aux animaux* : on pouvait toutefois remarquer que les uns causaient aux cobayes des œdèmes notables, que d'autres en produisaient de très petits, que d'autres enfin ne faisaient aucune lésion locale ».

Quelle est la relation véritable entre ces deux bacilles, que Löffler séparait radicalement, que d'autres auteurs, Escherich, par exemple, réunissent dans une même espèce, l'un n'étant pour eux que la forme atténuée de l'autre ?

Nous adoptons entièrement cette dernière opinion, que MM. Roux et Yersin ont présentée sous une forme saisissante : « Les différences morphologiques que l'on a relevées entre eux, disent-ils, sont si faibles qu'elles ne prouvent rien. Ces ornismes ne peuvent être distingués que par leur action sur les animaux, mais la différence de virulence ne comporte nullement la différence d'origine. Au point de vue de la forme, de l'aspect des cultures, le bacille diphthéritique et le bacille pseudo-diphthéritique différent moins entre eux que le charbon virulent et le charbon très atténué, qui viennent cependant d'une même souche. D'ailleurs la distinction que nous faisons entre les bacilles virulents et les non virulents est arbitraire : elle repose sur la réceptivité des cobayes. Si nous inoculions des animaux plus sensibles, il est des bacilles pseudo-diphthéritiques que nous rangerions parmi les virulents, et si, au contraire, nous remplacions dans nos essais les cobayes par les lapins il est des bacilles diphthéritiques que nous appellerions pseudo-diphthéritiques. Dans les expériences on ne rencontre pas seulement un bacille virulent et un bacille non virulent : entre ces deux extrêmes il y a des bacilles à tous les degrés de virulence.

Parmi ceux qui sont vraiment diphthéritiques, les uns tuent en vingt-quatre heures, d'autres en soixante heures, d'autres en trois à quatre jours, d'autres en un temps plus long encore : il ne viendra cependant à l'idée de personne que ces microbes d'activités diverses n'appartiennent pas à la même espèce. Pourquoi alors séparer ceux qui ne diffèrent que par une virulence moindre encore ? Où ferons-nous commencer le pseudo-diphthéritique ? au bacille qui ne donne plus d'œdème au cobaye, ou à celui qui le produit un peu ?... »

L'identité paraît absolue entre les deux espèces ; il manque la dernière preuve : la production du bacille pseudo-diphthéritique en partant du bacille virulent et la production du bacille virulent en partant du bacille pseudo-diphthéritique.

On atténue le bacille virulent, nous l'avons dit, jusqu'à le réduire à l'état de pseudo-diphthéritique ; mais on ne peut élever le bacille pseudo-diphthéritique — non plus d'ailleurs que le bacille virulent artificiellement atténué — au rang de bacille virulent.

L'identité reste donc seulement très probable. La conclusion qu'il y a lieu de tirer d'un bacille de nature diphthéritique dans la bouche de personnes saines ou chez les angineux non diphthéritiques, nous la dirons ailleurs.

V. — Des applications à la clinique de la connaissance du bacille de Klebs. — Diagnostic et pronostic de la diphthérie humaine par les procédés microbiologiques.

Les services que la connaissance du bacille de Koch a rendus à la clinique pour le diagnostic de la tuberculose, la connaissance du bacille de Klebs les rend aujourd'hui pour le diagnostic de la diphthérie. La constatation du bacille spécifique est devenue le critérium différentiel, et un procédé des plus simples, à la portée de tous, assure aujourd'hui le diagnostic des angines diphthéritiques, qui mettait quelquefois dans l'embarras les cliniciens les plus exercés. En même temps s'est constituée l'histoire microbiologique des fausses angines diphthéritiques, histoire encore assez peu avancée, d'ailleurs.

Le bacille de Klebs *n'existe que dans les fausses membranes diphthéritiques* : il se trouve *là* et *là seulement.* C'est là qu'il vit, là qu'il fabrique l'énergique poison dont nous parlerons ci-après, poison qui détermine la mort du sujet diphthéritique. C'est donc dans la fausse membrane qu'il faut le chercher pour établir le diagnostic de diphthérie.

Les opérations, bien simples à pratiquer, sont les suivantes :

1. Examen microscopique de la fausse membrane ou de son raclage ;

2. Ensemencement de ce produit diphthéritique ; séparation des colonies diphthéritiques et inoculation expérimentale des colonies isolées.

1. On peut faire des *coupes* de fausses membranes enlevées sur le malade : on durcit dans l'alcool et on colore par la méthode de Gram et l'éosine. On voit au microscope que « les parties superficielles de la fausse membrane sont formées par une couche de *petits bacilles* presque à l'état de pureté. Ce sont les bacilles de Klebs. Ils sont séparés de la muqueuse dépouillée de son épithélium par une couche de fibrine granuleuse et par un réseau fibrineux adhérent au tissu muqueux dont les vaisseaux très dilatés ont laissé échapper des globules rouges. Souvent aussi la zone la plus superficielle de la fausse membrane contient des microbes divers, bâtonnets, microcoques et chaînettes, mélangés aux amas des bacilles de Klebs

qui sont, au contraire, prédominants immédiatement au-dessous. Ces petits bacilles, disposés comme
nous venons de le dire, sont seuls caractéristiques
de la diphthérie. » Dans les diphthéries graves, à
marche rapide, il peut n'y avoir, pour ainsi dire,
que des bacilles de Klebs dans la fausse membrane.
Dans d'autres cas les microbes étrangers divers
sont très nombreux, mais en arrière de la couche
superficielle, riche en microbes vulgaires, on trouvera toujours emprisonnés, dans la fibrine, des
petits amas très nets de bacilles spécifiques.

Une méthode plus simple consiste à enlever un
fragment de la fausse membrane, à déposer sur
une lamelle et à colorer.

Pour cela on va chercher dans la gorge un fragment de fausse membrane « avec un tampon de
coton hydrophile tenu à l'extrémité d'une pince ou
fixé à une tige résistante. Les débris membraneux,
essuyés sur du papier buvard, sont frottés sur des
lamelles, de façon que l'enduit qui reste à la surface du verre, vienne de la fausse membrane et ne
soit pas fourni par le mucus buccal. Les lamelles
séchées et passées à la flamme sont colorées au
bleu de Löffler, au bleu de Kühne ou par la méthode de Gram. »

On examine, et « au milieu des autres microbes,
les bacilles diphthéritiques, *souvent groupés en amas,*
apparaissent souvent sous forme de bâtonnets à
bouts un peu amincis et arrondis, légèrement recourbés, renflés en poire ou en massue, granuleux
et inégalement teintés. Par la méthode de Gram,
ils se colorent d'une façon intense. »

Le bleu de Roux (bleu composé, mélangé de violet dalhia et de vert de méthyle, dont nous avons
parlé ci-dessus) donne les meilleurs résultats pour
l'examen extemporané. Il suffit de mettre sur la
lamelle à examiner une goutte de ce bleu, d'appli-

quer celle-ci presque aussitôt sur la lame porte-objet, en essuyant l'excès de matière colorante. Sous le microscope, on voit que, parmi tous les bacilles des fausses membranes, ce sont les bacilles spécifiques qui se colorent le plus vite et avec le plus d'intensité.

Les bacilles de Klebs ne font jamais défaut dans la diphthérie. « Dans certains cas graves, on les trouve presque à l'état de culture pure ; d'ordinaire ils sont mélangés à beaucoup d'autres microbes, mais, en parcourant les préparations, on rencontre de petits paquets de bacilles caractéristiques. »

2. L'examen microscopique, tout utile qu'il soit, ne suffit pas. Si on veut établir le diagnostic de la diphthérie d'une façon certaine, il faut, en outre, *isoler* le bacille diphthéritique et l'obtenir à l'état de culture pure.

L'isolement se fait sur *sérum*, d'après une méthode imaginée par Löffler : le sérum est un milieu si favorable à la croissance du bacille diphthéritique que celui-ci forme des colonies très apparente en moins de vingt-quatre heures, alors que la plupart des bacilles d'impureté ont à peine commencé à végéter (1). »

On procède de la manière suivante : on charge une spatule de platine du raclage de la fausse membrane qui a déjà servi à l'examen microscopique,

____

(1) M. N. Sakharoff a proposé de substituer au sérum, dans la pratique des examens diagnostiques, le blanc d'œuf cuit. On découpe au couteau flambé des tranches oblongues de ce blanc d'œuf, et on les dépose au fond de tubes flambés, où l'on a versé au préalable quelques gouttes d'eau stérile. L'ensemencement du bacille de Klebs sur ce milieu donne en vingt-quatre heures, « à la température de 35-40°, une série de petites colonies rondes, faciles à reconnaitre à leur forme convexe et à leur nuance particulière. Elles sont moins blanches que le fond sur lequel elles se détachent. Elles sont mates et peu transparentes. Parfois leur couleur, vers le douzième jour, tourne au jaune rougeâtre, ou prend des teintes chair. » (*Annales Pasteur*, 1892, p. 449.)

ou bien on va directement gratter une fausse membrane de la gorge, et, *sans recharger la spatule*, on ensemence successivement deux ou trois tubes de sérum.

« On met à l'étuve à 35° et le plus souvent après vingt heures, les colonies diphthéritiques se distinguent nettement » par l'aspect spécial que nous avons décrit en traitant des cultures. Elles restent petites sur les premiers tubes semés, parce qu'elles sont très serrées, tandis qu'elles s'étalent et grossissent sur les tubes ensemencés les derniers et prennent un aspect tout à fait caractéristique. »

Le diagnostic à l'œil de la colonie diphthéritique doit toujours être contrôlé par l'examen microscopique des germes de la colonie.

Enfin, de ces colonies, il faut préparer des cultures pures pour essayer leur action sur le cobaye, pour connaître, en d'autres termes, leur virulence (1), notion qui importe au pronostic, comme nous le disons ci-dessous.

La méthode de diagnostic par l'ensemencement et l'isolement du bacille de Klebs à l'état de pureté peut donner des renseignements utiles, même dans le cas de *croup sans angine*. En grattant légèrement avec la spatule la muqueuse des amygdales et du pharynx, on peut obtenir une semence diphthéritique des plus nettes sur sérum, et établir le diagnostic de croup diphthéritique.

La méthode de MM. Roux et Yersin a permis de

(1) Les colonies obtenues par ensemencement direct du sérum contenant toujours quelque impureté, on les purifie en en prélevant une parcelle au fil de platine ; on porte cette semence dans un tube à essai contenant 10 centimètres cubes de bouillon stérile ; on agite pour répartir ; alors, avec une anse de platine ou avec une pipette, on prélève un peu de la dilution qu'on étale sur sérum. En vingt-quatre heures on a des colonies pures, qu'on sème en bouillon. Avec ces bouillons on fait les inoculations au cobaye.

résoudre une intéressante question : Le bacille de la diphthérie persiste-t-il, et combien de temps, dans la bouche, après la disparition des fausses membranes ? La recherche de contrôle se fait en grattant, avec la spatule de platine, la muqueuse des amygdales et du pharynx et en ensemençant du sérum. Ces auteurs ont pu constater que la disparition du bacille de Klebs avec le retour de la muqueuse à l'état normal n'était pas toujours la règle. Le bacille de Klebs peut disparaître de la bouche en même temps que la fausse membrane, mais il peut y persister *avec sa virulence* pendant un laps de temps variable : MM. Roux et Yersin l'ont trouvé, trois, onze et même quatorze jours après toute disparition de fausses membranes. Ces faits expérimentaux sont l'explication de quelques faits cliniques où l'on voit la diphthérie apportée dans un milieu indemne jusque-là, par des enfants convalescents de diphthérie (1).

Les recherches microbiologiques peuvent aider aussi non seulement au diagnostic, mais dans une certaine mesure au pronostic de la diphthérie.

Dans les diphthéries graves, à marche rapide, la fausse membrane est, nous l'avons dit, presque une culture pure du bacille de Klebs : il y a donc là une indication pronostique.

Dans les cas qui marchent vers la guérison, les bacilles spécifiques deviennent moins nombreux, tandis que les microbes d'impureté augmentent. « Quelquefois, même au début de la diphthérie, on peut prédire une issue favorable, si on constate qu'il y a peu de bacilles spécifiques, et beaucoup d'autres microbes, notamment certains coccus. »

Mais c'est surtout sur la virulence des bacilles

---

(1) Il faut d'ailleurs faire une part dans ces faits au transport du germe par les vêtements, qui, dans l'espèce, est une explication aussi plausible que celle donnée ci-dessus.

extraits de fausses membranes qu'on peut chercher à baser ce pronostic.

Nous avons dit ci-dessus ce qu'il fallait entendre
par la *virulence* du bacille de Klebs : c'est le mode
de réaction sur le cobaye.

Dans quarante cas de diphthérie mortelle,
MM. Roux et Yersin inoculent les bacilles de Klebs
isolés aux cobayes. Ceux-ci meurent *tous* dans un
délai variant de vingt-quatre heures à deux et quatre jours : le *virus diphthéritique, mortel pour l'homme,*
est aussi *très meurtrier* pour les cobayes. Les bacilles
non virulents se rencontrent d'ailleurs aussi dans ces
cas mortels, mais y sont toujours en petit nombre.

Trente-neuf cas de diphthérie non mortelle —
ayant d'ailleurs évolué avec une allure clinique
variable ou sévère, ou moyennement grave ou
légère — ont donné des cultures pures inoculées
à des cobayes : « dix-sept ont amené la mort des
animaux en moins de trois jours : sept ont tué
dans un délai qui a varié de quatre à neuf jours ;
cinq n'ont fait périr qu'une partie des animaux
inoculés ; dix se sont montrées inactives, mais à
des degrés divers, les unes donnant un œdème suivi
d'eschare, les autres un œdème plus ou moins
étendu, mais promptement dissipé.

» Dans les diphthéries qui guérissent, on trouve
donc des bacilles très virulents, des bacilles de
virulence moyenne et des bacilles sans virulence
pour le cobaye. « Quoiqu'il ne s'agisse pas là d'une
règle générale, les diphthéries les plus anodines
donnent les bacilles les moins actifs, et de toutes
façon l'expérience est d'accord avec la clinique,
puisqu'elle montre une différence saisissante entre
l'inoculation des bacilles extraits de cas mortels
et des bacilles extraits de cas qui guérissent : « le
virus le moins actif se rencontre surtout dans les
cas les moins graves. »

Ajoutons, en terminant ce paragraphe, que, dans les diphthéries sévères, qui ont une terminaison favorable, on trouve une atténuation de virulence des bacilles. Les colonies des premiers jours sont *toutes* virulentes, « mais à mesure que le temps s'écoule, on a des colonies qui sont les unes très actives, les autres moins ; il y en a même qui ne causent aucun mal aux cobayes. Ces colonies non virulentes, finissent même par dominer et bientôt on ne trouve plus qu'elles.

VI. — Associations microbiennes dans la diphthérie. Les pseudo-diphthéries.

Tous les auteurs qui ont étudié la diphthérie ont, depuis Klebs, signalé la présence de nombreux microbes associés au bacille de Klebs. Quelquefois le bacille de Klebs est presque à l'état de pureté ; plus ordinairement il est mélangé à d'autres organismes.

Tantôt ces organismes ne jouent manifestement qu'un rôle banal, — et c'est ainsi qu'on voit dans les diphthéries sévères le nombre de microbes étrangers, purs saprophytes, augmenter si la maladie marche vers la guérison, quand la fausse membrane se désorganise — tantôt ces organismes paraissent jouer un rôle des plus actifs, et leur présence imprime à l'affection un cachet tout particulier : tel est le streptocoque pyogène, le mieux étudié des microorganismes associé au bacille de Klebs.

Sur soixante-neuf cas d'angine diphthéritique vraie, M. Martin trouve cinquante-deux fois le bacille de Klebs presque seul. Les microorganismes étrangers étaient tellement rares que la diphthérie pouvait être dite pure ; — dix-sept fois il trouve des associations microbiennes et dix fois l'association est celle du streptocoque pyogène (1).

Nous verrons ci-dessous que le streptocoque est capable de produire seul dans la gorge des fausses membranes, de créer une pseudo-diphthérie qui est loin d'être toujours sans danger. Nous avons dit que l'association expérimentale du bacille de Klebs et du streptocoque avait, entre les mains de MM. Roux et Yersin, singulièrement exalté la virulence du bacille de Klebs atténué. On pouvait conclure *à priori* que la diphthérie à association streptococcique devait être grave : c'est à elle que revient la forme clinique si maligne connue sous le nom d'*angine infectieuse* (Barbier, *Arch. de méd. exp.*, 1892 et Martin, *loc. cit.*). Fausses membranes grises, sanguinolentes, jetage, diarrhée, cou proconsulaire, broncho-pneumonies consécutives à la trachéotomie, etc., tels sont les caractères de cette forme ; le streptocoque est présent partout : dans les fausses membranes, dans le jetage, dans les suppurations du cou, dans les foyers de broncho-pneumonies, dans le rein, dans le sang même ; c'est une infection générale surajoutée à l'action toxique du bacille de Klebs.

Pseudo-diphthéries. — La présence du bacille de Klebs étant aujourd'hui le critérium de la nature diphthéritique d'une affection pseudo-membraneuse, comme le bacille de Koch est caractéristique de la nature tuberculeuse vraie d'une affection tuberculiforme, il convient d'admettre un groupe de

---

(1) « Les angines où la diphthérie s'associe aux streptocoques donnent en culture sur le sérum deux sortes de colonies bien distinctes :

» Des colonies volumineuses déjà après vingt-quatre heures, ordinairement isolées : ce sont des colonies de diphthérie. Entre ces colonies, si l'on regarde attentivement, on voit, après vingt-quatre heures, un semis très serré de colonies plus petites, transparentes : ce sont les colonies de streptocoques. » (L. Martin, *Annales Pasteur*, 1893.)

pseudo-diphthéries, comme on admet un groupe de pseudo-tuberculoses.

Il faut savoir que l'examen clinique seul est à peu près absolument impuissant à faire le départ entre la diphthérie et la pseudo-diphthérie : aussi, créé d'hier par la microbiologie, le groupe des pseudo-diphthéries n'est-il encore qu'ébauché.

a) Il existe un petit coccus que MM. Roux et Yersin ont isolé dans trois cas d'angine pseudo-membraneuse simulant, jusqu'à la méprise, au point de vue clinique l'angine diphthéritique.

M. L. Martin a retrouvé vingt fois ce coccus dans des angines pseudo-membraneuses dont le bacille de Klebs était absent. « Il se trouve, dit-il, en nombre immense dans les fausses membranes où il est, par places, en culture pure ; nous le regardons comme la véritable cause de l'angine. L'ensemencement de ces fausses membranes sur *sérum* donne, en moins de vingt-quatre heures, des colonies qui ne liquéfient pas, aussi nombreuses et aussi pures que les colonies de Klebs obtenues dans les cas de diphthérie typique. A un examen superficiel, ces colonies *simulent* celles de la diphthérie, mais elles sont plus humides et plus transparentes. Le bleu de Löffler, le bleu composé, colorent facilement le coccus, qui se teint aussi par la méthode de Gram. »

Ce coccus, dont l'étude n'a pas encore été poursuivie, ne donne lieu qu'à des pseudo-diphthéries non meurtrières.

b) Le streptocoque pyogène (1) produit facile-

---

(1) Nous disons *streptocoque pyogène* de Rosenbach, et il paraît vraisemblable qu'il s'agit en effet de cet organisme pathogène, qui est aussi celui de l'érysipèle, celui de l'infection puerpérale, etc. Mais de nouvelles recherches sont encore nécessaires pour faire cesser tous les doutes sur l'identification complète de cet organisme.

ment sur les muqueuses des exsudats fibrineux et des fausses membranes. MM. Fränkel, Löffler, Chantemesse et Widal en ont cité des exemples. Prudden a même admis — à tort — que les angines diphthéritiques étaient des angines streptococciques.

Le streptocoque ensemencé sur sérum, par la méthode diagnostique ordinaire, donne de petites colonies punctiformes, qui ne se développent jamais beaucoup, et qui diffèrent absolument des colonies du bacille de Klebs.

M. L. Martin a rencontré, dans le cours de ses recherches, huit angines pseudo-membraneuses à streptocoques.

Les cas où l'on rencontre le plus fréquemment cette variété d'angine pseudo-diphthéritique streptococcique sont les cas d'angine scarlatineuse précoce.

Sur quarante-cinq cas de cette sorte rassemblés par M. Bourges (*La Diphthérie*, 1892), quarante-quatre fois le bacille de Klebs étant absent, l'angine était nettement d'origine streptococcique (cas de Löffler, d'Espine ; Morel — onze fois sur douze ; — Tangl ; Martin ; Würtz et Bourges — dix-huit fois) (1).

On a rapporté encore au streptocoque pyogène la formation des pseudo-membranes dans l'angine syphilitique diphthéroïde, etc.

c) D'autres organismes encore peuvent être facteurs de pseudo-diphthéries : citons encore le pneumocoque (Netter) ; les *Staphylococcus aureus* et *albus*, un coccus liquéfiant le sérum (Martin), etc., etc.

Toute cette intéressante question n'est encore qu'ébauchée : elle mérite d'être reprise en entier.

____

(1) L'angine scarlatineuse tardive est au contraire dite, le plus ordinairement, diphthéritique vraie, comme en témoignent les cas rapportés par Loffler, Morel et surtout Würtz et Bourges. (*Arch. de méd. expér.*, 1890.)

Les angines dont l'aspect clinique est celui qu'ont jusqu'ici assigné à la diphthérie les traités classiques peuvent donc se classer de la façon suivante : angines *diphthériliques vraies* à bacille de Klebs pur ou presque seul ; angines à *associations microbiennes* ; angines pseudo-diphthéritiques, produites par des microorganismes variés le coccus de Roux et Yersin surtout et le streptocoque pyogène.

On peut appliquer au croup la même classification : s'il y a des fausses membranes dans la gorge, l'examen de ces fausses membranes éclairera sur la nature de l'enduit laryngé ; si les fausses membranes pharyngées n'existent pas, on ensemencera le mucus pharyngien.

VII. — Le poison diphthéritique.

Chez l'homme succombant à la diphthérie spontanée, chez l'animal tué par la diphthérie expérimentale, il n'y a pullulation du bacille qu'en un seul point : la fausse membrane chez l'homme, le lieu de l'inoculation chez l'animal. Bien mieux encore, chez l'animal inoculé dans les veines, le bacille a complètement disparu du sang après quelques heures, et cependant la maladie continue son cours ; elle tue avec ou sans paralysie. Quel est donc le facteur de la mort dans cette maladie où la terminaison fatale et les accidents caractéristiques de paralysie ne peuvent être attribués, comme dans le charbon, etc., à la pullulation du bacille ? Ce facteur, c'est le *poison diphthéritique.* MM. Roux et Yersin ont rendu ce poison *tangible,* pour ainsi dire, et avec lui ils ont tué et paralysé les animaux.

« Filtrons sur porcelaine, disent ces auteurs, une culture dans du bouillon de veau après qu'elle est restée sept jours à l'étuve ; tous les microbes sont retenus par le filtre, et le liquide obtenu est parfaitement limpide et *légèrement acide*. Il ne contient aucun organisme vivant ; laissé à l'étuve il ne se trouble point ; ajouté à du bouillon alcalin il ne donne pas de culture ; introduit aux doses de 2 à 4 centigrammes sous la peau des animaux, il ne les rend pas malades. Il n'en est plus ainsi si on emploie des doses plus fortes, si on injecte par exemple 35 centigrammes dans la cavité péritonéale d'un cobaye ou dans les veines d'un lapin. »

Le cobaye devient malade après deux ou trois jours, et meurt vers le cinquième ou sixième jour, avec gonflement ganglionnaire, dilatation des vaisseaux, congestions viscérales, surtout des reins et des capsules surrénales, etc., etc.

Chez le lapin qui a reçu dans les veines 35 centigrammes de liquide filtré, il survient vers le quatrième ou le cinquième jour une paralysie du train postérieur, qui se généralise rapidement, et tue l'animal.

Le poison existe dans les cultures récentes et *acides*, mais il est loin d'être en quantité aussi considérable que dans les cultures redevenues *alcalines* : dans les cultures à réaction alcaline — cultures anciennes — la puissance toxique a considérablement augmenté. Un lapin qui reçoit 35 centigrammes du liquide filtré d'une culture de quarante-deux jours est malade au bout de deux heures et succombe en cinq ou six heures avec de la diarrhée profuse et une vive anxiété respiratoire ; un cobaye qui reçoit même quantité du même poison dans le péritoine meurt en dix heures avec une dyspnée intense. Les lésions sont celles que nous avons signalées plus haut.

« Quand les cultures du bacille de la diphthérie sont aussi chargées de produits toxiques, il n'est pas besoin, pour observer les effets sur les animaux, d'employer de si fortes doses, et de recourir aux injections dans les veines ou dans le péritoine (1). Introduisons sous la peau d'une série de cobayes des quantités de liquide toxique débarrassé de microbes variant de un cinquième de centimètre cube à 2 centimètres cubes, et comparons les effets de ces injections à ceux de l'inoculation d'une culture fraîche de bacilles de Klebs, pratiquée sur des cobayes témoins. Tous les animaux qui ont reçu le liquide filtré présentent bientôt un œdème au point d'injection, tout comme les témoins en ont un au point d'inoculation ; ils sont bientôt hérissés et ont la respiration haletante, comme ceux qui ont reçu la culture vivante. Ils meurent comme eux, sans que pendant tout le temps de l'expérience on puisse saisir une différence dans l'attitude des uns et des autres. Les cobayes auxquels on a donné le plus de liquide toxique meurent en moins de vingt-quatre heures, les autres en quarante-huit heures ou trois jours, selon les doses reçues. Les lésions sont identiques, qu'ils aient succombé à l'injection du poison diphthéritique ou à l'inoculation du bacille de la diphthérie. La maladie, symptômes et lésions, est donnée aussi sûrement par l'injection du poison que par l'inoculation du bacille. »

(1) MM. Roux et Yersin décrivent un procédé pour activer la production du poison dans les liquides de culture. Le bacille diphthéritique ensemencé dans des ballons de Fernbach, traversés par un courant d'air pousse plus abondamment à 35° que dans les conditions ordinaires. Au bout de trente-six heures le liquide primitivement alcalin est déjà *acide* et dès le quatrième jour il *est de nouveau alcalin*, alors que dans les conditions ordinaires ces changements de réaction ne s'accomplissent qu'en une quinzaine de jours. Dans ce mode de culture le poison se produit avec rapidité. Le liquide est bientôt énergiquement toxique, il acquiert en quelques jours la toxicité qu'il n'obtient qu'en un mois et plus dans le cultures ordinaires.

Les *lapins* succombent comme les cobayes à l'injection sous la peau de ces produits toxiques, les symptômes et les lésions sont les mêmes que ceux qui suivent l'injection de la culture vivante, les *phénomènes paralytiques* font partie du syndrome consécutif à l'injection.

Les *pigeons* succombent après l'introduction de moins de un centimètre cube dans le muscle pectoral, et trois à quatre gouttes sous la peau tuent en quelques heures les petits oiseaux.

L'action du poison diphthéritique sur le *chien* est des plus intéressantes. Inoculé à haute dose *dans les veines* (4 à 20 c. c.) avec un liquide toxique ils succombent en douze à vingt-quatre heures : ils deviennent tristes, ont des frissons, des vomissements, de la diarrhée, de l'incapacité motrice, et meurent presque subitement. A l'autopsie, dilatation générale des vaisseaux sous-cutanés, congestion de l'estomac, des intestins et des reins, urine albumineuse, sang noir et fluide.

Inoculé à dose plus faible (2 c. c. par exemple), l'animal survit plus longtemps, quatre à six jours : il maigrit, ne mange pas, a des vomissements, et de l'*ictère*. « La muqueuse de la bouche, les conjonctives, la peau du ventre sont manifestement colorées en jaune, et les lésions sont plus intenses que dans les cas aigus ; elles consistent dans une distension des vaisseaux avec hémorrhagies multiples, un *état cireux du foie*, une urine albumineuse.

Les chiens de 7 à 10 kilos ne meurent pas en général si on leur injecte une quantité de liquide filtré inférieure à un centimètre cube. Ils restent longtemps tristes et affaiblis ; ils deviennent *paralysés du train de derrière, parfois de tout le corps*, puis ils se *rétablissent peu à peu*. »

Alors que chez les lapins et le cobaye la paralysie est progressive et aboutit à la mort, chez le chien elle est curable et affecte une étroite ressemblance avec la paralysie post-diphthéritique de l'homme.

Le *mouton* succombe au liquide diphthéritique toxique (Nocard).

Les animaux (souris et rats) réfractaires à l'inoculation de la culture vivante sont réfractaires au poison diphthéritique.

En résumé « l'injection à doses variables aux animaux, du poison soluble de la diphthérie nous a montré les diverses formes de l'intoxication diphthéritique, depuis celles qui amènent la mort en quelques heures, jusqu'à celles qui, au bout d'*un temps plus ou moins long*, se traduisent par des paralysies mortelles ou susceptibles de guérison. »

Une intéressante propriété du bacille diphthéritique est la suivante : le bacille diphthéritique atténué artificiellement, le bacille pseudo-diphthéritique produisent peu ou point de toxine dans leurs cultures. « La propriété de faire le poison diphthéritique appartient au bacille virulent, et cette propriété toxigène va en s'affaiblissant à mesure que la virulence des bacilles diminue. Elle est au minimum dans les bacilles très atténués et dans les bacilles pseudo-diphthéritiques. Cependant les animaux qui reçoivent de *grandes quantités* de la culture filtrée de ces bacilles sans virulence ou de celle du pseudo-diphthéritique maigrissent, et quelques-uns finissent par succomber avec des symptômes paralytiques.

Quelle est la nature du poison diphthéritique? Il a semblé à MM. Roux et Yersin *qu'il se rapprochait des diastases* par quelques-unes de ses propriétés.

a) Comme les diastases le poison diphthéritique

est modifié par la chaleur et d'autant plus profondément que la température est plus élevée et plus longtemps prolongée. « Un liquide filtré, qui injecté sous la peau à la dose de 1/8 de c. c. tuait les cobayes, ne les fait plus mourir même s'ils en reçoivent 1 cc. lorsqu'il a été chauffé douze heures à 58°. Il n'est pas cependant absolument inoffensif puisqu'il produit de l'œdème au point d'injection et tue facilement les petits oiseaux. » Le même liquide chauffé à 100° pendant vingt minutes est inoffensif pour un lapin à la dose de 35 c. c. alors qu'un demi-centimètre sous la peau ou dans les veines était toxique pour cet animal avant le chauffage. Mais il s'en faut pourtant que les résultats éloignés de cette injection, inoffensive tout d'abord, soient aussi favorables. L'animal maigrit lentement se paralyse et meurt après un délai de quelques semaines, circonstances que nous avons vu se produire avec les liquides peu chargés en toxine des cultures de bacille de Klebs atténué ou sans virulence.

b) Comme les diastases, la toxine diphthéritique est modifiée par l'action de l'air, et cette modification est plus énergique encore si on fait intervenir l'action de la lumière solaire.

c) Comme les diastases, la toxine diphthéritique, soluble dans l'eau, est insoluble dans l'alcool, qui la précipite de ses solutions.

d) Comme les diastases, le poison diphthéritique jouit de la propriété d'adhérer facilement aux précipités. C'est ainsi que si on ajoute au bouillon de culture du chlorure de calcium, il se fait un précipité de phosphate de chaux qui, recueilli et lavé sur filtre, est très toxique.

e) La puissance du poison diphthéritique est considérable. Voici quelques chiffres qui permettent de juger cette puissance, qui ne peut encore être connue absolument, la toxine n'ayant pas été isolée à l'état de pureté.

« Un centimètre cube de liquide actif évaporé dans le vide donne un centigramme de résidu sec. Si on défalque le poids des cendres et la portion insoluble dans l'alcool, *qui n'a aucune action toxique*, il reste un poids de 4/10 de milligramme de matière organique. Il est certain que **la** majeure partie de ces 4/10 de milligramme est formée de substances autres que le poison diphthéritique. Cette dose si faible est cependant suffisante pour faire périr au moins huit cobayes de 400 grammes ou deux lapins de 3 kilos chacun. »

f) Le poison diphthéritique, si actif quand il est introduit dans les veines ou sous la peau, n'a aucune action *quand il est injecté*.

Il semble donc, en résumé, que le poison diphthéritique « a beaucoup d'analogie avec les diastases : son activité est tout à fait comparable à celle de ces substances ou encore à celle *des venins.* » (Roux et Yersin.)

Brieger et Fränkel (*Berlin. klin. Woch.*, 1890) en font une toxalbumine, Wassermann et Proskauer (1891) arrivent aux mêmes conclusions. Sans discuter le mot employé, on doit dire que le produit obtenu par précipitation et desséché de Roux et Yersin est cent fois plus toxique que la toxalbumine de Brieger et Fränkel.

M. Guinochet (*Soc. de biol.*, 1892) a montré qu'on pouvait cultiver la diphthérie dans l'urine — exempte de matières albuminoïdes — filtrée et tuer les cobayes inoculés de cette culture avec tous les symptômes et les lésions connues de la toxine diphthéritique. Celle-ci ne dérive donc pas nécessairement des matières albuminoïdes. Dans l'urine de culture il est d'ailleurs impossible de déceler par les réactifs la trace d'une matière albuminoïde.

VIII. — Diphthérie humaine et diphthérie aviaire,

Les oiseaux de basse-cour sont souvent décimés par une maladie encore mal connue dans sa nature, que les vétérinaires désignent sous le nom de *diphthérie* ou *tuberculo-diphthérie.*

A diverses reprises on a remarqué l'apparition de la diphthérie humaine dans des exploitations, des hameaux, des villages où régnait la diphthérie des volailles, et plusieurs médecins ont établi entre ces deux faits une relation de cause à effet. Il ne s'agissait en réalité que de simples coïncidences, La diphthérie des volailles est si fréquente qu'il n'est pas étonnant d'en rencontrer dans les localités où se montre la diphthérie de l'homme. Mais fort heureusement la concomitance des deux affections est exceptionnelle, et c'est par milliers que l'on pourrait citer les basses-cours ruinées par la diphthérie, sans qu'aucun des enfants de la maison, qui passent la plus grande partie de la journée à se rouler sur le fumier au milieu des poules malades, ait pris la diphthérie.

L'observation clinique à elle seule permettait déjà de différencier les deux affections. La diphthérie des oiseaux, en effet, a une évolution très lente et jamais elle ne provoque de paralysies comparables à celles qui sont la caractéristique de la diphthérie de l'homme.

A cet argument grave, on pouvait objecter que la différence des espèces atteintes expliquait peut-être la différence des effets observés; les expériences de MM. Roux et Yersin montrent que les oiseaux qui ne succombent pas dans les quelques jours qui suivent l'inoculation du bacille de Klebs, succombent tardivement à la paralysie diphthéritique.

On peut en conclure que la dipthérie de l'homme
et celle des oiseaux sont deux affections de nature
différente. (Nocard.)

———

VI

FIÈVRE TYPHOÏDE

———

I

La fièvre typhoïde est une affection qui n'atteint
que l'homme et dont les deux principaux symptômes sont, ainsi que l'indique le nom, la *fièvre à*
type continu et l'*abattement*.

On connaît en vétérinaire une affection équine
qu'on désigne sous le nom de fièvre typhoïde,
maladie « infectieuse et contagieuse, caractérisée
cliniquement par la *stupéfaction des sujets*, et la
coloration acajou des muqueuses dès la période
d'invasion ».

Dans ces derniers temps M. Servoles a cherché
à démontrer l'identité parfaite des deux *affections
typhoïdes* de l'homme et du cheval. Cette thèse
paraît être radicalement fausse : il n'y a entre
l'affection humaine et l'affection équine qu'une
identité de *nom* et nullement de *nature* (1).

———

(1) Dans une de ses chroniques du *Recueil de médecine vétérinaire* (1888), M. Nocard a résumé les différences radicales qui séparent ces deux affections : le bacille d'Eberth, constant dans la
rate de l'homme typhique, fait constamment défaut dans la rate du
cheval typhique; l'inoculation ou l'ingestion de cultures fraiches
du bacille d'Eberth ne provoque chez le cheval aucun symptôme
qui puisse rappeler l'affection humaine ou équine.

Passant sous silence les recherches de Coze et Feltz (1866), Hallier (1866), Recklinghausen (1871) — qui le premier signala le fait si intéressant de colonies microbiennes dans les abcès miliaires du rein au cours de la fièvre typhoïde, — de Klein (1875), on peut dire que c'est à Eberth qu'on doit les premières notions précises sur le bacille pathogène de la fiévre typhoïde (1880 à 1883). Étudiant, au moyen de coupes éclaircies par l'acide acétique la rate, les ganglions lymphatiques, les plaques de Peyer, le foie, les reins, les poumons de vingt-trois typhiques, il trouva douze fois dans les ganglions, six fois dans la rate, des amas microbiens. Plus tard il démontra, par la coloration au violet de méthyle, la présence de microbes dans le *raclage* de rates et de ganglions des typhiques.

La découverte d'Eberth fut contrôlée et confirmée par Koch, Meyer en Allemagne, Coats et Crooke en Angleterre.

Après l'étude fondamentale d'Eberth, il faut signaler le travail de Gaffky, qui le premier isola et cultiva sur gélatine et sur les divers milieux usuels le bacille découvert par Eberth. Gaffky, d'ailleurs, fit une étude complète de ce micro-organisme, dans laquelle il passa en revue les caractères de morphologie, de répartition dans l'organisme, et de réaction expérimentale sur les animaux.

Le bacille d'Eberth avait dès lors son autonomie. Les travaux qui lui ont été ensuite consacrés ont été très nombreux. Nous citerons, en Allemagne, ceux de Seitz (1886), Fränkel et Simmonds (1886), Sirotini (1886), Beumer et Pipper (1888), Büchner (1888); en France ceux d'Artaud (1885), de Chantemesse et Widal (1887 à 1882), de Vincent, Péré, Sanarelli (1892), etc., etc. Nous aurons l'occa-

sion de citer ces travaux et d'autres encore dans
le cours de notre article.

II. — Anatomie pathologique et modes de propagation de la fièvre typhoïde.

Les lésions primordiales de la fièvre typhoïde
affectent l'*intestin*, la *rate*, et les *ganglions mésentériques* : infiltration et nécrose ulcérative des plaques de Peyer et des follicules clos de l'intestin ; hypertrophie et congestion de la rate et des ganglions
mésentériques : telles sont ces lésions capitales.

Mais les lésions de la fièvre typhoïde, maladie générale, dépassent ordinairement ce cercle étroit : l'appareil respiratoire (ulcérations laryngées, congestion pulmonaire, pneumonie lobulaire); l'appareil circulatoire (myocardite, artérite, phlébite); l'appareil urinaire (néphrite); les systèmes nerveux
(congestions méningées) et locomoteur (dégénérescence vitreuse des muscles), *sont généralement atteints à un plus ou moins haut degré.*

Ce sont les matières fécales des typhiques qui
jouent le rôle d'agents de propagation de la maladie,
et nous voyons ici la plus grande analogie étiologique entre le choléra et la fièvre typhoïde. C'est
l'eau potable souillée par les matières fécales typhiques qui donne le plus ordinairement la fièvre
typhoïde aux individus sains; c'est en portant à la
bouche leurs doigts souillés au contact des linges
salis par les déjections des malades, c'est en souillant avec ces doigts les matières alimentaires que
les individus qui approchent et soignent un typhique contractent la maladie : en un mot, c'est
par le tube digestif que se fait l'infection.

L'*air*, ici comme pour le *choléra*, ne semble jouer
qu'un rôle tout à fait secondaire dans la propagation de la maladie.

28*

III. — Le bacille d'Eberth. — Coloration et culture de ce bacille.

D'une façon générale, le bacille d'Eberth peut être décrit comme un « petit bâtonnet, arrondi aux extrémités, d'une longueur de 2 à 4 μ et trois fois plus long que large (Chantemesse et Widal).

Mais cette forme n'est pas, tant s'en faut, la seule qu'il puisse affecter. Nous verrons que, dans les milieux de culture, il se montre, suivant la nature du milieu, suivant l'âge de la culture, doué d'un *pléomorphisme* remarquable.

Examiné sans coloration, ce bacille se montre extrêmement mobile. « Le bacille d'Eberth est non seulement mobile dans le champ du microscope, mais encore il présente un mouvement d'oscillation sur lui-même tout particulier. C'est une secousse de vibration pour les petits bacilles, de reptation pour les formes allongées. » (Ch. et W.) Cette mobilité est due aux *cils* ou flagella dont est pourvu le bacille d'Eberth. Ces cils que l'on met en évidence par la méthode de coloration de Löffler sont nombreux : on peut en compter de 10 à 20 pour un bacille. Il convient de s'adresser à des cultures *jeunes* lorsqu'on veut faire cette préparation toujours délicate (1).

(1) Nehaus a indiqué la méthode suivante, d'ailleurs assez infidèle, pour colorer les cils du bacille d'Eberth.

Préparer les solutions suivantes 1 et 2 :

<table>
<tr><td>1 Tannin..........</td><td>{ Quantités</td><td rowspan="2">Filtrer.</td></tr>
<tr><td>Eau..............</td><td>égales. }</td></tr>
</table>

2 Solution saturée de sulfate ferreux. Mélanger 100 centimètres cubes de la solution 1 à 50 de la solution 2, et ajouter 10 de solution alcoolique saturée de fuchsine ce qui donne la solution 3.

Étaler sur la lamelle une très faible quantité de culture, diluée au besoin dans eau stérile.

Sécher et flamber. Couvrir la lamelle de la solution 3 et chauffer

Le bacille d'Eberth se colore assez bien par les couleurs d'aniline en solution hydroalcoolique très légère, par les bleus de Löffler, et de Kühne, mais la méthode de Gram et ses dérivés ne réus-

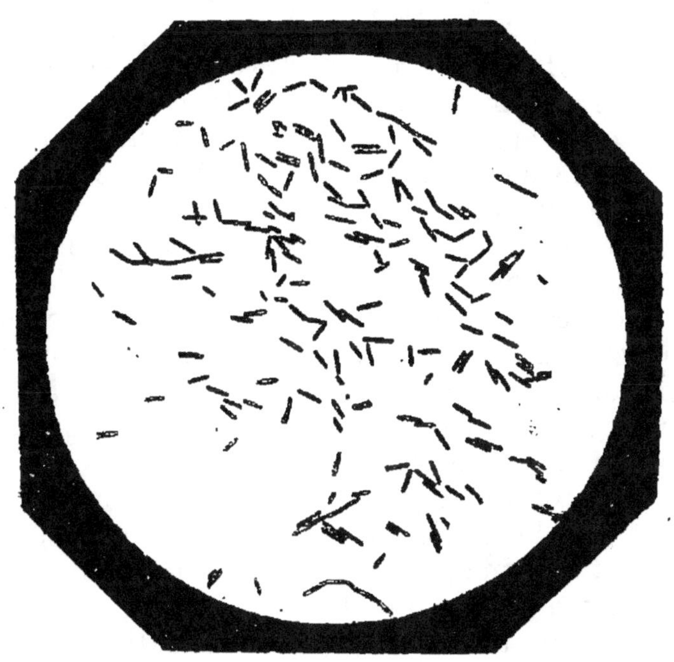

Fig. 84. — Bacille typhique. Culture sur gélatine.

sissent pas à le colorer : c'est là un caractère diagnostique fort important.

Coloré, le bacille de la fièvre typhoïde se montre sous plusieurs aspects :

C'est tantôt un *bâtonnet* pleinement coloré dont l'aspect reproduit celui que donne l'examen à l'état frais ; tantôt, et c'est là un aspect qu'il ne prend guère que dans les cultures anciennes,

quatre fois au-dessus d'une flamme de gaz jusqu'à dégagement de vapeur ; laver à l'eau ; colorer au Zielh ; laver et monter dans l'eau.

c'est un *filament* allongé; tantôt enfin la couleur est localisée aux deux extrémités du bâtonnet, le milieu restant incolore : le bacille typhique a, dans ce cas, la forme, si fréquente chez tant de microorganismes colorés, d'un *bacille à espace clair*.

Cette forme, rare dans les cultures sur gélatine, apparaît parfois dans les cultures sur pomme de terre, et sur le bacille en provenance directe de l'organisme. Arthaud (1885), qui rencontra cette forme dans le bacille extrait de la rate, etc., en avait fait un caractère pathognomonique. Il s'en faut et de beaucoup qu'il en soit ainsi.

Sur les préparations colorées du bacille, et tout spécialement sur des bacilles en provenance de pomme de terre laissées plusieurs jours à l'étuve, on constate parfois à l'une des extrémités une petite sphère claire réfringente.

Gaffky, qui le premier signala cet aspect, avait fait de la sphère non colorable une *spore*, et MM. Chantemesse et Widal s'étaient tout d'abord rangés à l'opinion de Gaffky.

Büchner a montré que les granulations brillantes de l'une des extrémités du bacille typhique ne sont que des concrétions protoplasmiques se produisant impunément parce que la culture sur pomme de terre devient peu à peu acide. Il suffit de rendre la pomme de terre alcaline en la laissant séjourner, avant stérilisation, pendant quelques minutes dans une solution de soude, pour que cet aspect cesse de se produire.

Il est d'ailleurs facile de démontrer que ces bacilles soi-disant sporulés ne résistent pas plus à l'action de la chaleur que les bacilles ordinaires.

Pfülh, en 1888, a confirmé les recherches de Büchner dont l'opinion est aujourd'hui couramment admise. (Voy. Chantemesse, *Traité de méd.*, t. I, art. Fièvre typhoïde.) Nous ne connaissons pas encore la spore typhique.

Culture du bacille de la fièvre typhoïde. — Le bacille de la fièvre typhoïde est indifféremment aérobie et anaérobie; il pousse en effet très vivement à l'abri de l'air (Roux).

La température qui convient le mieux à son développement varie entre 25 et 35°. A 46° il cesse de se développer. Sa vitalité paraît persister longtemps dans les milieux de culture.

Les milieux de culture artificiels les plus divers conviennent également pour les cultures en présence de l'air : bouillon, lait, gélatine, sérum, gélose, pomme de terre.

a) *Culture dans le bouillon.* — En vingt-quatre heures, le bouillon ensemencé avec le bacille typhique et mis à l'étuve devient trouble. « Abandonné pendant un certain temps à cette température (20 à 35°), le bouillon laisse déposer au fond du vase un précipité blanc, et, au bout de quelques semaines, le liquide perd son aspect louche pour prendre une coloration rouge foncé. » (Ch. et W.)

b) *Culture dans le lait et l'urine.* — Le bacille typhique pousse bien dans le lait, en y prenant « des formes volumineuses ». Il ne fait subir au lait, en se développant, aucun changement : *jamais la coagulation ne se produit.* Il se développe également dans l'*urine* stérilisée, alcalinisée (Seitz).

c) *Culture dans la gélatine.* — La culture du bacille typhique dans la gélatine présente des caractères tout spéciaux qui font de cette culture un des bons réactifs de ce microorganisme.

Le bacille typhique sera ensemencé dans la gélatine soit par piqûre, soit en strie. Il sera cultivé aussi sur la gélatine en plaques.

1. *Culture dans la gélatine par piqûre.* — « De petites colonies lenticulaires, jaunâtres, naissent

dans la profondeur suivant la pointe d'enfoncement, tandis qu'à la surface se développe tantôt un disque mince, pelliculaire, transparent, à bords irisés s'étendant vers les parois du verre, tantôt, au contraire, une culture épaisse, opaque, très peu étendue, dont la dimension ne dépasse pas celle d'une lentille. » (Ch. et W.)

La culture en strie et la culture sur plaques sont beaucoup plus caractéristiques que la culture par piqûre.

2. *Culture en strie.* — « Après inoculation en strie sur tubes inclinés, la culture, dans les cas les plus caractéristiques, apparaît sous forme d'un voile mince, translucide, *à reflets nacrés et bleuâtres*, à surface granuleuse, et à bords irréguliers parfois serpigineux. L'accroissement commence après deux jours, marche très vite pour s'assurer vers le neuvième jour, et la culture n'atteint jamais les parois du verre. » (Ch. et W.)

Dans les cultures sur gélatine il se forme, après un temps variable dans l'épaisseur du milieu, des cristaux allongés (précipitation de phosphates), simulant des arborescences.

Une particularité curieuse, que MM. Chantemesse et Widal ont les premiers signalée, est la suivante : si on gratte la surface d'une culture en strie, de façon à enlever la couche étalée de microbes et qu'on ensemence à nouveau le milieu de culture avec du bacille d'Eberth, il ne se fait aucun développement. Le même phénomène peut être constaté sur les cultures en gélose (1).

---

(1) M. Freudenreich a inséré dans les *Annales Pasteur* (1888) un intéressant travail qui montre l'influence que peuvent avoir sur la croissance du bacille typhique les produits laissés par d'autres microbes variés dans des bouillons où ils ont au préalable vécu, bouillons qu'on ensemence, après filtration, avec le bacille typhique. Le bacille typhique ne se développe pas dans les bouillons habités

3. *Culture sur plaques de gélatine.* — « Les formes prises par les colonies sur les plaques de gélatine ensemencées, suivant le procédé de Koch, méritent une description détaillée. Ce sont elles qui permettent d'isoler le germe typhique des autres microbes, et de le reconnaître dans l'eau, les matières fécales, les urines. Il leur faut deux ou trois jours pour apparaître ; dans les cas types, elles se présentent larges comme une forte tête d'épingle, minces, folliculaires, nacrées, transparentes, et les jours suivants, malgré l'accroissement de volume, la transparence et la teinte blanchâtre persistent. Au bout de cinq à six jours, elles ont atteint la dimension d'une lentille ; leur contour est devenu irrégulier, découpé comme les côtes d'une île, plus mince en général que leur centre, et leur surface est devenue granuleuse. Examinées à un faible grossissement (obj. 0 ou *a* de Vérick) elles paraissent parcourues dans toute leur étendue par des sillons plus ou moins marqués, parfois disposés d'une façon rectiligne comme les nervures d'une feuille. Souvent leur surface est plus tourmentée encore, et toute la colonie semble formée de circonvolutions d'intestin grêle enroulées sur elles-mêmes. La combinaison de ces deux aspects, jointe à la coloration brillante de l'ensemble, donne quelquefois à la colonie l'aspect d'une montagne de glace. » (Ch. et W.)

Malheureusement cet aspect si caractéristique, pour fréquent qu'il soit, *n'est pas constant*, et la colonie du bacille d'Eberth prend *parfois un aspect*

au préalable par : *Staph. pyog. albus, Staph. pyogenes fœtidus, B. pyocyaneus, B. phosphorescens.* Il pousse très faiblement dans les bouillons de : *Staph. pyog., aureus,* choléra des poules, pneumocoque de Friedlaender, spirille de Miller. Il pousse très faiblement dans un bouillon déjà préalablement ensemencé avec le bacille typhique.

tout différent et qui ne se signale par aucune particularité.

d) *Culture sur gélose.* — Elle se fait vite et ne présente aucune particularité. Sur la gélose glycérinée de Nocard et Roux le développement est encore plus rapide et plus abondant.

e) *Culture sur pomme de terre.* — Le bacille d'Eberth ensemencé sur ce milieu prend *quelquefois* — mais non d'une façon absolue, comme on a pu le dire à un moment — des caractères assez spécifiques. Il prospère et se multiplie, mais sans culture apparente à l'œil nu ; à peine aperçoit-on, au bout de quelques jours, sur la strie d'inoculation, une traînée humide et souvent la tranche de pomme de terre doit être examinée sous un certain angle d'incidence pour que l'on puisse déceler la présence d'une culture.

« Lorsque la pomme de terre est très humide, on distingue sur sa tranche, au point d'ensemencement, une légère boursouflure dont l'aspect rappelle assez bien la surface glacée de certains gâteaux. Cette apparence est parfois si légère qu'elle peut passer inaperçue pour un œil inexpérimenté : elle est d'ailleurs beaucoup plus rare que la première. » (Ch. et W.)

Il arrive trop souvent que l'apparence caractéristique ne se produit pas, et qu'il se fait sur la pomme de terre une couche colorée, d'aspect plus ou moins brunâtre et par cela même sans valeur distinctive.

En finissant cet exposé des caractères de culture du bacille d'Eberth, il faut indiquer que cet organisme peut prendre suivant le milieu et l'âge des cultures quelques caractères morphologiques spéciaux auxquels nous avons fait allusion. Au lieu du bâtonnet à extrémités arrondies trois fois plus long (1 à 3 μ) que large on peut voir dans les cultures du bouillon un bâtonnet grêle, dans le lait des formes géantes, sur la gélose et la pomme de terre un organisme plus trapu, et des filaments allongés dans les cultures anciennes sur gélatine.

IV. — Localisation du bacille d'Eberth dans l'organisme. — Sa recherche dans les pulpes, les liquides, les excrétions.

En règle générale le bacille typhique, recherché sur le cadavre, est d'autant plus abondant dans les tissus que la mort est survenue à une époque plus rapprochée du début de la maladie.

La recherche réussit bien, dans les cas favorables, même dans les autopsies faites après les vingt-quatre heures de délai légal.

Il y a deux manières de déceler la présence du microorganisme dans les tissus, liquides, etc. : 1° l'examen microscopique sur lamelles et les coupes histologiques ; — 2° les cultures.

Le procédé des cultures est infiniment plus délicat et plus sûr ; il permet de découvrir le bacille là où l'examen microscopique échoue en raison du petit nombre des organismes pathogènes, ou de l'impureté des produits sur lesquels porte l'examen.

La culture peut se faire directement sur les milieux réactifs (gélatine ensemencée par piqûre et par strie, et pomme de terre) lorsqu'il s'agit de pulpes pures ; lorsqu'au contraire il s'agit de produits impurs tels que les matières fécales, etc., c'est à la culture sur gélatine en plaques qu'il faudra s'adresser : les colonies de bacilles typhiques isolées purement par cette méthode seront ensuite cultivées dans la série des autres milieux.

Les lamelles chargées des produits typhiques seront traitées par les couleurs d'aniline en solution hydroalcoolique ; les coupes de tissu seront, les méthodes de double coloration échouant, traitées par les procédés de Löffler, de Kühne (au bleu de méthylène) ou de Ziehl.

Le lecteur connaît les procédés de Löffler et de Kühne. Voici le procédé de Ziehl, qui donne de bons résultats.

La coupe est plongée pendant une demi-heure dans le liquide ci-dessous :

Eau distillée..............................	100 gr.
Fuchsine ..... ·..............................	1 —
Acide phénique	5 —

Elle est ensuite lavée dans de l'eau distillée contenant 1 p. 100 d'acide acétique, puis on décolore, et on déshydrate par l'alcool et on monte.

Il arrive quelquefois, dans les coupes de tissu, que des masses bacillaires sont prises pour des colonies de bacilles typhiques, alors que ce sont des amas de bacilles de la putréfaction. Il existe un moyen très simple de faire la différence, c'est de soumettre les coupes au procédé de Gram, qui décolore les bacilles de la fièvre typhoïde et colore les bacilles de la putréfaction.

Ceci posé, voici les principales localisations du bacilles d'Eberth dans les tissus du cadavre :

Il existe constamment dans la rate, le foie, les ganglions mésentériques et les plaques de Peyer ; il se trouve accessoirement, mais non toujours, dans le muscle cardiaque, le poumon, les méninges, le testicule (1).

(1) Voici la statistique donnée par MM. Chantemesse et Widal, concernant leurs recherches sur le cadavre.

Le bacille d'Eberth a été trouvé par eux dans :

Foie, rate, ganglions, plaques de : Peyer..............................	constamment.
Muscle cardiaque.....................	2 fois.
Poumons (broncho-pneumonie, bronchite ou pneumotyphoïde)........	6 fois.
Méninges.............................	4 fois sur 8.
Testicule.............................	1 fois sur 1.

Il n'existe *jamais dans le sang*.

La présence constante du bacille d'Eberth dans la rate des sujets morts pendant l'évolution de la maladie a inspiré à quelques microbiologistes l'idée de le rechercher sur le vivant : le succès est assuré dès le dixième jour.

La peau du sujet sera désinfectée avec soin par un savonnage minutieux, un lavage au sublimé, puis à l'alcool. On enfoncera en pleine matité splénique un petit trocart à fin canal, bien désinfecté, et on ensemencera immédiatement le produit retiré de la rate par la ponction.

Cette recherche, tentée déjà avec succès par Philippowicz et Lucatello, a été faite maintes fois et toujours avec succès par MM. Chantemesse et Widal; c'est une opération simple, mais qui, pratiquée même avec toutes les précautions antiseptiques voulues, n'est pas sans danger — vu la friabilité de la rate typhique — et ne saurait être conseillée comme moyen de diagnostic à introduire dans la pratique.

Nous conseillons de faire la ponction de la rate simplement avec la seringue Straus-Colin bien désinfectée. On ponctionne à travers la peau lavée au savon; puis au sublimé et à l'alcool. C'est là le procédé employé par l'un de nous lors de recherches sur le typhus exanthématique. Il supprime tous les appareils d'un emploi plus ou moins commode imaginés pour cette opération avant l'apparition de la seringue Straus-Colin.

La recherche du bacille d'Eberth, pendant la vie des typhiques, peut encore se faire dans le *sang*, l'*urine* et les *matières fécales*.

Jamais le bacille n'existe dans le sang du sujet vivant pas plus que dans le sang du cadavre (1).

(1) Il faut noter que, neuf fois sur quinze typhiques examinés à ce point de vue, Neuhauss a trouvé le bacille d'Eberth dans le sang des taches rosées lenticulaires. Le bacille d'Eberth peut passer

Il apparaît dans l'urine, mais seulement dans l'urine albuminurique, c'est-à-dire que la lésion du rein est nécessaire pour lui frayer une voie au dehors.

Il se trouve dans les matières fécales, non pas à toute époque, mais quand les ulcérations des plaques de Peyer l'ont versé dans le canal intestinal.

La recherche dans les matières fécales est délicate, à cause du grand nombre de microbes étrangers qui pullulent dans les selles et liquéfient les plaques de gélatine ensemencée avant tout examen utile.

MM. Chantemesse et Widal ont indiqué un procédé qui permet d'éliminer une partie de ces microorganismes, et en tout cas ceux qui liquéfient la gélatine.

Il suffit d'ajouter 4 à 5 gouttes d'acide phénique à 1/20 aux tubes de gélatine qui ont reçu l'ensemencement direct de selles typhiques. Il est inutile de phéniquer la gélatine des tubes qui recevront la dilution des premiers.

L'acide phénique à cette dose n'entrave nullement le développement du bacille typhique (1).

de la mère aux fœtus, — ce qui indique l'habitat passager dans le sang.

Neuhauss l'a trouvé dans le *foie* et la *rate* d'un fœtus de femme morte de fièvre typhoïde (1886).

Chantemesse l'a retiré du *placenta* d'une femme grosse de quatre mois, au douzième jour d'une fièvre typhoïde.

Eberth l'a vu dans le sang, le poumon, la rate d'un fœtus chez une femme avortant par fièvre typhoïde au troisième sexénaire.

Hildebrandt, Ernst, etc., ont fait des constatations analogues.

(1) Dans quelques circonstances le bacille d'Eberth peut devenir pyogène, mais toutes les constatations faites à cet égard demanderont à être sévèrement revisées dans l'avenir, la confusion ayant pu là, comme ailleurs, du reste, être faite jusqu'à ces derniers temps, faute de technique différentielle suffisante, entre le bacille d'Eberth et le colibacille.

Quoi qu'il en soit, voici quelques-uns des faits où le bacille

V. — De quelques caractères biologiques du bacille d'Eberth.

a) *Vie du bacille d'Eberth dans l'eau*. — La question de la possibilité et de la durée de vie du bacille d'Eberth dans l'eau où il s'est trouvé ensemencé est une question capitale. Les auteurs qui l'ont abordée expérimentalement ont cherché à la résoudre en étudiant, à ce point de vue, tantôt une eau stérilisée avant l'ensemencement par le bacille d'Eberth, tantôt une eau n'ayant subi aucune préparation préalable, une eau déjà chargée d'organismes étrangers, c'est-à-dire se

d'Eberth a été trouvé dans des foyers purulents au cours ou dans la convalescence de la fièvre typhoïde.

On l'a rencontré dans l'orchite typhoïdique suppurée (Tavel, 1887), dans une pleurésie suppurée (Rendu, 1885 ; il y avait d'ailleurs association de divers microbes dans ce cas); dans un abcès sous-péritonéal survenu quatre mois et demi après une fièvre typhoïde (Fränkel, 1887), dans un abcès de la rate (au 18e jour d'une fièvre typhoïde (Roux et Vinay, 1888), dans des lésions ostéopériostiques, généralement tardives et presque toutes affectant le tibia (Ebermeier, Valentini, Orloff, Achalme, Cornil); dans des infections biliaires (Girode et Gilbert : cholécystite suppurée).

Roux (de Lyon), en injectant 2 grammes de culture de bacille d'Eberth dans le tissu cellulaire d'un lapin, aurait produit un abcès local. M. Gasser prétend avoir, par injection sous-cutanée de culture, obtenu trois fois chez le lapin le même résultat.

MM. Chantemesse et Widal ont aussi provoqué une suppuration typhique expérimentale en injectant dans le tissu cellulaire de cobayes un virus faible ou un virus exalté chez un animal insuffisamment vacciné. Le pus ne contient que le bacille d'Eberth. M. Sanarelli a produit aussi la même lésion.

Il faut dire que, d'ailleurs, le plus souvent, les microorganismes rencontrés dans les suppurations survenant au cours de la fièvre typhoïde ou pendant la convalescence sont des germes étrangers, les organismes vulgaires de la suppuration : staphylocoque pyogène, streptocoque pyogène ; ces organismes ont été rencontrés dans les parotidites suppurées, les abcès sous-cutanés, les gangrènes, les otites, la phlegmatia, les laryngites nécrosiques, l'*endocardite ulcéreuse*, etc. Il s'agit là, donc, d'infections secondaires.

présentant dans les conditions de la pratique.

Opérant sur l'eau *distillée* stérile, Hochstetter (1887) a vu le bacille typhique vivre cinq jours au maximum dans cette eau. Straus et Dubarry employant une technique plus perfectionnée et particulièrement recommandable — addition à l'eau d'épreuve stérilisée puis ensemencée avec le bacille d'Eberth de bouillon peptone concentré de façon à transformer l'eau même sur laquelle a porté l'expérience en milieu de culture favorable où tous les germes vivants encore pourront témoigner de leur vitalité — ont vu le bacille typhique résister soixante-neuf jours dans l'eau distillée. (*Arch. de méd. expér.*, 1889.) Opérant sur l'eau des conduites de Berlin (stérilisée) Hochstetter a vu le bacille typhique vivre sept jours au maximum ; MM. Straus et Dubarry ont trouvé pour la vie du bacille d'Eberth dans l'eau de l'Ourcq et dans l'eau de la Vanne stérilisées les chiffres de quatre-vingt-un jours et quarante-trois jours. Hueppe (1887), opérant sur l'eau très impure d'un puits à laquelle il ne faisait subir avant l'ensemencement *aucune stérilisation*, a vu dans ce cas le bacille d'Eberth persister trente jours.

Tous ces chiffres — et ceux de MM. Straus et Dubarry sont, vu les conditions expérimentales employées, les plus dignes d'attention — montrent la longue survie du bacille d'Eberth dans une eau de boisson qu'il est venu ensemencer.

b) *Résistance des bacilles d'Eberth à la chaleur et au froid.* — La question de la résistance du bacille typhique à la chaleur et au froid ne semble pas avoir été étudiée encore avec toute la précision désirable. On peut affirmer que l'ébullition prolongée d'une culture typhique ou d'une eau contenant le bacille d'Eberth détruit tous les germes typhiques. Pfühl avance qu'il faut une exposition pendant vingt minutes à 60° en milieu humide pour détruire le bacille d'Eberth. Sternberg a vu qu'il fallait dix minutes à 57° pour arriver au résultat voulu. Rodet prétend que le bacille d'Eberth peut résister à 44-45° pendant un long temps, ce qui est loin d'être prouvé.

Le bacille d'Eberth résiste à la congélation, ce qui n'est pas sans intérêt, de la glace pouvant et étant en fait trop souvent fabriquée avec des eaux polluées. Prudden a vu le bacille d'Eberth résister pendant quatre-vingt-dix jours à une température de — 11°. Il paraît probable que des alternatives de dégel et de congélation peuvent avoir raison de la résistance du bacille typhique.

La lumière solaire a une action sur le bacille d'Eberth, dont une culture exposée pendant quatre à huit heures à la lumière solaire directe périrait. (Janowsky.)

c) *Action de l'acide chlorhydrique.* — Il était intéressant de savoir quelle action pouvait exercer l'acide chlorhydrique — acide du suc gastrique — sur le bacille typhique. Seitz, immergeant pendant trois jours du bacille d'Eberth dans un liquide acidulé à 0,3 p. 1000 d'acide chlorhydrique, a vu que le bacille avait conservé sa vitalité.

Straus et Würtz (1889), opérant avec le suc gastrique pur ou l'acide chlorhydrique en solution à 0,9 p. 1000, ont vu que le bacille résistait deux heures à ce traitement. Ces expériences montrent que le bacille typhique n'a vraisemblablement que peu à craindre du suc gastrique impuissant à la détruire au passage.

d) *Réaction de l'indol.* — En parlant des caractères biologiques du bacille-virgule, nous avons traité de la réaction de l'*indol* formé dans les cultures de ce bacille en même temps que l'acide azoteux : nous avons dit que l'acide chlorhydrique pur — c'est-à-dire exempt d'acide azoteux — donnait une coloration rouge, bien connue sous le nom de *Cholera-Roth* lorsqu'on l'introduisait dans les cultures du bacille-virgule. L'indol existe — mais sans acide azoteux concomitant — dans la culture d'autres organismes tels que les bacilles de Miller, Deneke, les bacilles des matières fécales (Voy. *Colibacille*) et le *Bacillus pyogenes fœtidus*. La réaction rouge apparaît alors seulement lorsqu'on traite ces cultures par un acide impur, souillé de produits nitreux, tels qu'acides sulfurique ou chlorhydrique ordinaire.

L'indol n'existe pas dans les cultures du bacille d'Eberth. Si on traite ses cultures avec un acide minéral impur, souillé de produits nitreux, ou encore par une solution d'azotite de potasse à 2 p. 10000 et quelques gouttes d'acide sulfurique pur, on n'obtient aucune réaction.

e) *Culture dans les milieux colorés*. — C'est à Nœggerath (1887) qu'on doit sinon l'idée, du moins la première application sur une large échelle de ces cultures dans l'emploi desquelles il cherchait un moyen diagnostique pour certains organismes, moyen d'ailleurs absolument illusoire. La culture sur milieux colorés du bacille d'Eberth et aussi du colibacille ne constitue qu'une ingénieuse pratique sans grand intérêt. Lorsqu'on additionne la gélose stérile liquéfiée de quelques gouttes d'une solution aqueuse de fuchsine stérile, ou de solution aqueuse saturée de chlorhydrate de rosaniline (Gasser), on obtient un milieu de culture coloré qu'on pourra ensemencer en *strie* dans le tube à essai même, ou après répartition dans une boîte de Petri. On voit alors que le milieu de culture se décolore au profit de la strie microbienne qui finit par former une traînée rouge nette sur le fond du milieu plus ou moins décoloré.

f) *Produits sécrétés par le bacille typhique.* — Nous n'avons sur ce sujet que des notions tout à fait incomplètes — peut-être même entièrement erronées — résultant des travaux de Brieger, et plus tard de Brieger et Fränkel.

VI. — Recherche du bacille typhique dans l'eau.

Cette recherche effectuée pour la première fois par Mörs à Mühlheim-sur-Rhin (1886) et par I. Michaël à Dresde (1886) n'est entrée dans la pratique courante que depuis les études systématiques de MM. Chantemesse et Widal sur l'eau d'une borne-fontaine de Ménilmontant à Paris (1886), l'eau qui causa la célèbre épidémie de Pierrefonds, l'eau d'un réservoir de Clermont-Ferrand où régnait alors une si vive épidémie de fièvre typhoïde. Depuis ces recherches se sont multipliées (1).

Le procédé d'isolement du bacille typhique dans une eau donnée repose sur un tour de main indiqué par MM. Chantemesse et Widal. Il consiste à mettre l'eau à essayer en présence d'un milieu de culture *phéniqué* qui ne nuit pas au développement du bacille d'Eberth, mais arrête la croissance de beaucoup des autres organismes contenus dans l'eau en épreuve. Plus tard est intervenue, conjointement avec les sucs en culture phéniquée, l'exposition à une haute tenpérature qui, sans influence sur le bacille d'Eberth, s'oppose à la croissance de bien des germes étrangers. Cette heureuse innovation est due à M. Vincent (1890).

Bien des méthodes ont été successivement préconisées pour cette recherche, depuis la méthode initiale de MM. Chantemesse et Widal. Nous don-

---

(1) Voy. Chantemesse, in *Traité de médecine.* t. I, p. 719, pour la bibliographie complète, au moins jusqu'en 1891, de cette question.

nerons seulement l'indication des procédés les plus modernes et les plus sûrs.

1) *Procédé de Vincent.* — Ce procédé consiste à préparer des matras de bouillon peptoné qu'on additionne d'une goutte de solution phéniquée à 5 p. 100 pour 2 centilitres de bouillon.

Dans six de ces matras on met cinq à quinze gouttes de l'eau à éprouver et on porte à l'étuve réglée à 42°.

S'il se fait un trouble dans les bouillons, après douze heures environ le plus souvent — on ensemence une goutte de chacun des matras troublés dans six autres matras contenant du bouillon phéniqué. On porte à 42°. Assez souvent le bacille typhique — qui troublait le bouillon — est en culture pure à ce second passage.

On s'assure qu'on a bien affaire à cet organisme en le portant sur les milieux ordinaires et en étudiant ses réactions exposées ci-dessus.

« D'autres fois, quelques saprophytes (*Bacillus subtilis*, bacille de la pomme de terre) persistent, et il est alors nécessaire de faire un troisième et même un quatrième passage dans le bouillon phéniqué avant d'ensemencer dans les milieux ordinaires.

» Il est important de noter que, examiné dans le bouillon phéniqué, le bacille typhique est à peu près immobile, et a souvent la forme de diplobacilles très courts ou de diplocoques; mais, ensemencé dans du bouillon normal, il y récupère tous ses caractères habituels. »

Le procédé de Vincent est excellent; il n'y a qu'un seul inconvénient, majeur en l'espèce, c'est qu'une fraction des plus minimes de l'eau à analyser est seule éprouvée : cinquante à cent gouttes au plus.

La méthode de Péré (in *Annales Pasteur*, 1891) permet au contraire d'opérer sur un volume de liquide considérable, en y décelant les microbes typhiques qui risquent de passer inaperçus avec la méthode de Vincent et les méthodes anciennes.

La base du procédé est d'ailleurs, ici encore, la culture en milieu phéniqué, véritable méthode d'isolement partiel; le côté nouveau de la méthode est que c'est l'*eau suspecte* elle-même qu'on transforme « en un terrain de culture suffisamment nutritif dans lequel la présence d'une proportion déterminée d'acide phénique sans empêcher la multiplication des germes du colibacille et du bacille typhique met obstacle à celle des germes étrangers.

Dans un vase de 1000 grammes stérilisé (matras ou ballon) on introduit 100 centimètres cubes de bouillon simple à demi neutre et stérile, 600 à 700 centimètres cubes de l'*eau à analyser*, 20 centimètres cubes d'acide phénique pur en solution à 5 p. 100, 50 centimètres cubes d'une solution de peptone pure stérile et neutre à 10 p. 100 et on complète à 1000 grammes par l'eau à analyser. Le liquide A, ainsi obtenu, contient donc par litre un gramme d'acide phénique et 830 d'eau suspecte.

On répartit dans dix vases (matras) stérilisés et on porte à l'étuve réglée de 31 à 36°, à 34° température d'élection.

« Un trouble se produit dans le cas d'une eau poluée par les espèces susdites (colibacille et bacille d'Eberth), non pas à heure fixe, mais d'autant plus vite que la pollution est plus forte, et que la température s'est maintenue plus élevée dans les limites assignées. On pourra déjà observer ce trouble vers la douzième heure, généralement entre la quinzième et la vingtième heure, mais seulement vers la trentième heure si la pollution est réduite à des traces.

» Dès que le trouble est bien évident, on ensemence le liquide A d'une part dans un tube de bouillon, normal qui pourrait déjà donner une culture pure de l'un des organismes que l'on recherche et d'autre part sur un nouveau liquide stérilisé, renfermant comme le premier un gramme d'acide phénique, 5 grammes de peptone et 100 grammes de bouillon normal par litre, et réparti dans des tubes à essai.

» J'ensemence deux de ces tubes, et les expose pendant six heures à la température moyenne de 34°. A ce moment, que leur contenu soit trouble ou liquide, on l'ensemence par le même moyen que précédemment dans deux autres tubes où les organismes subissent leur troisième passage en liquide phéniqué dans les mêmes conditions de température. On attend cette fois que le trouble se produise; l'ensemencement de ce dernier liquide sur bouillon normal donne, après quelques heures d'étuve, une culture pure du *Bacillus coli commune*, du bacille d'Eberth, ou un mélange des deux espèces, comme on peut le vérifier par culture sur plaque de gélatine. »

3) Voici maintenant le procédé employé par M. G. Pouchet au laboratoire du Comité consultatif d'hygiène. Il unit tous les avantages des méthodes précédentes : *opération en grand*, culture en milieu phéniqué, exposition à une température élevée (42°).

L'eau est recueillie dans les flacons stériles de 150 centimètres cubes. Tout le contenu d'un flacon est versé dans un matras de 275 centimètres cubes contenant 100 grammes de bouillon stérile additionné de 5 centimètres cubes d'acide phénique en solution à 5 p. 100.

Le matras est porté à l'étuve à + 42 degrés.

On l'y laisse de quarante-huit à soixante-douze heures suivant le cas. S'il ne se trouble pas, l'opération est terminée pour le flacon : il ne contient ni bacille d'Eberth ni colibacille. S'il se trouble on ensemence après croissance suffisante dans le matras, dix à vingt gouttes dans un ballon Pasteur contenant 10 centimètres cubes de bouillon phéniqué au millième, c'est-à-dire additionné d'environ six gouttes d'acide phénique en solution à 5 p. 100.

Ce flacon mis à d'étuve à + 42° servira à faire des passages de quarante-huit en quarante-huit heures de matras Pasteur — contenant toujours la même quantité de bouillon phéniqué de même. Les passages se continuent jusqu'au troisième à la température de + 42°. Il est des eaux qui supportent un beaucoup plus grand nombre de passages; il en est d'autres qui s'arrêtent au second ou au premier. On ne poursuivra pas en pratique au delà du troisième.

Si la culture a vécu de passage en passage se troublant toujours, on en porte 3 gouttes dans un matras contenant du bouillon ordinaire, et on met 48 heures à l'étuve à + 36°. Après ce laps de temps on prélève de la semence et on fait des ensemencements de contrôle et de diagnostic sur gélatine, pomme de terre, *lait*. Si la culture s'arrêtait dans la série des passages, on prendrait celle du degré précédant la culture arrêtée, et on ferait sur elle le diagnostic des espèces.

Les organismes qui résistent à ce traitement sont le colibacille et le bacille d'Eberth qu'on aura à distinguer par les caractères réactifs qui seront indiqués ci-dessous, mais ils ne sont pas les seuls : on peut signaler en outre le *M. vulgatus*, le *B. subtilis*, le *Mic. aurantiacus*, le *Mic. cavicida*, etc., etc.

Tels sont les procédés divers employés à l'heure actuelle pour déceler le bacille typhique dans les eaux.

Le deuxième et le troisième sont les plus recommandables. Il ne faut pourtant demander à ces recherches que ce qu'elles peuvent donner; se rappeler en particulier que le bacille d'Eberth peut avoir existé dans l'eau et n'y être plus présent à l'heure de la recherche ; qu'à son défaut le colibacille, indice de la souillure fécale de l'eau, a la plus grande valeur, et qu'enfin ne connaissant que quelques-uns des caractères des bacilles d'Eberth, nous passons souvent à côté de lui sans le reconnaître.

VII. — Fièvre typhoïde expérimentale.

Les réactions du bacille d'Eberth sur les diverses espèces animales — *il ne faut pas entendre autre chose par le mot de fièvre typhoïde expérimentale —* ont donné lieu aux discussions les plus vives et nul sujet ne semblait plus controversé jusqu'à une époque toute récente.

Les faits qui paraissent les mieux établis pour certains expérimentateurs étaient hautement contestés par les autres : les deux excellents mémoires parus dans le même numéro des *Annales Pasteur* (1892) le premier par D. Sanarelli, le second par MM. Chantemesse et Widal, mémoires dont les conclusions sont de tous points identiques, nous semblent trancher la question.

Nous ferons donc de cet exposé deux parties : la première retracera la question telle qu'elle était jusqu'aux mémoires de MM. Sanarelli, Chantemesse et Widal ; la seconde la montrera telle que l'ont faite ces deux études.

I. — Gaffky, qui le premier (1884) tenta les inoculations expérimentales, échoua complètement. Ses tentatives sur le singe, le lapin, le cobaye, le rat blanc, la souris, le pigeon, la poule, le veau ne lui donnèrent aucun résultat quelle qu'eût été la voie d'inoculation (ingestion, inoculation intraveineuse péritonéale).

Après Gaffky les nombreux expérimentateurs qui ont traité la question se sont partagés en deux camps :

Les uns, tuant les animaux par inoculation de cultures typhiques, n'ont voulu voir dans le résultat atteint qu'un empoisonnement causé par les produits solubles sécrétés au sein du liquide de culture, sans action véritable du bacille inoculé, sans *infection* typhique en un mot :

Tels Sirotinin (1886), Beumer et Pipper (1887), Brieger, Kitasato et Wassermann (1891), Baumgarten et Wolffowicz (1887), Ali-Cohen (1888) refusent au bacille typhique la faculté de pouvoir déterminer des phénomènes infectieux chez les animaux et doutent même de son caractère toxique. »

Dans un travail tout récent (*Zeitschr. f. Hyg.*, 1892) Petruschky conclut de ses expériences, faites surtout sur les souris, que les bacilles typhiques inoculés « se multiplient peu sur les surfaces séreuses et envahissent rarement les organes et le sang, où en général on ne les trouve qu'avec peine ».

Dans le camp opposé on admet l'infection typhique expérimentale, la généralisation du bacille inoculé dans l'organisme : c'est à cette conclusion qu'arrivent MM. Fränkel et Simmonds (1886), A. Fränkel (1886), Michaël (1885), Fodor (1886), Seitz (1886), Chantemesse et Widal (1887), Belfanti (1890), Cygnœus (1890), Gasse (1890); Gilbert et Girode (1891).

Nous parlerons seulement des expériences de Chantemesse et Widal, W. Cygnœus, Gilbert et Girode.

Voici sommairement exposées les expériences de MM. Chantemesse et Widal.

1° — « L'inoculation dans le péritoine des souris, de 1 centimètre cube de bacilles typhiques cultivés à la température ordinaire, détermine chez ces animaux une septicémie qui les tue le plus souvent en vingt-quatre heures.

» Les inoculations faites dans le tissu cellulaire,

avec des cultures prises à la surface de la gélatine, déterminent une septicémie qui évolue beaucoup plus lentement, qui tue le plus souvent en dix ou douze jours. Les microbes trouvés à l'autopsie sont alors moins nombreux. »

2° — « Les inoculations faites dans le péritoine des cobayes réussissent à peu près dans la moitié des cas, et la mort survient en général après un ou deux jours.

» A l'autopsie de tous les animaux mentionnés, on retrouve des cultures de bacille typhique dans les ganglions mésentériques, dans le foie, la rate, souvent dans les poumons, quelquefois dans le cerveau.»

3° — « Les inoculations faites chez les lapins, dans le péritoine ou les veines de l'oreille, déterminent des symptômes tels que fièvre, diarrhée, amaigrissement rapide survenant après une période d'incubation de quelques jours; souvent l'animal résiste et guérit; la mort, du moins immédiate, est exceptionnelle.

» Quatorze jours après l'inoculation, nous avons trouvé les lésions rappelant celles de la fièvre typhoïde, et le bacille persistait vivant dans les organes. »

Les inoculations de MM. Chantemesse et Widal ont toujours été faites avec du virus typhique fraîchement retiré de l'organisme humain typhique.

W. Cygnœus, agissant également avec un virus frais, a tenté l'inoculation sur les lapins, les chiens et les souris. « Les divers modes d'infection ont été l'injection intraveineuse, l'introduction par la bouche, l'injection dans le duodénum et l'iléon après laparotomie, et chez les souris l'injection intrapéritonéale et l'inhalation. Sur seize lapins infectés par divers moyens il en est mort neuf; sur onze chiens trois; huit souris inoculées dans le péritoine ont toutes succombé. Les animaux présentaient de la sommolence, du manque d'appétit, de l'immobilité. Les lapins montraient une élévation de température qui commençait quelques heures après l'inoculation, puis de la diarrhée, et de l'amaigrissement. La mort survenait dans les premiers jours; deux fois Cygnœus l'a observée trois et cinq semaines après l'infection par la bouche.

» A l'autopsie on trouvait une augmentation de volume de la rate et des ganglions mésentériques; de la rougeur, du gonflement de la muqueuse de l'intestin et des plaques de Peyer. Les bacilles ont été vus dans la rate, le foie, les intestins, la moelle des os. » (Chantemesse, *Traité de méd.*, 1891.)

MM. Gilbert et Girode (1891) ont pu, par injection sous-cutanée, déterminer la mort du cobaye en quinze jours. Le foie et la rate contenaient une culture pure du bacille d'Eberth. Il y avait de la rougeur de la muqueuse intestinale, gonflement des plaques de Peyer, et dans un cas une ulcération intestinale.

Nous-mêmes (1890-1891) employant un virus *jeune, fraîchement extrait de l'organisme* ou *surtout un virus de passage après réussite chez un ou plusieurs animaux* (1), agissant toujours d'ailleurs avec une culture de fraîche date, avons, dans bien des cas, mais non dans tous, réussi à tuer souris, cobayes

(1) On trouvera plus loin la relation des expériences de passage qui, entre les mains de MM. Sanarelli, Chantemesse et Widal, ont réussi à exalter au maximum la virulence du bacille d'Eberth. Nous n'avions pas poursuivi systématiquement de pareils essais, mais nous avions seulement remarqué qu'on exalte singulièrement la virulence du bacille d'Eberth dans des *séries heureuses* en recueillant le liquide pleural d'une injection intrapleurale réussie, en l'ensemençant dans du bouillon, en injectant alors la culture dans la plèvre d'un nouvel animal et en répétant plusieurs fois cette série. Nous ne doutons pas que des expériences faites avec le liquide pleural suivant la méthode de Sanarelli ne donne les résultats si brillants qu'a obtenus cet auteur avec le liquide péritonéal.

et lapins. Nous avons rencontré dans le cours de nos expériences des virus qui sont toujours restés sans aucune action.

Le mode d'inoculation qui nous a le mieux réussi dans les trois espèces animales a toujours été l'inoculation *intrapleurale* ou, pour mieux dire, *intrapulmonaire*, qui semble avoir été négligée par les auteurs, encore qu'elle semble avoir une puissance bien supérieure à l'inoculation intrapéritonéale et surtout à l'inoculation sous-cutanée, celle-ci exigeant des doses très fortes de virus pour amener la mort.

Chez les *souris* succombant à l'inoculation intrapulmonaire, une dose de 4 gouttes de virus actif est suffisante; on trouve à l'autopsie, après la mort survenue, souvent en quinze heures, un foie friable, une rate hypertrophiée, un peu de liquide péritonéal, de la congestion pulmonaire, et un *exsudat pleural double* souvent séro-sanguinolent, et un épanchement péricardique. Les bacilles d'Eberth fourmillent dans le liquide pleural; les cultures le décèlent en quantité variable dans le *sang*, la rate, le foie, les reins.

Les *cobayes* succombent à l'inoculation de 10 à 12 gouttes de virus actif dans le péritoine et surtout dans la plèvre. L'inoculation sous la peau exige des doses beaucoup plus fortes et ne réussit pas toujours : les animaux qui ont résisté ne sont d'ailleurs pas *vaccinés*, ils peuvent succomber soit à une deuxième, soit même à une troisième tentative d'inoculation par la même voie ou des voies différentes.

L'inoculation intrapéritonéale amène la mort en quinze à vingt-quatre heures avec les lésions signalées par les auteurs, lésions surtout marquées au péritoine qui est injecté et contient un abondant épanchement séreux ou séro-sanguinolent, fourmillant de bacilles d'Eberth; les cultures faites avec le sang, les pulpes de rate, de foie, de rein, donnent une pousse abondante.

L'inoculation intrapleurale est plus sévère encore ; après la mort survenue rapidement, on trouve un abondant exsudat pleural dans l'une et l'autre plèvre, ordinairement jaune citron, quelquefois sanguinolent; les poumons sont congestionnés ou même hépatisés; il y a du liquide dans le péricarde. Les bacilles fourmillent dans la sérosité pleurale; le sang, les pulpes de rate, de foie, de rein donnent une abondante culture.

Les *lapins* succombent à l'inoculation intraveineuse, à l'inoculation intrapéritonéale, à l'inoculation intrapleurale faite avec 10 à 12 gouttes de liquide actif. Les lésions après inoculation intrapéritonéale et intrapleurale sont celles exposées plus haut; les bacilles siègent aux mêmes endroits désignés ci-dessus.

Il résulte de tout cet exposé qu'on peut réussir à tuer les animaux par infection typhique, mais qu'on n'y réussit pas toujours, même avec un virus dit actif, que rien n'est plus sujet à l'aléa que la fièvre typhoïde expérimentale.

Restait donc à trouver le moyen de disposer d'un virus toujours actif, toujours semblable à lui-même, un virus fixe : la question de la fièvre typhoïde expérimentale serait alors facilement jugée : ce virus, M. Sanarelli d'une part, MM. Chantemesse et Widal de l'autre, nous ont donné les moyens de l'obtenir.

II. — M. Sanarelli indique deux procédés pour la préparation du virus fixe (1).

a) On injecte dans le tissu sous-cutané d'un co-

____

(1) Le mot fixe que nous employons n'est qu'à moitié propre en l'espèce, car le virus exalté, cultivé en dehors de l'organisme, perd rapidement des propriétés virulentes (Sanarelli).

baye 5 centimètres cubes d'un virus typhique *quelconque* et en même temps dans la cavité péritonéale environ 10 à 12 centimètres cubes d'une vieille culture en bouillon de colibacille préalablement stérilisée.

Les cobayes meurent en douze heures, et l'exsudat péritonéal au moins contient abondamment le bacille d'Eberth.

« Les cultures dans le bouillon faites avec le péritoine du premier cobaye mort de cette façon ne sont pas encore assez actives pour tuer seules les animaux; cependant l'injection avec 5 centimètres cubes de ces cultures sous la peau d'un cobaye n'exige plus l'injection simultanée dans le péritoine de 10 à 12 centimètres cubes de la culture stérilisée du colibacille; dans ce cas, il suffit de 7 à 8 centimètres cubes pour déterminer la généralisation des bacilles typhiques, et par conséquent la mort.

» Si on continue ainsi les passages et les inoculations sous la peau des cobayes de la même quantité de la culture de plus en plus active qu'on retire chaque fois de l'exsudat du péritoine du cobaye précédent, on peut diminuer par degrés la quantité des produits toxiques du colibacille à inoculer simultanément dans le péritoine, et on arrive bien vite à obtenir une infection typhique générale après inoculation de 5 centimètres cubes seulement de culture de bacille typhique dans le bouillon.

» Arrivé à ce point, le virus typhique est devenu si actif qu'il détermine tout seul, à petites doses, la mort des cobayes. Quelques gouttes dans le péritoine, ou 3 à 4 centimètres cubes sous la peau, tuent régulièrement les cobayes et les lapins en douze à vingt-quatre heures, avec tous les caractères constants de la *véritable* infection. »

On peut remplacer les cultures stériles du colibacille par des *vieilles* cultures stériles de *Proteus
vulgaris*, c'est-à-dire en somme par une autre culture contenant elle aussi beaucoup d'*indol*.

Une autre méthode moins complexe et plus sûre
d'exaltation consiste à faire passer le virus typhique
à travers le péritoine d'une série d'animaux.

On part d'un bacille typhique remonté par le
procédé précédent et déjà capable de tuer lorsqu'il est injecté seul dans le péritoine des cobayes.

« La mort survient d'ordinaire en vingt-quatre
heures et ainsi se trouve rendu possible, pendant
plusieurs jours, le passage non interrompu d'un
animal à l'autre. On injecte dans le péritoine
l'exsudat péritonéal qui se trouve toujours en
quantité plus ou moins grande chez tous les cobayes qui succombent à l'infection.

» Au commencement, lorsque le virus n'est pas
encore bien actif, cet exsudat, toujours fort riche
en microbes, se trouve en grande quantité (4 à 5 centimètres cubes); on en injecte alors 2 à 3 centimètres pendant un certain nombre de passages.
Au fur et à mesure que le virus s'exalte les animaux
succombent plus vite et le liquide péritonéal diminue. La quantité à injecter peut se réduire à 1 centimètre cube, à 0^{cc},5, à 0^{cc},1 et après quinze à vingt passages non interrompus, il suffira d'une goutte
pour tuer un cobaye dans l'espace de douze à quatorze heures. Après trente passages de péritoine
à péritoine, le virus a acquis des caractères fixes.
Dans ces conditions, on peut cultiver le virus dans le
bouillon et ces cultures sont très actives, même après
vingt-quatre heures, soit injectées dans le péritoine,
soit en injection sous-cutanée ; dans le premier cas,
il suffira de quelques gouttes pour tuer tous les
animaux sensibles; dans le second, il faudra de 3 à
4 centimètres cubes pour les lapins de moyenne

taille et pour les cobayes, et $0^{cc},5$ pour les souris.

MM. Chantemesse et Widal indiquent deux moyens pour arriver à l'exaltation maximum du virus.

Sur un cobaye inoculé avec un virus typhique actif, c'est-à-dire retiré fraîchement du corps humain — à la dose de 4 à 6 centimètres cubes, on prélève à l'autopsie l'exsudat péritonéal, on en mêle 2 à 3 centimètres cubes à 10 centimètres cubes de bouillon, on laisse à l'étuve à 37° pendant quelques heures et on inocule 4 à 5 centimètres cubes sous le peau d'un cobaye, qui meurt plus vite; on continue la série ainsi en passant de cobaye à cobaye; on arrive ainsi à posséder un virus qui, après plusieurs passages, tue *le cobaye* en quelques heures avec infection généralisée, à la dose de 3/4 de centimètres cubes sous la peau, à dose de huit à dix gouttes dans le péritoine. Deux centimètres cubes de la même culture injectée dans le péritoine du lapin, ou 4 centimètres cubes dans le sang, tuent l'animal en vingt-quatre à trente-six heures avec généralisation. Ce résultat est pourtant inconstant.

MM. Chantemesse et Widal ont vu qu'on pouvait partir d'un virus typhique *quelconque*, et l'amener par un artifice au maximum d'exaltation.

« Si en même temps que l'on inocule dans le tissu cellulaire d'un cobaye 4 centimètres cubes d'une culture typhique peu virulente, on injecte dans son péritoine 8 à 10 centimètres cubes d'une *culture de streptocoque stérilisée* par une heure de chauffage à 60°, l'animal succombe en général à cette double inoculation, en moins de vingt-quatre heures avec généralisation du bacille typhique dans le sang, les organes et la cavité péritonéale. Si on inocule 4 centimètres cubes d'une culture venant de ce premier animal sous la peau d'un second, en même temps que 5 centimètres cubes seulement de substance soluble de streptocoque dans le péritoine, l'animal meurt avec généralisation du microbe. En continuant ainsi la série des passages, on voit que le bacille acquiert une virulence progressive. Bientôt il détermine l'infection, sans que l'on ait besoin de préparer le cobaye par l'injection de substances solubles de streptocoques; puis il tue l'animal avec des doses de moins en moins considérables. Nous sommes arrivés à rendre un bacille typhique préalablement inactif assez virulent pour tuer le cobaye à dose de 3/4 de centimètres cubes sous la peau, ou à dose de quatre à cinq gouttes en injection intrapéritonéale ».

Symptômes et lésions de la fièvre typhoïde expérimentale provoqués par le virus exalté. — Nous emprunterons à M. Sanarelli le tableau intéressant qu'il a tracé de ces faits dans son travail; MM. Chantemesse et Widal sont arrivés à des conclusions identiques.

Tout ce que nous allons rapporter s'applique au cobaye : chez le lapin et la souris, symptômes et lésions sont beaucoup moins marqués, moins frappants.

a) *Évolution et caractères de la maladie expérimentale.* — C'est l'injection péritonéale qui tue le plus vite et le plus sûrement; une goutte de virus très actif peut amener la mort en huit à quarantehuit heures; l'injection sous-cutanée ne doit pas être faite à moins de 3 à 4 centimètres cubes pour amener soit la mort rapide comme dans le cas d'injection intrapéritonéale, soit une infection subaiguë — par moindre activité du virus, ou résistance plus forte de l'organisme — durant de trois à douze jours.

Lorsque chez les animaux inoculés sous la peau

il ne se fait pas d'infection générale, on voit se produire au point d'inoculation une large infiltration purulente qui peut se terminer de deux façons : ou bien le phlegmon progresse, atteint le tissu sous-cutané, ou bien le pus reste limité, une eschare se fait, et la guérison se produit ensuite.

L'injection intraveineuse est au contraire chez le cobaye d'une inconstance singulière. Elle tue parfois en vingt-quatre heures, mais échoue souvent même à fortes doses.

Les *symptômes* de la maladie expérimentale sont des plus simples. Dans les cas aigus il se produit, aussitôt après l'injection virulente, une poussée hyperthermique durant de une à quatre heures, puis à cette hyperthermie succède un abaissement qui va progressant jusqu'à la mort.

On note aussi — quelle que soit la voie d'inoculation, trois à quatre heures après l'injection, du météorisme et une grande sensibilité du ventre.

Les *lésions* et les *localisations du bacille d'Eberth* dans l'organisme infecté expérimentalement sont des plus intéressantes : elles sont identiques, quelle que soit la voie d'introduction du virus.

La plus constante est une péritonite séro-fibrineuse ou séro-purulente, « parfois hémorrhagique. L'épanchement varie de quelques gouttes à 6 ou 8 centimètres cubes en général ; plus le virus est énergique, moins est abondant l'exsudat recueilli dans la cavité péritonéale. »

Il existe aussi une pleurésie séreuse ou hémorrhagique. Les viscères abdominaux sont congestionnés.

L'intestin — *quelle qu'ait été la voie d'inoculation* — congestionné, contient une abondante sécrétion muqueuse, et les plaques de Peyer sont tuméfiées.

La rate est tuméfiée, quelquefois noirâtre, hémorrhagique.

Le foie est, dans les cas d'une certaine dureté, décoloré, graisseux.

Les reins sont congestionnés ; les capsules surrénales sont infiltrées de sang ; la vessie est vide.

En somme lésions séreuses, lésions exsudatives et hémorrhagiques, tel est l'aspect anatomique de la fièvre typhoïde expérimentale.

Dans *les cas aigus* le bacille d'Eberth a son lieu d'élection sur les surfaces séreuses ; l'exsudat pleural et péritonéal le contient très abondamment, si l'exsudat n'existe pas, le bacille se trouve à la surface de la séreuse.

La rate — d'autant plus noire, tuméfiée, hémorrhagique qu'elle est plus envahie — est parfois aussi chargée de microbes que dans le charbon.

Puis viennent les localisations — par ordre de fréquence — dans les capsules surrénales, le foie le rein, le poumon. L'élimination se fait par les voies biliaires ; la vésicule biliaire renferme le bacille ainsi d'ailleurs que la vessie.

Le sang est également infecté, mais toujours à un moindre degré.

Dans les cas chroniques, le bacille peut disparaître complètement de cinq à vingt-cinq jours après l'inoculation.

Il persiste seulement au point d'inoculation, mélangé au pus.

M. Sanarelli a fait pour les cas chroniques où la seule lésion est la lésion locale — abcès à bacille d'Eberth, une bien curieuse remarque. L'animal a survécu, il va guérir de cette lésion locale : on lui injecte alors dans le péritoine de la toxine de colibacille ou de *Proteus* : il succombe rapidement à une fièvre typhoïde expérimentale, à la généralisation par le bacille d'Eberth.

VII

COLIBACILLE — BACTERIUM COLI COMMUNE
BACILLE D'ESCHERICH

Le colibacille, dont l'histoire date seulement de quelques années, a pris une singulière importance en microbie médicale, et cette importance, il la doit surtout à deux raisons.

a) En voulant identifier le bacille d'Eberth et le colibacille, l'École lyonnaise a appelé sur ce dernier organisme l'attention des bactériologistes et provoqué un grand nombre de travaux.

b) Il s'est trouvé que le colibacille, considéré d'abord comme un saprophyte banal, presque seulement comme un hôte normal de l'intestin humain, a été trouvé en cause dans un certain nombre d'états pathologiques.

I. — Historique.

Le *Bacterium coli commune* doit son nom à Escherich qui le découvrit en 1884 dans les matières fécales des nouveau-nés.

A dater du mémoire d'Escherich (*Fortsch. der Med.*, 1885) le colibacille a fait le sujet d'un grand nombre de travaux que nous aurons occasion de citer ci-dessous. Énumérons seulement ici les mémoires de MM. Rodet et Roux (1889 à 1891), de Laruelle (1889), Malvoz (1891), et la revue récente, très documentée et à laquelle nous ferons de nombreux emprunts de M. R. Würtz (*Arch. de méd. expérimentale*, 1893). Tous les travaux que nous passons sous silence se retrouveront dans le cours de cette étude.

II. — Le colibacille à l'état normal dans l'organisme.

Escherich, nous l'avons dit, découvrit cet organisme dans les selles des nouveau-nés, quelques heures après la naissance. Chez le nouveau-né au moment des premières inspirations, il n'existe pas de germes dans l'intestin, mais quelques heures après la naissance et *sans que l'enfant ait rien ingéré* le tube digestif renferme des germes, parmi lesquels le colibacille : la façon dont ce germe peut pénétrer dans l'intestin n'est pas précisée, encore que plusieurs explications soient également plausibles.

Pendant toute la période de la vie lactée, les selles des nourrissons ne renferment guère que le colibacille et le bacille lactique.

Chez l'adulte le colibacille existe dans toute la longueur du tractus intestinal, de l'estomac au rectum; il paraît surtout abondant au niveau du duodénum : il se rencontre dans toutes les selles, mélangé aux autres nombreux microbes intestinaux.

III. — Caractères biologiques.

A. Morphologie. — La forme générale du bacille d'Escherich est celle que nous avons décrite au bacille d'Eberth.

La forme bacillaire est la plus ordinaire, mais on peut aussi rencontrer :

a) Des formes très allongées filamenteuses ;

b) Des formes raccourcies, sortes de coccus ovalaires qui sont les formes jeunes.

Le bacille d'Escherich possède des *cils*, comme le bacille d'Eberth (Klemensiewicz, 1892), mais ces cils diffèrent de ceux du bacille d'Eberth en ce qu'ils sont beaucoup moins nombreux; ils occupent les extrémités du bâtonnet.

Le colibacille est mobile, mais d'une façon *inconstante*. Dans les selles humaines on obtient tantôt des échantillons mobiles, tantôt des échantillons immobiles. La mobilité est quelquefois analogue à celle que possède le bacille d'Eberth, mais souvent aussi il s'agit de mouvements beaucoup moins étendus, de mouvements sur place.

B. Coloration. — Le colibacille se colore facilement par les couleurs d'aniline en solution hydro-alcoolique. Il se colore bien par le bleu de Kühne ou le rouge de Ziehl-Kühne. Comme le bacille d'Eberth, il est décoloré par la méthode de Gram et ses dérivés.

C. Cultures. — Le colibacille se cultive également bien sur tous les milieux nutritifs, et acquiert sur quelques-uns des caractères sinon pathognomoniques, au moins assez distinctifs. Il est aérobie et aussi anaérobie.

1. *Bouillons.* — Le colibacille se cultive dans les bouillons simples et les bouillons peptonisés. Le degré d'élection est de 35° à 37°. Dès les premières heures le liquide ensemencé louchit dans toute sa masse, puis se forme un dépôt floconneux plus ou moins abondant sur le fond du matras, en même temps que la partie supérieure du liquide, d'abord trouble, devient de plus en plus transparente; à la surface cependant se fait une pellicule blanc gris, assez épaisse, adhérente aux parois du verre.

Une particularité des plus intéressantes et des plus caractéristiques est l'*odeur* dégagée par les cultures du colibacille en milieu liquide. Cette odeur désagréable rappelle, dit-on, celle des matières fécales. Nous croyons plus vrai de la comparer à l'odeur urineuse.

Quelques auteurs prétendent que la réaction du

liquide ensemencé, d'abord *acide* devient ensuite alcaline. Il nous a paru que l'inverse se produisait plutôt, et que d'abord gardant son alcalinité le liquide en vieillissant devenait acide.

Les bouillons glycérinés ou glycéro-glucosés conviennent également bien au développement du colibacille. Nous parlerons ailleurs du bouillon lactosé et des réactions spéciales qu'y produit le développement du colibacille.

Il convient de signaler enfin que les bouillons simples ou peptonisés mais à réaction *acide* conviennent parfaitement au développement du colibacille, et que le degré d'acidité doit être poussé fort loin pour mettre obstacle à la culture.

A l'abri de l'air dans les bouillons peptones et simples le colibacille se développe fort bien.

2. *Urine.* — Le colibacille ensemencé dans l'urine *normale* fraîche et stérilisée s'y développe sans changer la réaction acide du liquide.

3. *Lait.* — La culture du colibacille dans le lait présente un caractère important : en vingt-quatre à quarante-huit heures à la température d'étuve (35° à 38°), le lait stérile ensemencé avec le bacille d'Escherich est *coagulé*, par décomposition de la lactose. Le matras ensemencé présente alors l'aspect suivant : sur le fond du vase un coagulum épais, blanc, surmonté par un liquide opalin, blanc jaunâtre, quelquefois à réaction acide.

L'addition de carbonate de chaux, en neutralisant l'acide lactique au fur et à mesure de sa formation, laisse se faire une culture plus abondante du colibacille, avec production de bulles d'acide carbonique à la surface du lait.

4. *Gélatine.* — Nous étudierons successivement les cultures sur gélatine en piqûres, en strie, et en plaques. En aucun cas le colibacille *ne liquéfie la gélatine*.

30.

Culture sur gélatine par piqûre. — Dans la gélatine piquée le long du trait d'aiguille se développent de petites colonies blanches, bleues par transparence : le trait de piqûre prend alors un aspect
dentelé. Quand la culture vieillit, les colonies grossissent, s'opacifient et perdent leur transparence
bleutée, acquérant une couleur blanc jaunâtre.
A la surface libre se forme un enduit blanchâtre,
crémeux, épais, gagnant bientôt les parois du
tube, et couvrant toute la surface libre de la gélatine.

Semé en strie sur gélatine, le colibacille se développe d'abord sous forme d'une couche peu
épaisse, à transparence bleue, à contours dentelés.
En vieillissant la culture s'épaissit, s'étale jusqu'aux bords, et prend une teinte blanchâtre ou
blanc jaunâtre.

Nous parlerons ailleurs des caractères du colibacille sur un milieu indiqué par M. Malvoz, la
gélatine maltée. Les caractères sur gélatine en
plaques diffèrent suivant que l'on a affaire à des
colonies développées dans la profondeur ou à la
superficie.

Dans *la profondeur* les colonies du colibacille
apparaissent semblables les unes aux autres « sous
forme de petits grains discoïdes, opaques, blanc
jaunâtre ».

Les colonies développées superficiellement se
montrent sous forme de « petits disques irrégulièrement arrondis, bleuâtres et translucides par
transparence. Presque toujours leur centre où une
partie plus ou moins excentrique est soulevée en
forme d'ombilic. » Ailleurs il s'agit de colonies
opaques (Laruelle).

MM. Würtz et Herman ont désigné sous le nom
de colonies typhimorphes du colibacille des colonies rappelant point pour point l'apparence si

caractéristique de quelques colonies du bacille d'Eberth : même réfringence, même transparence bleutée, même aspect de « montagnes de glace ».

5. *Gélose*. — Sur gélose simple ou glycérinée le colibacille donne en strie une abondante culture, vigoureuse, blanchâtre, opaque, sans caractères spéciaux.

Nous signalerons ici, comme pour le bacille d'Eberth la culture sur *gélose fuchsinée*, c'est-à-dire la gélose ordinaire à laquelle on ajoute, alors qu'elle est encore liquide, quelques gouttes d'une solution aqueuse stérile de fuchsine.

Semé en strie sur la gélose ainsi préparée le colibacille se développe abondamment. Bientôt commence la décoloration du milieu au profit de la strie de culture, qui absorbe la matière colorante. Il en est de même quand au lieu de faire la strie sur des tubes de gélose inclinée, on sème sur gélose répartie dans les boîtes de Petri ou sur plaques ordinaires : le milieu nutritif perd sa coloration au profit de la strie de culture. Il se passe en somme ici le même phénomène que pour le bacille d'Eberth semé dans les mêmes conditions : il n'y a aucune différence essentielle à l'œil nu entre les cultures de l'une et l'autre espèce bacillaire sur gélose fuchsinée.

6. *Pomme de terre*. — On peut dire d'une façon générale que le colibacille ensemencé sur pomme de terre y donne à la température d'étuve une culture vigoureuse : d'abord blanc grisâtre, cette culture ne tarde pas à se foncer, à prendre une teinte brune analogue à celle que prend la culture de la morve. Cette apparence peut se modifier ainsi que l'a démontré M. Péré (*Annales Pasteur*, 1892) avec la nature de la pomme de terre employée. « Sur la pomme de terre *nouvelle*, le *Bacterium coli commune* fournit une culture à peine vi-

sible, sans épaisseur et incolore, parfois terne, et parfois humide et brillante, où l'on pourrait voir la réaction de Gaffky, surtout lorsqu'on emploie l'espèce dite de *Hollande* ; sur le tubercule *avorté*, une culture rapide et très épaisse, d'un brun verdâtre ; sur la pomme de terre ordinaire, suivant son âge, une culture gris sale, jaunâtre, purée de pois, *brun chocolat*. »

D. De quelques caractères biologiques.

1. *La spore*. — « Les prétendues spores du *Bacterium coli* sont, comme celles du bacille d'Eberth, aussi communes et aussi nombreuses, si l'on entend par spores ce corpuscule réfringent qui se trouve souvent à une des extrémités, et s'imprègne avec la plus grande facilité des couleurs d'aniline. Cette spore peut d'ailleurs occuper un point quelconque du corps du bacille, dont la résistance à la chaleur, disons-le déjà, est relativement très faible. » (R. Würtz.)

2. *Résistance à la chaleur*. — D'après MM. Chantemesse et Widal le *Bacterium coli* est tué en une minute à 80°, si l'on expérimente en se plaçant dans de bonnes conditions, c'est-à-dire en plaçant la culture d'épreuve dans des tubes capillaires aussi fins que possible, remplis et fermés ensuite aux deux extrémités.

3. *Réaction de l'indol*. — Kitasato a signalé le premier la réaction de l'indol dans des cultures de colibacille en bouillon peptonisé. MM. Rodet et Roux déclarent que cette réaction est très faible, et M. Baginsky n'a pas réussi à la produire dans un milieu de culture de colibacille renfermant de la peptone et du *sucre de lait*.

M. Péré, qui a fait une étude très attentive de cette réaction dans les cultures du colibacille, a indiqué la raison de ces contradictions et la façon la plus sûre de provoquer une réaction qui est un

des meilleurs caractères différentiels du colibacille
et du bacille d'Eberth.

Pour produire la réaction il faut traiter le
milieu où on veut la déceler par 1 centimètre cube
de solution d'azotite de potasse à 2/10000 et quelques gouttes d'acide sulfurique pur. En agissant
ainsi on voit que la réaction ne se forme que si le
milieu de culture où a vécu le colibacille *contient
des peptones*. Dans le bouillon simple pas de réaction ; dans le bouillon peptone au contraire réaction nette et plus ou moins intense. L'urine normale et l'urine additionnée de peptone réagissent
comme le bouillon simple et le bouillon peptonisé.
Il ne se forme pas d'indol dans la gélatine ou la
gélose au bouillon simple ; il s'en produit dans la
gélatine ou la gélose au bouillon peptone.

Pour la pomme de terre il faut agir de la façon
suivante : On broie le tubercule sur lequel s'est
développé le colibacille avec quelques gouttes
d'eau ; « le mélange très alcalin est délayé dans
une quantité convenable d'alcool : ce liquide filtré
donne souvent, mais non toujours, la réaction de
l'indol. C'est que la pomme de terre n'est pas toujours identique à elle-même, et que la matière
albuminoïde s'y transforme suivant les besoins de
la plante. » (Péré, *loco citato*.)

M. Péré conseille, pour obtenir de la façon la
plus nette la réaction de l'indol, de se servir d'un
milieu de culture fait d'une solution de *peptone
pancréatique* pure ou additionnée seulement de
sels alcalins (phosphate de potasse). On ensemence
le colibacille dans ce milieu, on met à l'étuve à 36°
et on recherche la réaction de l'indol par la méthode ordinaire.

4. *Fonction fermentative des sucres.* — Sans entrer
très avant dans cette question très complexe nous
dirons que le colibacille fait fermenter la lactose,

le sucre de canne, la glycose, la galactose, la lévulose.

Escherich a le premier fait connaître l'action du colibacille sur le lait.

MM. Chantemesse, Perdrix et Widal ont indiqué un procédé bien simple pour déceler l'action du colibacille sur le sucre de lait (ou de canne). Il suffit d'ajouter à du bouillon peptone un peu de lactose pure (ou de sucre de canne) et de craie pulvérisée stérile pour voir, après quelques heures passées à l'étuve à 27°, des bulles fixes de fermentation crever à la surface du liquide ensemencé avec du colibacille.

Le *procédé au tournesol* de M. R. Würtz est une variante élégante du procédé de MM. Chantemesse, Perdrix et Widal : il met en pleine évidence la formation d'acide lactique. On additionne des tubes de gélose lactosée à 2 p. 100 de teinture de tournesol neutre en quantité suffisante pour colorer les tubes en violet améthyste ; on sème alors en strie le colibacille sur ces tubes, et on porte à l'étuve à 37°. Au bout d'un temps variable les tubes ensemencés sur lesquels s'est formée une abondante strie de culture deviennent rouge vif, et portent dans la profondeur de nombreuses bulles qui parfois décollent la gélose des parois du verre : l'acide lactique formé par dédoublement du sucre de lait a fait virer le tournesol.

On obtient le même résultat en ensemençant en strie avec le colibacille une plaque de Petri où l'on a coulé de la gélose lactosée colorée au tournesol violet.

IV. — Expérimentation sur les animaux.

Le cobaye, le lapin et la souris sont les animaux les plus propres à l'expérimentation.

La virulence du colibacille est très variable avec les échantillons donnés : il sera toutefois bien facile d'arriver rapidement à une virulence forte et fixe en partant d'un échantillon quelconque, au moins pour un temps donné, en inoculant les animaux — lapins ou cobayes — en séries dans la plèvre, en faisant des passages d'animal à animal, soit directement avec le liquide virulent, plein de colibacilles, retiré de la plèvre à l'autopsie, soit avec la culture du colibacille qui vient de tuer par inoculation intrapleurale.

1. *Lapin.* — Le lapin peut être inoculé dans les plèvres, dans le péritoine, sous la peau et enfin dans les veines. Inoculé dans les plèvres — et cette inoculation constitué une méthode de choix — l'animal meurt rapidement : la lésion principale est une pleurésie *double*, séreuse, sanguinolente ou fibrino-purulente ; l'exsudat, quelle que soit sa nature, fourmille de colibacilles.

L'inoculation dans le péritoine amène la mort en un temps également assez court : la lésion dominante est une péritonite exsudative, séreuse ou séro-purulente, contenant en grande abondance le colibacille,

Dans l'un et l'autre cas — inoculation pleurale et péritonéale — on trouve que le colibacille s'est généralisé à tout l'organisme, c'est-à-dire qu'en plus de la lésion locale il y a septicémie : le sang, le foie, la rate, les reins donnent une culture pure du bacille d'Escherich.

Il n'est pas rare, quand la survie s'est prolongée quelques jours, de voir le colibacille *faire du pus* en quelques points : ganglions mésentériques, etc.

Inoculé sous la peau le colibacille tue le lapin. A l'autopsie on trouve du catarrhe intestinal, du gonflement des plaques de Peyer et des hémorrhagies plus ou moins diffuses (Escherich).

L'inoculation intraveineuse est des plus intéressantes. Escherich a indiqué le premier que ce
mode d'inoculation tuait les animaux rapidement
avec lésions intestinales et hémorrhagies diffuses.
Dans ces cas le colibacille se généralise à tous les
viscères qui donnent des cultures pures du bacille
d'Escherich.

MM. Gilbert et Lion (*Soc. de biologie*, février 1892),
ont montré que ce n'était pas toujours suivant le
mode indiqué par Escherich que les choses se
passaient et que quatre fois sur treize des phénomènes de *paraplégie atrophique* intervenaient après
un temps variable à dater de l'inoculation. Ces auteurs ont trouvé des lésions de polio-myélite antérieure chez les quatre sujets.

Dès 1891 — sans connaître les travaux de
MM. Gilbert et Lion — nous avions, à la suite
d'une production fortuite de paralysie chez le
lapin par injection intraveineuse, cherché systématiquement à déterminer ce symptôme chez
nos animaux, et en 1891-1892 nous avons poursuivi cette étude sur une série de quarante lapins
environ.

Notre travail, retardé par les recherches histologiques que M. Gombault a bien voulu faire sur
une vingtaine de nos moelles, est encore inédit. Il
nous semble cependant utile d'en donner sommairement les points capitaux.

Tous les lapins inoculés par la voie intraveineuse et à dose de deux à huit gouttes de coli virulent ne succombent pas : quelques-uns résistent
absolument, et sans qu'on puisse trouver une explication de cette immunité qui d'ailleurs est rare.
L'évolution ultérieure chez ceux qui doivent succomber n'est *nullement commandée par la dose inoculée*. Les accidents évoluent suivant le mode
suraigu, aigu ou subaigu.

Dans le mode suraigu le lapin meurt en quinze à vingt heures : l'animal se met bientôt en boule, les yeux demi-fermés, les oreilles tombantes ; il est dyspnéique. Bientôt survient la diarrhée, à odeur fétide, souillant tout le train postérieur. L'animal se plaint, jette des cris douloureux, et s'étend à terre sur un côté du corps, les quatre membres étant en *flaccidité complète*. Il meurt enfin.

A l'autopsie lésions de congestion vasculaire ; exsudats péritonéal, péricardique, pleural ; congestion intestinale et pulmonaire surtout à la base ou en foyers disséminés.

Le colibacille s'est généralisé à tous les viscères : il existe dans le sang, le foie, la rate, les reins, l'*urine*, et jusque dans le *bulbe* et la *moelle*. La moelle même dans cette forme suraiguë peut montrer des lésions.

Les formes aiguës et subaiguës évoluent de la façon suivante : D'abord un état de prostration générale suit l'inoculation. L'animal paraît se remettre, mais après un temps variable, quelquefois très court, *quelquefois très long* (un et même deux mois au plus) il est pris de symptômes de paraplégie atrophique et de *diarrhée*. Les membres postérieurs se prennent l'un après l'autre : l'animal est d'abord *maladroit* de son train postérieur ; la gêne et l'atrophie augmentent : les pattes amaigries sont traînées sur le sol dans la marche derrière l'animal ; enfin l'impossibilité de la locomotion devient totale : l'animal se couche sur le côté, vit paraplégique un temps plus ou moins long et finit par succomber. La mort n'est pas fatale : nous possédons quelques animaux qui après avoir atteint le degré le plus intense de la paraplégie atrophique ont guéris.

A l'autopsie les lésions ne sont plus celles de la septicémie générale dans les formes foudroyantes :

dans les cas chroniques intervient la formation d'abcès à colibacille. La pleurésie, la péricardite, la péritonite se rencontrent communément ; il y a de la pneumonie hypostatique et des foyers d'hépatisation disséminés çà et là.

L'intestin est plus ou moins congestionné.

La vessie est en règle générale énormément distendue (paralysie vésicale) et contient jusqu'à 100 et 125 grammes d'urine trouble, ammoniacale, avec gravelle phosphatique.

Le cœur est flasque et pâle.

On peut rencontrer dans la cavité rachidienne et dans la cavité cranienne des congestions vasculaires et même des foyers hémorrhagiques plus ou moins accusés.

La surface de la moelle se montre très vascularisée et la moelle peut être en quelques points ramollie et d'extraction très difficile. Nous avons trouvé du pus dans la plèvre, en plein poumon, des abcès à l'union des cartilages costaux et des côtes, dans les ganglions mésentériques, etc.

Le bacille peut être rencontré dans les viscères (sang, foie, rate, rein) et dans l'urine. Il peut, si la survie a été longue, avoir disparu de partout, mais le *dernier endroit où il persiste c'est l'axe nerveux : bulbe et moelle.*

Dans toutes les moelles examinées existent des lésions diverses portant sur la substance grise et sur les cordons blancs.

2. *Cobayes.* — Inoculés dans la plèvre les cobayes succombent ordinairement avec rapidité : pleurésie séreuse ou séro-hémorrhagique, exsudat péricardique, congestion pulmonaire et intestinale, ecchymoses sous-muqueuses : telles sont les lésions que l'on trouve à l'autopsie. Le bacille est généralisé à tous les organes et au sang.

Lorsque l'inoculation a été faite dans le péritoine, la plèvre est saine, mais le péritoine renferme un exsudat fibrino-purulent ; les autres lésions sont d'ailleurs semblables, et le bacille est rencontré dans tous les viscères et le sang.

L'inoculation sous-cutanée est moins sûre que les deux procédés ci-dessus. Elle tue à plus forte dose (Escherich).

L'inoculation intraveineuse tue rapidement (Escherich).

3. *Souris*. — Pas plus que MM. Widal, Würtz, etc., nous n'avons pu vérifier que la souris fût, comme l'avait avancé Escherich, réfractaire au colibacille.

L'inoculation intrapleurale ou intrapéritonéale tue ces animaux rapidement et avec les lésions déjà décrites sur le cobaye.

On réussit également par injection sous-cutanée, mais il faut employer des doses plus fortes.

V. — Le bacille d'Escherich a-t-il une existence propre ?

Deux divisions sont à faire dans l'exposé de cette question.

A. Le bacille d'Escherich doit d'abord être identifié à certains organismes décrits sous des noms divers par de nombreux auteurs.

Il ne fait qu'un avec : le bacille-virgule de Buchner ; le bacille des fèces de Brieger ; le *Bacillus napolitaneus* d'Emmerich ; le *Bacillus pyogenes fœtidus* de Passet ; la bactérie septique de la vessie de Clado, ou bactérie pyogène d'Albarran et Hallé. On sait le rôle que ces auteurs ont attribué à juste titre à leur bactérie pyogène dans les *infections urinaires*. C'est au colibacille qu'il faut désormais rapporter tout ce qui a été dit sur la bactérie pyogène d'Albarran et Hallé (Krogius, *Arch. de méd. expérim.*, 1892 ; Achard et Renault, *Soc. de biol.*, 1891).

Le bacille d'Escherich est *tout au moins* voisin du bacille décrit dans quelques cas d'endocardite infectieuse par Gilbert et Lion; du bacille dont MM. Chantemesse et Widal ont voulu faire à tort l'organisme spécifique de la dysenterie, etc.

B. Mais le bacille d'Escherich n'est-il pas une simple variété du bacille d'Eberth? une simple transformation de cet organisme, sans existence propre? C'est là ce qu'on soutenu dans une série de publications MM. Rodet et Roux (de Lyon), et avec eux, divers auteurs, tels que M. Malvoz.

Avec MM. Chantemesse et Widal, Würtz, Péré, etc., nous croyons qu'il n'en est rien. Des caractères de grande valeur distinguent les deux organismes, si certains caractères de second ordre sont communs.

Les caractères morphologiques sont presque identiques pour l'un et l'autre microbe, qu'il s'agisse de la forme bacillaire — la plus ordinaire — de la forme filamenteuse — dans les cultures anciennes — ou de formes d'involution. Les cils sont plus nombreux sur le bacille d'Eberth, mais c'est là un caractère difficile à saisir. Si la mobilité du bacille d'Eberth est beaucoup plus grande et plus constante, ce caractère ne fait pas défaut pour le bacille d'Escherich.

Les caractères de culture offrent des différences tranchées pour qui manie longtemps et parallèlement ces deux bacilles : c'est ainsi que la croissance en milieux liquides est beaucoup plus rapide pour le bacille d'Escherich et qu'une odeur tout à fait spéciale se dégage de ses cultures — que sur la gélatine la strie de culture du bacille d'Escherich n'a que passagèrement la teinte bleutée du bacille d'Eberth, prenant très rapidement une teinte opaque — que sur pomme de terre le bacille d'Escherich pousse, non pas avec le caractère spécial du bacille d'Eberth, mais en produisant une culture brun chocolat, etc. Mais dans tout cela il ne s'agit que des *nuances*, qui peuvent faire défaut, le bacille d'Eberth et le bacille d'Escherich pouvant s'identifier complètement par leurs caractères de culture dans certaines séries : il n'est, par exemple, rien de plus contingent que l'aspect sur pomme de terre ou sur plaque de gélatine, donné comme un caractère différentiel par quelques auteurs.

Il est encore certain que le colibacille se montre beaucoup plus virulent pour les animaux de laboratoire : mais là encore on ne saurait voir un caractère distinctif net.

Les caractères majeurs qui séparent les deux bacilles nous semblent — entre tous ceux qui ont été donnés par les auteurs — devoir dans la pratique être les suivants :

A. Le bacille d'Eberth ne forme pas d'indol, à l'inverse du bacille d'Escherich.

Si on sème parallèlement en bouillon peptone ou mieux dans le liquide indiqué par M. Péré, et dont nous avons indiqué la formule ci-dessus, les deux organismes, on voit, quand on vient à rechercher la réaction de l'indol au moyen de l'azotite de potasse et de l'acide sulfurique pur, comme il a été dit ci-dessus, que le liquide ensemencé avec le bacille d'Eberth ne réagit pas, au contraire du liquide qui renferme le bacille d'Escherich.

B. Le bacille d'Eberth ne dédouble pas le sucre de lait, à l'inverse du bacille d'Escherich.

Il y a plusieurs moyens de mettre en évidence l'action si différente des deux organismes sur le sucre de lait.

1) Le plus simple et le plus pratique consiste à ensemencer parallèlement un matras de lait avec du bacille d'Eberth, et un matras de lait avec du bacille

d'Escherich, et à porter ces deux matras à l'étuve.

Le lait qui contient le bacille d'Escherich se coagule énergiquement en vingt-quatre ou quarante-huit heures ; le lait qui renferme le bacille d'Eberth ne change pas, quel que soit le laps de temps pendant lequel on le laisse à l'étuve.

2) On peut encore essayer parallèlement la réaction de MM. Chantemesse, Widal et Perdrix. On prend deux ballons de bouillon peptonisé, lactosé et additionné de craie pulvérisée. On ensemence l'un avec le bacille d'Escherich, l'autre avec le bacille d'Eberth et on porte à l'étuve. Le ballon ensemencé avec le *Bacterium coli* donne des signes de vive fermentation après douze heures : l'autre reste intact.

3) La réaction indiquée par M. Würtz — procédé au tournesol — est aussi facile et pratique.

On prépare deux tubes de gélose lactosée à 2 p. 100 qu'on additionne d'une solution de teinture de tournesol neutre jusqu'à coloration violet améthyste. « On sème, d'une part, le bacille d'Eberth, d'autre part le *Bacterium coli*. On place les deux tubes dans l'étuve à 37°, et, au bout d'un temps variable, on constate une différence des plus nettes entre les deux tubes. Celui où on a semé le bacille d'Eberth est resté bleu dans toute la partie qui correspond à la strie d'ensemencement. Le tube ensemencé avec le *Bacterium coli* est rouge vif et porte dans sa profondeur de nombreuses bulles de gaz qui parfois décollent la gélose des parois du verre. Il vaut mieux encore toutefois ensemencer comparativement par strie sur une plaque de Petri où l'on a coulé préalablement la gélose colorée. » (R. Würtz.)

C. Voici un caractère curieux indiqué encore par M. R. Würtz, et qui met en relief la différence de nature intime des deux organismes :

« On sait (l'expérience est due à MM. Chantemesse et Widal) que si l'on sème du bacille
d'Eberth sur un tube incliné contenant un milieu
solide (gélatine ou gélose) et qu'après un certain
temps de séjour à l'étuve on gratte avec un couteau de platine la culture qui s'est développée, la
surface ainsi grattée ne donnera lieu à aucun développement si on vient à la réensemencer avec
du bacille d'Eberth... Si l'on gratte ainsi, après un
séjour de huit à dix jours à l'étuve à 38° des cultures sur gélose inclinée de bacille d'Eberth, et
qu'on y resème du *Bacterium coli*, on verra que
ce bacille s'y *développe*, moins abondamment il est
vrai que sur un tube vierge, mais d'une façon très
nette et très appréciable. »

VI. — Rôle du colibacille en pathologie humaine.

Ce rôle est aujourd'hui assez considérable, mais
il importe de se mettre avant tout en garde contre
une cause d'erreur possible dans les recherches
faites sur le cadavre dans les délais légaux d'autopsie. Après la mort le colibacille envahit rapidement, du fait d'ulcérations intestinales suivant
MM. Lesage et Macaigne, l'organisme : on le trouve
ainsi dans la bile, le foie, etc., etc. (Würtz et Herman). Cet envahissement est plus rapide et plus
constant en été.

Rappelons enfin qu'à l'état normal le colibacille
habite le tube digestif humain.

Le colibacille paraît jouer un rôle important
dans les affections ou localisations pathologiques
suivantes :

A. ENTÉRITES. — D'après les recherches de Hueppe
(1887), Gilbert et Girode (1891), Chantemesse, Widal
et Legry (1891), le colibacille est agent du *choléra
nostras* ou pour mieux dire d'une des formes pa-

thologiques qu'englobe ce terme aussi mal défini que possible à l'heure actuelle.

Dans ce cas les selles contiennent le *Bacterium coli* en abondance et cet organisme passe dans la circulation générale (sang et parenchymes).

La dernière épidémie de *choléra* (1892) a permis de constater le rôle du *Bacterium coli* : à côté des cas de choléra à bacille-virgule, on a vu (Renon, Netter, Lesage et Macaigne) des cas à colibacille seul, ou associé à diverses espèces banales ou encore au bacille-virgule.

De nouvelles recherches paraissent nécessaires pour mettre au point tous ces faits encore bien complexes.

Le *choléra infantile* ou du moins un certain nombre de cas de ce syndrome pathologique sont sous la dépendance du *Bacterium coli* (Wyss, 1885 — Macé et Simon, 1891 — Lesage, 1892 — Rossi, Doria 1892).

M. Péré a signalé à juste titre la présence du *Bacterium coli* dans les urines de dysentériques du Tonkin gravement atteints.

Il y a là une infection rénale secondaire dont il faut tenir compte. Si l'on rapproche ce fait de ce que nous avons dit au sujet du bacille que MM. Chantemesse et Widal rencontrèrent dans la rate de dysentériques et dont ils voulurent faire l'organisme spécifique de la dysenterie, alors qu'on pense aujourd'hui que cet organisme est au moins voisin du colibacille, on verra que le colibacille joue un rôle secondaire, mais certain, dans la dysenterie ou mieux dans ses complications.

B. Choléra herniaire. — Dans les étranglements herniaires on voit souvent apparaître un ensemble de symptômes connus sous le nom de choléra herniaire. Quelques auteurs avaient depuis longtemps supposé que ce syndrome devait être rapporté à la résorption de substances septiques contenues dans le sac herniaire. Il est certain (Clado, Bœnnecken, etc.) que le sac herniaire contient dans les cas d'étranglement une sérosité à colibacille. Le choléra herniaire est-il dû à l'envahissement de l'organisme par le colibacille (les expériences de Bœnnecken, Würtz et Despréaux ne sont pas favorables à cette opinion) ou à la résorption des toxines sécrétées par le colibacille qui a passé dans le sac herniaire? La question est pendante. En tout cas le colibacille a un rôle certain dans la production des symptômes graves qui traduisent l'étranglement herniaire, comme il a un rôle dans les *péritonites*.

C. PÉRITONITES. — Le colibacille peut être facteur de péritonites dans deux cas :

a) Il y a perforation intestinale : le colibacille est déversé avec les autres microbes intestinaux dans la cavité séreuse, et si son rôle n'est pas exclusif dans ces péritonites *putrides* il est du moins très accusé, ainsi que Laruelle le premier l'a montré (1889). Dans les péritonites par perforation, A. Fränkel, Adenot, 1891 — Barbacci, 1890 — etc., ont montré la présence du colibacille.

On sait que l'injection des cultures de ce microbe dans le péritoine détermine fatalement une péritonite ou séreuse ou fibrino-purulente, et il n'est nullement nécessaire pour arriver à ce résultat de *préparer* la séreuse en injectant avec le colibacille une matière irritante (bile ou fèces stérilisées) comme le croyaient Laruelle et Gravitz).

b) Il n'y a pas perforation intestinale. Nous avons vu que dans l'étranglement herniaire le colibacille passait de l'intestin étranglé dans le sac. M. Malvoz (1891) a eu l'honneur de démontrer la réalité des péritonites à colibacille sans perforation intestinale, mais *avec lésions*, d'ailleurs variées, du tube intestinal. A la faveur de ces lésions le colibacille passe dans la cavité péritonéale, et ainsi se trouve créée une péritonite à colibacille.

D. INFECTIONS BILIAIRES ET HÉPATIQUES. — A la faveur d'une lésion des voies biliaires — rétention biliaire ordinairement calculeuse — le colibacille passe de l'intestin dans les voies biliaires. Il y détermine fréquemment l'angiocholite et la cholicystite suppurées (Gilbert et Girode, Rodet).

M. Girode a rapporté quelques cas d'ictère infectieux au colibacille.

MM. Charrin et Roger ont expérimentalement produit par injection de colibacille dans les voies biliaires une angiocholite suppurée.

E. INFECTIONS URINAIRES. — La série des infections — cystite, uretérite, pyélite, néphrite — que l'on trouve chez les urinaires est à rapporter, on le sait maintenant, au colibacille (Krogius — Achard et Renaut).

F. On peut encore trouver le *Bacterium coli* en cause dans diverses localisations pathologiques — *broncho-pneumonie* (secondaire au choléra, à des entérites infectieuses, à des hernies étranglées) *pleurésies, méningites, endocardites*, etc., etc.

VIII

LÈPRE

I

C'est à A. Hansen que l'on doit la démonstration de la nature bactérienne de la lèpre.

La lèpre (1) qui n'existe plus guère en Europe, si ce n'est dans les contrées du littoral de l'Espagne, de la Grèce et de la Norvège, est une affection caractérisée par le développement de *néoplasies bacillaires* au niveau des téguments cutanés et muqueux, des nerfs, dans les ganglions lymphatiques et dans quelques viscères.

Localisée à la peau, aux muqueuses ainsi qu'aux vaisseaux ganglionnaires lymphatiques correspondants, l'affection prend une forme spéciale : c'est la *lèpre tuberculeuse*, caractérisée par le développément sur le tégument externe (et surtout la face et les mains) et sur les muqueuses bucco-pharyngienne et laryngée, de tubercules saillants qui s'ulcèrent, et mutilent le malade, détruisant les narines, amputant les phalanges, etc.

Localisée aux nerfs l'affection est connue sous le nom de *lèpre anesthésique* ; elle se caractérise par l'apparition de plaques cutanées plus ou moins larges, rappelant celle du vitiligo : ces plaques sont anesthésiques. A leur niveau la peau s'atrophie, se rétracte, et la lèpre anesthésique mutile ainsi les extrémités des doigts et orteils, dont une ou plusieurs phalanges se trouvent spontanément amputées.

Les deux formes de la lèpre (tuberculeuse et anesthésique) sont le plus souvent associées : la lèpre est alors *mixte*.

---

(1) Nous n'avons eu que rarement l'occasion de faire l'examen de tissus lépreux ; nos connaissances personnelles sur le bacille de la lèpre sont donc très bornées. Nous avons surtout emprunté la substance de cet article au livre de MM. Cornil et Babès, et à la très intéressante communication de M. Besnier à l'Académie de médocine (11 octobre 1887) à laquelle nous renvoyons nos lecteurs pour tous les détails sur la contagion de cette affection, etc., etc.

II

La lèpre est une maladie exclusive à l'homme ; il n'existe chez l'animal aucune affection analogue, et tous les essais expérimentaux tentés sur l'animal (chien, porc, lapin, etc.) pour lui transmettre la lèpre ont absolument échoué.

Les quelques essais d'inoculation pratiqués d'homme à homme n'ont pas non plus donné de résultats.

La lèpre est cependant transmissible, ainsi qu'en témoignent quelques faits positifs, irrécusables, contre lesquels ne saurait prévaloir la série des faits négatifs invoqués par les anticontagionnistes.

L'hérédo-contagion de la lèpre est certaine.

La lèpre peut être transmise par la vaccination, si le vaccinifère auquel on emprunte le liquide vaccinal est lépreux.

III. — Le bacille de Hansen. — Sa localisation dans l'organisme lépreux.

Le bacille de la lèpre, ou *bacille de Hansen*, est un fin bacille, de 4 à 6 μ de long et de moins de 1 μ de large, très voisin comme forme, dimension, aspect et réactions de coloration, du bacille de la tuberculose.

Il se trouve par myriades dans les lésions lépreuses, et c'est là un caractère important qui déjà le différencie du bacille de Koch, dans la plupart des cas.

Sa forme est plus régulière, il est aussi plus droit que le bacille de la tuberculose.

Il se colore bien par la méthode d'Ehrlich et présente ainsi traité, comme le bacille de Koch, un aspect granuleux tout spécial résultant de la succession de zones claires et de zones colorées ; mais il se colore beaucoup plus rapidement que le bacille de la tuberculose dans la liqueur d'Ehrlich, et résiste plus longtemps à la décoloration par l'acide azotique.

Baumgarten a proposé d'utiliser cette propriété du bacille de Hansen pour le différencier du bacille de Koch dans les cas douteux : un séjour de cinq minutes dans la liqueur d'Ehrlich, avec décoloration consécutive par l'acide azotique à un dixième, suffit pour colorer le bacille de Hansen, tandis que le bacille de Koch reste incolore, traité par ce procédé rapide.

Le bacille de la lèpre peut encore être coloré par les couleurs d'aniline simples, avec décoloration par un acide ou l'alcool, procédé qui ne convient pas au bacille de la tuberculose, mais la méthode par excellence pour les lamelles chargées de produits lépreux ou pour les coupes est la méthode d'Ehrlich, telle qu'elle se pratique pour colorer le bacille de Koch.

Les diverses localisations du bacille de Hansen dans les lésions lépreuses ont été parfaitement résumées par M. Besnier, à qui nous emprunterons la substance des quelques lignes suivantes.

1° Liquides de l'organisme. — A. *Le sang.* — « A aucune époque de la lèpre le sang ne contient le bacille en permanence. » Peut-être, dans la période des éruptions intermittentes et fébriles, le bacille apparaît-il dans le sang, mais des observateurs de la valeur d'Arning n'ont jamais pu l'y déceler : la règle est donc *l'absence* du *bacille dans le sang.* »

B. *La lymphe.* — C'est certainement « dans les points où elle peut être stagnante — réseau étoilé du derme, lacunes de la trame lamineuse, gaines lymphatiques des nerfs et des ganglions — le liquide de culture par excellence des microphytes de la lèpre. »

C. Les *sécrétions normales et pathologiques et les excrétions.*

L'*urine* ne contient jamais de bacilles.

« Les *larmes*, le *mucus nasal*, la *salive* pullulent de bactéries lépreuses dans tous les cas où les surfaces oculaire, nasale, bucco-pharyngienne sont lépromateuses. »

Dans les cas de lèpre du côlon et du rectum les *matières intestinales* contiennent le bacille.

Le *mucus utérin* et les *sécrétions vaginales* ne contiennent jamais le bacille lépreux.

« Les *liquides pathologiques* exsudés au niveau des léprides bulleuses directes ou bacillaires (pemphigus lépreux des auteurs), ou ceux qui s'écoulent de la surface des léprides ulcéreuses, gangreneuses, contiennent des bacilles en plus ou moins grande abondance. »

La *lymphe* et les *croûtes vaccinales* chez les sujets lépreux ne contiennent jamais le bacille.

2° TISSUS, ORGANES ET APPAREILS. — A. *Tégument.* — « Sur le tégument, on trouve le bacille partout, mais particulièrement dans la partie succulente du chorion, le réseau lymphatique cloisonné, les espaces lymphatiques étoilés, l'atmosphère conjonctive des capillaires dermiques et hypodermiques et des dernières ramifications nerveuses. Sauf violation mécanique, l'épiderme proprement dit reste indemne. » Il en est de même des glandes sudoripares, des follicules pileux et sébacés pilaires.

B. *Muqueuses.* — « Les muqueuses de rapport, oculaire, nasale, bucco-pharyngienne, laryngée, foisonnent de bacilles dans les cas de lèpre tégumentaire, ou de lèpre mixte. » A l'exception des muqueuses du rectum et du côlon, les muqueuses viscérales ne sont guère atteintes, et les muqueuses uterine, vaginale et vésicale restent indemnes.

C. *Vaisseaux sanguins.* — « Les capillaires des régions envahies sont entourés ou encombrés de bacilles emboliques. »

D. *Vaisseaux lymphatiques.* — Vaisseaux et ganglions sont le siège constant et essentiel du bacille.

E. *Système nerveux.* — Le *système nerveux central* est généralement indemne ; c'est dans les cordons nerveux au delà des plexus ou dans les ramifications terminales de deuxième rang que siège le bacille.

F. *Viscères.* — Les lésions lépreuses viscérales sont moins connues, mais tout aussi réelles que les autres lésions : le foie, le poumon, le testicule, le rectum, le côlon sont les principaux organes atteints par le bacille lépreux. Mais c'est surtout dans la moelle osseuse et dans la rate que le microbe trouve le milieu le plus favorable à son développement. Il y existe, à l'état de culture pure, en quantité prodigieuse (Nocard et Roux).

L'appareil génito-urinaire de la femme reste toujours indemne.

IV. — Culture du bacille de la lèpre.

Un seul microbiologiste, M. Bordoni Uffreduzzi, aurait jusqu'ici réussi à cultiver le bacille de Hansen : il aurait obtenu les cultures, avec de la semence en provenance de la moelle sur sérum pepto-glycériné. Tous les auteurs qui ont après lui fait le même essai ont échoué.

IX

TYPHUS A RECHUTES — FIÈVRE RÉCURRENTE

I

Le typhus à rechutes, fièvre récurrente (*relapsius fever* des Anglais) est totalement inconnu en France. Voici, en quelques mots, les caractères de cette affection, tels que l'un de nous les a résumés dans le *Traité de médecine* (t. II, p. 25).

Les foyers de cette affection sont : Russie, Pologne, Allemagne du Nord, Grande-Bretagne et surtout l'Irlande, son foyer de prédilection.

La fièvre récurrente est une maladie contagieuse, sévissant surtout sous forme épidémique, et de préférence en temps de disette et de famine, d'où son nom anglais *fièvre de famine*.

La fièvre récurrente débute brusquement par *fièvre* et *frissons* ; le *pouls* est rapide, plein et bondissant ; la *langue* reste humide, rarement elle se sèche ; l'*épigastre* est sensible ; les *vomissements* et l'*ictère* sont fréquents ; le *foie* et la *rate* sont augmentés de volume ; il y a de la *constipation* ; la peau est *chaude* et *sèche*, l'*urine* foncée en couleur. La *rachialgie*, les *douleurs* dans les membres, l'*inquiétude*, l'*agitation*, l'*insomnie* et parfois un *délire* aigu complètent le tableau. Il est à noter qu'il ne se fait pas dans la fièvre récurrente d'*éruption* caractéristique.

Tout à coup, vers le 5ᵉ ou le 7ᵉ jour, tous ces symptômes disparaissent, en même temps que s'établit une large transpiration. Cette brusque cessation est suivie d'un *intervalle apyrétique* pendant lequel le sujet peut se lever, et vaquer à ses affaires. Puis, au 14ᵉ jour environ, *rechute* brusque qui reproduit le tableau de la première atteinte. Cette rechute est courte : tout cesse vers le 3ᵉ jour.

Il y a parfois *deux* et *trois rechutes.*

La *mortalité* est faible et même exceptionnelle : la mort survient en syncope, ou dans le coma. L'autopsie ne montre aucune lésion spécifique, mais seulement à l'ordinaire une hypertrophie hépatique et splénique (Murchison).

Les auteurs ont signalé dans la rate des individus morts pendant le coma ou en apyrexie, une modification intéressante ; l'hypertrophie des corps de Malpighi, et « la formation d'amas leucocytaires, parsemés dans la pulpe de la rate. Chaque accès de la maladie est accompagné d'une formation nouvelle de ces amas, tandis que les amas précédents subissent des modifications régressives, de sorte que l'examen de la rate peut fournir des données pour préciser si la mort de l'individu est survenue après un ou plusieurs accès. » (Soudakewitch, *Annales Pasteur*, 1891.) Pour quelques auteurs, ces lymphomes inflammatoires sont pathognomoniques de la fièvre récurrente (Ponfick).

On trouve encore dans la rate des infarctus hémorrhagiques.

II

La fièvre récurrente est fonction du spirille ou spirochète découvert par Obermeïer en 1873.

Les spirilles apparaissent dans le sang immédiatement avant l'accès, et disparaissent peu de temps avant la crise ou défervescence. Dans l'intervalle des accès, ils font défaut dans le sang.

Une goutte de sang examiné à l'état frais pendant la crise montre donc le plus souvent, en nombre considérable, les spirilles longs de 16 à 35 et

40 μ, minces, effilés aux extrémités, et présentant 8 à 12 courbures (spires) d'égal rayon.

Les spirilles d'Obermeïer sont mobiles dans le sang, progressant par oscillations, tantôt en ligne droite, tantôt latéralement ; on observe aussi des mouvements en vrille.

Pour colorer les spirilles, il faut recourir au

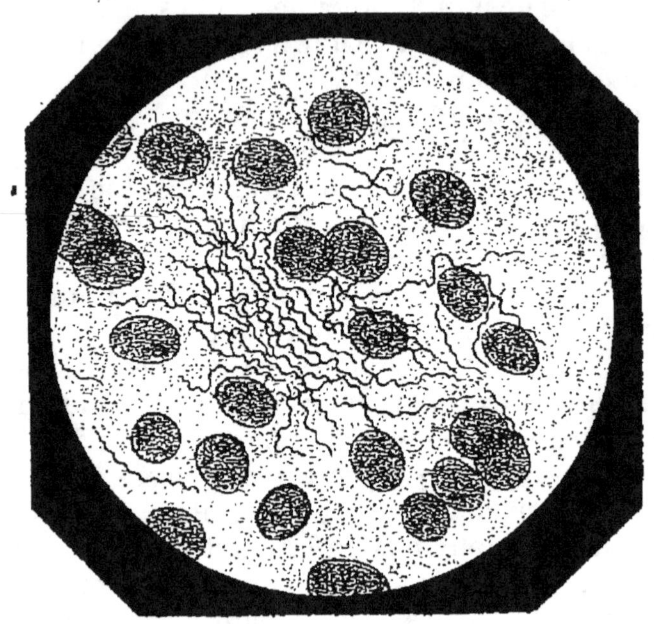

Fig. 85. — Spirille d'Obermeïer. Schéma d'après une figure de Soudakewitch.

procédé dit de Günther (*Fortschr. d. Med.*, 1885). Étalez le sang sur lamelles, faites sécher et neutralisez en exposant aux vapeurs d'ammoniaque. Plongez alors dans le violet aniliné d'Ehrlich, lavez à l'eau et montez la préparation. Les hématies incolores laisseront voir facilement les spirilles nettement colorés.

La théorie de l'accès du typhus à rechutes mérite un mot.

Quelques auteurs arguant de la sensibilité extrême à la chaleur des spirilles ont pensé que la température élevée que provoquait dans le sang la présence des spirilles, amenait leur destruction. Des spores resteraient seules dont la transformation en organismes adultes se ferait dans l'intervalle apyrétique. Les spirilles adultes détermineraient alors un nouvel accès — la rechute — qui pourrait être ou non le dernier.

Mettant à profit la découverte de Carter et Koch qui montrèrent la réceptivité des singes pour la fièvre récurrente — l'inoculation se fait sous la peau de l'animal avec du sang pris au malade. — M. Metchnikoff, en 1887, étudia la fièvre récurrente expérimentale sur six de ces animaux, et les sacrifiant à diverses phases de la maladie, « parvint à démontrer qu'on n'observe pas de phagocytose ni de destruction des spirilles dans le sang où ces parasites se trouvent pendant l'accès ; il démontra qu'avant la crise les spirilles, qui sont parfaitement vivants, se *rassemblent tous dans la rate*, et sont englobés par les microphages ou leucocytes à noyaux lobés ».

C'est donc dans la rate que se fait exclusivement la lutte contre le parasite. M. Soudakewitch a montré que si on vient à préparer des singes en leur enlevant la rate et qu'on leur inocule alors la fièvre récurrente, « l'organisme dératé présente un milieu favorable à la culture des spirilles ; ceux-ci s'y propagent librement sans que ni les ganglions, ni la moelle des os, ni le foie, ni même les cellules endothéliales des vaisseaux qui sont pourtant en communication intime avec les spirilles, puissent le défendre des parasites qui envahissent de plus en plus le sang. »

X.

FIÈVRE INTERMITTENTE — PALUDISME

(HÉMATOZOAIRES DE LAVERAN).

—

I

La nature parasitaire du paludisme a été soupçonnée dès longtemps. En 1866, Salisbury décrivait comme agent du paludisme de petites cellules végétales (*palmelles*) qu'il trouva dans l'air des marais du Mississipi et de l'Ohio.

.Les études de Klebs et Tommasi Crudeli (1879) ont joui longtemps d'une certaine faveur, surtout en Allemagne et en Italie. Ces auteurs décrivaient comme l'organisme pathogène du paludisme un bacille (*Bacillus malariæ*) qu'ils isolaient du sol, de la boue et de l'air de la Campagne romaine et qui, inoculé aux animaux, leur donnait la fièvre intermittente.

En 1873 commencèrent en Algérie les travaux de M. Laveran, qui amenèrent la découverte de l'hématozoaire qu'il considère comme pathogène du paludisme. L'opinion de M. Laveran, après avoir été vivement attaquée de toutes parts, semble avoir rallié aujourd'hui la presque unanimité. On trouvera l'exposé des travaux de M. Laveran dans les publications suivantes : *Annales de l'Institut Pasteur*, t. I ; — *Archives de méd. exp.*, 1889 et 1890 ; — *Du Paludisme et de son hématozoaire*, 1891 ; — *le Paludisme*, in *Collection Léauté*, 1892.

Parmi les travaux subséquents, nous citerons surtout ceux de Danilewsky (de Charkow) sur la microbiose malarique des oiseaux (*Annales Pasteur*, t. IV et V).

Les quelques lignes que nous consacrons à l'hématozoaire du paludisme sont empruntées *textuellement* aux diverses publications de M. Laveran.

II. — L'hématozoaire du paludisme. — Morphologie.

Ce parasite se présente sous des formes assez variées que l'on peut toutefois ramener aux quatre types suivants :

1° *Corps sphériques;* 2° *flagella;* 3° *corps en croissant;* 4° *corps segmentés ou en rosace.*

A. *Corps sphériques.* — Ils constituent la forme la plus commune des éléments parasitaires du paludisme : sur 432 examens, Laveran les a rencontrés *seuls* 266 fois et associés soit aux corps en croissant, soit aux flagella, soit à ces deux formes 123 fois. Ces éléments sont animés de mouvements amiboïdes, d'où le nom de *corps amiboïdes* que quelques auteurs ont proposé de leur donner.

Constitués par une substance hyaline, transparente, incolore, ces éléments varient en dimension de 1 μ au diamètre des hématies.

Les plus petits de ces éléments ne renferment qu'un ou deux grains de pigment ou n'en renferment pas du tout : ils se présentent alors sous l'aspect de taches claires sur les hématies. A mesure que les éléments grossissent, le nombre des grains de pigment augmente, et ces grains forment une couronne régulière ou sont disposés irrégulièrement; ils sont animés souvent d'un mouvement très vif.

Les corps sphériques sont tantôt libres dans le sérum, tantôt accolés aux hématies; sur un même globule on en trouve parfois deux, trois ou quatre.

B. *Flagella.* — Lorsqu'on examine avec soin une

préparation de sang dans laquelle se trouvent à l'état libre des corps sphériques de moyen volume, il arrive assez souvent qu'on distingue sur les bords de ces éléments des filaments mobiles ou

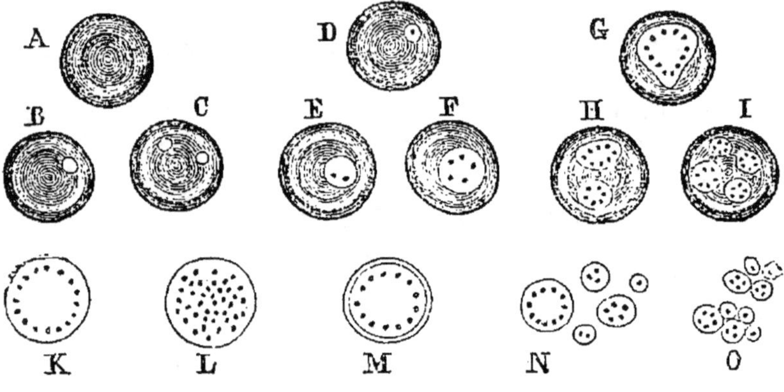

Fig. 86.

A, hématie normale.

B, C, hématies avec des corps sphériques de très petit volume non pigmentés.

D, E, F, hématies avec des corps sphériques de petit volume pigmentés.

G, hématie avec un corps sphérique déformé par les mouvements amiboïdes.

H, I, hématies avec plusieurs corps sphériques pigmentés.

K, corps sphérique pigmenté arrivé à son développement complet.

L, corps sphérique renfermant des grains de pigment en mouvement.

M, corps sphérique sur lequel on distingue un double contour.

N, corps sphériques libres.

O, corps sphériques agglomérés (grossissement 1000 diam. environ).

flagella qui s'agitent avec une grande vivacité, et qui impriment aux hématies voisines des mouvements très variés : les hématies sont déprimées, pliées, refoulées. Ces mouvements sont tout à fait comparables à ceux d'anguillules qui fixées par leur extrémité caudale, tenteraient de se dégager.

Les flagella, extrêmement fins et transparents, d'une longueur égalant trois à quatre fois le diamètre d'une hématie, s'implantent en nombre variable — deux, trois ou quatre — sur un même globule sanguin.

L'extrémité libre des flagella présente souvent un petit renflement piriforme, visible seulement

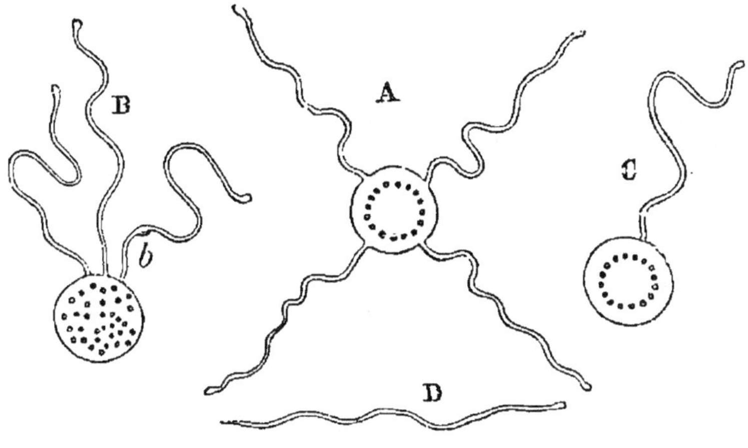

Fig. 87.

A, corps sphérique présentant quatre flagella.
B, corps sphérique avec trois flagella, un des flagella présente un petit renflement.
C, corps sphérique avec un flagellum.
D, flagellum libre (grossissement 1000 diam. environ).

lorsque cette extrémité très mobile se trouve exactement au point.

Les flagella se détachent parfois à un moment donné des corps sphériques et circulent alors au milieu des hématies, très difficiles à saisir dans leurs déplacements sur le champ du microscope.

C. *Corps en croissant.* — Ce sont des éléments cylindriques effilés à leurs extrémités, et d'ordinaire recourbées en croissant, transparents, incolores, sauf la partie moyenne où se trouvent des grains de pigment noir identiques à ceux des corps sphériques. La longueur de ces éléments est de 8 à 9 μ environ.

D. *Corps en rosace ou segmentés.* — Ces corps pa-

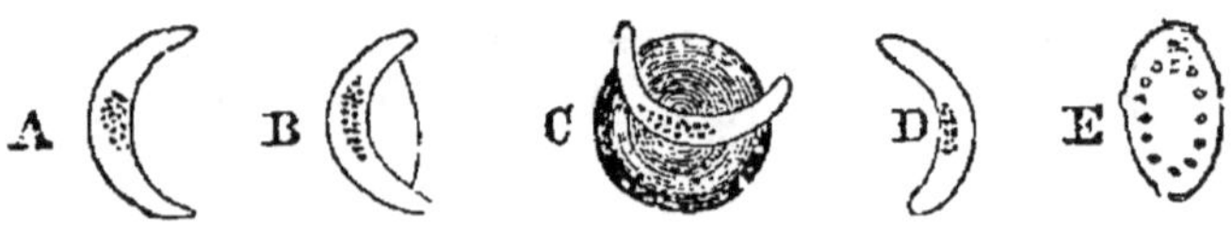

Fig. 88.

A, B, corps en croissant.
C, corps en croissant accolé à une hématie.
D, corps en croissant.
E, corps ovalaire (grossissement 1000 diam. environ).

raissent représenter sinon le mode unique de reproduction, du moins un des principaux modes de reproduction de l'hématozoaire du paludisme

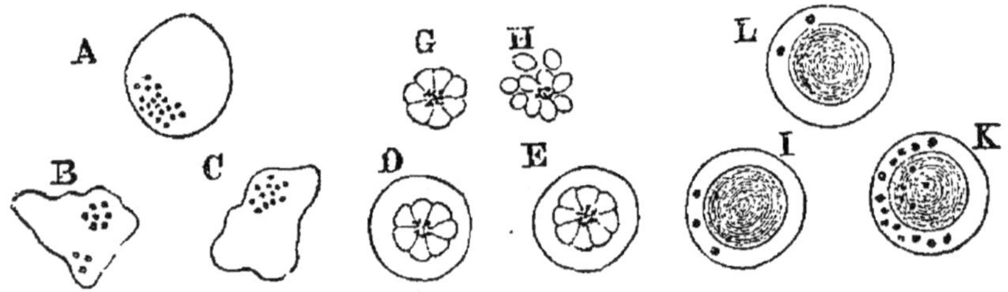

Fig. 89.

A, B, C, corps hyalins pigmentés immobiles et déformés.
D, E, éléments segmentés ou en rosace, pigmentés au centre.
G, H, éléments provenant de la segmentation des corps en rosace.
I, K, L, leucocytes mélanifères dont le noyau a été rendu très apparent par la coloration au carmin (grossissement 1000 diam. environ).

Les bords d'un corps sphérique libre ou adhérent à une hématie, présentent des dentelures légères peu profondes : c'est le premier degré de la segmentation. En même temps, les grains de pigment qui étaient disséminés dans cet élément se réunissent au centre en un seul amas. Bientôt les dentelures deviennent plus profondes, la segmentation s'achève, le corps sphérique est divisé d'une façon régulière en une série de segments, ce qui lui donne l'aspect désigné sous le nom de corps en rosace ou marguerite. Les segments s'arrondissent et se séparent les uns des autres, si bien que le corps segmenté se décompose en fin de compte en une série de petits corps sphériques qui deviennent libres. Il n'est pas très commun de rencontrer les corps segmentés; il faut les chercher surtout à la première période des accès de fièvre.

Les éléments parasitaires de l'impaludisme doivent être considérés, malgré la variété de leurs formes, comme des états successifs d'un même parasite polymorphe.

Les corpuscules hyalins non encore pigmentés qui forment de petites taches claires sur les hématies, représentent la forme embryonnaire du pararasite. Peu à peu ces corps s'accroissent, et leur volume finit par égaler ou même surpasser un peu celui des hématies; en même temps, le nombre des grains du pigment augmente à l'intérieur. Les flagella se développent dans les éléments, et à un moment donné ils s'en échappent et deviennent libres.

Golgi et Pietro Canalis ont admis qu'il fallait distinguer un parasite de la fièvre tierce, un parasite de la fièvre quarte et un parasite des fièvres irrégulières. Entre les corps amiboïdes de la fièvre tierce et ceux de la fièvre quarte existaient des différences dont la principale paraît surtout résider dans le mode de segmentation des corps en rosace : dans la tierce, le nombre des corpuscules arrondis qui naissent de la segmentation des éléments pigmentés est plus grand que dans la quarte.

Quant aux corps en croissant, ils caractérise-
raient surtout les fièvres irrégulières.

D'autres auteurs ont été plus loin encore : c'est
ainsi que Grassi et Feletti ont décrit cinq variétés
d'hématozoaires du paludisme non transformables
l'un dans l'autre et correspondant à des manifestations cliniques différentes.

« Je ne crois pas, dit M. Laveran, qu'il existe de
rapport constant entre les formes sous lesquelles
les hématozoaires se présentent dans le sang et
les manifestations cliniques du paludisme ; on peut
dire seulement que certaines formes parasitaires
s'observent plus souvent dans certains cas ; les
corps en croissant, par exemple, dans les fièvres
de rechute et dans la cachexie palustre. »

III. — Recherche de l'hématozoaire du paludisme sur le vivant. — Conservation et coloration.

Le sang doit être examiné pendant les accès, et
autant que possible au début des accès. Sur 79 examens faits peu de temps avant les accès, Laveran
a trouvé les hématozoaires 79 fois. Sur 286 examens faits *pendant* les accès, il les a observés
273 fois ; enfin sur 164 examens faits quelques
heures *après* un accès, il les a trouvés 141 fois.

Il est aussi très important que le malade n'ait
pas pris de quinine.

On doit observer sur le sang frais obtenu par
une simple piqûre au doigt. On recueille la goutte
sur une lame, on recouvre avec une lamelle, de
façon à avoir une couche *très mince* : « Lorsque les
hématies se mettent en piles, les hématozoaires
sont très difficiles à voir ; il faut obtenir des préparations dans lesquelles les hématies se mettent à plat. »

On examine avec un grossissement de 300 à
400 diamètres (obj. 8, oc. 1, Vérick).

La préparation de sang frais est le procédé d'élection pour les corps sphériques présentant des mouvements amiboïdes, et les flagella animés de mouvements très vifs et très variés, adhérents à des corps sphériques ou libres.

La dessiccation rapide et la fixation par la chaleur, avec passage dans l'alcool et l'éther, est aussi un excellent moyen de préparation de sang palustre. On connaît la technique de ce procédé.

Le sang desséché se conserve longtemps, et sur ces préparations, on distingue très bien quelques-uns des éléments parasitaires, les corps en croissant notamment.

La préparation sèche doit être montée à sec ; sans baume de Canada.

Colorations. — Le bleu de méthylène seul ou associé à l'éosine, le violet de gentiane et l'hématoxyline sont les matières colorantes qui donnent les meilleurs résultats.

Le bain dans une solution aqueuse concentrée de bleu de méthylène donne aux éléments parasitaires une teinte bleu pâle, plus pâle que celle des noyaux des leucocytes.

Le meilleur procédé consiste non à employer un mélange de bleu de méthylène et d'éosine (procédé de Hochsinger), mais à faire agir sur le sang d'abord l'éosine, puis le bleu de méthylène; on obtient une double coloration des hématies en rose, des éléments parasitaires en bleu.

Il convient de dire que tous ces procédés de coloration réussissent mieux pour les hématozoaires des oiseaux (1) que pour ceux de l'homme, et que le mieux est d'observer le sang frais.

(1) Danilewsky (*Annales Pasteur*) a décrit dans le sang des oiseaux des hématozoaires dont l'aspect se rapproche jusqu'à l'identité de celui des hématozoaires de l'homme. Les oiseaux (geai, hibou, chouette, pigeon, corneille, tourterelle, alouette, moineau, pinson, etc.) por-

XI

PNEUMONIE FIBRINEUSE ET PNEUMOCOQUE

—

I

L'agent pathogène de la pneumonie fibrineuse chez l'homme est le *pneumocoque*. Mais à ce rôle primordial ne se borne pas, en pathologie humaine, l'histoire du pneumocoque, dont la sphère d'action semble aller chaque jour s'agrandissant, ainsi que celle des autres parasites normaux de nos cavités buccale, nasale, intestinale, etc., le streptocoque pyogène, le colibacille, etc.

Le rôle pathologique du pneumocoque s'affirme dans deux circonstances : a) au cours de la pneumonie où l'on peut voir ce microbe se généraliser dans l'économie et créer des déterminations pleurales, endocardiques, péricardiques, méningées, articulaires, etc...; b) en dehors de toute pneumonie : il est alors l'agent de diverses manifestations pathologiques : péricardite, endocardite, méningite, etc., etc. Le pneumocoque enfin n'a pas que la pneumonie fibrineuse à son actif : il est en cause

teurs de ces hématozoaires ne diffèrent en rien des animaux bien portants dans la majorité des cas.

Mais cependant, « dans la saison plus chaude, cette *microbiose* du sang peut s'aggraver et amener la mort de l'oiseau, la destruction des hématies devenant plus considérable, et aboutissant au développement plus abondant de la mélanine (mélanémine, mélanose de la rate, de la moelle des os, du foie, etc). Ces phénomènes occasionnent une forte anémie, la perte de l'appétit, l'épuisement et la mort. ».(Danilewsky, *Ann. Pasteur*, t. V.)

M. Laveran n'est pas disposé à croire à l'identité entre la *microbiose malarique* des oiseaux et celle de l'homme.

aussi dans une bonne partie des broncho-pneumonies.

Nous étudierons dans cet article, après un mot d'historique, le pneumocoque et ses divers caractères biologiques et expérimentaux; nous dirons son rôle dans la pneumonie, les complications extra-pulmonaires de la pneumonie, et les affections diverses qu'il convient, en dehors de toute pneumonie, de mettre à l'actif du pneumocoque.

II. — Historique.

« C'est au laboratoire de M. Pasteur qu'a été découvert en 1881 le microbe qui s'est trouvé être celui de la pneumonie fibrineuse. M. Pasteur et ses collaborateurs l'ont rencontré dans la salive d'un enfant mort de la rage, l'ont isolé, l'ont cultivé dans l'excellent milieu nutritif que donne le mélange de bouillon de veau et de sang de lapin; ils ont décrit sa forme caractéristique de diplococcus entouré par une auréole claire. Ils ont montré aussi que ce microbe est inoffensif pour les oiseaux, et provoque chez le lapin une septicémie suraiguë, au cours de laquelle on le voit apparaître dans le sang des animaux malades, en même temps que la fièvre, déjà neuf heures après l'inoculation sous-cutanée. La mort survient en moins de trente-six heures. A l'autopsie, on ne trouve presque rien à l'endroit de l'inoculation, mais il y a de l'œdème des poumons, de l'hyperhémie de la trachée, et une masse de microbes dans le sang.

» On a constaté aussi que ce microbe est très facilement arrêté dans son développement, et périt dans les cultures sous l'influence de l'oxygène de l'air; qu'avant de mourir il s'atténue; que les lapins inoculés par le microbe atténué ne meurent pas te deviennent réfractaires vis-à-vis du virus virulent...

» M. Pasteur avait trouvé, pour la première fois, ce microbe dans la salive d'enfants morts de rage, puis dans celle d'enfants morts de broncho-pneumonie, et enfin dans la salive de personnes bien portantes. » (Gamaléia, *Annales Pasteur*, 1888.)

En 1881, Friedländer décrivit comme agent pathogène de la pneumonie fibrineuse chez l'homme un coccus ellipsoïde, capsulé, poussant à la température ordinaire sur la gélatine, et donnant une culture en forme de *clou*; le microbe de Friedländer inoculé aux *cobayes* et aux *souris* leur conférait une septicémie spéciale avec pleurésie et noyaux d'hépatisation pulmonaire; *le lapin était réfractaire.*

En 1881, Sternberg retrouvait le microbe de Pasteur dans la salive et le rencontrant, d'autre part, dans les crachats et l'exsudat pneumonique, l'identifiait au pneumocoque de Friedländer.

En réalité le microcoque découvert par Pasteur dans la salive, retrouvé par Sternberg, est bien l'agent de la pneumonie, mais il n'a rien de commun avec le microcoque de Friedländer, qui n'est probablement qu'un saprophyte sans aucune influence sur la genèse de la pneumonie (1).

A l'histoire bactériologique de la pneumonie s'attachent principalement les noms de Talamon et Fränkel.

En 1883, Talamon signalait dans l'exsudat pneumonique un microbe lancéolé, le plus souvent en

---

(1) Le rôle du pneumobacille de Friedländer, dont nous avons résumé en quelques mots les caractères, paraît aujourd'hui plus étendu qu'il y a quelques années alors que la découverte de Fränkel avait relégué l'organisme de Friedländer au dernier rang. Il est certain que le microbe de Friedländer est en cause dans quelques broncho-pneumonies, dans quelques pleurésies purulentes, etc., etc.

diplocoque, qu'il cultivait dans le bouillon Pasteur, et qui, inoculé dans le poumon du *lapin*, provoquait le développement de pneumonie, de pleurésie, et de péricardite fibrineuses. Le sang des sujets inoculés fourmillait de coccus lancéolés semblables à ceux de l'exsudat pneumonique.

En 1885, Fränkel montrait le rôle du microbe de la septicémie salivaire dans la pneumonie, et dans une série de recherches établissait nettement l'influence pathogène exclusive de ce microbe.

On doit à M. Netter de beaux travaux sur le pneumocoque de Talamon et Fränkel, sur sa présence dans la salive normale, son rôle dans la genèse de la pneumonie et sur la contagion de cette affection.

Enfin dans les *Annales Pasteur* de 1888, M. Gamaléia a donné la relation de remarquables expériences faites sur les animaux avec le pneumocoque, pour lequel il propose la dénomination de *Streptococcus lanceolatus Pasteuri*.

A l'étude des déterminations extra-pulmonaires du pneumocoque — déterminations se faisant pendant le cours de la pneumonie, ou en dehors d'elle — se rattachent les noms d'Eberth, Zaufal, Weichselbaum, Netter, etc. Nous aurons occasion de citer ces auteurs plus loin.

III. — Le pneumocoque. — Caractères biologiques.

Le pneumocoque provenant de l'organisme, se présente sous la forme arrondie ou ovalaire ; légèrement effilé à ses extrémités, *lancéolé* ou en forme de *grain d'orge*, il affecte ordinairement la disposition en *diplocoque* et parfois en chaînettes de 3 ou 4 diplocoques. Sa longueur est de 0,μ50 à 0,μ75, il est moins large que long ; il est entouré d'une auréole claire ou *capsule*, que la coloration met bien en évidence.

Cultures. — Les cultures du pneumocoque sont difficiles; elles ne se font qu'à la température de l'étuve (30 à 35° de préférence); et encore perdent-elles rapidement, en quatre à cinq jours environ, leur faculté de transplantation et leur virulence (1).

Les cultures en milieux liquides sont beaucoup plus favorables que les cultures sur milieux solides, et la vie à *l'abri de l'air* est plus propice au développement et à la survie du pneumocoque en culture.

Le *bouillon* se trouble les premiers jours, devient limpide plus tard, et donne un précipité sablonneux. Dans le bouillon le pneumocoque pousse déjà au-dessous de 30°, et se cultive de 30 à 42°. A 43° sa croissance s'arrête ou ne se fait pas.

Sur *gélose*, légèrement alcaline, le pneumocoque forme de fines colonies rondes, transparentes, à peine saillantes, que l'on compare à des *gouttes de rosée.*

Le pneumocoque ne *pousse pas sur pomme de terre.* Un caractère absolu du microbe cultivé c'est qu'il perd l'auréole qu'il possède dans l'organisme animal et humain.

Coloration. — La coloration du pneumocoque est facile : il prend toutes les couleurs d'aniline, et se colore par la méthode de Gram et ses dérivés.

(1) Il est d'une extrême difficulté de conserver le pneumocoque, à moins de se résigner à faire des passages continuels sur l'animal, ou des réensemencements de quarante-huit en quarante-huit heures. Voici cependant un moyen usuel dans les laboratoires et qui donne de bons résultats. On renforce la virulence du microbe par quelques passages sur le lapin; puis, quand on estime que la virulence est devenue suffisante, ou aspire dans le cœur le sang au moyen d'une pipette Pasteur *à double étranglement.* On remplit complètement l'intervalle entre deux étranglements et on ferme sur l'étranglement en haut et en bas, en ne laissant pas d'air. Le sang ainsi recueilli en tubes clos conserve assez longtemps sa virulence. Lorsqu'on veut utiliser cette source de pneumocoques, il convient d'abord de faire une culture avec le sang.

IV. — Expérimentation sur les animaux.

C'est là une des parties les plus intéressantes de l'histoire du pneumocoque, et c'est dans la réaction expérimentale que l'on trouve un des caractères distinctifs les plus nets de ce microbe.

Le véritable réactif expérimental du pneumocoque c'est la souris, animal des plus sensibles à l'inoculation des matières qui contiennent ce microbe : exsudat pneumonique, crachats rouillés, salive, cultures virulentes. M. Gamaléia conseille fort justement de faire la preuve de chaque cas de pneumonie par l'inoculation aux souris : là où les cultures (moyen fort défectueux en l'espèce, surtout les cultures sur milieux solides) ont échoué, là où l'examen sur lamelles n'a rien révélé, l'inoculation à la souris, véritable pierre de touche, fera la preuve.

La *souris* inoculée sous la peau meurt en vingt-quatre heures environ; la lésion la plus frappante est l'hypertrophie de la rate. Le sang et tous les organes fourmillent de pneumocoques.

Le *lapin* est très favorable à l'expérimentation, quoiqu'à un degré inférieur à la souris; il n'est pas capable, comme elle, de déceler de faibles quantités de virus pneumonique. Le lapin inoculé sous la peau avec la matière virulente meurt en quarante heures environ de septicémie; ses organes sont remplis de pneumocoques et la lésion la plus remarquable est l'hypertrophie de la rate.

Le lapin, inoculé avec un virus affaibli (culture perdant sa virulence), succombe avec une pneumonie lobaire et des lésions pleurétiques et péricardiques; il est du reste, de toutes façons, facile de provoquer ces phénomènes localisés chez le lapin : il suffit de faire l'injection du virus directement dans le poumon.

Le lapin inoculé avec un virus plus atténué encore ne meurt pas et *a acquis l'immunité*.

M. Gamaléia a donné, dans les *Annales Pasteur*, la relation d'expériences intéressantes, qui jettent un jour nouveau sur l'action du pneumocoque inoculé aux différentes espèces animales. M. Gamaléia se procure d'abord une matière d'inoculation très virulente qu'il obtient en inoculant *par passages* des lapins dans les veines : la maladie expérimentale se montre ainsi de plus en plus courte ; les lapins finissent par mourir en quelques heures. Le sang du cœur est rempli de streptocoques pneumoniques et c'est ce sang qui va devenir la matière d'inoculation.

Les espèces animales considérées sous le rapport de leur résistance au virus pneumonique peuvent être rangées dans l'ordre suivant : *souris, lapin, rat, mouton, chien, pigeon*. La souris est le réactif le plus sensible ; le pigeon est entièrement réfractaire.

On connaît les résultats de l'expérimentation sur la *souris* : les voici brièvement résumés et sous une autre forme : réaction peu considérable au point d'inoculation ; pas de lésions viscérales localisées appréciables, à l'exception de l'hypertrophie de la rate ; sang et organes remplis de pneumocoques. Les passages accroissent la virulence.

Chez le *lapin* les résultats sont semblables : peu de réaction au point d'inoculation ; pas de lésions viscérales localisées sauf l'hypertrophie de la rate ; passages renforçant la virulence. Avec le *virus affaibli* apparaissent : 1° la réaction locale, infiltration fibro-granuleuse à l'endroit de l'inoculation ; 2° les lésions localisées : pneumonie et pleurésie séro-fibrineuse.

Chez le *rat* la dose nécessaire pour donner la mort doit être déjà augmentée ; il y a une réaction locale intense, « un œdème fibrineux qui s'étend

parfois sous la peau du ventre et de la poitrine ».
Les passages sont faciles, mais n'augmentent pas
la virulence ; le sang renferme peu de microbes.
L'inoculation dans le poumon amène la mort en
vingt à vingt-quatre heures, avec pleurésie et hépatisation pulmonaire.

Le *mouton* est plus réfractaire encore ; la dose
mortelle de virus doit être portée à 5 centigrammes ; les phénomènes locaux sont intenses :
infiltration occupant parfois tout l'abdomen ; peu
de microbes dans le sang ; les passages successifs
sont impossibles. L'inoculation intrapulmonaire
donne la mort avec hépatisation du poumon ;
le microbe infiltre le tissu pulmonaire et l'exsudat.

Le *chien* est plus difficile encore à tuer ; il faut
pour arriver à ce résultat des doses considérables ;
l'animal succombe alors avec un œdème sous-cutané énorme et très étendu ; le sang contient peu
de microbes et les passages successifs échouent.
L'injection intrapulmonaire donne une pneumonie qui *ordinairement n'est pas mortelle* (1).

La pneumonie *n'est donc pas une infection générale se localisant dans le poumon comme dans son lieu
de prédilection, mais la réaction locale à l'endroit de
l'inoculation virulente.* Les animaux trop sensibles
comme le lapin et la souris n'ont pas de pneumonie
parce qu'ils n'offrent pas de réaction locale, et le
virus se généralise chez eux en les tuant par une
septicémie aiguë. « L'homme appartient donc par
rapport au virus pneumonique à la catégorie des
animaux résistants. Cela résulte de la mortalité
pneumonique faible, de la réaction locale étendue
qu'il présente dans la forme de l'inflammation

(1) M. Tchistovitch (*Ann. Pasteur*, 1890) a pratiqué l'inoculation
pneumococcique aux chiens par la voie trachéale. Sur dix-neuf animaux ainsi traités, trois seulement sont morts.

du poumon, de la rareté des microbes dans le sang. » (Gamaléia.)

V. — Le pneumocoque hôte normal de l'organisme.

C'est à Pasteur, nous l'avons dit, qu'on doit la notion capitale de la présence du pneumocoque dans la salive à l'état normal (1881). Ce fait a été confirmé par Sternberg (1885), Fränkel (1886) et chez nous surtout par M. Netter.

Des travaux de M. Netter résultent les faits suivants : chez un cinquième des sujets n'ayant jamais eu de pneumonie la salive renferme le pneumocoque ; l'inoculation à la souris ou au lapin en révèle la présence.

Chez les sujets en atteinte de pneumonie la salive est virulente 82 fois sur 100.

Chez les sujets ayant eu une pneumonie antérieurement, la virulence s'observe dans les trois premiers mois qui suivent la pneumonie 60 fois sur 100; les deuxième, troisième et quatrième trimestre 89 fois sur 100 ; les deuxième, troisième, quatrième et cinquième années 80 fois sur 100 ; au delà de la cinquième année 67 fois sur 100. La salive a été trouvée virulente dix, quinze et vingt ans après une première pneumonie, ce qui est fort intéressant pour l'explication de récidives.

Le pneumocoque n'habite pas seulement la bouche ; on le trouve dans les fosses nasales.

A l'état normal le pneumocoque vit dans notre organisme en parasite inoffensif, comme le colibacille dans l'intestin. Mais vienne une circonstance qui diminue la résistance normale de l'organisme la scène changera, et le lieu d'inoculation préféré du pneumocoque est le poumon où il crée la *pneumonie fibrineuse*.

Tantôt il reste localisé au poumon, tantôt par la

voie sanguine il crée diverses manifestations extra-
pulmonaires. Mais l'inoculation peut se faire primitivement non aux poumons, mais à l'endocarde,
aux méninges, etc., etc.

**VI. — Pneumonie fibrineuse et manifestations extra-
pulmonaires de la pneumonie. — Déterminations pneumococciques primitives.**

Le pneumocoque est présent dans l'exsudat fibrineux alvéolaire et dans sa manifestation extérieure
de cet exsudat : le crachat.

Chez le pneumonique, au cours de l'affection, on
pourra facilement se procurer le pneumocoque ;
une ponction capillaire du poumon faite avec les
précautions antiseptiques voulues fournira l'exsudat pathologique qui, coloré sur lamelles, se montrera rempli de streptocoques lancéolés.

Les crachats rouillés, qui ne sont que la manifestation extérieure de l'exsudat pneumonique, montreront eux aussi le pneumocoque.

Sur le cadavre pneumonique, et pourvu que la
mort soit assez précoce, il sera facile de démontrer le pneumocoque dans l'exsudat inflammatoire
et dans les coupes de poumon.

Le sang ne contient le pneumocoque que très
exceptionnellement, encore que certainement c'est
par la voie sanguine que se fasse la généralisation
dans les pneumonies graves.

De l'infection *pneumococcique* relèvent la majeure
partie des pleurésies, péricardites, méningites,
otites, péritonites, arthrites qui compliquent la
pneumonie. Dans le pus de ces manifestations il
est facile de trouver le pneumocoque, auquel encore
il faut rapporter quelques parotidites, thyroïdites,
abcès et néphrites pneumoniques (1).

(1) Le pneumocoque n'est pas en effet toujours en cause dans ces

Ce que nous avons dit plus haut fait facilement comprendre qu'on puisse observer en dehors de toute pneumonie des manifestations pneumococciques, telles qu'otite, méningite, endocardite, laryngite, bronchite, etc.

Une des plus intéressantes parmi toutes ces déterminations est la *broncho-pneumonie*, ordinairement secondaire à une affection préparant l'attaque du poumon soit en exaltant la virulence du pneumocoque, hôte de la cavité buccale, soit en affaiblissant les moyens de défense du poumon : c'est ainsi qu'un grand nombre de broncho-pneumonies intervenant pendant la rougeole, la coqueluche, etc., etc., sont d'origine pneumococcique.

MICROORGANISMES DE LA SUPPURATION

Les microbes pathogènes les plus divers peuvent, dans certaines circonstances, avoir une action pyogène et provoquer la formation de pus spécifique : tels le bacille de la tuberculose, le bacille de la morve ; tels encore le bacille du choléra des poules inoculé sous la peau du cobaye, celui du farcin du bœuf inoculé dans les mêmes conditions au même animal.

L'actinomycète fait du pus ; le colibacille en fait aussi et dans quelques circonstances le bacille d'Eberth est lui-même pyogène.

Les microbes de la suppuration que nous allons passer en revue n'ont rien de commun avec ces organismes accidentellement pyogènes. Ce sont

manifestations extrapulmonaires de la pneumonie qui sont parfois des infections secondaires, c'est-à-dire produites par les streptocoques et staphylocoques pyogènes.

les agents pathogènes de la suppuration commune
dont le type est le *phlegmon aigu*, *l'abcès chaud* de
l'homme.

En 1880 Pasteur isola dans le pus de provenance
furonculeuse un micrococcus dont il inocula les
cultures pures à des lapins : il provoqua chez ces
animaux des suppurations au voisinage du point
d'inoculation.

L'étude des divers microbes de la suppuration a
été faite ensuite par Ogston, Rosenbach, Passet, etc.

Les microbes de la suppuration provoquent chez
l'homme et les animaux des accidents variables.

Souvent ils se contentent d'évoluer, de se multiplier, dans les environs du point d'inoculation accidentelle ou expérimentale : il en résulte un abcès
chaud. Mais ils peuvent aussi, ce qui est bien plus
grave, se répandre dans le système circulatoire,
soit par les voies sanguines, soit par les lymphatiques. Ils déterminent alors les accidents de la
pyhémie.

Souvent aussi ils provoquent, dans les viscères
qui constituent pour eux un milieu de culture
favorable, la formation de petits abcès multiples
(abcès métastatiques).

Recherches des microbes dans le pus.

Étalez sur une lamelle une trace de matière purulente recueillie purement dans le sein d'un abcès
chaud ; colorez par les solutions hydroalcooliques,
de Löffler, etc. ; ensuite par les procédés de double
coloration de Gram.

Sur les préparations à coloration simple, on
aperçoit d'abord les globules de pus assez fortement colorés ; puis, dans les espaces qui les isolent
les uns des autres et même dans le contenu cellulaire de quelques-uns d'entre eux, on voit des mi-

crococcus de deux espèces différentes : les uns en forme de *staphylococcus*, les autres prenant l'aspect de *streptococcus* courts, légèrement incurvés, composés chacun de cinq, six coccus, dix au plus: ce sont là les deux genres bactériens que l'on rencontre le plus ordinairement dans le pus.

Dans les préparations colorées par le procédé de Gram, on se rend facilement compte que les staphylococcus prennent les uns aussi bien que les autres la coloration violette et tranchent ainsi nettement sur le fond de la préparation. Bien plus, les différentes espèces de staphylococcus du pus, au nombre de trois, se colorent également toutes par le Gram, de sorte qu'on ne peut les différencier les unes des autres par le simple examen microscopique : ce n'est que les cultures, surtout celles sur la gélatine, qui permettent une différenciation sûre.

Outre les *staphylococcus* et les *streptococcus* que nous venons de signaler, on rencontre dans certains cas d'autres microorganismes, quelquefois même des *bacilles* ; mais ces cas sont exceptionnels aussi ne ferons-nous que signaler ici par leurs noms ces différents microorganismes; ce sont :

Le *Micrococcus cereus albus* ;

Le *Micrococcus cereus flavus*;

Le *Micrococcus pyogenes tenuis*;

Le *Bacillus pyocyaneus*.

Nous allons étudier rapidement les espèces principales, celles que l'on rencontre le plus fréquemment dans le pus et nous consacrerons au streptocoque pyogène un chapitre particulier.

1° Staphylococcus pyogenes aureus.

C'est là l'espèce la plus importante.

Le *Pyogenes aureus* examiné dans le pus y prend

l'aspect d'une sorte de zooglée de cinq, dix individus, réunis les uns près des autres, de telle façon qu'ils forment une sorte de grappe. On en voit aussi dans l'intérieur des cellules du pus. Il se colore dans les solutions hydroalcooliques, dans le Löffler, le Malassez et le Gram.

De tous les microbes vulgaires du pus le *Staphylococcus aureus* est le plus important. C'est lui qui est en cause dans le phlegmon, le furoncle et l'anthrax, l'ostéomyélite. Il est l'agent de diverses suppurations viscérales ; on le trouve en cause dans certaines angines, dans l'endocardite ulcéreuse, dans quelques pleurésies purulentes, dans certaines méningites, péricardites et péritonites suppurées, etc. En un mot il peut, à la faveur d'une porte d'entrée quelconque, et cette porte d'entrée est le plus souvent une suppuration externe, aller se greffer sur une séreuse, ou causer même une infection plus générale telle que la pyhémie. Nous n'insistons pas sur tous ces faits qui sont plutôt aujourd'hui du domaine de la pathologie, et qu'on trouve exposés dans tous les traités et monographies de date récente.

Inoculation au lapin. — Lorsqu'on inocule à un lapin une assez grande quantité d'une culture virulente de l'*aureus*, il se produit au point d'inoculation un abcès dans le pus duquel on rencontre le microbe.

Si l'inoculation se fait *dans les veines*, le lapin ne meurt pas, mais le plus petit traumatisme que subira ensuite l'animal donnera pour ainsi dire un *coup de fouet* à la maladie et le lapin ne tardera pas à mourir d'*infection purulente*.

Cultures. — L'*aureus* pousse très bien à l'air dans tous les *bouillons*, mais il n'y donne pas une culture bien caractéristique. Exposé à 37° le bouillon ensemencé se trouble en moins de quinze heures ; puis il devient légèrement doré, tandis qu'une partie de la culture se dépose au fond du ballon sous forme d'une poudre légèrement jaunâtre.

L'*aureus* donne sur *gélatine* une culture très caractéristique ; comme il liquéfie ce milieu, il est indiqué de le semer en piqûre. Au bout de peu de temps il se forme, autour de la piqûre, une culture blanche sans caractères spéciaux ; puis à la surface on voit apparaître une pellicule, blanche d'abord, et de plus en plus jaune : la liquéfaction est alors commencée. Quand tout le cylindre gélatineux est liquéfié, la culture forme au fond du tube un dépôt abondant *jaune d'or*.

Sur la *gélose* la culture ressemble à la précédente ; mais la liquéfaction n'a pas lieu.

Semé en strie il forme d'abord une culture blanche, qui prend avec le temps une couleur *jaune d'or*, caractéristique du microbe.

Sur la pomme de terre l'*aureus* pousse abondamment et forme une pellicule *jaune*.

2° Staphylococcus pyogenus albus.

On le rencontre dans le pus en même temps que l'*aureus* ; il se comporte de la même façon que ce dernier ; il liquéfie la gélatine, *mais donne toujours une coloration blanche*.

Il paraît moins virulent que le premier.

3° Staphylococcus pyogenes citreus.

On le rencontre dans le pus, plus rarement que les deux autres ; il ne s'en différencie que par ses cultures, qui prennent une *teinte jaune pâle citron*, beaucoup moins foncée que celle que produit en pareil cas l'*aureus*.

STREPTOCOCCUS PYOGENES

Le streptocoque pyogène, décrit d'abord par Rosenbach, s'est trouvé — comme le coli-bacille — avoir acquis dans les derniers temps en pathologie humaine une importance capitéle.

Rencontré d'abord dans le pus phlegmoneux, dans les lymphangites, il a été reconnu par Fehleisen comme le facteur de l'*érysipèle*, et tous les travaux entrepris depuis lors n'ont fait que confirmer cette découverte capitale.

M. Pasteur l'avait décrit dans l'*infection puerpérale*, et la thèse de Doléris devait mettre en pleine évidenee son rôle que les travaux subséquents de Arloing et surtout de M. Widal devaient affirmer. M. Widal a su identifier le streptocoque de l'infection puerpuéralc au streptococoque de Fehleisen et a montré son action dans la *phlegmatia alba dolens* des accouchées, action qui a été étendue par M. Vaquez aux phlegmatia alba dolens d'autres origines.

Le streptocoque est en cause dans un grand nombre d'*angines* et surtout d'*angines* pseudomembraneuses, longtemps confondues avec la diphthérie, telle en particulier l'angine scarlatineuse précoce, notion que nous devons aux travaux de Prudden, M. Raskin, Würtz et Bourges, etc.

Il faut encore mentionner ses localisations sur les séreuses, quand une fois il a pénétré l'organisme en quelque point : surfaces cutanées ou muqueuses : c'est ainsi que bon nombre d'endocardites ulcéreuses, de pleurésies, de péricardites, de péritonites, de méningites suppurées, sont de son domaine.

Les inflammations viscérales secondaires de diverses maladies infectieuses lui reviennent encore : telles les broncho-pneumonies rubéolique, typhoïdique, grippale, variolique, etc., les néphrites de la scarlatine, etc., les otites, etc., etc. La septicémie généralisée est aussi souvent faite par le streptocoque.

Le domaine du streptocoque est, on le voit, des plus vastes ; ajoutons que l'accord est aujourd'hui presque unanime, non absolu, à voir dans les organismes en chaînette trouvés dans tous ces cas une seule espèce de streptocoque. Il y a des nuances morphologiques parmi ces divers streptocoques, mais il semble bien que ce ne sont que des nuances et rien de plus. Nous prendrons comme type le streptocoque de Fehleisen dans notre rapide description.

Morphologie et coloration. — Le streptocoque est un coccus formant de longues chaînettes, et ses éléments prennent facilement tous les procédés de coloration et en particulier le Gram et ses dérivés. Le Gram-Kühne donne surtout de belles préparations.

Cultures. — Aérobie, mais aussi anaérobie, le streptocoque pousse facilement dans tous les milieux de culture.

Dans le *bouillon* le streptocoque donne d'abondantes cultures ; après deux ou trois jours le microbe se sédimente en grumeaux peu volumineux et friables que l'agitation brise facilement, mais qui se reforment au repos.

Le *lait* est coagulé par le streptocoque.

La *gélatine* n'est pas liquéfiée : en trente-six à quarante-huit heures il se forme de petites colonies blanches, de teinte opaque, acquérant le volume d'une tête d'épingle, rarement au delà.

L'apparence est la même au volume près sur *gélose* : les colonies prennent l'aspect de grains de semoule.

Le streptocoque se développe mal sur pomme de terre et sur carotte ; à la surface on ne voit aucun développement apparent.

Inoculations. — L'animal de choix est le lapin, qui, suivant la virulence de la culture ou la provenance du microbe, peut : succomber à la *septicémie* généralisée sans lésion d'inoculation locale, — on obtient mieux encore ce mode de réaction par l'injection intraveineuse virulente ; — présenter un érysipèle typique, et l'oreille doit être choisie comme lieu d'inoculation ; présenter un abcès sous-cutané au point d'inoculation ; ou résister enfin entièrement.

ACTINOMYCOSE

« L'actinomycose est une maladie infectieuse déterminée par des champignons du genre actinomyces » (Neumann) (1).

L'actinomycose ne devrait pas en règle stricte figurer dans un livre qui traite des maladies bactériennes, car l'actinomycose n'est pas une maladie bactérienne ; mais en raison du grand intérêt de cette maladie, de sa nouveauté relative, de sa fréquence qui apparaît chaque jour plus grande à mesure qu'elle est mieux connue des observateurs, nous croyons que nos lecteurs nous sauront gré de lui avoir consacré quelques lignes, que nous ferons aussi courtes que possible.

(1) Nous empruntons la substance de cet article à l'excellent resumé qu'a donné de l'actinomycose M. Neumann dans son récent *Traité des maladies parasitaires des animaux*. La *Revue générale* de M. Mathieu (*Rev. des sc. méd.*, 1886) a été notre guide pour l'actinomycose de l'homme.

I. — Historique.

L'histoire de l'actinomycose ne remonte pas à de longues années.

Entrevue nettement en 1875 par Rivolta et Perroncito, elle a été décrite pour la première fois d'une façon précise et rapportée à sa véritable cause par Bollinger (1876), « qui, le premier, a établi d'une manière claire et précise la présence constante de ces productions cryptogamiques dans les tumeurs du maxillaire que l'on avait jusqu'alors désignées sous le nom d'*ostéosarcomes*, *sarcomes maxillaires*, *farcin* ou *cancer* des os, *spina ventosa*, etc., ainsi que dans le « Hollzunge » (langue de bois) et différentes tumeurs lymphosarcomateuses qui se développent autour de la gorge, dans le pharynx et le larynx. Il insista fortement sur la nature du parasite, qu'il classa parmi les champignons. Ce fut alors que Harz lui assigna le nom d'*actinomyces bovis* (αχτις, rayon) en raison de sa disposition rayonnée, et de sa fréquence chez le bœuf. L'affection qu'il détermine a reçu le nom d'actinomycose » (Neumann).

II. — Actinomycose spontanée. — Lésions. Mode de propagation.

Les espèces qui présentent l'actinomycose sont le *bœuf*, le *cheval*, le *porc* et l'*homme*.

L'actinomycose paraît beaucoup plus fréquente chez les animaux et beaucoup plus variée dans ses localisations en Allemagne, en Angleterre, etc., qu'en France où elle n'a guère été observée jusqu'ici qu'à la mâchoire du bœuf. M. Nocard en a signalé le premier cas chez nous en 1884.

L'espèce *bovine* est entre toutes le terrain d'évolution préféré de l'actinomycose. La forme la plus ordinaire est, chez cet animal, *l'ostéosarcome de la mâchoire*, et surtout de la *mâchoire inférieure*.

Après les maxillaires, sa localisation la plus fréquente est le *pharynx* (*lymphome, lymphosarcomes*, etc.) ; puis le larynx, l'œsophage, le réseau, l'intestin.

Dans des cas plus rares la localisation se fait sur les viscères : actinomycose du foie, actinomycose du poumon, dont on ne connaît que quatre cas actuellement : nous avons pu personnellement, au laboratoire de M. Nocard, observer un de ces cas, rencontré par M. Moulé sur le poumon d'une vache abattue pour la boucherie.

L'actinomycose se montre encore dans le tissu conjonctif sous-cutané, à la face, autour de la gorge et au cou.

A la langue l'actinomycose affecte une forme spéciale, curieuse, connue autrefois sous le nom d'induration chronique de la langue, glossite chronique interstitielle, etc. (*Wooden tongue* des Anglais, *Holtzunge* des Allemands).

Très rare chez le cheval, l'actinomycose a été signalée assez fréquemment chez le porc (abcès actinomycotiques des mamelles, actinomycose musculaire siégeant surtout aux piliers du diaphragme, dans les muscles abdominaux et intercostaux). Peut-être cette actinomycose musculaire est-elle de nature un peu spéciale.

D'une façon générale l'actinomyces « introduit dans les tissus des animaux tend à provoquer le développement de tumeurs particulières de nature conjonctive, que Johne a désignées sous le nom d'*actinomycomes* ». Ce sont des « tumeurs arrondies, noueuses, plus ou moins fongueuses, lisses à la surface, et dont la consistance varie entre la mollesse d'un sarcome médullaire, et la dureté d'un fibrosarcome ou d'un sarcome. » La coupe laisse voir un stroma conjonctif parsemé de *dépôts tuberculiformes* de la grosseur d'une tête d'épingle a celle d'un pois, isolés ou réunis. Chacun de ces dépôts renferme un granule jaunâtre, gros comme un grain de sable qui est un glomérule d'actinomyces.

L'*actinomycose de l'homme* étudiée à l'étranger par Israël, Johne, etc., était absolument inconnue chez nous jusqu'à la publication récemment faite par M. Nocard à l'Académie de médecine (1) au nom de M. Lucet, vétérinaire à Courtenay, d'un cas d'abcès actinomycotique de la cuisse chez un homme.

D'après les documents étrangers, l'actinomycose chez l'homme peut former des tumeurs semblables à celles que présente l'espèce bovine, mais, plus souvent, elle tend à la suppuration : elle forme abcès. Les localisations de l'actinomycose humaine sont très variées : c'est la *bouche et son voisinage* qui, ici comme chez le bœuf, est le siège de prédilection du champignon. Il peut se développer à la mâchoire des *tumeurs*, mais plus souvent des *abcès fistuleux* semblables à ceux qui succèdent à l'ostéopériostite du maxillaire inférieur.

On a signalé des abcès actinomycotiques parotidiens, des noyaux actinomycotiques dans la langue. Le poumon est parfois le siège d'actinomyces, et la lésion rappelle par les symptômes la tuberculose pulmonaire : il se forme un abcès pulmonaire, parfois avec fistule thoracique.

On a encore signalé l'actinomycose tégumentaire (Kaposi), l'actinomycose de la cavité abdominale, etc., etc.

Plus l'affection sera connue et plus elle sera

____

(1) 21 août 1888.

rencontrée fréquemment : tout récemment M. Lucet, vétérinaire du Loiret, signalait un abcès actinomycotique de la cuisse chez un homme : la nature de cet abcès avait été longtemps méconnue, et l'affection persistante, tenace, passait pour tuberculeuse.

Étiologie. — L'introduction du parasite dans les tissus paraît bien évidemment se faire par le tube digestif avec les aliments, et tout particulièrement avec les fourrages.

Cependant on doit admettre une infection possible par les voies respiratoires, et aussi une inoculation directe (abcès actinomycotiques des mamelles chez le porc, inoculation directe accidentelle dans le tissu cellulaire d'une plaie chez un cheval, cas signalé par Perroncito).

III. — L'actinomyces bovis. — Caractères. — Coloration. Culture.

« Examinés dans les néoplasies dont ils ont provoqué la formation et qui sont parvenues à un état quelque peu avancé, les actinomycètes se présentent sous l'aspect de petites masses visibles à l'œil nu, du volume d'un grain de lycopode à celui d'un grain de millet, arrondies, d'un blanc jaunâtre ou jaune de soufre, de consistance ordinairement molle. Leurs dimensions sont généralement comprises entre $0^{mm},1$ et 1 millimètre. Dans le pus ou le liquide puriforme qui les renferme, elles donnent souvent l'idée de grains de sable disséminés. »

L'examen à l'*état frais* est des plus simples ; il suffit d'écraser un grain sur une lame et de l'examiner après avoir fait agir sur lui la potasse ou l'acide acétique. L'acide picrique réussit fort bien aussi.

Les plus petites granulations ne se composent que d'une seule masse mûriforme, que nous allons décrire ci-dessous; les grosses granulations sont formées par l'agrégation de plusieurs masses.

La masse, la touffe, le *grain* d'actinomyces comprend une zone périphérique et une zone centrale.

« La zone périphérique est constituée par des corpuscules allongés, dont une des extrémités est effilée et dirigée vers le centre de la masse, tandis que l'autre est arrondie, et affleure la surface de la zone corticale. Leur longueur est de 20 à 30 µ, leur largeur 8 à 10 µ. Souvent quelques-unes de ces cellules *claviformes* ou *pyriformes* mesurant jusqu'à 75 µ de longueur dépassent l'ensemble du groupe. Tous ces renflements sont considérés par Harz comme des *conidies*.

» La zone centrale forme une masse jaunâtre représentant un feutrage fibrillaire très complexe, constitué par l'entre-croisement de filaments, qui mesure 0 µ 5 à 2 µ de diamètre. On les considère comme des conidies, quoique le passage de l'un à l'autre n'ait pu être suivi.

» Au sein de la masse fibrillaire, on rencontre quelques conidies, plus petites que celles de la périphérie, moins régulières, semées au milieu des filaments entre-croisés, où elles n'ont pu se développer comme les autres. »

Il sera nécessaire et fort intéressant de pratiquer des coupes de tumeurs actinomycotiques.

« La structure des petits nodules inclus dans le stroma est tout à fait celle d'une *granulation tuberculeuse*, et rappelle de tous points le *tubercule-type à cellules géantes*. Autour d'une touffe centrale et plus ou moins grosse d'actinomyces on voit presque toujours quelques cellules géantes à nombreux noyaux marginaux. » Autour de ces cellules une zone de cellules épithélioïdes.

Dans les coupes il faudra colorer l'actinomyces.

La meilleure méthode nous paraît celle indiquée par Weigert.

Plongez une demi-heure la coupe dans la solution suivante :

Orseille pure, sans ammoniaque, dissoute jusqu'à coloration rouge foncé, dans :

Acide acétique	5
Alcool absolu	20
Eau	40

Lavez à l'alcool et colorez le fond au violet de gentiane aqueux, ou au bleu de méthylène.

Les renflements claviformes de la zone périphérique seront colorés en rouge, le feutrage central en bleu ou en bleu verdâtre.

La méthode de Kühne avec coloration de fond au picrocarmin donne d'excellents résultats pour l'étude du mycélium.

La méthode de Gram-Kühne donne aussi d'excellents résultats.

Les essais de culture tentés avec l'actinomycose sont restés longtemps infructueux. Aujourd'hui on possède dans le laboratoire de beaux échantillons de culture d'actinomycose dans le bouillon, le sérum, la gélose, etc. Partout l'actinomycose se développe dans ces milieux en nodules plus ou moins confluents.

La coloration de l'organisme en provenance de ces cultures est surtout remarquable avec le procédé Gram-Kühne.

F I N

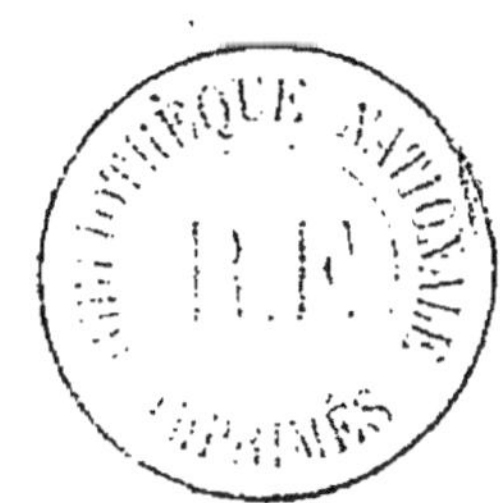

TABLE ALPHABÉTIQUE DES MATIÈRES

C

D

E

M

S

T

FIN DE LA TABLE DES MATIÈRES.

TABLE DES FIGURES

V

FIN DE LA TABLE DES FIGURES.

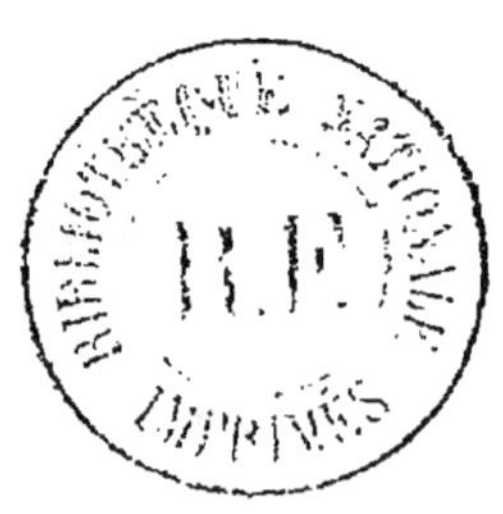